"十二五"普通高等教育本科国家级规划教材
"十三五"高等医学院校本科规划教材

供基础、临床、护理、预防、口腔、中医、药学、医学技术类等专业用

预防医学

Preventive Medcine

（第4版）

主　编　王培玉　袁聚祥　马　骏

副主编　贾　红　唐世英　李　岩　祁艳波　唐焕文　刘宝花

编　委　（按姓名汉语拼音排序）

程　然（大连医科大学）	马　骏（天津医科大学）
冯　文（北京大学医学部）	毛淑芳（承德医学院）
高　艾（首都医科大学）	牛丕业（首都医科大学）
高玉敏（内蒙古医科大学）	祁艳波（齐齐哈尔医学院）
何保昌（福建医科大学）	宋沈超（贵州医科大学）
贾　红（西南医科大学）	孙鲜策（大连医科大学）
金焕荣（沈阳医学院）	唐焕文（广东医科大学）
李长平（天津医科大学）	唐世英（承德医学院）
李海斌（新乡医学院）	王培玉（北京大学医学部）
李　红（遵义医科大学）	武　英（华北理工大学）
李　岩（遵义医科大学）	谢　铮（北京大学医学部）
刘爱萍（北京大学医学部）	杨建洲（长治医学院）
刘宝花（北京大学医学部）	袁聚祥（华北理工大学）
刘立亚（湖南医药学院）	张发斌（青海大学）
刘　颖（内蒙古医科大学）	张朝晖（南华大学）
柳春波（哈尔滨医科大学大庆校区）	赵景波（哈尔滨医科大学）
罗晓明（成都医学院）	周晓蓉（哈尔滨医科大学）

秘　书　刘爱萍（北京大学医学部）

北京大学医学出版社

YUFANGYIXUE

图书在版编目（CIP）数据

预防医学/王培玉，袁聚祥，马骏主编．—4版．
—北京：北京大学医学出版社，2018.11（2024.7重印）
　　ISBN 978-7-5659-1903-9

Ⅰ．①预…　Ⅱ．①王…②袁…③马…．Ⅲ．①预防医学
Ⅳ．①R1

中国版本图书馆 CIP 数据核字（2018）第 259866 号

预防医学（第4版）

主　　编：王培玉　袁聚祥　马　骏
出版发行：北京大学医学出版社
地　　址：（100191）北京市海淀区学院路 38 号　北京大学医学部院内
电　　话：发行部 010-82802230；图书邮购 010-82802495
网　　址：http://www.pumpress.com.cn
E-mail：booksale@bjmu.edu.cn
印　　刷：北京溢漾印刷有限公司
经　　销：新华书店
责任编辑：刘云涛　　责任校对：靳新强　　责任印制：李　啸
开　　本：850 mm×1168 mm　1/16　印张：28.25　字数：850 千字
版　　次：2018 年 12 月第 4 版　2024 年 7 月第 11 次印刷
书　　号：ISBN 978-7-5659-1903-9
定　　价：58.00 元

版权所有，违者必究

（凡属质量问题请与本社发行部联系退换）

修订说明

国务院办公厅颁布《关于深化医教协同进一步推进医学教育改革与发展的意见》、以"5+3"为主体的临床医学人才培养体系改革、教育部本科临床医学专业认证等一系列重要举措，对新时期高等医学教育人才培养提出了新的要求，也为教材建设指明了方向。

北京大学医学出版社出版的临床医学专业本科教材，从2001年开始，历经3轮修订、17年的锤炼，各轮次教材都高比例入选了教育部"十五""十一五""十二五"国家级规划教材。为了顺应医教协同和医学教育改革与发展的要求，北京大学医学出版社在教育部、国家卫生健康委员会和中国高等教育学会医学教育专业委员会指导下，经过前期的广泛调研、综合论证，启动了第4轮教材的修订再版。

本轮教材基于学科制课程体系，在院校申报和作者遴选、编写指导思想、临床能力培养、教材体系架构、知识内容更新、数字资源建设等方面做了优化和创新。共启动46种教材，其中包含新增的《基础医学概论》《临床医学概论》《诊断学》《医患沟通艺术》4种。《基础医学概论》和《临床医学概论》虽然主要用于非临床医学类专业学生的学习，但须依托于临床医学的优秀师资才能高质量完成，故一并纳入本轮教材中。《诊断学》与《物理诊断学》《实验诊断学》教材并存，以满足不同院校课程设置差异。第4轮教材修订的主要特点如下：

1. 为更好地服务于全国高等院校的医学教育改革，对参与院校和作者的遴选精益求精。教材建设的骨干院校结合了研究型与教学型院校，并注重不同地区的院校代表性；由各学科的委员会主任委员或理事长和知名专家等担纲主编，由教学经验丰富的专家教授担任编委，为教材内容的权威性、院校普适性奠定了坚实基础。

2. 以"符合人才培养需求、体现教育改革成果、教材形式新颖创新"为指导思想，以深化岗位胜任力培养为导向，坚持"三基、五性、三特定"原则，密切结合国家执业医师资格考试、全国硕士研究生入学考试大纲。

3. 部分教材加入了联系临床的基础科学案例、临床实践应用案例，使教材更贴近基于案例的学习、以问题为导向的学习等启发式和研讨式教学模式，着力提升医学生的临床思维能力和解决临床实际问题的能力；适当加入知识拓展，引导学生自学。

4. 为体现教育信息化对医学教育的促进作用，将纸质教材与二维码技术、网络教学平台相结合，教材与微课、案例、习题、知识拓展、图片、临床影像资料等融为一体，实现了以纸质教材为核心、配套数字教学资源的融媒体教材建设。

在本轮教材修订编写时，各院校对教材建设提出了很好的修订建议，为第4轮教材建设的顶层设计和编写理念提供了详实可信的数据储备。第3轮教材的部分主编由于年事已高，此次不再担任主编，但他们对改版工作提出了很多宝贵的意见。前3轮教材的作者为本轮教材的日臻完善打下了坚实的基础。对他们的贡献，我们一并表示衷心的感谢。

尽管本轮教材的编委都是多年工作在教学一线的教师，但囿于现有水平，书中难免有不当之处。欢迎广大师生多提宝贵意见，反馈使用信息，以臻完善教材的内容，提高教材的质量。

"十三五"高等医学院校本科规划教材评审委员会

顾　　　问　王德炳
主 任 委 员　柯　杨　詹启敏
副主任委员　王维民
秘 书 长　王凤廷
委　　　员　(按姓名汉语拼音排序)

蔡景一	曹德品	崔慧先	邓峰美	丁元林
管又飞	黄爱民	黄元华	姜志胜	井西学
黎孟枫	李春江	李春鸣	李　燕	刘传勇
刘永年	刘志跃	罗自强	雒保军	宋晓亮
宋焱峰	宋印利	唐世英	陶仪声	王　滨
王鹏程	王松灵	温小军	文民刚	肖纯凌
尹思源	于春水	袁聚祥	张晓杰	朱望东

序

国务院办公厅《关于深化医教协同进一步推进医学教育改革与发展的意见》（以下简称《意见》）指出，医教协同推进医学教育改革与发展，加强医学人才培养，是提高医疗卫生服务水平的基础工程，是深化医药卫生体制改革的重要任务，是推进健康中国建设的重要保障。《意见》明确要求加快构建标准化、规范化医学人才培养体系，全面提升人才培养质量。要求夯实5年制临床医学教育的基础地位，推动基础与临床融合、临床与预防融合，提升医学生解决临床实际问题的能力，推进信息技术与医学教育融合。从国家高度就推动医学教育改革发展作出了部署、明确了方向。

高质量的医学教材是满足医学教育改革、培养优秀医学人才的核心要素，与医学教育改革相辅相成。北京大学医学出版社出版的临床医学专业本科教材，立足于岗位胜任力的培养，促进自主学习能力建设，成为临床医学专业本科教学的精品教材，为全国高等医学院校教育教学与人才培养工作发挥了重要作用。

在医教协同的大背景下，北京大学医学出版社启动了第4轮教材的修订再版工作。全国医学院校一大批活跃在教学一线的专家教授，以无私奉献的敬业精神和严谨治学的科学态度，积极参与到本轮教材的修订和建设工作当中。相信在全国高等医学院校的大力支持下，有广大专家教授的热情奉献，新一轮教材的出版将为我国高等医学院校人才培养质量的提高和医学教育改革的发展发挥积极的推动作用。

前　言

在大力推进"健康中国"建设的背景下，卫生服务越来越强调预防为主、健康促进，突出强调临床与预防的结合，推进疾病防、治、管整体融合发展，实现医防结合。在医学教育中加强预防为主的思想，培养具有提供综合性服务能力的医护人员是目前国内外高等医学教育普遍关注的问题。作为保障人民健康重要成员的临床医务工作者，对预防疾病和促进健康有义不容辞的责任。因此，培养临床医学、口腔医学、药学、护理学和医学技术等专业学生树立预防为主的理念，理解治疗疾病和预防疾病是医学的双重使命，也是实现全民健康的基本途径。临床医务工作者积极参与预防工作，推行健康生活方式，减少疾病发生，强化早诊断、早治疗、早康复，是医学发展的必然趋势，也是本教材希望达到的最终目标。

《预防医学》（第4版）是在前3版教材的基础上，本着重点突出基础理论、基本知识和基本技能，同时贯彻思想性、科学性、先进性、启发性和实用性的原则，根据我国当前的实际情况和长期的教学经验，紧密结合执业医师资格考试大纲，针对教学对象为临床医学、护理学等非预防医学专业学生的特点而编写的。前3版教材的使用促进了非预防医学专业《预防医学》教学的发展，取得了良好的教学效果。

本教材共包括5篇31章。前两篇主要是介绍人群健康研究的方法学问题。第一篇为常用医学统计方法，介绍统计学的基本概念，讲述统计表和统计图制作要求及方法，重点阐述常用统计方法——数值变量资料和分类变量资料的统计分析、秩和检验、直线相关与直线回归，简要介绍多变量分析和生存分析、多因素统计方法和常用统计软件的应用。第二篇为流行病学原理与方法，介绍流行病学的概念，重点阐述常用流行病学研究方法——描述性研究、队列研究、病例对照研究、实验性研究、筛检试验与诊断试验，梳理流行病学的难点——病因研究与因果关系的推断、流行病学研究的误差与偏倚，简要介绍循证医学与循证决策。希望通过前两篇的学习，同学们熟悉人群健康研究的基本方法，能从群体角度，掌握疾病与健康在群体中分布的原理、疾病及其危险因素分析和推断的原则以及循证决策理念。统计学和流行病学是预防医学的核心内容，也是培养医学生科学思维、宏观思维的方法学课程。第三篇为环境与健康，从影响人群健康的自然环境因素角度，介绍人类环境与健康的关系，阐述生活环境、生产环境、食物因素与健康的关系及预防控制策略。通过本篇的学习，同学们可以较为全面地分析影响健康的因素，并为临床场所的个体和群体健康维护拓宽思路。第四篇为疾病预防与控制，着重介绍健康管理的基本内容与策略、公共卫生监测、疾病的早期发现和处理、传染病及慢性非传染性疾病的预防与控制。希望大家通过这一篇的学习，可以获得在临床场所为个体和群体提供临床预防服务和健康管理的理念和技能。第五篇为卫生服务体系与卫生管理，是有关医务工作者如何从宏观和管理的视角来了解、看待自己未来工作的医疗卫生服务系统。首先从公共卫生服务体系、医疗保健体系和基层医疗卫生机构介绍卫生系统与卫生组织机构及其功能，然后介绍全球卫生保健策略与我国卫生改革的基本内容，最后介绍医疗场所健康安全管理和突发公共卫生事件及其应急策略的基本内容，目的是让同学们在一定程度上了解将来要工作的医疗卫生服务体系，尽快成长为一名合格的医务工作者。

本教材新增自学模块，内容包括知识拓展和案例，并以微信二维码的数字形式展示。知识拓展主要是学科发展故事、研究前沿、所涉及的预防医学相关知识等，可以拓展学生的知识面、启发其预防医学思维及科研意识。对于重点和难点内容配有案例，帮助学生对教材内容的理解。

本教材是在各位编委老师以及主编、副主编的辛勤劳动、共同努力下完成的，在此，向所有编委专家表示诚挚的感谢！同时，特别感谢本书编委会秘书刘爱萍老师在筹划、协调、统稿等方面的贡献；责任编辑刘云涛在本书编写的组织、管理、实施诸方面做出了很大贡献。

预防医学的学科特点为从微观到宏观，研究对象从个体、群体到环境，涵盖自然科学与社会科学，内容丰富而综合。限于水平，无论是在内容的取舍、编排上，还是对预防医学的理解上，都可能存在着不足之处，我们诚挚期待兄弟院校广大同仁及读者提出宝贵意见和建议以臻完善。

王培玉

二维码资源索引

资源类型	资源类型	页码
H界值表（三校本比较的秩和检验）	下载资源	61
表7-7 冠心病相关因素的病例对照研究	下载资源	80
案例	下载资源	107
SPSS实例	下载资源	111
病例报告的特点及基本格式	下载资源	149
病例对照研究历史	下载资源	174
病例对照研究实例	下载资源	187
Kappa值计算	下载资源	206
病因推断举例	下载资源	225
大气颗粒物对健康的影响	下载资源	263
探索"政府社会联手消除新发尘肺"之路	下载资源	273
职业性尘肺病诊断标准	下载资源	296
表22-5 其他维生素	下载资源	317
孕期体重增长适宜范围	下载资源	317
中国居民膳食指南核心推荐内容	下载资源	323
中国居民平衡膳食餐盘和中国儿童平衡膳食算盘	下载资源	324
食品的腐败变质	下载资源	324
食品添加剂	下载资源	325
筛检方法的灵敏度和特异度对阳性预测值的影响	下载资源	347
预期寿命与无症状患者早期筛检的获益时间	下载资源	348
美国临床预防服务工作组2017年推荐（等级：A和B）的疾病筛检服务	下载资源	348
疾病危险度与筛检频率关系	下载资源	349
主要疾病筛检的频率	下载资源	349
实施筛检试验数与至少有1例假阳性者概率的相关性	下载资源	349
筛检通过过度治疗导致的危害	下载资源	352
BRCA基因筛检	下载资源	352
低患病率人群实施筛检的危害与收益	下载资源	352

续表

资源类型	资源类型	页码
无重点筛检实例	下载资源	352
收益和危害不确定的检查项目	下载资源	352
乳腺钼靶X线摄影的收益和危害	下载资源	352
血液检查问题	下载资源	352
尿常规检查问题	下载资源	352
常用的血清肿瘤标志物检测问题	下载资源	353
违禁药物检测是否可用于无症状者的常规筛选检查	下载资源	353
腹部超声检查存在问题	下载资源	353
传染病暴发案例	下载资源	355
寨卡病毒病简介	下载资源	355
管理的概念	下载资源	376
中国患者安全目标	下载资源	405

目 录

第一篇 常用医学统计方法

第1章 医学统计方法概述 2
第一节 医学统计学在临床医学中的作用和意义 2
一、医学统计学的概念 2
二、医学统计学的意义和作用 2
第二节 统计工作的基本步骤 3
一、设计 3
二、搜集资料 3
三、整理资料 4
四、分析资料 4
第三节 统计学常用的基本概念 4
一、统计数据的类型 4
二、同质与变异 5
三、总体和样本 5
四、参数和统计量 6
五、抽样和抽样误差 6
六、概率和小概率事件 6

第2章 统计表和统计图 7
第一节 统计表 7
一、统计表的结构及制表要求 7
二、统计表的种类 8
三、统计表的列表原则 8
四、编制统计表的注意事项 8
第二节 统计图 8
一、绘图的原则 9
二、常用统计图的绘制方法及要求 9

第3章 数值变量资料的统计分析 14
第一节 数值变量资料的统计描述 14
一、频数表和频数图 14
二、集中趋势的描述 16
三、离散趋势的描述 19
第二节 正态分布及其应用 21
一、正态分布的概念 21
二、正态分布的特点 21
三、正态分布的应用 24
第三节 参数估计和假设检验 25
一、均数的抽样误差与标准误 25
二、t分布 25
三、总体均数估计 26
四、假设检验 27
第四节 数值变量资料的假设检验——t检验 28
一、单样本资料的t检验 28
二、配对设计资料的t检验 29
三、两个独立样本资料的t检验 30
四、假设检验的两类错误 33
五、假设检验应注意的问题 34
第五节 数值变量资料的统计推断——方差分析 34
一、方差分析的基本思想和应用条件 35
二、完全随机设计资料的方差分析 36
三、随机区组设计资料的方差分析 37
四、多个样本均数的两两比较 40

第4章 分类变量资料的统计分析 42
第一节 分类变量资料的统计描述 42
一、常用的相对数指标 42

二、应用相对数时应注意的
　　　　问题 …………………… 45
　　三、标准化法 ………………… 46
第二节　分类变量资料的统计推断
　　　　………………………………… 48
　　一、率的抽样误差和总体率的
　　　　区间估计 ………………… 48
　　二、率的 Z 检验 ……………… 49
　　三、χ^2 检验 ………………… 50

第5章　秩和检验 ………………… 56
第一节　非参数统计的适用条件 … 56
第二节　秩和检验 ………………… 56
　　一、配对资料的符号秩检验 … 56
　　二、完全随机设计下两组计量
　　　　资料的秩和检验 ………… 58
　　三、完全随机设计下多组计量
　　　　资料的秩和检验 ………… 60
　　四、等级资料的秩和检验 …… 61

第6章　直线相关与直线回归 …… 65
第一节　直线相关 ………………… 65
　　一、绘制散点图 ……………… 65
　　二、计算相关系数 …………… 66
　　三、相关系数的假设检验 …… 66
　　四、总体相关系数的置信区间
　　　　………………………………… 66
　　五、实例分析 ………………… 67
第二节　直线回归 ………………… 68
　　一、直线回归方程及其计算 … 68
　　二、回归系数的假设检验 …… 69
　　三、总体回归系数的置信区间
　　　　………………………………… 70
　　四、回归系数的应用 ………… 70
第三节　直线相关与回归的联系与
　　　　区别 ……………………… 71
　　一、直线相关与直线回归的
　　　　区别 ……………………… 71
　　二、直线回归与直线相关的
　　　　联系 ……………………… 71
第四节　Spearman 等级相关 …… 72
　　一、基本思想 ………………… 72
　　二、分析方法 ………………… 72

第7章　多变量分析 ……………… 74
第一节　多元线性回归 …………… 74
　　一、多元线性回归模型 ……… 74
　　二、多元线性回归分析实例 … 76
　　三、多元回归模型中变量筛选的
　　　　方法 ……………………… 77
　　四、多元回归模型优劣的评价
　　　　标准 ……………………… 78
　　五、应用线性回归的注意事项
　　　　………………………………… 78
第二节　多元 logistic 回归 ……… 79
　　一、多元 logistic 回归的概念、
　　　　分类及任务 ……………… 79
　　二、logistic 回归方程的参数估计
　　　　及假设检验 ……………… 80
　　三、多元 logistic 回归分析实例
　　　　………………………………… 80
　　四、logistic 回归方程变量筛选
　　　　的方法 …………………… 82
　　五、多元回归模型的合理选用
　　　　………………………………… 82
第三节　其他多元统计分析方法 … 83
　　一、Cox 回归分析 …………… 83
　　二、判别分析和聚类分析 …… 83
　　三、主成分分析和因子分析 … 83

第8章　生存分析 ………………… 84
第一节　生存分析中的基本概念 … 84
　　一、生存时间 ………………… 84
　　二、删失 ……………………… 84
　　三、生存概率与生存函数 …… 85
　　四、死亡概率与风险函数 …… 85
第二节　生存率的估计与生存曲线
　　　　………………………………… 86
　　一、Kaplan-Meier 法估计生存率
　　　　………………………………… 86
　　二、生存曲线 ………………… 87
第三节　生存率比较的 log-rank 检验
　　　　………………………………… 87
　　一、Log-rank 检验近似法 …… 88
　　二、Log-rank 确切检验法 …… 89
　　三、相对危险度的计算 ……… 89
第四节　Cox 回归模型 …………… 89

一、Cox 回归模型的基本形式 … 90
　二、模型假定及参数意义 …… 90
　三、参数估计与假设检验 …… 90
　四、因素的初步筛选与最佳模型
　　　的建立 ……………………… 90
　五、应用实例 …………………… 91

第 9 章　常用统计软件的应用 …………… 93
　第一节　统计软件概述 …………… 93
　　一、常用的统计软件简介 …… 93
　　二、利用 SPSS 进行统计处理的
　　　　基本流程 ………………… 95
　第二节　SPSS 统计软件的数据管理
　　　　…………………………… 97

　　一、初识 SPSS 统计软件 ……… 97
　　二、建立 SPSS 数据库的原则与
　　　　方法 ……………………… 99
　　三、生成 SPSS 数据库 ………… 100
　　四、数据文件的管理 ………… 101
　第三节　常用的统计方法应用 SPSS
　　　　统计软件实现 …………… 102
　　一、数值变量资料的统计分析
　　　　…………………………… 102
　　二、分类变量资料的统计分析
　　　　…………………………… 105
　　三、非参数统计方法 ………… 106
　　四、直线相关与回归 ………… 108
附表 ……………………………………… 112

第二篇　流行病学原理和方法

第 10 章　流行病学概述 ………………… **128**
　第一节　流行病学的概念 ……… 128
　　一、流行病学的定义 ………… 128
　　二、定义的解析 ……………… 128
　第二节　流行病学简史 ………… 129
　第三节　流行病学的研究方法 … 129
　　一、观察性研究 ……………… 130
　　二、实验性研究 ……………… 131
　　三、理论性研究 ……………… 132
　第四节　流行病学的研究领域 … 133
　第五节　流行病学研究和应用的
　　　　进展 ……………………… 133
　　一、注意应用分子生物学的先进
　　　　理论和技术 ……………… 133
　　二、不能只停留在探讨危险因素，
　　　　而应同时考虑如何改变它
　　　　…………………………… 134
　　三、重视因素与疾病之间存在
　　　　微弱联系的研究 ………… 134
　　四、对卫生保健的质量和结果
　　　　进行评估 ………………… 135
　　五、确定卫生工作的重点并跟踪
　　　　进展 ……………………… 135
　　六、突发公共卫生事件调查 … 136
　　七、慢性病和"当代流行病"的
　　　　预防 ……………………… 136

　　八、基于社区的危险因素及其
　　　　干预的评价 ……………… 138
　　九、制定公共卫生政策 ……… 138
　　十、在预防工作实践中发挥流行
　　　　病学的作用 ……………… 139
　第六节　流行病学研究的重要观点
　　　　…………………………… 139
　　一、群体观点 ………………… 139
　　二、社会医学和生态学的观点
　　　　…………………………… 139
　　三、比较的观点 ……………… 140
　　四、多病因论的观点 ………… 140
　　五、概率论的观点 …………… 140
　第七节　学习流行病学应当注意的
　　　　几个问题 ………………… 140
　　一、关注流行病学现场和人群
　　　　研究的结果 ……………… 140
　　二、学习流行病学要深刻理解
　　　　"健康"的概念 …………… 141
　　三、树立大预防医学观的观念
　　　　…………………………… 141
　　四、掌握循证医学的知识 …… 141
　　五、正确理解流行病学与其他
　　　　学科的关系 ……………… 141

目 录

第11章 描述性研究 …………………… **142**
 第一节 疾病的分布 ………………… 142
  一、疾病的地区分布 ……………… 142
  二、疾病的时间分布 ……………… 143
  三、疾病的人群分布 ……………… 144
  四、疾病的地区、时间和人群
    分布的综合描述 ……………… 145
 第二节 疾病频率常用的测量指标
  …………………………………… 146
  一、发病指标 ……………………… 146
  二、患病指标 ……………………… 146
  三、死亡与生存指标 ……………… 147
 第三节 疾病流行强度的描述 ……… 148
  一、散发 …………………………… 148
  二、流行 …………………………… 148
  三、暴发 …………………………… 148
  四、大流行 ………………………… 148
 第四节 描述性研究的种类 ………… 149
  一、个例调查 ……………………… 149
  二、病例报告 ……………………… 149
  三、病例系列分析 ………………… 149
  四、现况调查 ……………………… 149
  五、生态学研究 …………………… 149
 第五节 现况调查 …………………… 150
  一、概述 …………………………… 150
  二、研究类型 ……………………… 151
  三、设计与实施 …………………… 152
 第六节 暴发调查 …………………… 154
  一、步骤及方法 …………………… 154
  二、调查注意事项 ………………… 157

第12章 队列研究 ……………………… **158**
 第一节 概述 ………………………… 158
  一、概念 …………………………… 158
  二、特点 …………………………… 159
  三、种类 …………………………… 159
  四、用途 …………………………… 160
 第二节 设计和实施 ………………… 161
  一、确定研究因素 ………………… 161
  二、确定研究结局 ………………… 161
  三、研究方法的选择 ……………… 162
  四、研究对象的选择 ……………… 162
  五、样本含量的估计 ……………… 163
  六、资料的收集 …………………… 164
 第三节 资料的整理和分析 ………… 165
  一、统计描述 ……………………… 166
  二、统计推断 ……………………… 166
 第四节 队列研究常见的偏倚及其
    优缺点 …………………………… 170
  一、常见的偏倚 …………………… 170
  二、队列研究的优缺点 …………… 171

第13章 病例对照研究 ………………… **172**
 第一节 概述 ………………………… 172
  一、基本原理 ……………………… 172
  二、基本特点 ……………………… 172
  三、类型 …………………………… 173
  四、用途 …………………………… 174
 第二节 研究设计与实施 …………… 174
  一、确定研究目的 ………………… 175
  二、确定研究因素 ………………… 175
  三、确定研究对象 ………………… 175
  四、估计样本含量 ………………… 177
  五、资料收集和质量控制 ………… 179
 第三节 资料整理与分析 …………… 179
  一、描述性分析 …………………… 179
  二、推断性分析 …………………… 179
 第四节 优点与局限性 ……………… 187
  一、优点 …………………………… 187
  二、局限性 ………………………… 187

第14章 实验性研究 …………………… **188**
 第一节 概述 ………………………… 188
  一、实验性研究的概念 …………… 188
  二、实验性研究的主要特征 ……… 188
  三、实验性研究的分类 …………… 189
  四、实验性研究的应用 …………… 189
 第二节 研究设计与实施 …………… 189
  一、明确研究目的 ………………… 189
  二、确定研究现场和研究对象
    …………………………………… 189
  三、确定干预措施 ………………… 190
  四、确定研究结局 ………………… 190
  五、样本量的估计 ………………… 191
  六、对照组的设置 ………………… 192
  七、随机分组原则与方法 ………… 192

八、盲法试验 …… 193
第三节　资料整理与分析 …… 193
　　一、数据的整理 …… 193
　　二、资料分析的思路 …… 194
　　二、实验效应的评价 …… 195
第四节　临床试验设计 …… 196
　　一、临床试验的概念 …… 196
　　二、临床试验设计分类 …… 196
　　三、临床试验的特点 …… 197
　　四、临床试验实施 …… 198
　　五、临床试验的质量控制 …… 200

第15章　筛检试验与诊断试验 …… 201
第一节　概述 …… 201
　　一、筛检试验与诊断试验的概念 …… 201
　　二、筛检试验与诊断试验的应用 …… 201
　　三、筛检试验与诊断试验的区别与联系 …… 201
第二节　筛检试验与诊断试验的评价 …… 202
　　一、试验评价的设计 …… 202
　　二、试验评价的实施及数据整理 …… 203
　　三、评价指标 …… 204
　　四、截断点的选择与ROC曲线 …… 208
　　五、提高诊断试验效率的方法 …… 210
第三节　疾病的筛检 …… 212
　　一、筛检的基本原理 …… 212
　　二、筛检的目的 …… 212
　　三、筛检的类型 …… 213
　　四、实施筛检计划的原则 …… 213
　　五、筛检评价中常见的偏倚 …… 214

第16章　病因研究及因果关系的推断 …… 216
第一节　病因 …… 216
　　一、病因的定义 …… 216
　　二、病因的分类 …… 218
　　三、病因模型 …… 219
　　四、因果联系的方式 …… 220
第二节　病因研究的方法与步骤 …… 221
　　一、病因研究的方法 …… 221
　　二、病因研究的基本步骤 …… 222
第三节　病因推断 …… 223
　　一、因果关联的推断步骤 …… 223
　　二、判断因果关联的标准 …… 224
　　三、病因推断举例 …… 225

第17章　流行病学研究的误差与偏倚 …… 226
第一节　误差和偏倚的基本概念 …… 226
　　一、随机误差 …… 226
　　二、系统误差 …… 226
　　三、随机误差与系统误差的关系 …… 227
第二节　偏倚 …… 228
　　一、选择偏倚 …… 228
　　二、信息偏倚 …… 232
　　三、混杂偏倚 …… 234

第18章　循证医学与循证决策 …… 238
第一节　循证医学的概念及意义 …… 238
　　一、循证医学的定义及解析 …… 238
　　二、循证医学产生的背景和基础 …… 239
　　三、循证医学与传统医学在处理临床问题时的区别 …… 240
　　四、循证医学在临床医学中的应用 …… 240
第二节　循证医学的研究内容 …… 240
第三节　循证医学的实施方法 …… 241
　　一、循证医学的证据来源 …… 241
　　二、循证医学的具体做法和步骤 …… 241
第四节　系统评价和Meta分析 …… 244
　　一、系统评价 …… 244
　　二、Meta分析 …… 244
第五节　循证医学信息来源及利用 …… 247
　　一、Cochrane协作网的建立 …… 247
　　二、协作网的宗旨和任务 …… 248
　　三、在我国建立Cochrane中心的意义 …… 248
第六节　循证决策 …… 248

一、循证决策的概念 ……248
二、循证决策的必要性 ……249
三、循证决策的内容 ……249
四、循证决策的步骤 ……250

第三篇 环境与健康

第19章 人类环境与健康 ……252
第一节 环境与健康的关系 ……252
一、环境的概念及分类 ……252
二、构成环境的因素 ……252
三、人与环境的关系 ……253
第二节 环境污染及其对健康的影响 ……254
一、环境污染及其来源 ……254
二、环境污染物进入人体的途径 ……254
三、环境污染物对人体的健康效应 ……255
四、环境污染对人类健康影响的特点 ……255
五、影响环境污染物对人体健康作用的因素 ……255
六、多种环境有害因素的联合作用 ……256
七、环境污染对健康损害作用的主要表现形式 ……256
八、环境污染引起的疾病类型 ……257
第三节 环境污染物的健康危险度评价 ……258
一、危险度评价的目的和意义 ……258
二、危险度评价的组成 ……258
三、危险度评价的管理及应用 ……259
第四节 环境有害因素的预防与控制 ……259
一、法律措施 ……259
二、组织管理措施 ……259
三、工程技术措施 ……260
四、卫生保健措施 ……260

第20章 生活环境与健康 ……261
第一节 大气环境与健康 ……261
一、大气的理化特征及其卫生学意义 ……261
二、大气污染的来源 ……262
三、大气污染对健康的危害 ……263
四、大气污染的防护 ……264
第二节 室内环境与健康 ……265
一、室内环境的基本卫生要求 ……265
二、室内污染的来源 ……265
三、室内主要污染物及其健康危害 ……266
四、室内空气污染的防护 ……267
第三节 饮用水与健康 ……267
一、水源的种类及其卫生学特征 ……267
二、饮用水污染与健康 ……268
三、我国生活饮用水水质标准 ……269
第四节 地质环境和土壤 ……270
一、地质环境与疾病 ……270
二、土壤污染与疾病 ……271

第21章 生产环境与健康 ……273
第一节 职业性有害因素与职业性损害 ……273
一、职业性有害因素 ……273
二、职业性损害 ……274
第二节 生产性毒物与职业中毒 ……276
一、铅 ……277
二、汞 ……279
三、苯 ……281
四、苯的氨基和硝基化合物 ……282
五、刺激性气体 ……284
六、窒息性气体 ……286
七、农药 ……290
第三节 生产性粉尘与职业性肺疾病 ……292
一、概述 ……292

二、矽肺 ……………………294
第四节 物理因素及其危害 ……297
一、高温作业与中暑 ………297
二、噪声 ……………………299
三、振动 ……………………301
四、非电离辐射 ……………302

第 22 章　食物与健康 ……………305
第一节 营养学基础 ……………305
一、基本概念 ………………305
二、营养素与能量 …………308
第二节 特殊人群营养指导 ………317
一、孕妇和乳母的营养 ……317
二、婴幼儿营养 ……………318
三、老年营养 ………………319
第三节 人群营养状况评价及营养干预策略 …………………320
一、人群营养状况的评价方法 ……………………………320
二、人群营养干预策略 ……322
第四节 食品安全与食物中毒 …324
一、概述 ……………………324
二、食品污染及其预防 ……325
三、食物中毒 ………………325

第四篇　疾病预防与控制

第 23 章　健康管理 ………………332
第一节 健康管理概述 ……………332
第二节 健康管理的基本内容与流程 ……………………………332
第三节 健康管理的基本策略 …335
第四节 健康管理的应用现状与前景 ……………………………336

第 24 章　公共卫生监测 …………339
第一节 概述 ……………………339
一、概念与发展简史 ………339
二、监测的目的 ……………340
三、监测的分类 ……………341
四、监测的程序和方法 ……341
五、监测的评价 ……………343
第二节 传染病监测 ……………344
一、网络直报系统 …………344
二、症状监测系统 …………344
第三节 非传染病监测 …………345
一、慢性病及行为因素监测 ……………………………345
二、死因监测 ………………346

第 25 章　疾病的早期发现和处理 ………347
第一节 疾病筛检计划的制订 …347
一、确定疾病筛检项目时需遵循的最低标准 ……………347
二、确定筛检的频率 ………348
三、确定一次筛检所包括的项目 ……………………………349
四、以定期健康检查取代每年全面体格检查 ……………349
五、实施筛检的基本程序 …350
第二节 异常筛检结果的处理原则 ……………………………350
一、发现异常筛检结果 ……350
二、可能需要的进一步检查 …350
三、可能需要的治疗方案 …351
四、转诊、专家咨询和会诊 ……………………………351
五、随访 ……………………351
六、健康教育 ………………351
第三节 疾病的早期发现在预防服务工作中的应用 ……………351
一、避免某些不必要检查的标准 ……………………………351
二、不适宜的筛检技术 ……352

第 26 章　传染病的预防与控制 ……355
第一节 传染病的流行过程 ……355
一、概述 ……………………355
二、传染病发生的基本条件 …355
三、传染病流行的基本环节 …357
四、疫源地与流行过程 ……359
五、影响传染病流行过程的因素 ……………………………360

第二节 传染病预防控制的策略与措施 …… 360
　一、传染病的预防与控制策略 …… 360
　二、传染病预防和控制措施 … 361
第三节 免疫规划及其效果评价 … 363
　一、预防接种 …… 363
　二、免疫规划 …… 364
　三、免疫规划的效果评价 …… 366

第27章 慢性非传染性疾病的预防与管理 …… 367
第一节 慢性非传染性疾病的流行现状 …… 367
　一、慢性非传染性疾病的概念 …… 367
　二、慢性非传染性疾病的流行概况 …… 367
第二节 慢性非传染性疾病的主要危险因素 …… 368
　一、行为危险因素 …… 368
　二、生理指标危险因素 …… 371
第三节 慢性病防治策略与措施 …… 372
　一、WHO的慢性病防治策略 …… 372
　二、我国慢性病防治策略 … 373
　三、社区综合防治 …… 373

第五篇　卫生服务体系与卫生管理

第28章 卫生系统及其功能 …… 376
第一节 卫生事业管理概述 …… 376
　一、卫生事业管理的概念 …… 376
　二、我国医疗卫生事业的性质和卫生与健康工作方针 …… 377
第二节 卫生系统与卫生组织机构 …… 378
　一、卫生系统概述 …… 378
　二、卫生系统结构与组织机构 …… 380
第三节 公共卫生服务体系 …… 383
　一、公共卫生服务体系概述 … 383
　二、我国公共卫生服务与管理组织 …… 384
第四节 医疗保健体系 …… 384
　一、医院 …… 385
　二、急救医疗机构 …… 386
　三、妇幼健康服务机构 …… 387
　四、采供血机构 …… 387
第五节 基层医疗卫生机构 …… 389
　一、乡镇卫生院和社区卫生服务中心 …… 389
　二、村卫生室、社区卫生服务站 …… 389

第29章 全球卫生保健策略与我国医疗卫生体制改革 …… 391
第一节 人人享有卫生保健策略与初级卫生保健 …… 391
　一、内涵与进展 …… 391
　二、面临的挑战与发展方向 … 392
第二节 全球卫生面对的挑战与应对策略 …… 393
　一、全球卫生面对的挑战 …… 393
　二、全球卫生策略 …… 394
第三节 我国卫生事业面临的挑战与医疗卫生体制改革 …… 395
　一、我国卫生事业面临的挑战 …… 395
　二、我国的医疗卫生体制改革 …… 396
第四节 健康中国2030 …… 397

第30章 医疗安全与管理 …… 398
第一节 患者安全 …… 398
　一、患者安全问题的由来 …… 398
　二、患者安全的相关概念 …… 399
　三、患者安全问题发展的经验与发展历程 …… 400
第二节 医疗设施安全 …… 401
　一、供电安全 …… 401

二、医用气体 …………………403
三、无障碍设施 ………………403
第三节 患者安全管理 ……………404
一、患者安全管理的理论基础
………………………………404
二、患者安全管理措施 ………405
三、患者安全管理技术 ………406
第四节 医务人员安全 ……………407
一、医务人员安全 ……………407
二、医务人员的职业危害暴露
………………………………407
三、医务人员安全防范措施
………………………………408

第31章 突发公共卫生事件的预防与控制 …………………**412**
第一节 突发公共卫生事件的概念与分类分级 ……………412
一、突发公共卫生事件的概念
………………………………412
二、突发公共卫生事件的分类
………………………………412
三、突发公共卫生事件分级
………………………………413
第二节 突发公共卫生事件的特征与危害 …………………415
一、突发公共卫生事件的特征
………………………………415
二、突发公共卫生事件的危害
………………………………415
第三节 突发公共卫生事件预防控制原则与策略 ……………416

一、突发公共卫生事件预防控制原则 …………………………416
二、突发公共卫生事件预防控制策略 …………………………416
第四节 突发公共卫生事件应急预案
………………………………417
第五节 群体不明原因疾病的应急处理 …………………………418
一、群体不明原因疾病的定义
………………………………418
二、群体性不明原因疾病的应急处理 …………………………418
第六节 急性化学中毒的应急处理
………………………………419
第七节 电离辐射损伤的应急处理
………………………………419
一、电离辐射损伤概述 ………419
二、电离辐射损伤的应急处理
………………………………420
第八节 突发公共卫生事件的暴发调查 …………………………421
一、步骤及方法 ………………421
二、暴发调查注意事项 ………423
第九节 国外应对突发公共卫生事件的经验 …………………423

中英文专业词汇索引……………**424**

主要参考文献……………………**429**

第一篇

常用医学统计方法

第1章 医学统计方法概述

第一节 医学统计学在临床医学中的作用和意义

一、医学统计学的概念

统计学（statistics）是应用概率论和数理统计的原理与方法研究数据的搜集、整理、分析和推断的一门科学。统计学以数量说明事物的本质和发展规律，是认识社会和自然现象本质特征的重要方法，是一门实用性很强的学科。在金融、管理、社会、心理、医药卫生等不同领域中，统计学家们探索、开创各种搜集和分析数据的方法以得出结论，并通过实际来验证理论模型。

医学统计学（medical statistics）是帮助我们透过偶然现象，分析和判断事物内在规律的科学，是运用统计学的原理和方法，通过数据的搜集、整理、分析、推断，得到医学现象本质的科学。20世纪70年代以来，国际上兴起了对医务工作者，特别是对临床医师进行继续教育的培训计划，称为 D. M. E，即设计、测量和评价（design, measurement and evaluation）。其核心内容就是应用医学统计学的原理和方法，引导专业人员正确查阅文献资料、正确开展医学科研工作、正确地总结工作经验。其卓有成效的工作引起了医学界的广泛关注，促进了统计学与医学更广泛、更深入的联系，拓展了医学统计学的应用领域。高速发展的计算机技术成为医学统计学推广的助力器，日益发展的计算机软硬件，使复杂的多变量统计分析方法在医学研究中更加易于实现。

人体的生理、心理以及各种有关的社会、自然现象之间的联系纷繁复杂，具有广泛的变异性，透过偶然现象探知其内在本质规律性需要借助统计学的原理和方法。因此，医学统计学已经成为促进医学发展的一门重要学科，成为医学科研中不可缺少的一种分析和解决问题的重要工具。

二、医学统计学的意义和作用

1. 医学统计学是临床医学研究中的重要工具 临床医学实践中总是面临着各种各样的不确定性，如某患者接受治疗后的结局、某种新疗法的风险大小、一种新的诊断试验的灵敏度、某癌症患者预后3年内的生存概率等等。统计学是研究随机事件不确定性的科学，借助统计学方法可帮助临床研究者发现隐藏在随机事件背后的规律性，从而评估和把握不确定性的水平，处理和权衡不确定性带来的误差或影响。

2. 统计学的思维推动了临床医学的迅速发展 长期的临床实践可以使临床医生获得直接经验，但由于临床医生只面对单个患者进行个体诊疗，这些直接经验可能源于特殊个案的偶然现象，也可能是某类人群的必然规律。近代医学发展史已经证明，将统计学思维应用于临床医学，通过有针对性地设计试验，纳入适量的研究对象，随机化分组，合理设置对照，充分评估干扰因素和误差的影响,最后可得出客观、公允的结论。这样可以确证真实有效的诊疗方法及其潜在风险,排除主观因素造成的影响,体现出医学作为自然科学的本色。

3. 医学统计学提高了临床医生的专业素养 现代医学飞速发展,研究领域和研究水平日益深化,也给临床医生提出了更高的专业要求。被誉为"21世纪的临床医学"的循证医学(evidence-based medicine,EBM)对现代医学产生了深远的影响。循证医学强调医生对患者的诊疗必须基于当前所能获得的最佳临床研究证据,并结合个人经验和患者的意愿进行决策,确保患者获得最佳的治疗。全球高度的信息化可以使医生很方便地获得各种临床研究证据,而临床医生必须具备医学统计学的基本思维和知识储备,才能对这些证据甄别筛选,对文献的真实性、方法学和阴性结果做出系统评价,获得高质量的研究证据,为临床决策提供依据。

4. 统计学已成为医学科研过程中的"通用语言" 医学科研过程中的研究设计、资料搜集、资料整理、资料分析、结果报告等各环节都需要运用统计学的原理和方法。统计学方法可以使研究设计科学合理,有效控制或减少系统误差和偏倚,保证资料的客观和完整,论据充分,结论准确可信。科研报告和科研论文的撰写也需要运用统计学术语、统计指标和统计分析方法,为论证的推断和结果的合理解释提供重要的依据。

第二节 统计工作的基本步骤

医学统计工作的基本步骤包括设计、搜集资料、整理资料和分析资料四个步骤。缜密的设计是正确、完整地搜集资料、整理资料,合理、准确地分析资料、推断信息的重要保障。统计工作的四个步骤环环相扣、互为支撑,其中的任何缺陷,都会影响到统计分析结果的准确性和可靠性。

一、设计

设计(design)是医学统计工作的首要环节,是决定科研工作成败的关键。设计是对医学科研工作的总体规划和安排,包括专业设计和统计设计两部分内容。一个完整的科研设计是对研究资料的搜集、整理和分析结果报告等各部分做出的明确计划,如研究的目的和意义、研究方法与内容、技术路线的确定,如何确定总体,如何从总体中抽样,如何确定样本含量、确定观察指标、分析方法、估计可能出现的误差,误差和偏倚的控制,预期出现的结果,经费预算等等都需要周密考虑,妥善安排。

二、搜集资料

搜集资料(collection of data)就是根据研究目的和设计方案采用合理可靠的手段和渠道获得准确、完整、可靠的原始数据。收集准确、完整、可靠的原始资料是进行统计分析的基础,决定着科研的成败。资料主要来源于:①统计报表和统计年鉴,如传染病报表、疾病监测报表、医院年度统计报表、国家卫生部门编制的卫生统计年鉴等;②登记和报告卡,如传染病发病报告卡、出生报告卡、死亡报告卡等;③医疗卫生的日常工作记录,如门诊病历、住院病历、化验报告等;④专题调查或实验,通过专门的调查或实验搜集数据,这是开展探索性研究时资料的主要获取方式。

无论以何种手段搜集资料,都要注重资料获取过程中的质量控制,确保原始数据的准确性、完整性。

三、整理资料

整理资料（sorting data）是对搜集的原始资料进一步地归类整理，将杂乱的原始资料系统化、条理化，达到去伪存真、去粗取精的目的，便于进一步的统计分析。整理资料的过程既包括对原始数据的检查与核对（通常根据逻辑关系、常识和专业知识对资料的合理性进行检测和修改），又包括对变量或数据的"深加工"（如根据实际情况和统计分析要求，对数据进行变量变换、拆分、合并、加权、排序、转置等操作）。

四、分析资料

分析资料（analysis of data）就是从获取的资料中提取有关信息的过程，根据研究的目的和资料的具体特征，运用适当的统计指标和统计分析方法，反映资料的综合特征，揭示事物的内在联系和规律。统计分析包括统计描述（descriptive statistics）和统计推断（inferential statistics）两部分内容。统计描述是运用统计图、统计表和统计指标等方法对资料的数量特征和分布规律进行测量和描述，反映数据分布的基本特征及规律。统计推断是从总体中随机抽取部分观察单位组成样本，通过样本指标反映总体特征，这种从样本中获取总体信息的过程叫统计推断，包括参数估计和假设检验。

第三节 统计学常用的基本概念

一、统计数据的类型

在医学研究中，需要根据研究目的对研究对象的某种或某些特征实施观测和记录，这些特征（指标或属性）称为变量（variable），变量的观察结果或观测值叫变量值。各种变量及其变量值构成了数据或资料（data）。按变量值是定量的还是定性的，可以将变量分为以下类型。只有认识了数据的特点，才能正确地选用统计学分析方法。

（一）定量变量

定量变量（quantitative variable）又叫数值变量（numerical variable）或计量资料（quantitative data），是指每个观察单位的某个变量用测量或其他定量方法获得观察结果，表现为具体数值的大小，一般有度量单位。如正常成年男性的身高（m）、体重（kg）、血压（mmHg）等，又如某科室某月份的手术患者数等。

定量变量又分为连续型变量（continuous variable）和离散型变量（discrete variable）。

1. 连续型变量 连续型变量是用定量方法测得可以取实数轴上任意数值的变量，如身高、体重、血红蛋白含量等。

2. 离散型变量 离散型变量是只能取整数值的定量变量，如某地区一年内的新生儿数、幼儿牙齿数等。

（二）定性变量

定性变量（qualitative variable）又叫分类变量（categorical variable）或名义变量（nominative variable），是指将观察单位按照互不相容的某种属性或类别分类汇总后获得的观察结果。如性别、血型、职业、癌症分期等。

定性变量又分为无序分类变量（unordered categorical variable）和有序分类变量（ordinal categorical variable）两种类型。

1. 无序分类变量 分类变量的所分类别或属性之间无程度和顺序的差别，按照类别的数目又可分为：

（1）二项分类变量（binary variable）：如性别（男、女）、疾病（无、有）、过敏反应（阴性、阳性）等。

（2）多项分类变量（mutiple categorical variable）：如血型（A、B、AB、O）、职业（工、农、商、学、兵等）、民族（汉、回、蒙、满等）等。

无序分类变量在录入计算机时，经常使用0、1、2、3等数字代码替代各分类，这些代码只起到标志作用，没有数量大小关系，在分析时经常要设置哑变量（dummy variable）。

2. 有序分类变量 又叫等级变量。分类变量的各类别之间有程度的差别，存在着自然的次序，具有半定量的性质。如尿蛋白的临床检验结果按"－、±、＋、＋＋、＋＋＋"分类，疗效按"治愈、显效、好转、无效、恶化"分类。由于等级变量的各类别不能用数据大小准确表示，易受观测者、受试对象的主观因素影响，其准确性和客观性不如定量变量。

变量的类型并不是一成不变的，有时根据研究需要或统计分析方便，可以将变量从"高级"向"低级"转化：定量→有序→多项分类→二项分类，但不能做相反方向的转化。

二、同质与变异

同质（homogeneity）是指所研究的事物在性质上相同，它是进行统计分析的前提。理论上讲，除处理因素以外，影响研究指标的非处理因素相同称为同质。如比较两种药物治疗高血压的疗效时，药物为处理因素，血压为观察指标，可能影响血压的非处理因素有年龄、性格、情绪等。在临床医学研究中，有些影响因素难以控制，甚至是未知的，如遗传、营养、心理等，因此实际工作中，影响被研究指标的主要的可控制的因素达到相同或基本相同就可以认为是同质。如研究儿童身高时，不可控制因素有营养、遗传等，这些可暂时不加考虑。主要的可控制因素有性别、年龄、民族、地区等，这些因素相同则可认为达到了同质的要求。

变异（variation）是指在同质的基础上各观察单位（或个体）之间的差异，如同年龄、性别、地区、体重儿童的血压有高有低。变异是生物体的特征，统计学正是处理数据变异的科学，通过对变异的研究，找出生物体变异的规律。

三、总体和样本

总体（population）是根据研究目的确定的性质相同的所有观察单位的集合。例如我们要调查某年华北地区正常成年男子的红细胞数，华北地区所有正常成年男子就是我们的研究总体。其同质的基础是同一年份、同一地区的正常成年男子。这样的总体中所包含的观察单位是确切可知的，称为有限总体（finite population）。另一类不易划清确切范围的总体称为无限总体（infinite population），如研究某药治疗糖尿病的疗效，组成该总体观察单位的同质基础是糖尿病患者，同用某药治疗，理论上包括所有糖尿病患者，观察单位的数量是不可确定的、无限的。医学研究，特别是临床医学研究中的总体很多情况下是无限的，无法实现对总体的直接研究。不仅如此，有限总体观察单位的数量过多时，直接研究总体也将消耗大量的人力、财力、物力和时间，难以实现合理绩效，有时也是不可能的和不必要的。所以在实际工作中，人们只能从总体中抽取一部分观察单位进行研究，并用研究结果来推断总体特征。

样本（sample）是从总体中随机抽取的，对总体有代表性的一部分观察单位所组成的集合。正确地抽取样本，用样本信息去推断总体特征是统计学要解决的问题，也是统计学的魅力所在。总体和样本的关系就像一锅汤和一勺汤的关系，烹调中我们品尝一勺汤的目的是关心整锅汤的味道，关键是在品尝前我们是否调和均匀，一勺是否可以代表一锅。当然，我们不会，也不想因为调味而用去整锅汤。

四、参数和统计量

参数（parameter）是根据总体分布的特征计算的总体指标，用希腊字母表示。如总体均数为 μ，总体标准差为 σ，总体率为 π 等。总体参数是客观存在的常数，如果能够直接观察到总体的每一部分基本特征无疑是最理想的结果，但事实上往往是未知并难以得到的。从总体中随机抽取样本，通过对样本观察测量所获得的数据进行统计分析所产生的统计指标称为统计量（statistic）。如样本中全部观察单位的体重（kg）测定值的平均值就是一个统计量，用 $\bar{X}$ 表示。另外，样本标准差为 S、样本率为 p。计算统计量的目的之一是进行统计推断，统计推断就是用样本信息来推算总体特征，参数估计是统计推断的重要组成部分，方法有点估计和区间估计。点估计是用统计量的点值作为相应参数的估计值；区间估计则将抽样误差引入统计量，对总体参数进行估计。统计学分析的相关方法将在有关章节中加以论述。

五、抽样和抽样误差

从总体中抽取部分个体组成样本的过程称为抽样（sampling）。由于总体中的个体间往往存在着变异，随机抽取的样本仅包含了总体中的部分个体，因此描述样本的统计指标（统计量）与描述总体的统计指标（参数）间往往存在着差异，这种由于随机抽样所造成的样本统计量与总体参数的差异，称为抽样误差（sampling error）。例如居住在同一地区的正常成年男子，他们血液中的红细胞数肯定有高有低，这些个体差异是客观存在、不可避免的。因此，如从该地区正常成年男子中随机抽取一个 130 人的样本，他们红细胞的样本均数与该地区全部成年男子红细胞的总体均数不一定相等，两者的差值就是抽样误差。一般样本含量越大，抽样误差越小，样本的观察指标与总体的该指标越接近。抽样误差有一定的规律，我们可以使用概率与数理统计方法来推断和区分统计量与参数差异的来源，去伪存真得出正确的研究结论。

六、概率和小概率事件

概率（probability）是一个取值介于 0 和 1 之间的数，告诉我们某一特定的事件以多大的机会发生。通俗地讲，概率就是机会，就是可能性。假设在相同条件下，独立重复进行 n 次试验，事件 A 出现 f 次，称 f/n 为事件 A 出现的频率。当 n 逐渐增大时，频率 f/n 始终相对稳定在某一常数 P 左右，称 P 为事件 A 的概率，记作 $P(A)=P$。在实际工作中，只要 n 充分大，可以将频率作为概率的估计值。必然发生的事件概率为 1，不可能发生的事件概率为 0，随机事件或偶然事件，即可能发生也可能不发生的事件概率介于 0 和 1 之间。概率接近 1，事件发生的可能性大；概率接近 0，事件发生的可能性小。统计学上的许多结论都带有概率意义，习惯上将 $P \leq 0.05$ 或 $P \leq 0.01$ 称为小概率事件，表明事件发生的可能性很小。

（马　骏）

第 2 章 统计表和统计图

为了揭示原始资料的主要特征和分布规律，首先需要对资料进行统计描述。统计表和统计图是统计描述中常用的重要工具。统计表（statistical table）是将数据以表格的形式表示，替代了冗长的文字描述，具有重点突出，简单明了，层次清楚，使资料进一步条理化、系统化的特点。统计图（statistical chart）是用点、线、面等各种几何图形来表达数据和分析结果，更直观地反映了数据的数量关系，一目了然，易于理解。在实际应用中，两者经常结合使用。

第一节 统 计 表

一、统计表的结构及制表要求

统计表由标题、标目、线条、数字和备注 5 部分构成。

1. 标题 是每张表格的名称，需简明扼要地概括表的主要内容，注明时间和地点，左侧加表序号，放在表的上方中央。如果整个表格指标统一时，可将研究指标的单位放在标题后面。

2. 标目 标目分为横标目和纵标目。横标目位于表的左侧，一般为研究事物的主要特征，用于说明各横行数据的含义。纵标目位于表的右上端，用于说明横标目的各项统计指标，也就是用于说明各纵列数据的含义，指标有单位的要标明单位。横标目和纵标目应构成"主谓关系"，连贯起来是完整而通顺的一句话。

3. 线条 统计表的线条力求简洁，多采用三线表，即顶线、底线、纵标目下横线。其中，表格的顶线和底线将表格与文章的其他部分分隔开，纵标目下横线将标目的文字区与表格数字区分隔开。部分表格可用短横线将合计分隔开，或用短横线将双重纵标目分隔开。统计表只能使用横线，不能使用竖线和斜线，左右两侧不应有边线。统计表的基本结构见例表 2-1。

表 2-1 不同药物治疗急性牙周炎效果比较

分组	未愈	治愈	合计
替硝唑	6	28	34
甲硝唑	16	20	36
合计	22	48	70

4. 数字 统计表的数字一律采用阿拉伯数字表示。同一指标的小数位数应保持一致，位次应对齐。表内不能有空格，数字暂缺或未记录的用"…"表示，无数字的用"—"表示；数字若为"0"，则直接填写"0"。

5. 备注 备注一般不列入表内，若要对表中数据加以说明，需在要说明的数字右上方用"*"等符号标注，然后把要说明的内容以备注的形式写在表下方。备注不是必需的，可根据需要添加。

二、统计表的种类

1. 简单表（simple table） 只按单一变量或特征分组的统计表称为简单表。如表2-2，只有实验分组这一个特征。

表2-2 某年某地喷昔洛韦软膏治疗颜面单纯疱疹疗效比较

组别	无效	有效	合计	有效率（%）
试验组	14	93	107	86.9
对照组	24	84	108	77.8

2. 组合表（combinative table） 按两个或两个以上变量或特征结合分组的统计表称为组合表。如表2-3，该表是将研究对象按城乡和年龄两个分组标志进行分层，属于组合表。

表2-3 某年某地城乡各年龄组居民乙型肝炎病毒抗原携带率分析

年龄组	城市			乡村		
	检查数	阳性数	阳性率（‰）	检查数	阳性数	阳性率（‰）
<20	42384	274	6.46	9854	49	4.97
20~	228076	2018	8.85	13874	124	8.94
25~	235879	2697	11.43	8414	134	15.93
30~	146142	2093	14.32	5690	90	15.82
35~	74629	1299	17.41	3950	81	20.51
≥40	21193	273	12.88	1499	31	20.68
合计	748303	8654	11.56	43281	509	11.76

三、统计表的列表原则

统计表的列表原则可概括为16个字：一是"重点突出，简单明了"，即一张表一般只包含一个中心内容，表达一个主题，文字、线条、数字都尽量从简；二是"主谓分明，层次清楚"，即标目的安排及分组层次清楚，符合专业逻辑。

四、编制统计表的注意事项

统计表是将数据简洁、清晰地表达出来，除了要掌握统计表的列表原则，一般还要求不同类型的资料不要放在同一统计表中，不同的统计分析方法统计出来的结果也不要混合在一张表中，避免不必要的错误或误解。

第二节 统 计 图

统计图的种类众多，常用的有条图、构成图、普通线图、半对数线图、直方图、散点图和统计地图等。

一、绘图的原则

1. 根据资料的性质和分析目的正确选择适当的图形。
2. 统计图同统计表一样必须要有标题。标题要简明扼要地概括资料的主要内容,并注明时间和地点。标题一般放在图的下方正中央。
3. 统计图一般有横轴和纵轴,并分别用横标目和纵标目标注横轴和纵轴代表的内容,有单位的要注明单位。横轴刻度自左向右,纵轴刻度自下而上一律遵循从小到大的顺序。横轴和纵轴的比例一般以 7∶5 或 5∶7 为宜。
4. 用不同的线条或颜色表达不同的内容时,需附图例说明。图例一般放在图的右上角或图的下方标题的上方。

二、常用统计图的绘制方法及要求

(一) 条图 (bar chart)

1. 适用资料 适用于相互独立的资料,条图是用直条的长短表示相互独立的各指标数值的大小。

2. 种类

(1) 单式条图:按一个特征或标志分组。如表 2-2 可绘制成图 2-1。

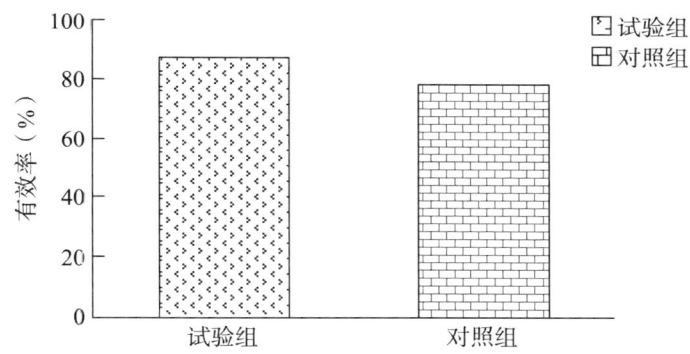

图 2-1 某年某地喷昔洛韦软膏治疗颜面单纯疱疹疗效比较

(2) 复式条图:按两个特征或标志分组。如图 2-2。

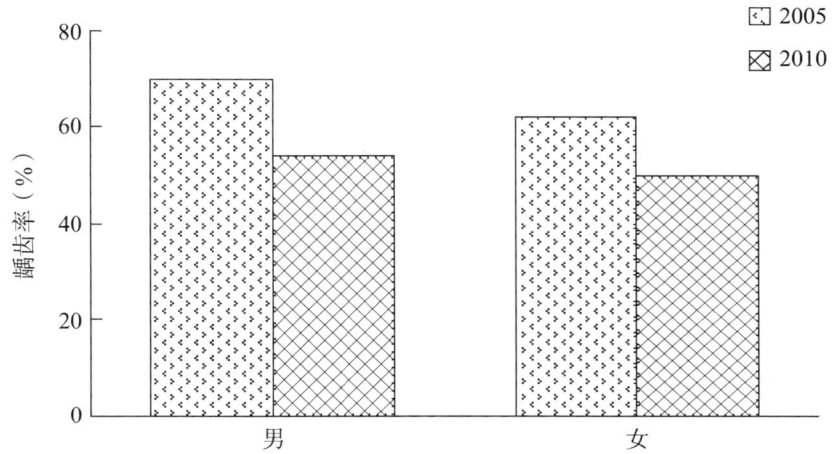

图 2-2 某地 2005 年和 2010 年小学生男女龋齿率的比较

3. 绘制条图的方法及要求

（1）条图应有横轴和纵轴：横轴表示分组因素，纵轴表示数值大小。纵轴的刻度必须从 0 开始，否则会造成错误印象，并且纵轴的刻度必须等分。

（2）各直条应等宽，直条间的间隔要等距，条间距的宽度一般与直条宽度相等或为直条宽度的一半。

（3）复式条图由于是按两个特征分组的，所以同一组内的直条无条间距，并且需附图例说明。

（4）一般可将直条按数值大小顺序排列，也可按分组的自然顺序排列。

（5）条图有横向条图和纵向条图两种表现形式，一般情况下都用纵向条图。

（二）构成图

1. 适用资料　构成图适用于构成比资料，即一个事物内部各组成部分所占的比重（百分比）。

2. 种类

（1）百分条图（percent bar chart）：用长条中各段的长度表示各组成部分的构成比，如图 2-3。

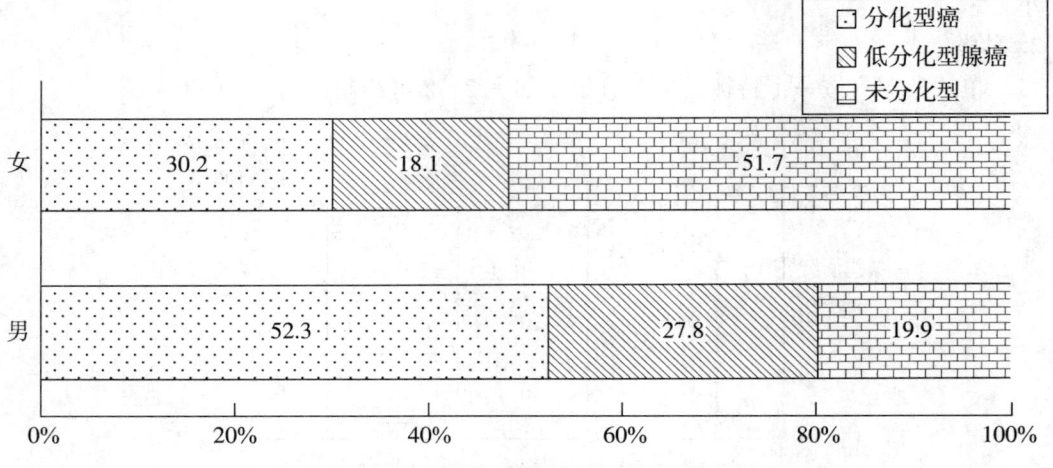

图 2-3　某肿瘤不同性别病理学类型的构成

（2）圆图（pie chart）：用圆的扇形面积表示各组成部分的构成比，如图 2-4。

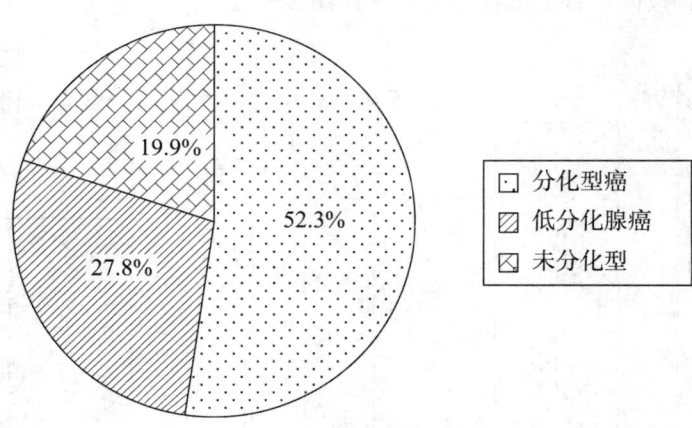

图 2-4　男性某肿瘤病理类型构成

3. 绘制构成图的方法及要求

（1）百分条图：①以一个等宽的水平直条总长度作为100%，横坐标是构成比刻度，刻度要等分，纵坐标是组别。根据各组成部分所占的百分比，按大小顺序或资料的自然顺序把直条分割。②两种或多种相类似的资料构成比较时，可在同一起点上绘制依次平行排列的两个或多个直条，各直条间要留有空隙，宽度一般为直条宽度的一半。

（2）圆图：①绘制一个圆形，以圆周角360°作为100%，1%相当于3.6°，将各组成部分的构成比乘以3.6°，得到各组成部分所占的圆周角度数；②以相当于时钟9点或12点的位置为始点，顺时针按大小顺序或资料的自然顺序排列各组成部分。

（3）百分条图和圆图均需在各组成部分内标出百分比。

（4）百分条图和圆图均需附有图例。

（三）普通线图

1. 适用资料　连续性资料，用线段的升降表示事物在时间上的发展变化或某变量随另一变量变迁的趋势。

2. 种类　单式线图和复式线图，如图2-5。

3. 绘制线图（line chart）的方法及要求

（1）线图有横轴和纵轴：横轴表示时间或其他连续性变量，纵轴表示数值大小。横轴和纵轴的刻度可以从0开始，也可以不从0开始。

（2）横轴和纵轴的比例要适当，避免给人留下错误的印象。

（3）在坐标图上标出变量对应的各坐标点，用短线依次连接，不可将各坐标点连接成光滑的曲线。

（4）坐标点的位置要标注得当：如资料中所给数值是在时间段，应标注在时间段的中点；如资料中所给数值是在某时点，应标点在相应的时点上。例如各年某疾病病死率的资料，坐标点应标注在每年度的中点。

（5）复式线图要附有图例，并且线条一般不宜超过5条。

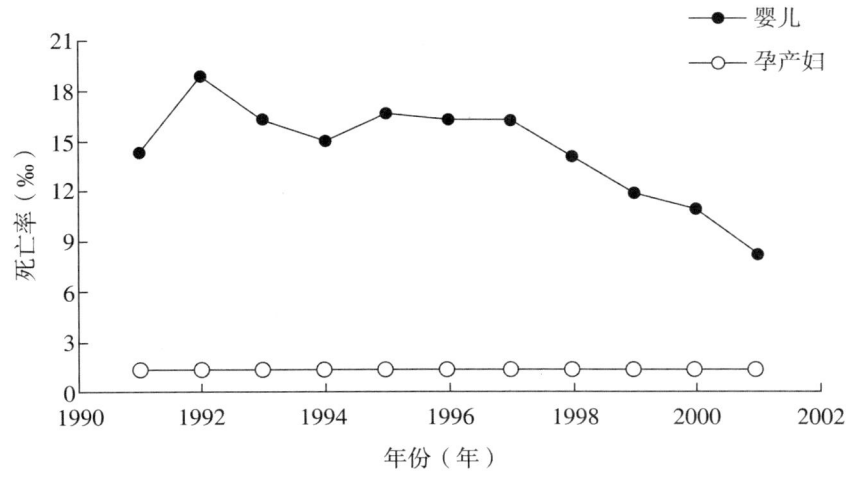

图2-5　某市1991—2001年婴儿与孕产妇死亡率（‰）

（四）半对数线图

1. 适用资料　连续性资料，用线段的升降表示事物发展的相对速度。

2. 绘制半对数线图（semi-logarithmic line graph）的方法及要求

（1）半对数线图有横轴和纵轴：横轴是算术尺度，表示时间，纵轴是对数尺度，表示数值的大小，使得数量关系变为对数关系。

(2) 半对数线图纵轴刻度没有零点，起点为…，0.01，0.1，1，10，…等。纵轴每个刻度间的距离要相同，如图 2-6。

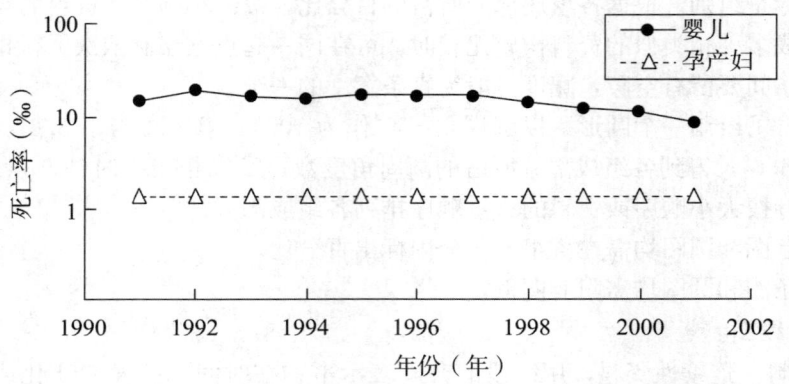

图 2-6　某市 1991—2001 年婴儿与孕产妇死亡率（‰）

（五）直方图

1. 适用资料　数值变量的频数分布表资料，用直方面积表示各组段的频数或频率，各直方面积的总和相当于各组段频数之和。

2. 绘制直方图（histogram）的方法及要求

(1) 直方图有横轴和纵轴：横轴表示数值变量值，纵轴表示频数或频率。纵轴的刻度必须从 0 开始。

(2) 各组段组距必须要相等：组距作为直方的宽度，频数作为直方的高度。如果各组段组距不等，要折算成等距，即调整各组段直方的高度，直方高度＝组段频数/组距。

(3) 各直方间不应留有空隙，如图 2-7。

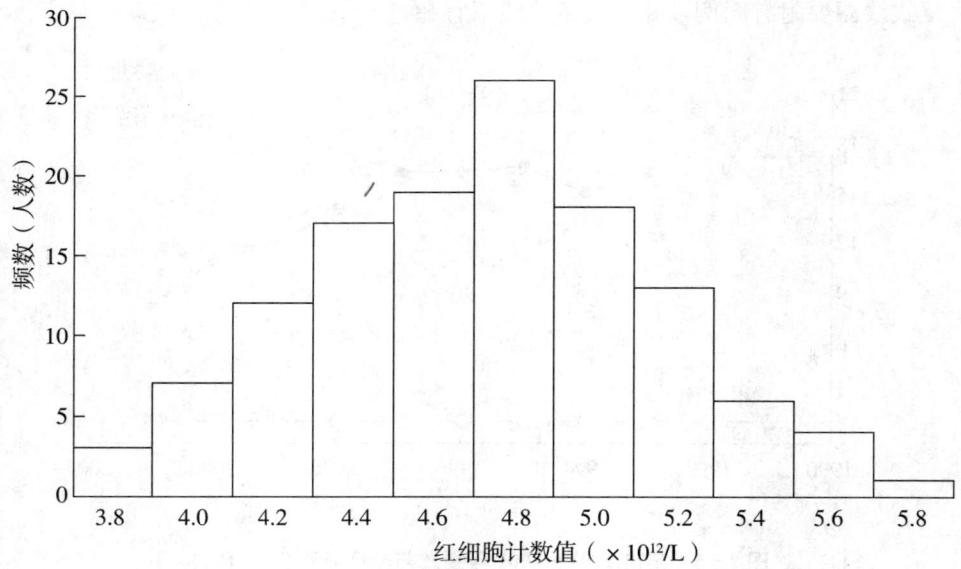

图 2-7　某年某地男性红细胞数频数分布图

（六）散点图

1. 适用资料　双变量资料，用点的密集程度和趋势表达两变量间相关关系。

2. 绘制散点图（scatter diagram）的方法及要求

(1) 散点图有横轴和纵轴：横轴为自变量，纵轴为因变量。

（2）横轴和纵轴的起点不一定从 0 开始，点与点之间也不用直线相连，如图 2-8。

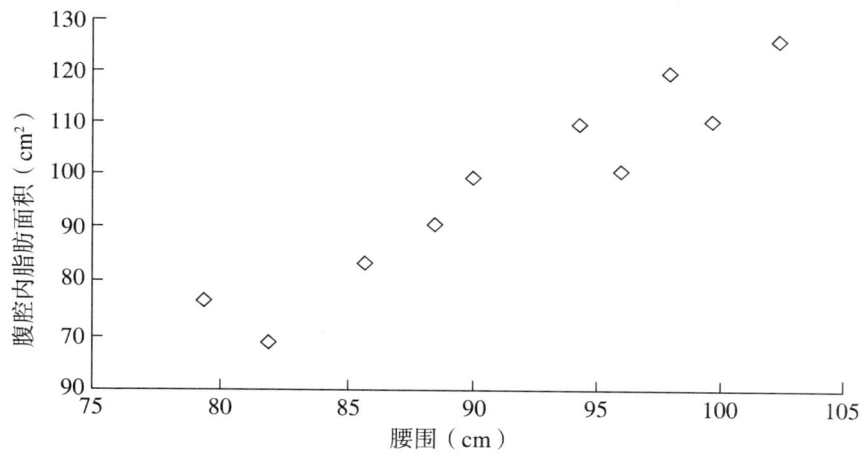

图 2-8　10 名男性腰围与腹腔内脂肪面积的散点图

（七）统计地图

1. 适用资料　地域性资料，用不同线条或颜色表示指标的大小，说明该指标在地域上的分布特征。

2. 绘制统计地图（statistical map）的方法

（1）首先绘制一个相关地区的地图。

（2）用不同线条或颜色代表指标的大小，在地图相应位置上标出，并用图例说明。

（何保昌）

第3章 数值变量资料的统计分析

统计分析的基本内容包括统计描述和统计推断。统计描述是对数据资料的特征及其分布规律进行描述的统计方法,是进行统计推断的基础。统计描述包括统计指标的计算和统计图表的绘制。

第一节 数值变量资料的统计描述

一、频数表和频数图

频数(frequency)就是出现某变量值(value of variable)的个数,把变量值及相对应的频数列成表格即为频数分布表(frequency distribution table),简称频数表。编制频数表是了解数据的分布范围、集中区间以及分布形态等特征的重要手段。

(一) 频数表的编制

例3.1 根据某地某年126名健康成年男性的红细胞数($\times 10^{12}/L$)资料编制频数表。

4.62	5.16	4.13	5.04	4.84	4.57	5.61	5.25	4.78	4.86	5.53	4.98
5.07	4.97	4.39	4.64	4.68	4.36	4.21	5.27	5.51	4.99	5.32	4.94
5.04	4.52	4.48	4.93	4.41	4.85	4.86	5.47	4.58	4.92	4.64	4.14
4.75	4.68	4.53	4.30	4.06	5.36	4.73	4.83	5.39	4.36	4.54	5.06
5.19	4.98	4.84	4.23	5.16	5.16	4.70	4.83	4.36	5.52	5.77	4.56
4.82	**5.91**	5.44	4.65	4.08	4.86	4.37	3.98	5.28	4.68	5.62	4.47
4.71	5.18	4.84	4.12	4.39	4.62	4.81	5.03	5.08	4.96	5.21	5.11
4.71	4.46	5.10	5.38	4.58	4.60	4.87	**3.86**	4.16	4.19	4.74	4.96
5.18	5.37	4.28	5.12	5.29	4.63	4.87	4.37	5.26	5.10	4.89	4.46
4.87	4.37	5.73	3.97	4.98	4.58	5.25	5.10	4.73	4.48	4.96	5.19
5.23	4.61	4.47	5.47	4.55	4.42						

频数表的编制步骤如下(可用计算机完成频数表的编制):

1. 计算极差(全距) 极差为最大值与最小值的差,本例极差为 $5.91-3.86=2.05$($\times 10^{12}/L$)。

2. 确定组数、组距和组段 组数通常根据观察例数的多少而定,一般以 8~15 组为宜。每个组段的起点称"下限"(low limit),终点称"上限"(upper limit),组距为上下限之差。实际工作中常采用等距分组,组距≈全距/预计的组段数。如本例若分为 10 组,则 $2.05/10=0.205\approx 0.2$($\times 10^{12}/L$),取组距为 0.2。各组段必须首尾相接,从组段的下限开始,不包括该组段的"上限"。最末组段应同时写出其下限和上限,要注意第一组段和最后一组段应分别包含最小值和最大值。

3. 计算各组段频数 找到每组段所包含的例数,即得到频数。

4. 计算各组段频率 各组段频数与总观察值例数之比,一般用百分数表示。

5. 计算累计频数 (cumulative frequency) 和累计频率 (cumulative percent) 累计频数是由上至下将频数累加;累计频率是由上至下将频率累加,如表 3-1 所示。

表 3-1 某地 126 名健康成年男性红细胞数 ($\times 10^{12}$/L) 的频数分布

组段	频数	频率%	累计频数	累计频率%
3.80~	3	2.38	3	2.38
4.00~	7	5.56	10	7.94
4.20~	12	9.52	22	17.46
4.40~	17	13.49	39	30.95
4.60~	19	15.08	58	46.03
4.80~	26	20.63	84	66.67
5.00~	18	14.29	102	80.95
5.20~	13	10.32	115	91.27
5.40~	6	4.76	121	96.03
5.60~	4	3.17	125	99.21
5.80~6.00	1	0.80	126	100.00

(二) 频数图

频数分布就是某变量值在其取值范围内分布的情况。频数分布情况的描述除频数表,还可以用频数图即直方图表示。根据数值变量资料的频数表绘成直方图:横轴依次以等距标出各组段的下限,在各组段上方分别绘制宽度等于组距、高度等于相应频数的长方形(可用计算机完成频数分布图的绘制),见图 3-1。

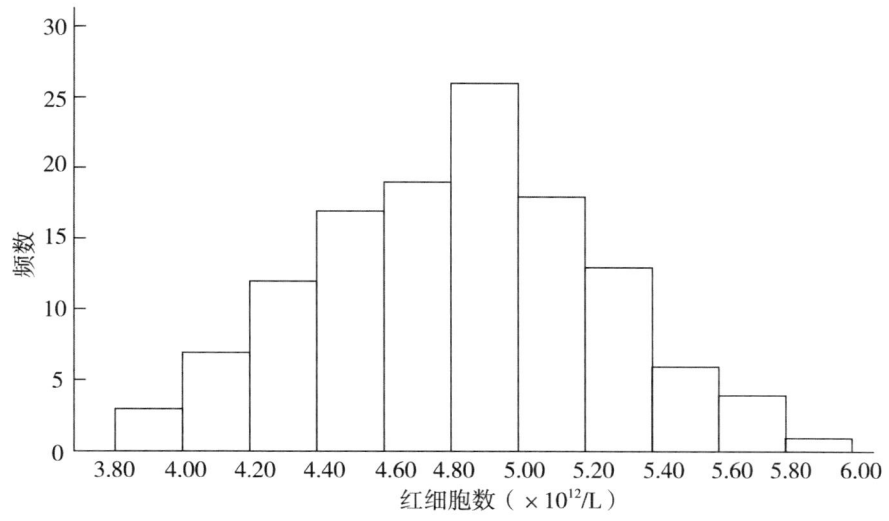

图 3-1 某地 126 名健康成年男性红细胞数 ($\times 10^{12}$/L) 分布的直方图

(三) 频数表和频数图的用途

1. 揭示数据的分布类型　从频数表 3-1 中可以看出，虽然正常成年男性的红细胞数有高有低，但过高或过低的人占少数，居中者为多数。组段 "4.80～" 的频数最多，距离该组段越远，组段频数越少，数据分布以组段 "4.80～" 为中心基本对称，这类分布常被称为对称分布。

2. 集中趋势和离散趋势的描述　表 3-1 与图 3-1 显示出某地正常成年男性红细胞数分布的特征。组段 "4.80～" 的频数最多，此为集中趋势；另一方面，正常成年男性红细胞数不会是同一个数值，而是或近或远地散布在集中位置的周围，此为离散趋势。集中趋势与离散趋势同时存在，是总体分布的两个重要特征，描述集中趋势和离散趋势可较全面地了解所研究资料的分布特征。

3. 易于发现数据中的可疑值　如频数表的两端连续出现几个组段的频数为 0 后，又出现一些极大值或极小值，这些值即为可疑值，必要时要进一步检查和核实。

4. 便于进一步计算统计指标和进行统计分析。

二、集中趋势的描述

利用数据的频数表和频数图可以看出样本观察值的分布情况，但是要从本质上了解总体的分布，还必须对样本观察值计算相应的统计指标。描述数值变量资料的统计指标有集中趋势和离散趋势指标。集中趋势（central tendency）是指一个数值变量资料的大多数观察值所在的中心位置，描述同质的一组观察值集中趋势的统计指标分三类：众数、均数和中位数。

(一) 众数

众数（mode, M_0）是指观察值中出现次数最多的数值。利用频数表众数计算公式为：

$$M_0 = L + \frac{f - f_{-1}}{(f - f_{-1}) + (f - f_{+1})} \times i \qquad \text{(式 3-1)}$$

式中，L 为众数组的下限值，i 为组距，f 为众数组的频数，f_{-1} 为众数前一组的频数，f_{+1} 为后一组的频数。

例 3.2　对频数表 3-1 资料计算众数：$L = 4.80$，$i = 0.20$，$f = 26$，$f_{-1} = 19$，$f_{+1} = 18$。

$$M_0 = 4.80 + \frac{26 - 19}{(26 - 19) + (26 - 18)} \times 0.20 = 4.89$$

(二) 均数

均数（mean）包括算术均数和几何均数。

1. 算术均数 (arithmetic mean)　总体算术均数简称总体均数，用希腊字母 μ 表示，样本算术均数简称样本均数用 $\overline{X}$ 表示。适用于正态分布或近似正态分布资料，算术均数位于分布的中心，能反映全部观察值的平均数量水平。

(1) 直接法：直接将所有原始观察值相加，再除以总例数。其计算公式为：

$$\mu = \frac{X_1 + X_2 + \cdots + X_N}{N} = \frac{\sum\limits_{i=1}^{N} X_i}{N} \qquad \text{(式 3-2)}$$

$$\overline{X} = \frac{X_1 + X_2 + \cdots + X_n}{n} = \frac{\sum\limits_{i=1}^{n} X_i}{n} \qquad \text{(式 3-3)}$$

例 3.3　有 7 名正常成年女子血清总胆固醇分别 4.21，3.32，5.35，4.17，4.14，3.58，4.34（mmol/L）。试求其算术均数。

按式 3-3，算术均数为：

$$\overline{X} = \frac{4.21 + 3.32 + 5.35 + 4.17 + 4.14 + 3.58 + 4.34}{7} = 4.16 \text{ (mmol/L)}$$

（2）频数表法：对于样本含量较大的数据，可以在编制频数表的基础上计算均数的近似值。其计算公式为：

$$\bar{X} = \frac{\sum fX_0}{\sum f} = \frac{\sum fX_0}{n} \qquad (式3-4)$$

式中，f 为各组段的频数，X_0 为各组段的组中值，X_0 =（组段上限+组段下限）/2。f 在这里起了"权数"的作用，即权衡了各组中值对均数的贡献大小。

例3.4 对例3.1某地126名健康成年男性的红细胞数资料，用频数表法计算算术均数。

表3-2 126名健康成年男性红细胞数（$\times 10^{12}$/L）均数的计算

组段	频数，f	组中值，X_0	fX_0
3.80～	3	3.90	11.70
4.00～	7	4.10	28.70
4.20～	12	4.30	51.60
4.40～	17	4.50	76.50
4.60～	19	4.70	89.30
4.80～	26	4.90	127.40
5.00～	18	5.10	91.80
5.20～	13	5.30	68.90
5.40～	6	5.50	33.00
5.60～	4	5.70	22.80
5.80～6.00	1	5.90	5.90
合计	126	—	607.60

$$\bar{X} = \frac{3\times 3.90 + 7\times 4.10 + \cdots + 1\times 5.90}{3+7+\cdots+1} = \frac{607.60}{126} \approx 4.82 （\times 10^{12}/L）$$

2. 几何均数（geometric mean，G） 几何均数适用于原始观察值不呈对称、但经对数转换后呈对称分布的资料，如对数正态分布资料。医学中某些观察值呈倍数关系，如抗体滴度等资料，宜用几何均数描述。

（1）直接法：计算每个观察值对数 $\lg X$ 的算术均数后，再求反对数。对数的底可适当选择，但要注意对数与反对数的底必须相同。计算公式为：

$$G = \lg^{-1}\left[\frac{\sum \lg X}{n}\right] \qquad (式3-5)$$

例3.5 6个人的血清滴度为1:4、1:4、1:8、1:16、1:32、1:64。求其平均滴度。

$$G = \lg^{-1}\left(\frac{\lg 4 + \lg 4 + \lg 8 + \lg 16 + \lg 32 + \lg 64}{6}\right) = \lg^{-1}(1.1037) = 12.70$$

6个人的平均血清滴度为1:12.70。

（2）频数表法：用于样本中有较多相同观察值的资料或频数表资料。计算公式为：

$$G = \lg^{-1}\left[\frac{\sum f\lg X}{\sum f}\right] = \lg^{-1}\left[\frac{\sum f\lg X}{n}\right] \qquad (式3-6)$$

例3.6 某地15人接种某疫苗后抗体滴度见表3-3，求平均滴度。

表 3-3 例 3.6 平均滴度的计算

抗体滴度	人数 f	滴度倒数 X	$\lg X$	$f \cdot \lg X$
1∶20	2	20	1.30103	2.60206
1∶40	4	40	1.60206	6.40824
1∶80	7	80	1.90309	13.32163
1∶160	2	160	2.20412	4.40824
合计	15			26.74017（$\sum f \lg X$）

$$G = \lg^{-1}\frac{26.74017}{15} = \lg^{-1} 1.7827 = 61$$

15 人接种某疫苗后抗体平均滴度为 1∶61。

需要注意的是，当数据中出现零值或负值时不宜用几何均数。

（三）中位数

中位数（median，M）是指将一组观察值从小到大或从大到小按顺序排列，位次居中的那个数所对应的值。即理论上有一半的观察值小于等于中位数，一半的观察值大于等于中位数。中位数适用于各种分布的资料，特别是偏态分布资料。由于中位数不是利用全部观察值计算出来的，它只与位次居中的观察值大小有关，因此它不受分布两端特大或特小值的影响。对分布末端无确定值的资料，不能直接计算均数和几何均数时，可以计算中位数。

1. 直接法　样本量 n 为奇数时，$M = X\left(\frac{n+1}{2}\right)$；样本量 n 为偶数时，$M = \frac{1}{2}\left[X_{(\frac{n}{2})} + X_{(\frac{n}{2}+1)}\right]$。其中 X_i 是按照由小到大的顺序排列的 n 个数中的第 i 个数。

例 3.7　某病 7 名患者的潜伏期分别为：4、5、6、7、7、10、11 天，求其中位数。

$n = 7$ 为奇数，则 $M = X\left(\frac{7+1}{2}\right) = X_4 = 7$（天）

若上例又增加 1 名患者，其潜伏期为 6 天，则：

$n = 8$ 为偶数，$M = \frac{1}{2}\left[X_{(\frac{8}{2})} + X_{(\frac{8}{2}+1)}\right] = \frac{1}{2}(X_4 + X_5) = \frac{1}{2}(6+7) = 6.5$（天）

2. 频数表法　对频数表资料，可通过百分位数法计算中位数。

百分位数（percentile，P_x）是一个数值，它表示将原始观察值分成两部分，理论上有 $x\%$ 的观察值小于 P_x，有 $1 - x\%$ 的观察值大于 P_x。第 50 百分位数 P_{50} 就是中位数。对频数表资料，百分位数 P_x 和 P_{50}（M）的计算公式分别为：

$$P_x = L + \frac{i}{f_x}(n \cdot x\% - \sum f_L) \qquad \text{（式 3-7）}$$

$$M = L + \frac{i}{f_x}\left(\frac{n}{2} - \sum f_L\right) \qquad \text{（式 3-8）}$$

其中 L 为欲求的百分位数所在组段的下限，i 为组距，f_x 为该组段的频数，n 为总频数，$\sum f_L$ 为该组段之前的累计频数。

例 3.8　研究人员观察 102 例链球菌咽喉炎患者，其潜伏期（h）资料如表 3-4 所示，试求中位数、第 25 百分位数及第 75 百分位数。

表 3-4 某地 102 例链球菌咽喉炎患者潜伏期的频数分布表

潜伏期（h）	人数（f）	累计频数（$\sum f$）	累计频率%
12～	3	3	2.94
24～	16	19	18.63
36～	34	53	51.96
48～	21	74	72.55
60～	15	89	87.25
72～	7	96	94.12
84～	4	100	98.04
96～108	2	102	100.00

（1）中位数：首先确定 P_{50} 在频数表中所处的组段。按从小到大顺序排列，"12～"组段只包含前 2.94% 的观察值，其后至 51.96% 的观察值在第三组段（包括 50%），故中位数（P_{50}）在第三组段，即 "36～"组段。$L=36$，$i=12$，$f_x=34$，$n=102$，$\sum f_L=19$。

$$P_{50}=M=36+\frac{12}{34}\times(102\times 50\%-19)=47.29\text{（h）}$$

（2）第 25 百分位数：P_{25} 在 "36～"组段，$L=36$，$i=12$，$f_x=34$，$n=102$，$\sum f_L=19$。

$$P_{25}=36+\frac{12}{34}\times(102\times 25\%-19)=38.29\text{（h）}$$

（3）第 75 百分位数：P_{75} 在 "60～"组段，$L=60$，$i=12$，$f_x=15$，$n=102$，$\sum f_L=74$。

$$P_{75}=60+\frac{12}{15}\times(102\times 75\%-74)=62.00\text{（h）}$$

百分位数用于描述观察值序列在某百分位置的水平，样本过小，百分位数结果误差较大，应慎用。百分位数常用于确定医学参考值范围。

三、离散趋势的描述

离散趋势（dispersion tendency）反映的是各变量值远离其中心值的程度即离散程度。前已述及，数值变量资料的频数分布有集中趋势和离散趋势两个重要特征，只有将二者结合起来才能对事物有全面的认识。常用描述同质的一组观察值离散趋势的指标包括极差、四分位数间距、方差、标准差和变异系数等。

（一）极差

极差（range，R）也称全距，是观察值中最大值与最小值的差，即 $R=$ 最大值－最小值。样本量接近的同类资料相比较，极差越大数据离散程度越大，即数据间变异越大。

用极差描述离散程度大小，简单明了，适用于除末端无确切数值之外的任何分布类型的资料。但由于计算时仅用到了最大值和最小值，因此它只能说明两端值的差别，而不能反映组内所有数据的离散程度；同时极差又容易受特大或特小值的影响，所以样本含量相差悬殊时不宜用极差比较。

（二）四分位数间距

四分位数间距（quartile range，Q）可以通过计算百分位数 P_{75} 和 P_{25} 之差得到。有四分之一变量值比第 25 百分位数（P_{25}）小，称之为下四分位数，记作 Q_L；有四分之一变量值比第 75 百分位数（P_{75}）大，称之为上四分位数，记作 Q_U。

$$Q=Q_U-Q_L=P_{75}-P_{25} \quad\text{（式 3-9）}$$

其间包括全部变量值一半。它适用于偏态分布资料，特别是分布末端无确定数据的资料。

Q 越大,说明数据的变异度越大;反之,说明变异度越小。用四分位数间距作为说明个体差异的指标虽比极差稳定,但仍未考虑到每个变量值的变异程度。

(三) 方差和标准差

总体中每个观察值与总体均数的差称为离均差,离均差可正可负,其绝对值虽可反映个体变异的大小,但为计算的方便,人们往往用离均差平方和除以观察数据的个数反映个体变异,这就是总体方差 (population variance, σ^2)。

$$\sigma^2 = \frac{\sum(X-\mu)^2}{N} \tag{式 3-10}$$

实际工作常得到的是样本资料,需要用样本均值 $\overline{X}$ 代替总体均值 μ,用样本例数 n 代替总体例数 N,但按公式 3-10 计算的结果比实际 σ^2 小。在计算样本方差时,分母以 $n-1$ 代替 N 来进行校正。

$$S^2 = \frac{\sum(X-\overline{X})^2}{n-1} \tag{式 3-11}$$

为了使观察值平均水平指标与变异程度指标有相同的单位,通常将方差的算术平方根作为反映变异程度的一个重要指标,称为标准差 (standard deviation)。总体方差的平方根称为总体标准差 (σ),样本方差的平方根称为样本标准差 (S)。

1. 直接法

$$S = \sqrt{\frac{\sum(X-\overline{X})^2}{n-1}} \tag{式 3-12}$$

数学上可以证明 $\sum(X-\overline{X})^2 = \sum X^2 - (\sum X)^2/n$,故标准差的计算公式也可以写成:

$$S = \sqrt{\frac{\sum X^2 - (\sum X)^2/n}{n-1}} \tag{式 3-13}$$

例 3.9 计算例 3.3 的 7 名健康成年女性血清总胆固醇的标准差。
$\sum X = 893.4$,$\sum X^2 = 114242.36$。7 名健康成年女性血清总胆固醇的标准差为:

$$S = \sqrt{\frac{\sum X^2 - (\sum X)^2/n}{n-1}} = \sqrt{\frac{114242.36 - (893.4)^2/7}{7-1}} = 6.04 \text{ (mmol/L)}$$

2. 频数表法

$$S = \sqrt{\frac{\sum fX_0^2 - (\sum fX_0)^2/\sum f}{\sum f - 1}} \tag{式 3-14}$$

例 3.10 计算例 3.4 的 126 名某地健康成年男性红细胞数资料的标准差。
$\sum f = 126$,$\sum fX_0 = 607.60$,$\sum fX_0^2 = 2953.02$。126 名健康成年男性红细胞数的标准差为:$S = \sqrt{\frac{2953.02 - (607.60)^2/126}{126-1}} = 0.429 \text{ }(\times 10^{12}/\text{L})$。

在单位相同、均数相差不大的条件下,标准差大表示变异程度大,观察值较分散,反之则表示变异程度小,观察值较集中。方差和标准差都适用于正态分布或近似正态分布资料,常把均数和标准差结合起来,全面描述资料的集中趋势和离散趋势。

(四) 变异系数

变异系数 (coefficient of variation, CV) 主要用于均数差别较大的变量间,或量纲不同变量间变异程度的比较。其计算公式为:

$$CV = \frac{S}{\overline{X}} \times 100\% \tag{式 3-15}$$

其中 S 为样本标准差,$\overline{X}$ 为样本均数。变异系数 CV 的意义是标准差为均数的多少倍,常表示为百分数形式。变异系数没有单位,消除了量纲的影响,变异系数越大,相对变异程度越大。

例 3.11 某地调查 20 岁男大学生 120 名,其身高均数为 171.0cm,标准差为 6.2cm;体重均数为 60.8kg,标准差为 6.0kg。试比较身高与体重的变异程度。

身高 $CV = \dfrac{6.2}{171.0} \times 100\% = 3.62\%$

体重 $CV = \dfrac{6.0}{60.8} \times 100\% = 9.87\%$

说明该地 20 岁男大学生的体重变异程度比身高的变异程度大。

第二节 正态分布及其应用

一、正态分布的概念

正态分布(normal distribution)是最常见、最重要的一种连续型随机变量分布,又称为 Gauss 分布(Gaussian distribution)。随机变量 X 服从正态分布,记为 $X \sim N(\mu, \sigma^2)$,其中 μ 表示 X 的均数,σ^2 表示 X 的方差。例 3.1 已将 126 名正常成年男性红细胞数的频数表资料绘制成直方图,可以设想如果样本例数逐渐增多,组段不断分细,直条的宽度将逐渐变窄,那么直方图的顶端逐渐趋于一条光滑的曲线,见图 3-2。该曲线表现为高峰位于中央,两侧逐渐下降并完全对称,曲线两端永远不与横轴相交的钟形曲线,和数学上的正态曲线(normal curve)十分相似,在分析资料时,我们就把它看成正态分布。

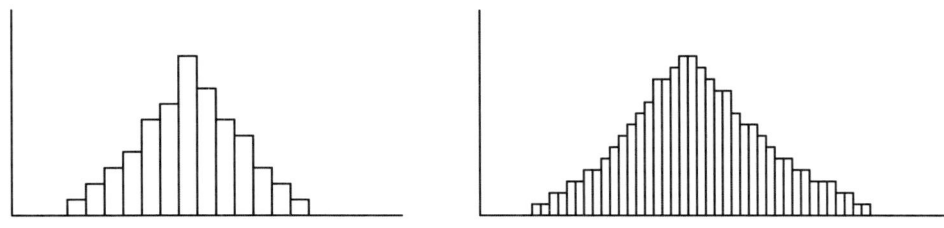

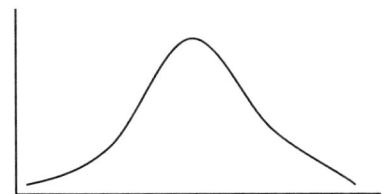

图 3-2 正态曲线示意图

正态分布曲线的数学函数表达式 $f(X)$ 称为正态分布密度函数,

$$f(X) = \frac{1}{\sigma\sqrt{2\pi}} e^{-(X-\mu)^2/(2\sigma^2)} \tag{式 3-16}$$

式中,μ 为总体均数,σ 为总体标准差。

二、正态分布的特点

1. 正态分布曲线表现为高峰位于中央,两侧逐渐下降并完全对称,曲线两端永远不与横轴相交的钟形曲线。

2. 在 $X = \mu$ 处,$f(X)$ 取最大值,即以均数为中心左右对称。

3. 正态分布曲线的位置与形状取决于总体均数 μ 和总体标准差 σ。μ 决定曲线在横轴上的位置，μ 增大，曲线沿横轴向右移；μ 减小，曲线沿横轴向左移。σ 决定曲线的形状，当 μ 恒定时，σ 越大，数据越分散，曲线越"扁平"；σ 越小，数据越集中，曲线越"瘦高"。见图 3-3。

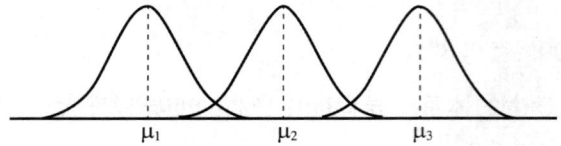

a. 标准差相同、均数不同（$\mu_1 < \mu_2 < \mu_3$）的三条正态曲线

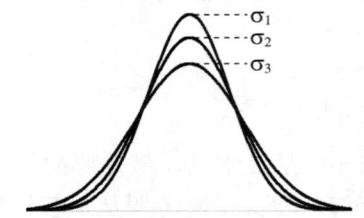

b. 均数相同、标准差不同（$\sigma_1 < \sigma_2 < \sigma_3$）的三条正态曲线

图 3-3　正态曲线位置、形状与 μ、σ 关系示意图

4. 正态分布曲线下，横轴上一定区间内的面积分布是有规律的。可用以估计某变量值落在该区间的例数占总例数的百分数（频率分布），或变量值落在该区间的概率。如图 3-4 所示。

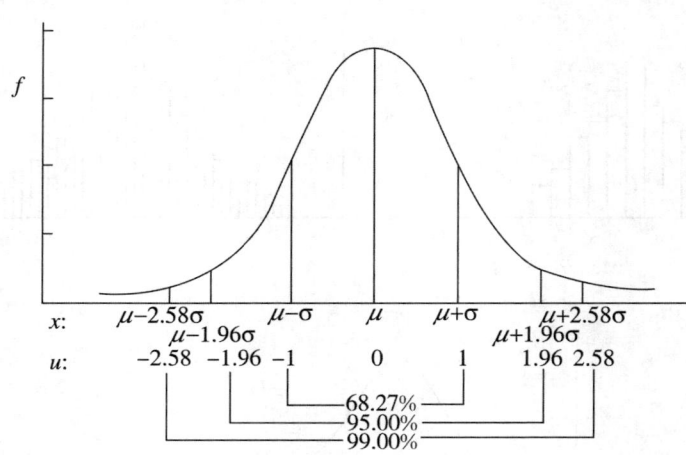

图 3-4　正态曲线下面积的分布规律

（1）曲线下的面积为 100%。

（2）曲线下，区间 $\mu \pm \sigma$ 的面积为 68.27%，区间 $\mu \pm 1.96\sigma$ 的面积为 95.00%，区间 $\mu \pm 2.58\sigma$ 的面积为 99.00%。

5. 转换为标准正态分布　对任意一个服从均数为 μ，标准差为 σ 的正态分布的随机变量，可按式（3-17）计算 Z，由 X 转换为 Z 的变换称为 Z 变换。

$$Z = \frac{X - \mu}{\sigma} \tag{式 3-17}$$

Z 变换将均数为 μ，标准差为 σ 的正态分布转换为均数为 0，标准差为 1 的正态分布，称为标准正态分布（standard normal distribution），用 $N(0, 1^2)$ 表示。

为应用方便，统计学家编制了标准正态分布曲线下从 $-\infty$ 到 Z 的面积表（附表 1，P.112）。曲线下从 $-\infty$ 到 $+\infty$ 的面积为 1，表内所列数据就是图 3-5 的 Z 值左侧曲线下面积，或称之为该区间面积占曲线下总面积之比，记作 Φ（z）。

当 μ、σ 和 X 已知时，先求得 Z 值，再根据 Z 值查附表 1 得到不同区间曲线下的面积。当 μ 和 σ 未知时，分别用样本均数 $\bar{X}$ 和样本标准差 S 来代替。曲线下两侧面积对称，如区间（$-\infty$，-1.96）与区间（1.96，∞）的面积相等，因而附表 1 只列出 $-\infty$ 到 z 的 Φ（z）值，如求曲线下（1.96，∞）的面积可直接查附表 1 中 Φ（-1.96）的值。

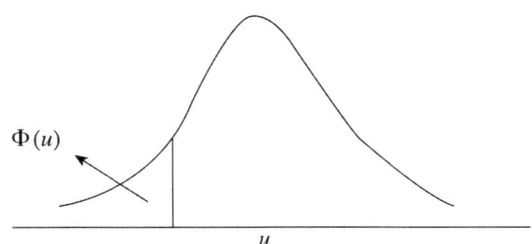

图 3-5 标准正态分布的分布函数示意图

例 3.12 已知 X 服从均数为 μ，标准差为 σ 的正态分布，试估计 X 取值在区间 $\mu \pm 1.96\sigma$ 内的概率。

首先要确定区间的两个 z 值：

$$z_1 = \frac{X-\mu}{\sigma} = \frac{(\mu-1.96\sigma)-\mu}{\sigma} = -1.96$$

$$z_2 = \frac{(\mu+1.96\sigma)-\mu}{\sigma} = 1.96$$

查附表 1，Φ（-1.96）$=0.025$。因为曲线下两侧面积对称，则区间（1.96，∞）内的曲线下面积也是 0.025，故（-1.96，1.96）对应的概率为 $1-2\times0.025=0.95$，即 X 取值在区间 $\mu\pm1.96\sigma$ 内的概率为 0.95。

例 3.13 据例 3.1 某地某年 126 名健康成年男性的红细胞数，均数 $\bar{X}=4.82\times10^{12}/L$，标准差 $S=0.429\times10^{12}/L$，估计理论上：①该地健康成年男性红细胞数在 $5.30\times10^{12}/L$ 以上者占该地健康成年男性总数的百分比。②红细胞数在（$4.40\sim5.10$）$\times10^{12}/L$ 者占该地健康成年男性总数的百分比。

（1）该地健康成年男性红细胞数在 $5.30\times10^{12}/L$ 以上者占该地健康成年男性总数的百分比：

首先计算 5.30 对应的 z 值：$z=\dfrac{5.30-4.82}{0.429}=1.12$

求该地健康成年男性红细胞数在 $5.30\times10^{12}/L$ 以上者占该地健康成年男性总数的百分比，就是求区间（1.12，∞）曲线下面积。该区间曲线下面积与（$-\infty$，-1.12）对应的曲线下面积 Φ（-1.12）值相同。查附表 1，Φ（-1.12）$=0.1314$，故理论上该地健康成年男性红细胞数在 $5.30\times10^{12}/L$ 以上者占该地健康成年男性总数的 13.14%。

（2）计算红细胞数在（$4.40\sim5.10$）$\times10^{12}/L$ 者占该地健康成年男性总数的百分比：

4.40 对应的 z 值：$z=\dfrac{4.40-4.82}{0.429}=-0.98$

5.10 对应的 z 值：$z=\dfrac{5.10-4.82}{0.429}=0.65$

查附表 1：Φ（-0.98）$=0.1635$；Φ（-0.65）$=0.2578$，Φ（0.65）$=1-$Φ（-0.65）$=1-0.2578=0.7422$。根据 Φ（z）的定义，正态曲线下（-0.98，0.65）的面积等于 Φ（0.65）$-$Φ（-0.98）$=0.7422-0.1635=0.5787$，所以理论上红细胞数在（$4.40\sim5.10$）$\times10^{12}/L$ 者占该地健康成年男性总数的百分比为 57.87%。

三、正态分布的应用

(一) 确定医学参考值范围

医学参考值范围 (reference range) 是指排除了对所研究指标有影响的疾病和相关因素的特定人群，其解剖、生理、生化指标及组织代谢产物含量等数据中大多数个体的取值所在的范围。习惯用该人群 95% 的个体某项医学指标的取值范围作为该指标的医学参考值范围。

确定医学参考值范围的方法有：

1. 正态分布法 若 X 服从正态分布，医学参考值范围可依正态分布的规律计算。正态分布变量 X 在区间 $\mu \pm 1.96\sigma$ 上取值的概率为 0.95，实际工作中总体均数与总体标准差是难以获得的，常常用样本均数和样本标准差代替，所以正态分布资料双侧 95% 医学参考值范围一般按下式近似估计：

$$\overline{X} \pm 1.96S \qquad (式 3-18)$$

正态分布资料单侧 95% 医学参考值范围为：

$$\overline{X} + 1.645S \text{ 或 } \overline{X} - 1.645S \qquad (式 3-19)$$

例 3.14 据调查某地 126 名健康成年男性红细胞数，近似正态分布，$\overline{X} = 4.82 \times 10^{12}/L$，$S = 0.429 \times 10^{12}/L$，试估计该地健康成年男性红细胞数的 95% 参考值范围。

红细胞数过高、过低均为异常，所以按双侧估计 95% 医学参考值范围：

上限为 $\overline{X} + 1.96S = 4.82 + 1.96 \times 0.429 = 5.66 \ (\times 10^{12}/L)$

下限为 $\overline{X} - 1.96S = 4.82 - 1.96 \times 0.429 = 3.98 \ (\times 10^{12}/L)$

2. 百分位数法 双侧 95% 医学参考值范围是 $(P_{2.5}, P_{97.5})$，单侧范围是 P_{95} 以下（人体有害物质如血铅、发汞等），或 P_5 以上（如肺活量）。该方法适用于任何分布类型的资料。

(二) 质量控制

医学上，当影响某一数量指标的随机因素很多，而每个因素所起的作用均不太大时，这个指标的随机波动属于随机误差，往往服从正态分布。利用这一原理，人们可以对测量过程进行质量控制。根据正态分布的特征，常以 $\overline{X} \pm 2S$ 作为上、下警戒线，以 $\overline{X} \pm 3S$ 作为上、下控制线（图 3-6）。若某一次测量的指标超过上、下警戒线，甚至上、下控制线时，则有理由认为其指标的波动不仅仅是由随机测量误差引起的，可能存在某种非随机的系统性误差。

图 3-6 均数-标准差控制图

正态分布是很多统计方法的理论基础，许多统计方法是在正态分布的基础上建立起来的，

如 t 检验、方差分析等；另外当样本含量较大时，有许多分布都渐近于正态分布，均可按正态近似的原理来处理。

第三节　参数估计和假设检验

一、均数的抽样误差与标准误

医学研究中，由于生物体固有的个体变异的存在，即使研究的是有代表性的样本，样本指标与总体指标也常不同。这种由抽样引起的样本指标与总体指标的差异称为抽样误差（sampling error）。在生物医学抽样研究中，抽样误差是不可避免的，但抽样误差是有规律的，可以用统计方法来估计它的大小。

对于数值变量资料，同一总体中抽取的每个样本都可以计算出一个样本均数，这些样本均数是不完全相同的，而且一般也不会恰好等于总体均数 μ，这是由抽样误差造成的。样本均数变异程度的大小，反映了均数的抽样误差的大小。如果总体呈正态分布（或样本含量较大），那么这些样本均数的分布也呈正态分布。通常以样本均数的标准差作为衡量均数抽样误差大小的尺度，即均数标准误（standard error）。

$$\sigma_{\bar{X}} = \frac{\sigma}{\sqrt{n}} \quad (\text{式 3-20})$$

数理统计证明：标准误的大小与总体标准差成正比，而与样本含量的平方根成反比。在样本含量一定的情况下，标准误与标准差成正比，说明当总体中各观察值间的变异较小（即 σ 较小）时，抽到的样本均数 $\bar{X}$ 与总体均数 μ 可能相差较小，用 $\bar{X}$ 估计 μ 的可靠程度较高；当总体中各观察值间的变异较大（即 σ 较大）时，抽到的样本均数 $\bar{X}$ 与总体均数 μ 可能相差很大，用 $\bar{X}$ 估计 μ 的可靠程度也相对较低。标准误与样本含量的平方根成反比，说明在同一总体中随机抽样，样本含量越大，标准误越小。因此可以通过适当增加样本例数来减小抽样误差。

总体标准差一般是未知的，常用样本标准差 S 代替，在实际工作中均数标准误的估计值 $S_{\bar{X}}$ 由式 3-21 求得。

$$S_{\bar{X}} = \frac{S}{\sqrt{n}} \quad (\text{式 3-21})$$

例 3.15　某地健康成年男性 126 人的红细胞数，$\bar{X} = 4.82 \times 10^{12}/L$，$S = 0.429 \times 10^{12}/L$，试计算其标准误。

按式 3-21 计算得：

$$S_{\bar{X}} = \frac{0.429}{\sqrt{126}} = 0.038 \times 10^{12}/L。$$

均数标准误和标准差都是说明变异程度大小的指标，不同的是标准差表示某变量个体观察值变异程度的大小，而标准误表示样本均数变异程度的大小。

二、t 分布

对任意一个服从均数为 μ，标准差为 σ 的正态分布的随机变量 X，按 $Z = \frac{X - \mu}{\sigma}$ 进行 Z 变换，可以转换为标准正态分布。如果样本来自正态总体，或样本含量较大时样本均数 $\bar{X}$ 也服从均数为 μ，标准差为 $\sigma_{\bar{X}}$ 的正态分布。若将样本均数 $\bar{X}$ 视为一个变量，也可以通过下式将其进行 Z 变换。

$$Z = \frac{\overline{X} - \mu}{\sigma_{\overline{X}}} = \frac{\overline{X} - \mu}{\sigma/\sqrt{n}} \quad \text{(式 3-22)}$$

实际工作中，当 σ 未知时，常用样本标准差 S 代替。此时，对正态变量 $\overline{X}$ 采用的不再是 Z 变换，而是 t 变换。

$$t = \frac{\overline{X} - \mu}{S_{\overline{X}}} = \frac{\overline{X} - \mu}{S/\sqrt{n}} \quad \text{(式 3-23)}$$

统计量 t 值服从自由度 $\nu = n - 1$ 的 t 分布（t-distribution）。t 分布与标准正态分布相比，相同之处是二者都是以 0 为中心，左右对称。不同在于 t 分布的峰部较矮而尾部较高，且 t 分布曲线与自由度有关。自由度不同，t 分布曲线也不同，自由度越小峰部越矮而尾部越高。当自由度 ν 趋于无穷大时，t 分布就成为标准正态分布。如图 3-7 所示。

t 分布曲线和横轴之间的面积为 1，表示 t 分布中 t 取值于 $(-\infty, \infty)$ 的概率 P 为 1。t 取值于某个区间的概率 P 相当于横轴上该区间与曲线所夹面积。附表 2（P.113）给出了 t 分布曲线下单侧或双侧尾部面积所对应的界值。表左侧横标目表示自由度 ν，表上方纵标目表示单侧或双侧 t 分布曲线下界值以外尾部面积，即概率 P。表内的数字为对应于不同概率 P 的 t 界值。

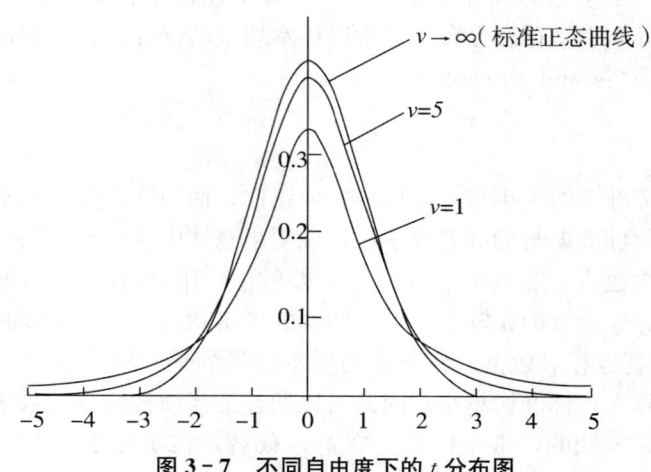

图 3-7 不同自由度下的 t 分布图

例如由表中查出双侧 $t_{0.05/2, 18} = 2.101$，表示从正态总体中随机抽取 19 例作为样本，其 t 值服从 $\nu = 19 - 1 = 18$ 的 t 分布，理论上 t 取值于 $(-\infty, -2.101)$ 和 $(2.101, \infty)$ 的概率之和为 0.05。

三、总体均数估计

统计推断（statistical inference）是用样本数据推断总体特征。其内容包括参数估计和假设检验。参数估计是指通过样本数据对总体的特征进行推测，给出的结果可以是点值，但通常是一个区间；假设检验是从另一角度去分析数据，是对总体参数大小进行比较。

参数估计即用样本指标估计总体指标，如用样本均数估计总体均数、用样本率估计总体率。其方法有两种：

1. 点估计（point estimation）　用样本的统计量作为总体参数的估计值。这种方法简单，但未考虑到抽样误差的影响，无法评价参数估计的准确度，故不常用。

2. 区间估计（interval estimation）　是按预先给定的概率 $(1-\alpha)$，计算出一个区间，使其能够包含未知的总体均数。预先给定的概率 $1-\alpha$ 称为置信度（confidence level），通常取 95% 或 99%，该区间就称为总体均数的置信区间或可信区间（confidence interval，CI），即总体均数的 95% 置信区间和 99% 置信区间。如果没有特殊说明，一般取双侧的 95% 置信区间。

置信区间通常由两个数值界定,即置信限(confidence limit,CL)构成,其中数值较小的一方称为下限(lower limit,L),数值较大的一方称为上限(upper limit,U),一般表示为(L,U)。

总体均数置信区间的计算

(1) 大样本资料总体均数的95%置信区间的计算公式为:

$$(\bar{X}-1.96S_{\bar{X}}, \bar{X}+1.96S_{\bar{X}}) \quad (式3-24)$$

例3.16 试计算例3.15中该地健康成年男性红细胞数总体均数的95%置信区间。

$$\bar{X}-1.96S/\sqrt{n}=4.82-1.96\times0.429/\sqrt{126}=4.74\ (\times10^{12}/L)$$

$$\bar{X}+1.96S/\sqrt{n}=4.82+1.96\times0.429/\sqrt{126}=4.89\ (\times10^{12}/L)$$

估计该地健康成年男性红细胞数总体均数的95%置信区间为 $(4.74,4.89)\times10^{12}/L$。

(2) 小样本资料总体均数的95%置信区间计算公式为:

$$(\bar{X}-t_{0.05/2,\nu}S_{\bar{X}}, \bar{X}+t_{0.05/2,\nu}S_{\bar{X}}) \quad (式3-25)$$

式中,$t_{0.05/2,\nu}$为概率是双侧(或单侧)0.05水平,自由度是ν的t界值,可通过t界值表得到。

例3.17 某医生测得某地25名健康成年女性血红蛋白含量的均数为130g/L,标准差为14g/L,试估计该地健康成年女性血红蛋白平均含量的95%置信区间。

$n=25$,$\bar{X}=130$,$S=14$,$\nu=n-1=25-1=24$,查t界值表$t_{0.05/2,24}=2.064$

$$\bar{X}-t_{0.05/2,\nu}S_{\bar{X}}=130-2.064\times14/\sqrt{25}=124.22\ (g/L)$$

$$\bar{X}+t_{0.05/2,\nu}S_{\bar{X}}=130+2.064\times14/\sqrt{25}=135.78\ (g/L)$$

故该地健康成年女性血红蛋白平均含量的95%置信区间为(124.22,135.78)g/L。

置信区间估计的效果取决于两个方面:一是置信度$1-\alpha$,即计算出的置信区间包含总体均数的理论概率大小,其值越接近1越好,如99%的置信度就比95%的置信度要好;二是区间的宽度,区间越窄说明估计越精确。当样本含量一定的情况下,二者是互相矛盾的。若仅考虑提高可信度,则会使估计的置信区间变宽,精度降低,有时会失去区间估计的意义,故不能笼统地认为99%置信区间比95%置信区间要好。一般情况下,95%置信区间更为常用。在置信度确定情况下,可以通过增加样本含量来缩小区间的宽度,从而提高估计的精度。

四、假设检验

假设检验(hypothesis testing)是统计推断的另一个重要方面。由于抽样误差的存在,从同一总体中随机抽取多个样本,各样本指标往往不等;样本指标与总体指标也不相同。因此,需从两个方面考虑:一是数量上的差别仅仅是偶然现象,由抽样误差所致;二是总体指标本不相同导致样本指标有差别。假设检验就是处理这类问题的有效手段。

(一)假设检验的基本思想

1. 反证法的思想 即事先对总体分布(通常是该分布的某个参数)做出某种假设(零假设),如果样本信息不支持该假设,则认为零假设不成立。

2. "小概率事件"的原理 用概率的思想决定是否拒绝零假设。在假设检验中,样本信息"远离"零假设的度量是概率(P值),如果P值很小(如小于0.05),说明样本来自假设总体的概率很小,所以在统计学上有理由认为当前样本不是来自事先假定的总体,因而拒绝零假设。

(二)假设检验的基本步骤

例3.18 健康成年男子的脉搏均数为72.0次/分,某医生在一山区抽样调查了25名健康成年男子,其脉搏均数为74.2次/分,标准差为6.5次/分,问能否据此认为该山区健康成年男子的脉搏均数与一般水平不同?

现结合例 3.18 具体介绍假设检验的基本步骤:

1. 建立检验假设,确定检验水准 假设的方法有两种:零假设(null hypothesis)是假设指标间数量上的差别仅仅由抽样误差所致,符号记为 H_0;备择假设(alternative hypothesis)是与零假设对立的一种假设,符号记为 H_1。两者都是根据统计推断目的而提出的对总体参数或分布特征的假设。在假设检验中,H_0 是主要的,只有拒绝了 H_0,才能接受 H_1。

检验水准又称显著性水准,符号为 α。α 是预先规定的概率值,是判断差异有无统计学意义的概率水准,是"是否拒绝 H_0"的界限。研究者可以根据研究目的的要求规定 α 的大小,α 值越大越容易得出有差别的结论。通常取 $\alpha=0.05$。

本例,零假设 H_0:该山区健康成年男子的脉搏均数与一般水平相同,即 $\mu=\mu_0$。其意义是说该山区健康成年男子脉搏的总体均数与一般水平相同,样本均值 74.2 次/分与 72.0 次/分间的差别是抽样误差造成的。

备择假设 H_1:该山区健康成年男子的脉搏均数与一般水平不同,即 $\mu\neq\mu_0\neq 72.0$ 次/分。这种情况推断两总体均数有差别,山区高于一般或山区低于一般,这两种情况都可能存在。

2. 确定检验方法,计算统计量 根据资料类型、研究设计方案和统计推断的目的,选用不同的检验方法并计算检验统计量。

本例,选定 t 检验,计算 t 统计量:$t=\dfrac{\overline{X}-\mu_0}{S/\sqrt{n}}=\dfrac{74.2-72.0}{6.5/\sqrt{25}}=1.69$

3. 确定概率 P 值,推断结论 P 值是假设检验下结论的主要依据,其含义是指在 H_0 所规定的总体中做随机抽样,获得等于及大于(或等于及小于)现有样本检验统计量值的概率。一般是将计算得到的检验统计量与相应的统计用表中的临界值比较,并同时确定 P 值。

本例,选定 t 检验,需要查 t 界值表。t 界值表中双侧检验和单侧检验的概率应如何选择,需根据研究目的和专业知识而定:例如,比较两种降血压药物的疗效,因无法判断两种药物的优劣,应选用双侧检验;如果是检验一种降压药的作用,因为降压药一般总是能降低血压而不是升高血压,这时可以采用单侧检验。由于双侧检验将拒绝域的概率等分在 t 分布两侧的尾部,因此同一自由度单侧检验的 t 界值总是小于双侧检验所用的界值,对同一样本,双侧检验得出有显著性差别的结论,单侧检验也一定是显著的,因而在实际中使用较多的是双侧检验。

本例,自由度 $\nu=n-1=24$,双侧 0.05 概率的 t 界值:$t_{0.05/2,24}=2.064$,同一自由度的 t 值越大 P 值越小,$t=1.69<2.064$,所以 $P>0.05$,结论为差别没有统计意义。按 $\alpha=0.05$ 水准不拒绝 H_0,尚不能认为山区健康成年男子的脉搏均数水平不同于一般水平(72.0 次/分)。

第四节 数值变量资料的假设检验—t 检验

数值变量资料两均数比较最常用的假设检验方法是 t 检验和 Z 检验。t 检验的原理依据的是 t 分布,当样本含量较大时,可用 Z 检验。根据研究设计和资料的性质分为样本均数与总体均数比较的 t 检验、配对样本均数比较的 t 检验、两个独立样本均数比较的 t 检验以及在方差不齐时的 t' 检验。理论上,t 检验的应用条件要求样本来自正态分布总体,两样本均数比较时,还要求两总体方差相同,即具有方差齐性。

一、单样本资料的 t 检验

样本均数与已知总体均数(一般为理论值、标准值或经大量观察所得的稳定值)的比较,目的是推断样本所代表的未知总体均数 μ 与已知的总体均数 μ_0 有无差别。检验统计量 t 的计算公式为：

$$t = \frac{\overline{X} - \mu_0}{S/\sqrt{n}} \quad \text{(式 3-26)}$$

例 3.19 某地经大量调查得健康成年男性血红蛋白标准值为 140.2 g/L，现测得 28 名从事某项特殊作业的成年男性血红蛋白均值 $\overline{X} = 128.6\ g/L$，标准差 $S = 8.0\ g/L$，问从事该项特殊作业的成年男性血红蛋白值与一般健康成年男性有无差别？

1. 建立检验假设，确定检验水准

H_0：$\mu = \mu_0$ 即从事某项特殊作业的成年男性血红蛋白值与一般健康成年男性相同，差别仅由抽样误差造成。

H_1：$\mu \neq \mu_0$ 即从事某项特殊作业的成年男性血红蛋白值与一般健康成年男性不同。

$\alpha = 0.05$（双侧）

2. 计算统计量 $\mu_0 = 140.2$，$\overline{X} = 128.6$，$S = 8.0$，$n = 28$

$$t = \frac{\overline{X} - \mu_0}{S/\sqrt{n}} = \frac{128.6 - 140.2}{8.0/\sqrt{28}} = -7.67$$

3. 确定 P 值，推断结论 自由度 $\nu = n - 1 = 27$，双侧 $\alpha = 0.05$，查 t 界值表，由于 t 分布是以 0 为中心的对称分布，t 界值表中只列出正值，故查表时，不管 t 值取正、取负只用绝对值。$t_{0.05/2,27} = 2.052$，本例 $t = 7.67 > 2.052$，所以 $P < 0.05$。按 $\alpha = 0.05$ 水准拒绝 H_0，接受 H_1。即可以认为从事某项特殊作业的成年男性血红蛋白值与一般健康成年男性不同。

二、配对设计资料的 t 检验

配对资料常见的设计方法有三种：①除处理因素外，其他条件基本相似的受试对象配成对子，每对中的两个受试对象随机分配到两个处理组。观察两种处理的结果是否不同。②对同一受试对象采用两种不同的处理。推断两种处理的效果有无差别。③在某项处理前后观察受试对象的某指标值，通过处理前后该指标的差值推断该处理是否有效。

进行配对样本 t 检验时，先求出各对子的差值 d，将 d 作为观察值计算其均数 $\overline{d}$。若两种处理的效应相同，理论上差值 d 的总体均数 μ_d 应为 0，现有样本差值均数不等于 0 的 $\overline{d}$ 可以来自 $\mu_d = 0$ 的总体，也可以来自 $\mu_d \neq 0$ 的总体。因此可以将该检验理解为差值样本均数 $\overline{d}$ 与已知总体均数 μ_d（$\mu_d = 0$）比较的单样本 t 检验。检验统计量 t 的计算公式为：

$$t = \frac{\overline{d} - 0}{S_{\overline{d}}} = \frac{\overline{d}}{S_d/\sqrt{n}} \quad \text{(式 3-27)}$$

式中，$\overline{d}$ 为差值 d 的样本均数，S_d 为差值的标准差，$S_{\overline{d}}$ 为差值样本均数的标准误，n 为配对样本的对子数。

例 3.20 现有 12 名志愿受试者服用某减肥药，服药前和服药后一个疗程各测量 1 次体重（kg），数据见表 3-5。试分析服用该减肥药前后的体重有无变化。

表 3-5 服用某减肥药前后的体重变化

编号	体重（kg） 服药前	体重（kg） 服药后	差值 d	d^2
1	101	100	1	1
2	131	136	−5	25
3	131	126	5	25
4	143	150	−7	49
5	124	128	−4	16
6	137	126	11	121
7	126	116	10	100
8	95	105	−10	100
9	90	87	3	9
10	67	57	10	100
11	84	74	10	100
12	101	109	−8	64
			$\sum d=16$	$\sum d^2=710$

1. 建立检验假设，确定检验水准

H_0：$\mu_d=0$，即服药前后体重无变化。

H_1：$\mu_d \neq 0$，即服药前后体重有变化。

$\alpha=0.05$（双侧）

2. 计算统计量

本例：$\bar{d}=\sum d/n=16/12=1.33$

$$S_d=\sqrt{\frac{\sum d^2 - \frac{(\sum d)^2}{n}}{n-1}}=\sqrt{\frac{710-\frac{16^2}{12}}{12-1}}=7.91$$

$$t=\frac{\bar{d}-0}{S_{\bar{d}}}=\frac{\bar{d}}{S_d/\sqrt{n}}=\frac{1.33}{7.91/\sqrt{12}}=0.58$$

3. 确定 P 值，推断结论 自由度 $\nu=n-1=11$，双侧 $\alpha=0.05$，查 t 界值表：$t_{0.05/2,11}=2.201$，$t<t_{0.05/2,11}$，$P>0.05$。按 $\alpha=0.05$ 水准，不拒绝 H_0，差别无统计学意义，尚不能认为服用该减肥药前后的体重有变化。

三、两个独立样本资料的 t 检验

适用于完全随机设计的两样本均数比较。若两个样本均来自正态总体且总体方差齐时采用 t 检验；若总体方差不齐，可通过变量变换达到方差齐或采用 t' 检验；两样本例数均较大时（$n \geqslant 100$）可用 Z 检验。

（一）方差的齐性检验

由两样本方差推断两总体方差是否齐的检验方法可用 F 检验。F 检验的计算公式为：

$$F=\frac{S_1^2（较大）}{S_2^2（较小）} \tag{式 3-28}$$

式中，S_1^2 为较大的样本方差，S_2^2 为较小的样本方差。F 值为两个样本方差之比，若样本

方差的不同仅为抽样误差的影响，F 值一般不会偏离 1 太远。求得 F 值后，查附表 3（方差齐性检验用的 F 界值表 P.114）得 P 值。一般取 $\alpha=0.10$ 水准作判断，若 $F \geqslant F_{0.10(\nu_1,\nu_2)}$，$P \leqslant 0.10$，拒绝 H_0，接受 H_1，可认为两总体方差不齐。若 $F < F_{0.10(\nu_1,\nu_2)}$，$P > 0.10$，不拒绝 H_0，尚不能认为两总体方差不齐。

例 3.21 某医生分别用抗生素、抗生素加双黄连治疗小儿肺炎患者各 25 名，并观察其肺部啰音消失的天数。抗生素组患者啰音消失的平均天数为 7 天，标准差为 0.9 天；抗生素加双黄连组患者啰音消失的平均天数为 4 天，标准差为 0.7 天。试检验两总体方差是否不同？

1. 建立检验假设，确定检验水准

H_0：$\sigma_1^2 = \sigma_2^2$，即两种疗法啰音消失的平均天数总体方差相同。

H_1：$\sigma_1^2 \neq \sigma_2^2$，即两种疗法啰音消失的平均天数总体方差不同。

$\alpha = 0.10$

2. 计算检验统计量

本例：$S_1^2 = 0.9^2 = 0.81$，$S_2^2 = 0.7^2 = 0.49$；$n_1 = 25$，$n_2 = 25$。

$$F = \frac{S_1^2}{S_2^2} = \frac{0.81}{0.49} = 1.65$$

3. 确定 P 值，推断结论

自由度 $\nu_1 = n_1 - 1 = 24$，$\nu_2 = n_2 - 1 = 24$，查 F 界值表（附表 3），$F_{0.10(24,24)} \approx 1.98$，$P > 0.10$，差别无统计学意义，按 $\alpha = 0.10$ 水准，不拒绝 H_0，尚不能认为两总体方差不同。

例 3.22 两组小白鼠分别饲以高蛋白和低蛋白饲料，4 周后记录小白鼠体重增加量（g）：高蛋白饲料组，$n_1 = 12$，$\bar{X}_1 = 46.65g$，$S_1 = 4.41g$；低蛋白饲料组，$n_1 = 13$，$\bar{X}_2 = 34.54g$，$S_2 = 1.62g$。问两组小白鼠体重增加量的总体方差是否不同？

1. 建立检验假设，确定检验水准

H_0：$\sigma_1^2 = \sigma_2^2$，即两组小白鼠体重增加量的总体方差相同。

H_1：$\sigma_1^2 \neq \sigma_2^2$，即两组小白鼠体重增加量的总体方差不同。

$\alpha = 0.10$

2. 计算检验统计量

本例：$S_1^2 = 4.41^2 = 19.448$，$S_2^2 = 1.62^2 = 2.624$；$n_1 = 12$，$n_2 = 13$。

$$F = \frac{S_1^2}{S_2^2} = \frac{19.448}{2.624} = 7.41$$

3. 确定 P 值，推断结论 自由度 $\nu_1 = n_1 - 1 = 11$，$\nu_2 = n_2 - 1 = 12$，查 F 界值表（附表 3），$F_{0.10(11,12)} = 2.76$，$P < 0.10$，差别有统计学意义，按 $\alpha = 0.10$ 水准，拒绝 H_0，接受 H_1，故两组小白鼠体重增加量的总体方差不同。

（二）方差齐的 t 检验

t 检验的计算公式为：

$$t = \frac{\bar{X}_1 - \bar{X}_2}{\sqrt{S_c^2 (1/n_1 + 1/n_2)}} \tag{式 3-29}$$

上式服从自由度 $\nu = n_1 + n_2 - 2$ 的 t 分布。式中，n_1、n_2 分别为两个样本的例数，$\bar{X}_1$、$\bar{X}_2$ 为样本均数、S_c^2 为两样本的合并方差，计算公式为：

$$S_c^2 = \frac{(n_1 - 1) S_1^2 + (n_2 - 1) S_2^2}{n_1 + n_2 - 2} \tag{式 3-30}$$

根据 t 统计量的计算结果，查 t 界值表，确定相应的概率 P。若 $P \leqslant \alpha$，则拒绝 H_0，接受 H_1，否则不拒绝 H_0。

例 3.23 对例 3.21 资料，问两种疗法的疗效是否不同？

1. 建立检验假设，确定检验水准

H_0：$\mu_1 = \mu_2$ 即两种疗法的疗效相同。

H_1：$\mu_1 \neq \mu_2$ 即两种疗法的疗效不同。

$\alpha = 0.05$（双侧）

2. 计算统计量

$n_1 = 25$，$\overline{X}_1 = 7$，$S_1 = 0.9$；$n_2 = 25$，$\overline{X}_2 = 4$，$S_2 = 0.7$。

$$S_c^2 = \frac{(n_1-1)S_1^2 + (n_2-1)S_2^2}{n_1+n_2-2} = \frac{(25-1)\times 0.9^2 + (25-1)\times 0.7^2}{25+25-2} = 0.65$$

$$t = \frac{\overline{X}_1 - \overline{X}_2}{\sqrt{S_c^2(1/n_1 + 1/n_2)}} = \frac{7-4}{\sqrt{0.65\times(1/25+1/25)}} = 13.16$$

3. 确定 P 值，推断结论 自由度 $\nu = n_1 + n_2 - 2 = 48$，双侧 $\alpha = 0.05$，查 t 界值表：$t_{0.05/2,48} \approx 2.099$，$P < 0.05$。按 $\alpha = 0.05$ 水准，拒绝 H_0，接受 H_1，差别有统计学意义，可以认为两种疗法的疗效不同。

（三）方差不齐的 t' 检验

t' 检验的计算公式为：

$$t' = \frac{\overline{X}_1 - \overline{X}_2}{\sqrt{\frac{S_1^2}{n_1} + \frac{S_2^2}{n_2}}} \tag{式 3-31}$$

$$t'_{\alpha/2} = \frac{S_{\overline{X}_1}^2 \times t_{\alpha/2(\nu_1)} + S_{\overline{X}_2}^2 \times t_{\alpha/2(\nu_2)}}{S_{\overline{X}_1}^2 + S_{\overline{X}_2}^2} \tag{式 3-32}$$

式中，$\nu_1 = n_1 - 1$，$\nu_2 = n_2 - 1$，根据校正的临界值 $t'_{\alpha/2}$，作出推断结论。

例 3.24 对例 3.22 资料，问两组小白鼠的体重增加量是否不同？

1. 建立检验假设，确定检验水准

H_0：$\mu_1 = \mu_2$ 即两组小白鼠的体重增加量相同。

H_1：$\mu_1 \neq \mu_2$ 即两组小白鼠的体重增加量不同。

$\alpha = 0.05$（双侧）

2. 计算统计量

$n_1 = 12$，$\overline{X}_1 = 46.65$，$S_1 = 4.41$；$n_2 = 13$，$\overline{X}_2 = 34.54$，$S_2 = 1.62$。

$$t' = \frac{\overline{X}_1 - \overline{X}_2}{\sqrt{\frac{S_1^2}{n_1} + \frac{S_2^2}{n_2}}} = 8.970$$

先查 t 界值表：$t_{0.05/2,11} = 2.201$，$t_{0.05/2,12} = 2.179$，$S_{\overline{X}_1}^2 = \frac{S_1^2}{n_1} = 1.62$，$S_{\overline{X}_2}^2 = \frac{S_2^2}{n_2} = 0.20$。

$$t'_{0.05/2} = \frac{S_{\overline{X}_1}^2 \times t_{0.05/2,11} + S_{\overline{X}_2}^2 \times t_{0.05/2,12}}{S_{\overline{X}_1}^2 + S_{\overline{X}_2}^2} = 2.199$$

3. 确定 P 值，推断结论 $t' > t'_{0.05/2}$，$P < 0.05$。按 $\alpha = 0.05$ 水准，拒绝 H_0，接受 H_1，差别有统计学意义，可认为两种饲料饲养后小白鼠体重的增加量不同。

（四）Z 检验

Z 值的计算公式为：

$$Z = \frac{\overline{X}_1 - \overline{X}_2}{S_{\overline{X}_1 - \overline{X}_2}} = \frac{\overline{X}_1 - \overline{X}_2}{\sqrt{\frac{S_1^2}{n_1} + \frac{S_2^2}{n_2}}} \tag{式 3-33}$$

例 3.25 某地随机抽取 40～45 岁健康成年男性 120 名和 40～45 岁健康成年女性 115 名，测定他们的红细胞数，男、女样本均数和样本标准差分别为 $\overline{X}_1 = 4.66\times 10^{12}/L$，$S_1 = 0.47\times$

$10^{12}/L$ 和 $\overline{X}_2=4.18\times10^{12}/L$、$S_2=0.45\times10^{12}/L$。试分析该地 40~45 岁健康成年人不同性别间的红细胞数有无差别？

1. 建立检验假设，确定检验水准

H_0：$\mu_1=\mu_2$ 即该人群不同性别间的红细胞数相同。

H_1：$\mu_1\neq\mu_2$ 即该人群不同性别间的红细胞数不同。

$\alpha=0.05$（双侧）

2. 计算统计量

$$Z=\frac{\overline{X}_1-\overline{X}_2}{S_{\overline{X}_1-\overline{X}_2}}=\frac{\overline{X}_1-\overline{X}_2}{\sqrt{\frac{S_1^2}{n_1}+\frac{S_2^2}{n_2}}}=\frac{4.66-4.18}{\sqrt{\frac{0.47^2}{120}+\frac{0.45^2}{115}}}=7.998$$

3. 确定 P 值，推断结论 查阅标准正态分布表（附表1），得到 $P<0.001$。按 $\alpha=0.05$ 水准拒绝 H_0，接受 H_1，即可以认为该地 40~45 岁健康成年人不同性别间的红细胞数有差别。

四、假设检验的两类错误

假设检验中作出的推断结论无论是拒绝 H_0，还是不拒绝 H_0，都有犯错误的可能。假设检验通常可能出现两类错误：

1. Ⅰ型错误（type Ⅰ error） 拒绝了实际上成立的 H_0，这类"弃真"的错误称为Ⅰ型错误或第一类错误。以单样本资料的 t 检验为例来说明Ⅰ型错误。设 H_0：$\mu=\mu_0$，H_1：$\mu\neq\mu_0$。若 H_0 实际上是成立的，即 μ 确实等于 μ_0，但由于抽样的偶然性，得到了较大的 t 值，使得 $t\geqslant t_{\alpha/2,\nu}$，$P\leqslant\alpha$，从而按所取检验水准 α 拒绝 H_0，接受 H_1，结论为 $\mu\neq\mu_0$，此推断当然是错误的，此时犯了Ⅰ型错误。犯Ⅰ型错误的概率是 α，图 3-8 α 所示区域。通常取 $\alpha=0.05$，其含义是当拒绝 H_0 时，理论上 100 次检验中平均有 5 次发生这样的错误。

2. Ⅱ型错误（type Ⅱ error） 接受了实际上不成立的 H_0，这类"存伪"的错误称为Ⅱ型错误或第二类错误。仍以单样本资料的 t 检验为例来说明Ⅱ型错误。设 H_0：$\mu=\mu_0$，H_1：$\mu\neq\mu_0$。若 H_0 实际上不成立，H_1 是成立的，即 μ 确实不等于 μ_0，但由于抽样的偶然性，得到了较小的 t 值，使得 $t<t_{\alpha/2,\nu}$，$P>\alpha$，从而按所取检验水准 α 不拒绝 H_0，此推断当然是错误的，此时犯了Ⅱ型错误。犯Ⅱ型错误的概率是 β，图 3-8 β 所示区域。一般情况下 β 值的大小很难确切估计。但 α 和 β 的大小有一定的关系，当样本含量 n 确定时，α 越小，β 越大；反之 α 越大，

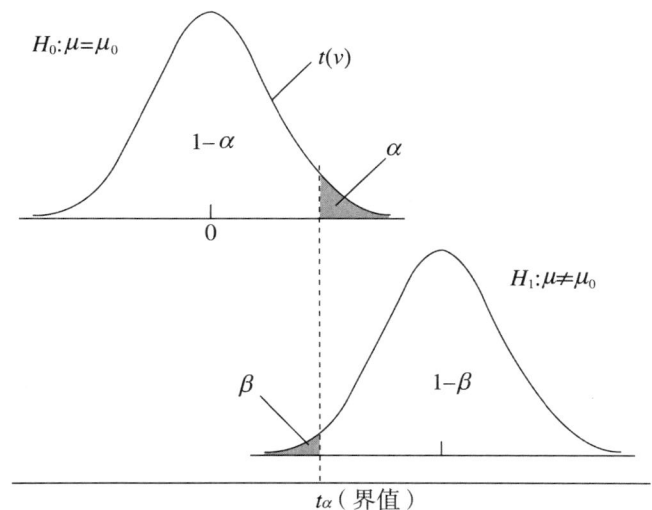

图 3-8 Ⅰ类错误与Ⅱ类错误示意图

第一篇 常用医学统计方法

β 越小。要同时减少 α 及 β,唯一的方法是增加样本含量 n。值得注意的是,拒绝 H_0,只可能犯 I 型错误,不可能犯 II 型错误;不拒绝 H_0,只可能犯 II 型错误,不可能犯 I 型错误。现将两类错误归纳在表 3-6 中。

表 3-6 假设检验的两类错误

真实情况	假设检验结论	
	拒绝 H_0	不拒绝 H_0
H_0 成立	I 型错误 (α)	推断正确 ($1-\alpha$)
H_0 不成立	推断正确 ($1-\beta$)	II 型错误 (β)

$1-\beta$ 称为检验效能 (power of test),又称把握度。其含义是:当两总体确有差别,按规定的检验水准 α 能够发现它们有差别的能力。例如 $1-\beta=0.90$,意味着若两总体确有差别,则理论上 100 次检验中,平均有 90 次能够得出有差别的结论。

两类错误的概率大小可以根据实际需要适当控制,如果所研究的问题重点是控制 I 型错误的发生,α 应设得小些,如 0.01;如果所研究的问题主要是控制 II 型错误,α 应设得大些,如 0.1 或 0.2。通常取 $\alpha=0.05$,是为了兼顾 I 型错误和 II 型错误。要同时减小两类错误的概率,最好的办法是增加样本例数。

五、假设检验应注意的问题

1. 假设检验用的样本资料,进行假设检验前应有严密的研究设计,保证样本是从同质总体中随机抽取的,能代表相应的总体。

2. 根据资料的性质和统计设计要求选择正确的假设检验方法。如数值变量资料一般用 t 检验或方差分析等。如果是配对设计的数值变量资料宜采用配对的 t 检验方法,否则不仅不能充分利用资料信息反而会得出错误结论;不能用大样本的 Z 检验代替小样本的 t 检验;也不能用一般的 t 检验代替方差不齐的 t' 检验。方差分析可用于两个或两个以上独立样本均数的比较,常用于三个及以上独立样本均数的比较;当用于两个均数的比较时,同一资料所得结果与 t 检验等价,即有如下关系:$t^2=F$。

3. 正确理解 P 值的意义。P 值是指在零假设成立的前提下,从所规定的总体中随机抽取样本,得到当前的检验统计量和比当前检验统计量更大值(或更小)的可能性。如果这个可能性小于 0.05,则认为是小概率事件发生,根据"小概率事件在一次试验中几乎是不可能发生的"而推翻前提条件,即拒绝零假设。P 越小拒绝零假设的理由越充分,故结论越可靠。所以既不能把 P 理解为总体均数相同的可能性,也不能认为 P 越小总体均数的差别越大。

4. 正确理解统计推断的结论,不能绝对化。是否拒绝 H_0 不仅与被研究的事物有无本质差别有关,同时还与检验水准和抽样误差有关。同一问题按 0.05 水准拒绝 H_0,按 0.01 水准就不一定拒绝 H_0;或对同一水准原来不拒绝 H_0,但增加样本含量,减少了抽样误差,有可能拒绝 H_0。因此 P 接近 α 时,下结论一定要慎重。此外,拒绝 H_0 可能犯 I 类错误,不拒绝 H_0 可能犯 II 类错误,当 $P>\alpha$,特别是与 α 相差不大,没有充足的理由拒绝 H_0 时,建议将结论写为不拒绝 H_0。

第五节 数值变量资料的统计推断——方差分析

方差分析 (analysis of variance, ANOVA) 是 20 世纪 20 年代发展起来的一种统计方法,由英国著名统计学家 R. A. Fisher 提出，又称 F 检验，是推断两个或多个样本均数所代表的总体均值是否有差别的一种统计学方法。

一、方差分析的基本思想和应用条件

方差分析的基本思想：把全部观察值间的不同（变异），按设计和需要分解成两个或多个部分，然后将各部分的变异与随机误差进行比较，判断各部分的变异是否具有统计学意义。

例 3.26 为了研究大豆对贫血的作用，研究者选取已造成贫血模型的大鼠 30 只，随机分为 3 组，每组 10 只，分别用三种不同的饲料喂养：不含大豆的普通饲料、10%大豆饲料和 15%大豆饲料。喂养一周后，测定大鼠红细胞数（$\times 10^{12}$/L），结果如表 3-7 所示。分析三种不同的饲料对贫血恢复作用是否不同？

表 3-7 三种不同喂养方式下大鼠红细胞数（$\times 10^{12}$/L）

	普通饲料	10%大豆饲料	15%大豆饲料	合计
X	4.78	4.65	6.80	
	4.65	6.92	5.91	
	3.98	4.44	7.28	
	4.04	6.16	7.51	
	3.44	5.99	7.51	
	3.77	6.67	7.74	
	3.65	5.29	8.19	
	4.91	4.70	7.15	
	4.79	5.05	8.18	
	5.31	6.01	5.53	
n_i	10	10	10	30（N）
$\overline{X}_i$	4.33	5.59	7.18	5.70（$\overline{X}$）

表 3-7 中的 30 只大鼠红细胞数数据（X）之间彼此不同，可以看到以下三种变异：

1. 总变异（total variation） 30 只大鼠喂养一周后测定红细胞数 X 各不相同，即 X 与总均数 $\overline{X}$ 不同，这种变异称为总变异。该变异既包含了三种不同饲料（即处理因素）的影响，又包含了随机误差。总变异的量化值用均方（mean square）$MS_\text{总}$ 来表示。

$$MS_\text{总} = \frac{SS_\text{总}}{\nu_\text{总}} \quad SS_\text{总} = \sum_{i=1}^{k}\sum_{j=1}^{n_i}(X_{ij}-\overline{X})^2 \quad \nu_\text{总}=N-1 \quad \text{（式 3-34）}$$

2. 组间变异（variation between groups） 三种（$k=3$）不同的饲料喂养后，各组大鼠红细胞数的均数 $\overline{X}_i$ 各不相同，即 $\overline{X}_i$ 与总均数 $\overline{X}$ 的不同，这种变异称为组间变异。它反映了三组不同饲料的影响，也包含了随机误差。组间变异的量化值用组间均方 $MS_\text{组间}$ 表示。

$$MS_\text{组间} = \frac{SS_\text{组间}}{\nu_\text{组间}} \quad SS_\text{组间} = \sum_{i=1}^{k}n_i(\overline{X}_i-\overline{X})^2 \quad \nu_\text{组间}=\nu_1=k-1 \quad \text{（式 3-35）}$$

3. 组内变异（variation within groups） 各组内大鼠红细胞数 X 大小各不相同，即每组观察值 X 与本组的样本均数 $\overline{X}_i$ 的不同，这种变异称为组内变异。组内变异仅反映随机误差，其量化值用组内均方 $MS_\text{组内}$ 表示。

$$MS_\text{组内} = \frac{SS_\text{组内}}{\nu_\text{组内}} \quad SS_\text{组内} = \sum_{i=1}^{k}\sum_{j=1}^{n_i}(X_{ij}-\overline{X}_i)^2 \quad \nu_\text{组内}=\nu_2=N-k \quad \text{（式 3-36）}$$

若各样本所代表的总体均数相等,即各样本来自于同一总体(本例就是指三种不同饲料的处理效应相同),则各组均值相等,组间变异和组内变异一样,则 $MS_{组间}=MS_{组内}$。组间均方与组内均方的比值称为 F 统计量:

$$F=\frac{MS_{组间}}{MS_{组内}} \tag{式 3-37}$$

从理论上讲,如果处理效应相同,则 $F=1$,但由于抽样误差的影响 $F\approx 1$。相反,各处理效应不同,即三个总体均数不全相同时,$MS_{组间}>MS_{组内}$,$F>1$。一般需要查 F 界值表(或用统计软件)得到 F 统计量相应的 P 值,然后根据检验水准 α 做出推断结论。

方差分析的应用条件为:①样本是相互独立的随机样本。②样本来自正态分布的总体。③各样本的总体方差齐。

二、完全随机设计资料的方差分析

完全随机设计(completely randomized design)是指将同质的受试对象随机地分配到各处理组,处理组可以是两组或多组,各组样本含量可以相等,也可不等。完全随机设计的方差分析又称为单因素方差分析(one-way ANOVA)。

(一)离均差平方和与自由度的分解

完全随机设计方差分析的总变异分为组间变异和组内变异两部分:

$$SS_{总}=SS_{组间}+SS_{组内}$$
$$\nu_{总}=\nu_{组间}+\nu_{组内} \tag{式 3-38}$$

完全随机设计方差分析表见表 3-8。

表 3-8 完全随机设计方差分析表

变异来源	SS	ν	MS	F
总变异	$\sum_{i=1}^{k}\sum_{j=1}^{n_i}(X_{ij}-\overline{X})^2$ $=(N-1)S^2$	$N-1$		
组间变异	$\sum_{i=1}^{k}n_i(\overline{X}_i-\overline{X})^2$	$k-1$	$SS_{组间}/\nu_{组间}$	$MS_{组间}/MS_{组内}$
组内变异	$\sum_{i=1}^{k}\sum_{j=1}^{n_i}(X_{ij}-\overline{X}_i)^2$ 或 $SS_{组内}=SS_{总}-SS_{组间}$	$N-k$	$SS_{组内}/\nu_{组内}$	

(二)完全随机设计资料方差分析的基本步骤

以例 3.26 资料,检验步骤如下:

1. 建立检验假设,确定检验水准

H_0:$\mu_1=\mu_2=\mu_3$,即三种不同饲料喂养的大鼠红细胞数相同。

H_1:μ_1,μ_2,μ_3 不全相同,即三种不同饲料喂养的大鼠红细胞数不全相同。

$\alpha=0.05$

2. 计算检验统计量:

$$SS_{总}=\sum_{i=1}^{k}\sum_{j=1}^{n_i}(X_{ij}-\overline{X})^2=58.35$$

$$SS_{组间}=\sum_{i=1}^{k}n_i(\overline{X}_i-\overline{X})^2$$
$$=10\times(4.332-5.700)^2+10\times(5.588-5.700)^2+10\times(7.180-5.700)^2=40.744$$

$$\nu_{组间}=k-1=3-1=2$$

$$MS_{组间} = \frac{SS_{组间}}{\nu_{组间}} = \frac{40.744}{2} = 20.372$$

$$SS_{组内} = SS_{总} - SS_{组间} = 58.350 - 40.744 = 17.606$$

$$\nu_{组内} = N - k = 30 - 3 = 27$$

$$MS_{组内} = \frac{SS_{组内}}{\nu_{组内}} = \frac{17.606}{27} = 0.652$$

$$F = \frac{MS_{组间}}{MS_{组内}} = \frac{20.372}{0.652} = 31.25$$

方差分析结果见表 3-9。

表 3-9 例 3.26 资料的方差分析表

变异来源	SS	ν	MS	F
总变异	58.350	29		
组间变异	40.744	2	20.372	31.25
组内变异	17.606	27	0.652	

3. 确定 P 值，推断结论 以分子的自由度 ν_1、分母的自由度 ν_2 查 F 界值表：本例 $\nu_1 = 2$，$\nu_2 = 27$，$F_{0.05(2,27)} = 3.35$，$P < 0.05$。按 $\alpha = 0.05$ 水准拒绝 H_0，接受 H_1，差别有统计学意义，可以认为三种不同饲料喂养大鼠红细胞数的总体均值不全相同，即三个总体均数中至少有两个不同。至于多个总体均数中两两均数之间的差别，可用多个均数间两两比较的方法。

三、随机区组设计资料的方差分析

随机区组设计（randomized block design）又称配伍组设计，通常是将受试对象按性质（如动物的窝别、体重等非实验因素）相同或相近者组成 b 个区组（配伍组），每个区组中的受试对象分别随机分配到 k 个处理组中。随机区组设计方差分析属于无重复数据的两因素方差分析，又称为双因素方差分析（two-way ANOVA）。

例 3.27 为研究不同剂量雌激素对大鼠子宫重量的影响，将 36 只雌性大白鼠按月龄相同、体重相近分为 12 个区组，每个区组的 3 只大鼠随机接受三种不同处理，即分别注射不同剂量雌激素：0.2 mg/100g、0.4 mg/100g、0.8 mg/100g，然后测定其子宫重量（g），结果如表 3-10 所示。试比较注射不同剂量的雌激素对大白鼠子宫重量是否有影响？

表 3-10 大白鼠在不同剂量雌激素作用下的子宫重量（g）

区组	雌激素剂量（mg/100g）			n_j	$\bar{X}_j$
	0.2	0.4	0.8		
1	83	100	109	3	97.33
2	64	78	111	3	84.33
3	69	79	149	3	99.00
4	54	78	138	3	90.00
5	87	95	128	3	103.33
6	59	85	154	3	99.33
7	70	70	117	3	85.67

续表

区组	雌激素剂量（mg/100g）			n_j	$\bar{X}_j$
	0.2	0.4	0.8		
8	64	96	117	3	92.33
9	59	110	123	3	97.33
10	65	111	128	3	101.33
11	58	84	149	3	97.00
12	62	106	114	3	94.00
n_i	12	12	12	36 (N)	
$\bar{X}_i$	66.17	91.00	128.08		95.08 ($\bar{X}$)

（一）离均差平方和与自由度的分解

表 3-10 中的 36 个数据（X）之间彼此不同，可以看到以下四种变异：

1. 总变异 36 只大鼠子宫重量值 X 大小各不相同，即 X 与总均数 $\bar{X}$ 不同。该变异有三种剂量的影响、12 个区组的影响和随机误差，总变异的量化值用 $MS_\text{总}$ 来表示。

2. 处理组变异（variation between treatment） 三种剂量下大鼠子宫重量值的样本均数 $\bar{X}_i$ 各不相同，即 $\bar{X}_i$ 与总均数 $\bar{X}$ 不同，反映了三种剂量（$k=3$）的影响，还包括随机误差，大小可用处理组均方 $MS_\text{处理}$ 表示。

$$SS_\text{处理} = \sum n_i (\bar{X}_i - \bar{X})^2 \quad \nu_\text{处理} = k-1 \quad MS_\text{处理} = \frac{SS_\text{处理}}{\nu_\text{处理}} \tag{式 3-39}$$

3. 区组变异（variation between block） 12 个区组大鼠子宫重量值的样本均数 $\bar{X}_j$ 各不相同，即 $\bar{X}_j$ 与总均数 $\bar{X}$ 不同，反映了 12 个区组（$b=12$）不同的影响，也包括随机误差，大小可用区组均方 $MS_\text{区组}$ 表示。

$$SS_\text{区组} = \sum n_j (\bar{X}_j - \bar{X})^2 \quad \nu_\text{区组} = b-1 \quad MS_\text{区组} = \frac{SS_\text{区组}}{\nu_\text{区组}} \tag{式 3-40}$$

4. 误差变异 随机区组设计的总变异中扣除处理组变异和区组变异后剩余为误差变异，可以认为单纯由随机误差造成的，大小用误差均方 $MS_\text{误差}$ 表示。

$$SS_\text{误差} = SS_\text{总} - SS_\text{处理} - SS_\text{区组} \quad MS_\text{误差} = \frac{SS_\text{误差}}{\nu_\text{误差}} \tag{式 3-41}$$

$$\nu_\text{误差} = \nu_\text{总} - \nu_\text{处理} - \nu_\text{区组}$$

在例 3.27 资料中：若 $\bar{X}_i$ 所代表的总体均数相等，也就是三种剂量下大鼠子宫重量值相同，处理组变异和误差变异一样，只反映随机误差作用大小，则 $MS_\text{处理} = MS_\text{误差}$，由于抽样误差的影响，$F \approx 1$。若 $\bar{X}_j$ 所代表的总体均数相等，也就是 12 个区组大鼠子宫重量值相同，区组变异和误差变异一样，只反映随机误差作用大小，则 $MS_\text{区组} = MS_\text{误差}$，由于抽样误差的影响，$F \approx 1$。相反，不同剂量的作用不同，即三个总体均数不全相同时，$MS_\text{处理} > MS_\text{误差}$，$F > 1$；不同区组的作用不同，即 12 个区组总体均数不全相同时，$MS_\text{区组} > MS_\text{误差}$，$F > 1$。最后通过 F 界值表（或统计软件）得到相应的 P 值，根据检验水准 α 做出推断结论。

综上，随机区组设计方差分析的总变异分为处理组变异、区组变异和误差三部分：

$$SS_\text{总} = SS_\text{处理} + SS_\text{区组} + SS_\text{误差}$$

$$\nu_\text{总} = \nu_\text{处理} + \nu_\text{区组} + \nu_\text{误差} \tag{式 3-42}$$

随机区组设计的方差分析表见表 3-11：

表 3-11 随机区组设计方差分析表

变异来源	SS	ν	MS	F
总变异	$\sum(X-\overline{X})^2$	$N-1$		
处理组	$\sum n_i(\overline{X}_i-\overline{X})^2$	$k-1$	$SS_{处理}/\nu_{处理}$	$MS_{处理}/MS_{误差}$
区　组	$\sum n_j(\overline{X}_j-\overline{X})^2$	$b-1$	$SS_{区组}/\nu_{区组}$	$MS_{区组}/MS_{误差}$
误　差	$SS_{总}-SS_{处理}-SS_{区组}$	$\nu_{总}-\nu_{处理}-\nu_{区组}$	$SS_{误差}/\nu_{误差}$	

*k 为处理组的组数，b 为区组的组数。

（二）随机区组设计资料方差分析的基本步骤

以例 3.27 资料，检验步骤如下：

1. 建立检验假设，确定检验水准

处理组：

H_0：$\mu_1=\mu_2=\mu_3$，即三种剂量下大鼠子宫重量值相同。

H_1：μ_1，μ_2，μ_3 不全相同，即三种剂量下大鼠子宫重量值不全相同。

区组：

H_0：$\mu_1=\mu_2=\cdots=\mu_{12}$，即不同区组大鼠子宫重量值相同。

H_1：μ_1，μ_2，$\cdots$，μ_{12} 不全相同，即不同区组大鼠子宫重量值不全相同。

$\alpha=0.05$

2. 计算检验统计量

$SS_{总}=\sum(X-\overline{X})^2=29274.750$

$\nu_{总}=N-1=35$

$SS_{处理}=\sum n_i(\overline{X}_i-\overline{X})^2=23302.167$

$\nu_{处理}=k-1=2$

$MS_{处理}=\dfrac{SS_{处理}}{\nu_{处理}}=\dfrac{23302.167}{2}=11651.083$

$SS_{区组}=\sum n_j(\overline{X}_j-\overline{X})^2=1179.417$

$\nu_{区组}=b-1=11$

$MS_{区组}=\dfrac{SS_{区组}}{\nu_{区组}}=\dfrac{1179.417}{11}=107.220$

$SS_{误差}=SS_{总}-SS_{处理}-SS_{区组}=4793.167$

$\nu_{误差}=\nu_{总}-\nu_{处理}-\nu_{区组}=22$

$MS_{误差}=\dfrac{SS_{误差}}{\nu_{误差}}=\dfrac{4793.167}{22}=217.817$

方差分析结果见表 3-12：

表 3-12 例 3.28 资料的方差分析表

变异来源	SS	ν	MS	F
总变异	29274.750	35		
处理组（剂量）	23302.167	2	11651.083	53.477
区组	1179.417	11	107.220	0.492
误差	4793.167	22	217.871	

3. 确定 P 值，推断结论　根据处理组 F 值的分子的自由度 $\nu_{处理}=2$，分母的自由度 $\nu_{误差}=22$，查 F 界值表（附表3），$F_{0.05(2,22)}=3.44$，$P<0.05$；区组 F 值的分子的自由度 $\nu_{区组}=11$，分母的自由度 $\nu_{误差}=22$，查 F 界值表（附表3），$F_{0.05(11,22)}=2.26$，$P>0.05$。按 $\alpha=0.05$ 水准，处理组拒绝 H_0，可以认为三种剂量大鼠子宫重量值不同；区组不拒绝 H_0，即12个不同区组大鼠子宫重量值相同。

四、多个样本均数的两两比较

例3.26和例3.27，经方差分析后得到处理组的 $P<0.05$，按 $\alpha=0.05$ 水准，拒绝 H_0，说明处理组总体均数不全相等。若要说明哪些总体均数不等需进一步做两两比较，又称多重比较（multiple comparison）。

多个样本均数间两两比较，若使用前面介绍的 t 检验进行分析，会使犯 I 类错误的概率增大，故不宜采用。多个样本均数间两两比较的统计分析方法有多种，多个处理组与一个对照组的比较常采用 Dunnett 法，多个处理组之间相互比较常采用 SNK 法。

（一）Dunnett 法

在设计阶段就根据研究目的或专业知识而计划好的某些均数间的两两比较，它常用于事先有明确假设的证实性研究，如多个处理组与对照组的比较，某一对或某几对在专业上有特殊意义的均数间的比较等，可采用 Dunnett 检验。Dunnett 法检验统计量为 t，又称 Dunnett-t 检验。

$$t_D = \frac{\overline{X}_T - \overline{X}_C}{S_{\overline{X}_T - \overline{X}_C}} = \frac{\overline{X}_T - \overline{X}_C}{\sqrt{MS_e\left(\frac{1}{n_T}+\frac{1}{n_C}\right)}}, \quad \nu = \nu_e \qquad (式\ 3-43)$$

式中，T 代表某个处理组，C 为对照组，分子为某处理组与对照组样本均数的差值，分母是差值的标准误，MS_e 为方差分析中算得 $MS_{组内}$ 或 $MS_{误差}$，n_T 和 n_C 分别为处理组与对照组的例数。

例3.28　对例3.26资料，问10%大豆饲料组和15%大豆饲料组（实验组）分别与普通饲料组（对照组）比较，总体均数是否不同？

1. 建立检验假设，确定检验水准

H_0：$\mu_T=\mu_C$，即实验组与对照组的总体均数相同。
H_1：$\mu_T\neq\mu_C$，即实验组与对照组的总体均数不同。
$\alpha=0.05$

2. 计算检验统计量

$MS_e=0.652$

$$S_{\overline{X}_T-\overline{X}_C}=\sqrt{MS_e\left(\frac{1}{n_T}+\frac{1}{n_C}\right)}=\sqrt{0.652\left(\frac{1}{10}+\frac{1}{10}\right)}=0.361$$

3. 确定 P 值，推断结论　以 MS_e 的自由度 $\nu_e=27$（取30）和实验组数2查 Dunnett t 界值表得 P 值，列于表3-13中。按 $\alpha=0.05$ 水准，10%大豆饲料组和15%大豆饲料组与普通饲料组比较，差别均有统计学意义，可以认为两实验组与对照组的大鼠红细胞数的总体均数不同。

表3-13　Dunnett-t 检验计算表

对比组	均数差值	标准误	t_D	Dunnett-t 界值	P
普通组与10%大豆组	1.26	0.361	3.490	2.32	<0.05
普通组与15%大豆组	2.85	0.361	7.895	2.32	<0.05

(二) SNK 法

在研究设计阶段未考虑均数多重比较问题，经方差分析得出有统计学意义的结论后，才决定对每两个均数都进行比较，可采用 SNK（Students Newman Keuls）法，它常用于探索性研究。目的是比较每两个样本均数所代表的总体均数是否不同，其检验统计量为 q，又称 q 检验。

$$q=\frac{\overline{X}_A-\overline{X}_B}{S_{\overline{X}_A-\overline{X}_B}}=\frac{\overline{X}_A-\overline{X}_B}{\sqrt{\frac{MS_e}{2}\left(\frac{1}{n_A}+\frac{1}{n_B}\right)}}, \quad \nu=\nu_e \qquad (式3-44)$$

式中，分子为任意两个对比组 A、B 的样本均数之差，分母是两均数差值的标准误，MS_e 为方差分析中算得 $MS_{组内}$ 或 $MS_{误差}$，n_A 和 n_B 分别为 A 和 B 两个样本的例数。

例 3.29 对例 3.27 资料的三组总体均数进行两两比较。

1. 建立检验假设，确定检验水准

H_0：$\mu_A=\mu_B$，即任意两对比组的总体均数相等。

H_1：$\mu_A\neq\mu_B$，即任意两对比组的总体均数不等。

$\alpha=0.05$

2. 计算检验统计量

首先将三个样本均数由大到小排列，并编组次：

组别	0.8mg/g 剂量组	0.4mg/g 剂量组	0.2mg/g 剂量组
$\overline{X}_i$	128.08	91.00	66.17
组次	1	2	3

$$S_{\overline{X}_A-\overline{X}_B}=\sqrt{\frac{MS_e}{2}\left(\frac{1}{n_A}+\frac{1}{n_B}\right)}=\sqrt{\frac{217.871}{2}\left(\frac{1}{12}+\frac{1}{12}\right)}=4.261$$

q 检验结果见表 3-14。

3. 确定 P 值，推断结论 以 MS_e 的自由度 $\nu_e=22$（取 20）和对比组内包含组数 a 查 q 界值表（附表 4）得 $q_{(0.05,20)}$ 和 $q_{(0.01,20)}$ 的界值，列于表 3-14 中，将第（4）栏算得的 q 值与相应 q 界值比较得各组的 P 值。可以看出按 $\alpha=0.05$ 水准，注射三种不同剂量雌激素的大鼠子宫重量值之间的差别均有统计学意义，总体均数不同。

表 3-14 SNK 法检验计算表

A 与 B	$\overline{X}_A-\overline{X}_B$	$S_{\overline{X}_A-\overline{X}_B}$	q	对比组内包含组数 a	q 界值 0.05	q 界值 0.01	P
1 与 3	61.91	4.261	14.529	3	3.58	4.64	<0.01
1 与 2	37.08	4.261	8.702	2	2.95	4.02	<0.01
2 与 3	24.83	4.261	5.827	2	2.95	4.02	<0.01

（祁艳波　柳春波）

第4章 分类变量资料的统计分析

在医学日常工作和科学研究中，分类变量资料是将观察单位按事物的某种属性或类别进行分组，再清点每组观察单位的个数得到的资料。分类变量资料的统计分析包括统计描述和统计推断。

在现实工作中，我们遇到诸如临床高血压的发病人数，消炎药治疗炎症的有效人数这样的数据，即为分类变量资料。

第一节 分类变量资料的统计描述

分类变量资料常见的数据形式是绝对数。例如，某年甲、乙两地发生流行性感冒流行，甲地发病 3000 人，乙地发病 4000 人，乙地比甲地多发病 1000 人，发病人数是绝对数。绝对数可以说明甲乙两地流行性感冒实际发生的绝对水平，这在疾病防治工作中是不可缺少的，但如果比较两地疾病发病情况的严重程度，应用绝对数则受到一定的限制，需要考虑甲、乙两地该病的易感人数，先分别计算甲、乙两地各自的流行性感冒发病率，再进行比较。假设甲地流行性感冒的易感人数为 15000 人，乙地为 30000 人，则：

$$甲地流行性感冒发病率 = \frac{3000}{15000} \times 100\% = 20.00\%$$

$$乙地流行性感冒发病率 = \frac{4000}{30000} \times 100\% = 13.33\%$$

结果显示甲地发病率高于乙地，说明某年甲地的发病情况比乙地严重。这就使我们对两地流行性感冒的发病情况有了更深入的了解。这里的发病率指标就是相对数，相对数指的是两个有关联指标的比值。

一、常用的相对数指标

（一）构成比

构成比（proportion）又称百分比、构成指标，说明某一事物内部各组成部分所占的比重，常以百分数表示，计算公式为：

$$构成比 = \frac{某组成部分的观察单位数}{同一事物内部各组成部分观察单位总数} \times 100\% \qquad (式4-1)$$

例 4.1 手术治疗某支气管扩张患者，术后体温升至 39℃，胸腔积液，手术前后检查白细胞记数和分类见表 4-1。

表4-1 某患者手术前后白细胞计数（个/mm³）检查结果

白细胞分类	手术前		手术后	
	计数	构成比（%）	计数	构成比（%）
中性粒细胞	3572	73.29	8543	79.43
淋巴细胞	1206	24.74	1427	13.27
单核细胞	45	0.92	104	0.97
嗜酸性粒细胞	51	1.05	681	6.33
合计	4874	100.00	10755	100.00

构成比有两个特点：

1. 各构成部分的构成比之和为100%。
2. 事物内部某一部分的构成比发生变化，其他部分的构成比也相应地发生变化。

（二）率

率（rate）又称频率指标，说明某现象或某事物发生的频率和强度。常用百分率（100%）、千分率（1000‰）、万分率（10000/万）、十万分率（100000/10万）表示。计算公式为：

$$率 = \frac{某现象实际发生的观察单位数}{可能发生该现象的观察单位总数} \times K \qquad (式4-2)$$

式中比例基数K可以选100%、1000‰、10000/万、100000/10万。比例基数的选择主要依据：

1. 习惯用法，如疾病的治愈率、病死率，习惯上用百分率表示；婴儿死亡率习惯用千分率表示，恶性肿瘤的死亡率，多选用十万分率表示。
2. 计算结果一般保留一至两位整数，若结果为0.076%就应该用7.6/万表示。
3. 观察单位总数的多少。在率的计算中，确定可能发生某现象观察单位总数的范围很关键。如果计算某时某地鳞癌死亡率，分母应该取该时该地年平均人口数；如果计算某时某地乳腺癌死亡率，分母则应取该时该地女性平均人口数；若计算麻疹发病率，分母应取该时该地易感人口数。

例4.2 某年某市调查三个区的呼吸道传染病发病情况，结果见表4-2。

表4-2 某年某市三个区的消化道传染病发病率

区域	人口数	发病人数	发病率（‰）
一区	96538	482	4.99
二区	65182	253	3.88
三区	106427	554	5.21
合计	268147	1289	4.81

（三）比

比（ratio）又叫相对比，指甲、乙两个有联系的指标之比，说明甲是乙的若干倍或百分之几，常以百分数或倍数表示，计算公式为：

$$比 = \frac{甲指标}{乙指标} （或 \times 100\%） \qquad (式4-3)$$

甲、乙两指标可以是绝对数或者是相对数。计算相对比指标时，如果甲指标大于乙指标，计算结果多用倍数表示；如果甲指标小于乙指标，结果多用百分数表示。

1. 两类个体数之比 甲类发生的例数/乙类发生的例数

例 4.3 某地区某年人口普查总人数中,男性为 7158629 人,女性为 6538416 人,则男女性别比为 1.095。

2. 两个率之比

$$R = P_1 / P_2$$

例 4.4 某地 2005 年城区肺癌死亡率为 30.57/10 万,农村肺癌死亡率为 13.49/10 万,试用相对比来反映 2005 年该地区城区与郊区的肺癌死亡率情况。

$$比 = \frac{城区肺癌死亡率}{郊区肺癌死亡率} = \frac{30.57/10\ 万}{13.49/10\ 万} = 2.27$$

某地 2005 年城市肺癌死亡率为郊区肺癌死亡率的 2.27 倍。

(四) 动态数列

动态数列（dynamic series）是按时间顺序排列起来的一系列统计指标（包括绝对数、相对数或平均数）,用以说明事物在时间上的变化和发展趋势。常用的分析指标有绝对增长量、发展速度和增长速度、平均发展速度和平均增长速度。

1. 绝对增长量 说明事物在一定时期内所增减的绝对数量,实质上表现为两指标之差。可计算：①累计绝对增长量,以 2000 年的医护人员为基数,各年份的医护人员数与之相减,见表 4-3 第（3）栏。如 2005 年的医护人员累计增长量 = 6658 - 4331 = 2327 人,说明 2005 年医护人员比 2000 年增加了 2327 人；②逐年绝对增长量,为相邻两年的医护人员数相减,见表 4-3 第（4）栏。如 2005 年的医护人员与 2004 年相比,增加了人 735 人（6658 - 5923）。

2. 发展速度和增长速度 用来说明事物在一定时期内发展变化的幅度和速度。发展速度和增长速度都是相对比,可以计算定基比和环比。①定基比发展速度是以某基期指标作为基数,用其他各时期指标与之相比。表 4-3 中第（5）栏是以 2000 年的医护人员数量作为基数计算的定基比发展速度。如 2002 年的定基比发展速度 = 4840/4331 × 100% = 111.8%,说明医护人员数由 2000 年的 100% 增加到 2002 年的 111.8%。②环比发展速度,即以前一时期的指标作基数,以相邻的后一时期指标与之相比,见表 4-3 中第（6）栏。如 2004 年的环比发展速度 = 5923/5307 × 100% = 111.6%。③定基比增长速度,说明某现象在一定时间内的变化速度。定基比增长速度 = 定基比发展速度 - 100%（或 1）,见表 4-3 第（7）栏。如 2005 年的定基比增长速度 = 153.7% - 100% = 53.7%,说明 2005 年医护人员数相对于 2000 年增加了 53.7%。④环比增长速度,说明某现象逐期的变化速度。环比增长速度 = 环比发展速度 - 100%（或 1）,见表 4-3 第（8）栏。如 2005 年的环比增长速度 = 112.4% - 100% = 12.4%。

表 4-3 某地区某医院 2000～2005 年医护人员的发展动态

年份 (1)	医护人员数 (2)	绝对增长量		发展速度（%）		增长速度（%）	
		累计 (3)	逐年 (4)	定基比 (5)	环比 (6)	定基比 (7)	环比 (8)
2000	4331	—	—	—	—	—	—
2001	4501	170	170	103.9	103.9	3.9	4.0
2002	4817	509	339	111.8	107.5	11.8	7.5
2003	5307	976	467	122.5	109.7	22.5	9.7
2004	5923	1592	616	136.8	111.6	36.8	11.6
2005	6658	2327	735	153.7	112.4	53.7	12.4

二、应用相对数时应注意的问题

相对数计算简单,但应用时应注意以下几个问题。

(一)计算相对数的分母不宜过小

分母不宜过小指的是观察单位数不能太少,如样本量过小,相对数稳定性差,缺乏代表性。一般说来,观察单位数足够多时,计算的相对数指标比较稳定,也能够正确反映实际情况。如某医师探讨某开发新药治疗乙型肝炎的效果,治疗两例,其中一例治愈,一例好转,即报道治愈率50%,显然这个治愈率是不可靠的,也不能正确反映事实真相。因此在例数较少时,最好直接用绝对数表示。

(二)分析时不能以构成比代替率

构成比是用来说明某事物内部各组成部分的所占的比重或分布的,不能说明某现象发生的频率或强度。如表4-4是某年某社区居民高血压患病情况的统计资料,从患病率来看,年龄越大,高血压患病率越高;从构成比来看,"60岁~"组的构成比反而降低了,这不能说老年人患高血压的机会降低了。因为该构成比指标是指在社区所有的高血压患者中各年龄组高血压患者所占的比重,各年龄组的人口数不同,查出的病例数也各不相同。该社区60岁以上的居民,尽管高血压患病率高,但是该年龄段的人口数比低年龄段的人口数少很多,致使该年龄段的患者人数少,所以占患者总数的比重就小了。

(三)正确计算平均率

计算观察单位数不同的几个率的平均率,不能将这几个率直接相加求其均值,而应以总实际发生数除以总的可能发生数。如表4-4,若计算各年龄组的平均患病率时,应该是113/983×100/100=11.50%,而不能简单地计算〔(0.00+4.72+10.09+15.10+33.33)/5×100/100〕=12.65%。

表4-4 某年某社区居民的高血压患病情况

年龄组	人口数	患病人数	构成比(%)	患病率(%)
20~	28	0	0.00	0.00
30~	127	6	5.31	4.72
40~	426	43	38.05	10.09
50~	384	58	51.33	15.10
60~	18	6	5.31	33.33
合计	983	113	100.0	11.50

(四)在进行率或构成比的比较时,应注意资料的可比性

两个率或多个率(或构成比)进行比较,资料要有可比性。所谓可比性,就是说除了要比较的因素不同外,其他凡是可能影响研究结果的因素都应基本相同,否则会影响最终的结论。一般应注意:

1. 观察对象同质,研究方法相同,观察时间相近,地区、民族及经济水平等客观条件基本一致或相近。

2. 观察对象内部构成是否相同。若两组资料的年龄、性别构成不同时,统计结果可分组比较,或进行标准化后再做比较。

3. 同一地区不同时期资料的比较,应注意客观条件的变化。如不同时期某疾病的发病率资料的对比,应注意在不同时期疾病登记报告制度的完善程度、就诊率、诊断水平的变化。

（五）样本率（或构成比）的比较应进行假设检验

样本率（或构成比）是通过抽样得到的，存在抽样误差，因此不能只凭数值表面相差的大小做结论，应进行差别的假设检验。

三、标准化法

（一）标准化法的意义和基本思想

医学科研工作中，有时需分析不同处理因素条件下的率（或构成比）的差别，以判断处理因素对率（或构成比）的影响。但是有些非处理因素是客观存在的，它们对率（或构成比）也有影响，如：年龄影响死亡率，年龄越大，越容易死亡；工龄影响职业病患病率，接触某种职业因素的工龄越长，越容易患职业病；病情影响治愈率，病情越严重，越难于治愈。因此，对两个或多个率（或构成比）进行比较时，应先考虑这些率（或构成比）的内部构成是否相同。

例4.5 某省疾病预防控制中心欲进行甲、乙两地某病总死亡率的比较，收集资料见表4-5。

表4-5 甲、乙两地各年龄组人口数及死亡率（1/10万）

年龄组 (1)	甲 地				乙 地			
	人口数 (2)	人口构成 (3)	死亡数 (4)	死亡率 (5)	人口数 (6)	人口构成 (7)	死亡数 (8)	死亡率 (9)
0~	1756897	0.6520	0	0.00	1725819	0.6580	0	0.00
30~	244942	0.0909	12	4.90	289298	0.1103	25	8.64
40~	251678	0.0934	91	36.16	250480	0.0955	125	49.90
50~	206947	0.0768	307	148.35	191204	0.0729	344	179.91
60~	143893	0.0534	460	319.68	114355	0.0436	371	324.43
70~	90270	0.0335	292	323.47	51670	0.0197	170	329.01
合计	2694627	1.0000	1162	43.12	2622826	1.0000	1035	39.46

由表4-5的资料可见，甲乙两地某病各年龄组的死亡率甲区均低于乙区，但甲地总的死亡率高于乙地。产生年龄别死亡率和总死亡率间矛盾的原因，是由于甲、乙两地各年龄组人口构成不同，在死亡率较低的0~、30~岁组人口构成甲地低于乙地，而死亡率较高的50~岁及以上各年龄组的人口所占构成比，甲地要比乙地大，因此造成甲地某病总死亡率高于乙地。如果直接根据两地总死亡率做比较，则会得出甲地某病比乙地死亡状况严重的错误结论。为消除人口年龄构成不同的影响，需用标准化法。

率的标准化法：采用统一标准对内部构成不同的各组率进行调整，而后对比各组标准化率的方法。

标准化法（standardization）的基本思想：在两个或多个率（或构成比）进行比较时，为了消除内部构成不同的影响，采用统一标准，分别计算标准化率后再做对比的方法称为标准化法。标准化处理的目的是统一内部构成，保证不同构成的各组间比较时具有可比性，经统一标准计算的率称为标准化率，简称为标化率（standardized rate），或者调整率（adjusted rate）。不同地区、时间的两个或多个率直接进行比较是不合适的，会造成错误的结论。

标准化法的具体做法：对那些在各组间分布不均衡，并且可能对研究结果造成影响的因素（混杂因素如年龄、性别、病情等）进行调整，校正，使得他们对结果的影响在各组间一致。

（二）标准化率的计算

1. 选择标准人口 选择标准人口的方法有三种：①选择有代表性的、较稳定的、数量较大的人群数据或构成比做标准。例如全国的、全省的、本地区的或本单位历年来积累的数据作为标准。②可用所比较的两组资料内部各相应小组的观察单位数之和或合并后的构成比做标准。如表4-5资料，可将甲、乙两地相应的各年龄组人口数相加做标准。③可以选择所要比较的两组资料中任一组资料的观察单位数或构成比做标准。如表4-5资料可选择甲地（或乙地）的各年龄组人口数做标准。

例4.6 以两地各年龄组数据的合计为共同标准，见表4-6第（2）栏。

表4-6 甲、乙两地用"标准人口数"计算标准化死亡率（1/10万）

年龄组	标准人口数	甲地		乙地	
(1)	(2)	原死亡率 (3)	预期死亡数 (4)	原死亡率 (5)	预期死亡数 (6)
0~	3482716	0.00	0	0.00	0
30~	534240	4.90	26	8.64	46
40~	502158	36.16	182	49.90	251
50~	398151	148.35	591	179.91	717
60~	258248	319.68	826	324.43	838
70~	141940	323.47	459	329.01	467
合计	5317453	43.12	2084	39.46	2319

2. 计算预期发生数 这里的"发生"可表示发病、死亡、治愈、有效、生存等。

$$预期发生数 = 标准人口数 \times 原发生率 \quad (式4-4)$$

如表4-6资料，将合并后的标准人口按不同年龄分别与两地原死亡率相乘，得出两地不同年龄别的预期死亡人数，见表4-6第（2）栏分别和第（3）栏、第（5）栏相乘，得出第（4）栏和第（6）栏。

3. 计算标准化率

$$标准化率 = \frac{预期发生总数}{标准人口总数} \times K \quad (式4-5)$$

式中K为比例基数，可以通过%、‰、1/万、1/10万等表示。

上例4.6中

甲地标准化死亡率 = 2084/5317453 = 39.19/10万

乙地标准化死亡率 = 2319/5317453 = 43.61/10万

乙地标准化率高于甲地，与两地各年龄别死亡率的对比结果一致。

标准化率的计算也可以采用"标准人口构成比"作标准，如表4-7第（2）栏。表4-7第（4）栏和第（6）栏为两地各年龄组的分配死亡率即标准化率。

表 4-7 标准人口构成比计算标准化死亡率（1/10万）

年龄组 (1)	标准人口构成比 (2)	甲地		乙地	
		原死亡率 (3)	分配死亡率 (4)=(2)×(3)	原死亡率 (5)	分配死亡数 (6)=(2)×(5)
0~	0.6550	0.00	0.0000	0.00	0.0000
30~	0.1005	4.90	0.4925	8.64	0.8683
40~	0.0944	36.16	3.4135	49.90	4.7106
50~	0.0749	148.35	11.1114	179.91	13.4753
60~	0.0486	319.68	15.5364	324.43	15.7673
70~	0.0267	323.47	8.6366	329.01	8.7846
合计	1.0000	43.12	39.1904	39.46	43.6061

由上表可见，甲、乙两地标准化死亡率分别为 39.19/10 万和 43.61/10 万，与采用同一标准人口数计算结果相同。

(三) 标准化时应注意的问题

1. 如果不同群体间的内部构成不同，欲对它们进行比较，可以考虑采用标准化法，常见的内部构成因素有年龄、性别、地区、职业等。

2. 标准化的目的是在两个（或多个）总率比较时，采用统一标准以消除内部构成不同的影响。

3. 计算资料标准化率时各比较组应选用同一标准。选用的标准不同，算得的标准化率也不同。标准化率只反映资料的相对水平，不代表实际水平，仅在比较时使用，原率才能反映某时某地某现象的实际水平。

4. 样本标准化率同样存在抽样误差，若要进行比较，应进行假设检验。

第二节　分类变量资料的统计推断

一、率的抽样误差和总体率的区间估计

(一) 率的抽样误差和标准误

从总体率为 π 的总体中，随机抽取 n 个观察单位计算得到的样本率，不一定与总体率完全相同，我们将这种由于抽样而引起的样本率与总体率之间的差别，称为率的抽样误差，率的抽样误差用率的标准误来表示。记作

$$\sigma_p = \sqrt{\frac{\pi(1-\pi)}{n}} \tag{式4-6}$$

式中 σ_p 为率的标准误，π 为总体率，n 为样本例数。

当总体率 π 未知时，可用样本率 p 作为 π 的估计值，率的标准误表示为

$$s_p = \sqrt{\frac{p(1-p)}{n}} \tag{式4-7}$$

式中 s_p 为 σ_p 的估计值；p 为样本率，n 为样本例数。

例4.7　某年观察某地一医院第一季度妇产科入住产妇86人，其中顺产者为62人，顺产率为72.09%，求该医院产妇顺产率的标准误。

已知 $n=86$，$p=0.7209$，其标准误为：

$$s_p = \sqrt{\frac{p(1-p)}{n}} = \sqrt{\frac{0.7209 \times (1-0.7209)}{86}} = 0.0489 = 4.89\%$$

该医院 86 名产妇顺产率的标准误为 4.89%。

(二) 总体率的可信区间

与总体均数估计相同，总体率的估计也有点估计和区间估计，点估计就是把样本率直接作为总体率的估计值；区间估计则是按一定的概率估计总体率所在的范围，一般用查表法和正态法。

1. 查表法 当样本例数较小时，如 $n \leqslant 50$ 时，且 p 或 $(1-p)$ 接近于 0 或 1，np 或 $n(1-p)$ 小于 5 时，常用查表法，详见有关统计参考书。

2. 正态近似法 当样本例数较大时，且 p 或 $(1-p)$ 均不太小时，np 和 $n(1-p)$ 均 $\geqslant$ 5 时，样本率 p 的抽样分布近似服从正态分布，此时可用正态分布法估计总体率的可信区间，公式见 4-8：

$$(p - u_\alpha s_p, \; p + u_\alpha s_p) \tag{式 4-8}$$

式中 p 为样本率，s_p 为率的标准误，当 $\alpha=0.05$ 时，$u_\alpha=1.96$，即总体率 95% 的可信区间；当 $\alpha=0.01$ 时，$u_\alpha=2.58$，即总体率 99% 的可信区间。

例 4.7 中某年观察某地一医院第一季度妇产科产妇顺产率的 95% 可信区间为：
$(72.09\% - 1.96 \times 4.89\%, \; 72.09\% + 1.96 \times 4.89\%)$ 即 $(62.51\%, 81.67\%)$。

二、率的 Z 检验

当样本含量足够大时，样本率 p 和 $(1-p)$ 均不太小时，且 np 和 $n(1-p)$ 均 $\geqslant$ 5 时，样本率与总体率、两样本率之间进行比较时，可采用 Z 检验。

(一) 样本率与总体率的比较

样本率与总体率比较的目的是推断样本率所代表的未知总体率 π 与已知总体率 π_0 是否相等。当样本率的分布近似服从正态分布时，样本率与总体率的比较采用 Z 检验，公式见 4-9。

$$Z = \frac{p - \pi_0}{\sqrt{\pi_0(1-\pi_0)/n}} \tag{式 4-9}$$

式中 p 为样本率，π_0 为总体率，n 为样本含量。

例 4.8 一般情况下，直肠癌围术期并发症发生率为 30%，某医院手术治疗 375 例直肠癌患者，围术期出现并发症 90 例，并发症发生率为 24%。问该医院直肠癌患者围术期并发症发生率与一般情况有无差异？

1. 建立检验假设，确定检验水准

H_0：$\pi = \pi_0$，该医院直肠癌患者围术期并发症发生率与一般情况无差异。

H_1：$\pi \neq \pi_0$，该医院直肠癌患者围术期并发症发生率与一般情况有差异。

$\alpha = 0.05$

2. 计算 Z 值

本例样本含量 $n=375$，$p=24\%$，$\pi_0=30\%$，按公式 4-6 的 $\sigma_p = 0.024$

$$Z = \frac{|0.24 - 0.30|}{0.024} = 2.50$$

3. 确定 P 值，推断结论 $u_{0.05} = 1.96$，本例 $2.50 > 1.96$，故 $P < 0.05$，按 $\alpha = 0.05$ 水准，拒绝 H_0，接受 H_1，可以认为该医院直肠癌患者并发症的发生率与一般情况有差异（低于一般情况汇报）。

(二) 样本率与样本率的比较

当两个样本分别满足 p 和 $(1-p)$ 均不太小，np 和 $n(1-p)$ 均 $\geqslant$ 5 时，可采用正态近

似法进行 Z 检验。两样本率比较的目的是推断两个样本率分别代表的未知总体率 π_1 和 π_2 是否相等，公式见 4-10。

$$Z=\frac{|p_1-p_2|}{s_{p_1-p_2}}=\frac{|p_1-p_2|}{\sqrt{p_c(1-p_c)(1/n_1+1/n_2)}} \quad (\text{式 4-10})$$

$$P_c=\frac{x_1+x_2}{n_1+n_2}$$

式中 p_1 和 p_2 为两样本率，$s_{p_1-p_2}$ 为两样本率之差的标准误，p_c 为两组合并率，n_1 和 n_2 分别为两样本含量，x_1 和 x_2 分别为两样本的阳性例数。

例 4.9 调查两个城市甲状腺肿患病情况，其中甲市调查 4391 例，甲状腺肿患病率为 4.21%，乙市调查 5286 例，患病率为 6.18%，问两个城市甲状腺肿患病率有无差别？

1. 建立检验假设，确定检验水准

H_0：$\pi_1=\pi_2$，即两个城市的甲状腺肿患病率无差别。

H_1：$\pi_1\neq\pi_2$，即两个城市的甲状腺肿患病率有差别。

$\alpha=0.05$

2. 计算 Z 值

$n_1=4391$，$p_1=0.0421$，$x_1=185$；$n_2=5286$，$p_2=0.0618$，$x_2=326$

$p_c=\dfrac{x_1+x_2}{n_1+n_2}=\dfrac{185+326}{4391+5286}=0.05288$ 代入公式 4-10 得：

$$Z=\frac{|p_1-p_2|}{s_{p_1-p_2}}=\frac{|0.0421-0.0618|}{\sqrt{0.05288\times(1-0.05288)\times\left[\dfrac{1}{4391}+\dfrac{1}{5286}\right]}}=\frac{0.0197}{0.4569}=0.0431$$

3. 确定 P 值，推断结论 $u_{0.05}=1.96$，本例 $0.0431<1.96$，故 $P>0.05$，按 $\alpha=0.05$ 水准，不拒绝 H_0，尚不能认为两个城市甲状腺肿的患病率有差别。

三、χ^2 检验

χ^2 检验（chi-square test 或称卡方检验）是用途非常广泛的一种假设检验方法。本节仅介绍两个或多个率（构成比）的比较和配对资料比较的 χ^2 检验。

（一）四格表 (fourfold table) 资料的 χ^2 检验

例 4.10 某医师为了观察雷尼替丁治疗十二指肠溃疡的疗效，将 224 例十二指肠溃疡患者随机分为两组，实验组患者服用雷尼替丁，对照组患者服用西咪替丁，结果见表 4-8，问两种药物治疗十二指肠溃疡的效果有无差别。

表 4-8 两种药物治疗十二指肠溃疡的疗效比较

组别	有效	无效	合计	有效率（%）
雷尼替丁	101 (90.63)	15 (25.38)	116	87.07
西咪替丁	74 (84.38)	34 (23.63)	108	68.52
合计	175	49	224	78.13

表 4-8 内，$\begin{array}{|c|c|}\hline 101 & 15 \\\hline 74 & 34 \\\hline\end{array}$ 四个格子的数据是整个表的基本数据，其余数据都是从这四个基本数据推算出来的，因此这样的表格称为四格表资料，或称 2 行 2 列列联表（$R=2$，$C=2$）

1. χ^2 检验的基本思想 χ^2 检验遵循假设检验的基本原理，首先假设甲、乙两种药物治疗十二指肠溃疡的疗效一致，总体率相同。本次抽样所得的样本率来自总体率相同的总体。即 H_0 成立，那么理论频数依据假设检验的原理可以推算出来，见表 4-8 中实际频数括号内的数值。从公式 4-11 可以看出 χ^2 值反映了实际频数和理论频数的吻合程度。如果检验假设成立，则实际频数与理论频数之差应该不会太大，算得的 χ^2 值也不会太大；反之，如果实际频数与理论频数之差相差很大，则 χ^2 值也会很大，就有理由怀疑 H_0 的真实性，做出拒绝 H_0 的结论。

$$\chi^2 = \sum \frac{(A-T)^2}{T}, \quad \nu = (R-1) \times (C-1) \tag{式 4-11}$$

式中，A 为实际频数，T 为理论频数。理论频数 T 在假设检验 H_0 成立时满足公式 4-12，见下。

$$T_{RC} = \frac{n_R n_C}{n} \tag{式 4-12}$$

式中，T_{RC} 表示第 R 行、C 列格子对应的理论频数，n_R 表示第 R 行的合计，n_C 表示第 C 列的合计，n 代表总例数。

本例 χ^2 检验步骤如下：

(1) 建立检验假设，确定检验水准

H_0：两种药物治疗十二指肠溃疡的疗效相同，即 $\pi_1 = \pi_2$。

H_1：两种药物治疗十二指肠溃疡的疗效不同，即 $\pi_1 \neq \pi_2$。

$\alpha = 0.05$

代入公式 4-12 得

$$T_{11} = \frac{116 \times 175}{224} = 90.63 \quad T_{12} = \frac{116 \times 49}{224} = 25.38$$

$$T_{21} = \frac{108 \times 175}{224} = 84.38 \quad T_{22} = \frac{108 \times 49}{224} = 23.63$$

(2) 计算 χ^2 值：将表 4-8 中各相应的实际频数与理论频数代入公式 4-11 中，

$$\chi^2 = \frac{(101-90.63)^2}{90.63} + \frac{(15-25.38)^2}{25.38} + \frac{(74-84.38)^2}{84.38} + \frac{(34-23.63)^2}{23.63} = 11.26$$

(3) 确定 P 值，推断结论：查 χ^2 界值表，得 $\chi^2_{0.05(1)} = 3.84$，本例 $\chi^2 = 11.26 > 3.84$，故 $P < 0.05$，按 $\alpha = 0.05$ 水准，拒绝 H_0，接受 H_1，可以认为两种药物治疗十二指肠溃疡的疗效不同。

2. 四格表专用公式法 对于四格表资料，还可以直接用专用公式计算 χ^2 值。公式见 4-13。

$$\chi^2 = \frac{(ad-bc)^2 n}{(a+b)(c+d)(a+c)(b+d)} \tag{式 4-13}$$

式中 a、b、c、d 分别为四格表的四个实际频数，总例数 $n = a+b+c+d$。以例 4.10 为例见表 4-9。

表 4-9 两种药物治疗十二指肠溃疡的效果

组别	有效	无效	合计	有效率（%）
雷尼替丁	101 (a)	15 (b)	116 ($a+b$)	87.07
西咪替丁	74 (c)	34 (d)	108 ($c+d$)	68.52
合计	175 ($a+c$)	49 ($b+d$)	224 (n)	78.13

$$\chi^2 = \frac{(101 \times 34 - 15 \times 74)^2 \times 224}{(101+15) \times (74+34) \times (101+74) \times (15+34)} = 11.26$$

结果与基本公式相同。

3. 四格表 χ^2 值的校正 我们做 χ^2 检验所提供的 χ^2 界值表是基于连续性分布理论计算出来的,但是定性变量分布属于非连续性分布,所以计算的 χ^2 值只是一种连续性分布的近似。当 $T \geq 5$ 且 $n \geq 40$ 时 χ^2 值满足这种近似,四格表 χ^2 检验时不需要进行连续性校正;当 $n < 40$ 或 $T < 1$ 时,用确切概率计算法;如果四个格子中有任何一个的理论频数 $1 \leq T < 5$,且 $n \geq 40$ 时,四格表基本公式需要采用下述四格表校正公式计算 χ^2 值,这种校正称为连续性校正。

$$\chi^2 = \sum \frac{(|A-T|-0.5)^2}{T} \qquad \text{(式 4-14)}$$

如果应用四格表专用公式计算 χ^2 值,则采用下式校正。

$$\chi^2 = \frac{(|ad-bc|-\frac{n}{2})^2 n}{(a+b)(c+d)(a+c)(b+d)} \qquad \text{(式 4-15)}$$

例 4.11 某医院观察了 28 例肝硬化患者和 14 例再生障碍性贫血(再障)患者的血清中抗血小板抗体的阳性情况,结果见表 4-10。问两类患者血清中抗血小板抗体阳性率有无差异。

表 4-10 肝硬化与再生障碍性贫血血清中抗血小板抗体阳性率

组别	阳性	阴性	合计	阳性率(%)
肝硬化	3 (5.33)	25 (22.67)	28	10.71
再障	5 (2.67)	9 (11.33)	14	35.71
合计	8	34	42	19.05

从上表可见,T_{21} 的理论频数小于 5,且总例数大于 40,故应用校正公式(4-14)或(4-15)计算。检验步骤如下:

H_0:$\pi_1 = \pi_2$,即两类患者血清中抗血小板抗体阳性率无差异。

H_1:$\pi_1 \neq \pi_2$,即两类患者血清中抗血小板抗体阳性率有差异。

$\alpha = 0.05$

代入公式(4-14)得:

$$\chi^2 = \frac{(|3-5.33|-0.5)^2}{5.33} + \frac{(|25-22.67|-0.5)^2}{22.67} + \frac{(|5-2.67|-0.5)^2}{2.67} + \frac{(|9-11.33|-0.5)^2}{11.33}$$
$$= 2.34$$

代入公式(4-15)得:

$$\chi^2 = \frac{(|3 \times 9 - 5 \times 25| - \frac{42}{2})^2 \times 42}{28 \times 14 \times 8 \times 34} = 2.34$$

两式计算结果相同,$\nu = (2-1) \times (2-1) = 1$,查 χ^2 界值表,得 $\chi^2_{0.05(1)} = 3.84$,$\chi^2 = 2.33 < 3.84$,故 $P > 0.05$,按 $\alpha = 0.05$ 水准,不拒绝 H_0,尚不能认为两类患者血清中抗血小板抗体阳性率有差异。

(二)配对资料的 χ^2 检验

例 4.12 选择大白鼠做动物实验,评价某抗癌新药不同剂量的抗癌效果,观测 48 组大白鼠,结果见表 4-11,问两种剂量结果有无差别?

表 4-11 某抗癌新药两种剂量的毒理实验结果比较

甲剂量	乙剂量		合计
	死亡（+）	生存（-）	
死亡（+）	8（a）	14（b）	22
生存（-）	4（c）	22（d）	26
合计	12	36	48

"+"为阳性，"-"为阴性

表 4-11 为配对设计资料，每种检查的观察结果只有阳性和阴性两种可能。从资料看，有四种情形，即甲剂量+乙剂量+、甲剂量+乙剂量-、甲剂量-乙剂量+、甲剂量-乙剂量-。我们做配对 χ^2 检验的目的是比较两种剂量有无差别，表格中 a、d 两种结果是一致的，对差异比较无贡献，可以不考虑。配对资料 χ^2 检验计算公式见 4-16 或 4-17。

当 $b+c \geq 40$ 时， $$\chi^2 = \frac{(b-c)^2}{b+c}$$ （式 4-16）

当 $b+c < 40$ 时， $$\chi^2 = \frac{(|b-c|-1)^2}{(b+c)}$$ （式 4-17）

本例 $b+c<40$，所以采用公式 4-17。

检验步骤：

1. 建立检验假设，确定检验水准

H_0：两种剂量的抗癌效果无差别，即 $B=C$。
H_1：两种剂量的抗癌效果有差别，即 $B \neq C$。
$\alpha = 0.05$

2. 计算 χ^2 值

$$\chi^2 = \frac{(|14-4|-1)^2}{14+4} = 4.26$$

3. 确定 P 值，推断结论 $\nu = (2-1) \times (2-1) = 1$，查 χ^2 界值表，得 $\chi^2_{0.05} = 3.84$，$\chi^2 = 4.26 > 3.84$，故 $P<0.05$，按 $\alpha=0.05$ 水准，拒绝 H_0，接受 H_1，可以认为抗癌新药的两种剂量在动物实验抗癌效果上有差异。

（三）行×列表的 χ^2 检验

1. 多个样本率（或构成比）比较 四格表是指只有 2 行 2 列的表格，当行或列数分别超过 2 时，统称为行×列表，简记 $R \times C$ 表。行×列表 χ^2 检验用于多个样本率或构成比的比较，计算公式见 4-18。

$$\chi^2 = n \left(\sum \frac{A^2}{n_R n_C} - 1 \right)$$ （式 4-18）

式中 n 为总例数，A 为各实际频数，n_R 和 n_C 为与 A 值相对应的行和列的合计。

例 4.13 欲比较某地区四家三甲医院住院患者院内感染率有无不同，资料见表 4-12，问四家医院院内感染率差别有无统计学意义。

表 4-12 甲、乙、丙、丁四家医院住院患者院内感染率比较

医院	感染人数	未感染人数	合计	感染率（%）
甲	44	189	233	18.88
乙	20	171	191	10.47
丙	16	152	168	9.52
丁	25	164	189	13.23
合计	105	676	781	13.44

本例资料为四行二列，称为 4×2 表，共有 8 格。

检验步骤：

H_0：甲、乙、丙、丁四家医院院内感染率无差别。

H_1：甲、乙、丙、丁四家医院院内感染率有差别。

$\alpha = 0.05$

$$\chi^2 = 781 \times \left(\frac{44^2}{233 \times 105} + \frac{189^2}{233 \times 676} + \frac{20^2}{105 \times 191} + \cdots + \frac{164^2}{189 \times 676} - 1 \right) = 9.60$$

$\nu = (4-1) \times (2-1) = 3$，查 χ^2 界值表，得 $\chi^2_{0.05,3} = 7.81$，$\chi^2 = 9.60 > 7.81$，故 $P < 0.05$，按 $\alpha = 0.05$ 水准，拒绝 H_0，接受 H_1，可以认为某地区甲、乙、丙、丁四家医院院内感染率有差别。

例 4.14 某教育局欲调查各小学低年级学生发生意外伤害的情况，资料见表 4-13，问不同年级小学生发生意外伤害的种类是否有差别。

表 4-13 不同年级小学生发生意外伤害的种类

年级	意外伤害类型				合计
	碰撞伤	跌伤	烧烫伤	其他	
一年级	34	57	11	43	145
二年级	41	60	9	50	160
三年级	44	62	15	45	166
合计	119	179	25	138	461

检验步骤：

H_0：三个年级小学生发生意外伤害的类型分布相同。

H_1：三个年级小学生发生意外伤害的类型分布不同。

$\alpha = 0.05$

$$\chi^2 = 461 \times \left(\frac{34^2}{145 \times 119} + \frac{57^2}{145 \times 179} + \cdots + \frac{45^2}{166 \times 138} - 1 \right) = 2.16$$

$\nu = (3-1) \times (4-1) = 6$，查 χ^2 界值表，得 $\chi^2_{(0.05,6)} = 12.59$，$\chi^2 = 2.16 < 12.59$，故 $P > 0.05$，按 $\alpha = 0.05$ 水准，不拒绝 H_0，差异无统计学意义，还不能认为三个年级小学生发生意外伤害的类型分布不同。

2. 行×列表 χ^2 检验的注意事项

（1）行×列表资料在进行检验时，理论数不宜太小，否则会导致偏性。一般数据资料有 1/5 以上格子的理论频数小于 5，或有一个理论频数小于 1 时，可采取下列方法处理：①增加样本含量以增大理论频数；②删去理论频数太小的行和列；③将理论频数太小的行或列与性质相近的邻行或邻列合并（但要注意合并的合理性，即尽量保证性质相近符合专业要求），使重

新计算的理论频数增大。后两种方法可能会损失资料信息，并且不同的合并方式有可能影响推断结论，故不宜做常规方法。

（2）多组率（或构成比）资料的检验结果差异有统计学意义即当检验结论为拒绝 H_0，接受 H_1 时，只能认为各总体率（或构成比）之间有差别，但不能说明他们彼此之间都有差别，或某两者间有差别。

（3）单向有序的行×列表资料，不宜用 χ^2 检验比较两组效应，如果做 χ^2 检验只能说明各处理组的效应在构成上的不同，不能说明效应的好坏。

（武　英）

第5章 秩和检验

在前面的有关章节中，已经介绍了常用的统计分析方法如计量资料的 t 检验、Z 检验以及方差分析（F 检验）等，而在应用这些分析方法对未知总体进行统计推断时，都有严格的条件限制，如要求观察数据来自于正态总体，各组数据的总体方差满足齐性。鉴于这类假设检验方法都是基于总体符合某种特定分布（如正态分布）的前提下对总体参数进行的检验，故将其统称为参数检验（parametric test）。

但在实际工作中，有时研究总体的分布不易判定，或已知总体的分布与检验所要求的条件不符，或经过变量变换后仍不能满足分析要求。虽然当资料轻微偏离参数统计分析方法所需的限制条件时，采用参数统计方法对统计分析结果可能不会有太大的影响，但当资料严重偏离这些限制条件时，采用参数统计方法就可能会得出错误的结论。

为了弥补参数统计分析方法的局限性，非参数统计（nonparametric statistics）应运而生。非参数统计分析方法对总体分布形式不做任何规定，不依赖于总体的分布类型，对总体的分布或分布位置进行检验，因此，又称为任意分布检验（distribution-free test）。

第一节 非参数统计的适用条件

非参数统计分析方法无严格的条件限制，对计量资料、计数资料及等级资料都可适用，且多数非参数统计分析方法较为简便，易于理解和掌握，故应用范围广。但对适宜用参数统计分析方法的资料，若用非参数统计分析方法处理，常损失部分信息，降低检验效能。因此，对于适合参数统计分析方法条件的资料或经变量变换后适合于参数统计分析方法，最好用参数统计分析方法。当资料不具备用参数统计的条件时，或经变量变换后仍不符合参数检验条件时，非参数统计分析方法是很有效的分析方法。

非参数统计分析方法很多，本章主要介绍最常用的方法之一，秩和检验（rank sum test）。秩和检验是对数据做秩变换后，再根据秩次做统计分析的方法，称之为基于秩次的统计方法。

第二节 秩和检验

一、配对资料的符号秩检验

对于配对设计的计量资料，当样本例数较小，且总体分布为非正态时，则配对 t 检验和 Z 检验的前提条件不能满足，此时可用 Wilcoxon 符号秩检验作为 t 和 Z 检验的替代方法。Wilcoxon 符号秩检验（Wilcoxon signed rank test），由 Wilcoxon 提出，用于推断配对资料的差值是否来自中位数为零的总体。下面将以实例来介绍 Wilcoxon 符号秩检验方法的具体应用。

例 5.1 18 位肝细胞癌患者经动脉导管溶栓治疗，治疗前后的胆碱水平见表 5-1，试问治疗前后胆碱水平有无差异？

表 5-1 18名肝细胞癌患者治疗前后的胆碱水平

患者编号 (1)	治疗前 (2)	治疗后 (3)	差值 (4) = (3) − (2)	秩次 (5)
1	11.3	3.5	−7.8	−14
2	2.6	0.4	−2.2	−5
3	0	0.5	0.5	1
4	1.7	0	−1.7	−4
5	2.6	0	−2.6	−7
6	17.2	0	−17.2	−18
7	6.2	2.7	−3.5	−10
8	17.0	2.7	−14.3	−17
9	9.5	0	−9.5	−15
10	2.4	0	−2.4	−6
11	4.6	0	−4.6	−11
12	12.2	1.3	−10.9	−16
13	3.2	0	−3.2	−9
14	3.4	2.5	−0.9	−2.5
15	6.7	1.5	−5.2	−12
16	1.3	0.4	−0.9	−2.5
17	7.1	1.8	−5.3	−13
18	3.0	0	−3.0	−8

由表 5-1 第（4）栏可以计算出差值 d，其均数为 $\bar{d}=-5.26$，标准差 $S_d=4.86$。对这些差值进行正态性检验，$W=0.868$，$P<0.05$，因此，按 $\alpha=0.05$，认为差值不服从正态分布，不满足配对 t 检验的条件（详见相关统计书籍），该资料应该用 Wilcoxon 符号秩检验。

1. 建立检验假设，并确定检验水准

H_0：差值的总体中位数等于0，即 $M_d=0$。
H_1：差值的总体中位数不等于0，即 $M_d\neq0$。
$\alpha=0.05$

2. 求差 各组数据 (x_i, y_i) 的差值 $d_i=x_i-y_i$，计算结果见表 5-1 第（4）栏。

3. 编秩 即先按差值的绝对值大小来编排秩次，再按差值的正负给差值加上正负号。若差值为0，则省去不进行编秩；若差值的绝对值相等，这时取平均秩次，此种情况称为相持（tie），如本例中，差值的绝对值为 0.9 的有两个，它们的秩次分别为 2 和 3，取平均秩次为 (2+3)/2=2.5。

4. 求秩和 分别计算正、负差值的秩次之和，用 T_+ 和 T_- 表示。
本例题为 $T_+=1$，$T_-=170$。

5. 确定统计量 T 任取正差值或负差值的秩和为统计量 T，但是做双侧检验时，通常以绝对值较小者为统计量 T 值，即 $T=\min(T_+, T_-)$。若差值的总个数为 n（n 为差值不等于0的对子数），则 T_+ 与 T_- 之和为 $n(n+1)/2$，可用此公式来验证所求的 T_+ 与 T_- 是否正确。如本例中 $T_+=1$，$T_-=170$，T_+ 与 T_- 之和为 171，恰好等于 18(18+1)/2，秩和的计算无误，取 min $(T_+, T_-) = 1$。

6. 确定 P 值并做出推断结论

(1) 查表法：当 $5 \leq n \leq 50$ 时，查配对设计用的 T 界值表（附表 6，P. 120），若检验统计量 T 值在上、下界值范围内，其 P 值大于相应的概率水平；若 T 值在上、下界值上或范围外，则 P 值等于或小于相应的概率水平。

注意：当 $n<5$ 时，应用符号秩检验不能得出双侧有统计学意义的概率，故 n 必须大于或等于 5。

本例中，$n=18$，$T=1$，查附表 6，可得双侧 P 小于 0.01，按 $\alpha=0.05$ 检验水准，拒绝 H_0，接受 H_1，可认为治疗前后胆碱水平差异有统计学意义，治疗后的胆碱水平低于治疗前。

(2) 正态近似法：当 $n>50$ 时，这时可利用秩分布的正态近似检验，已知 H_0 成立时，近似地有

$$T \sim N(\mu_T, \sigma_T^2)$$

其中，

$$\mu_T = n(n+1)/4 \tag{5-1}$$

$$\sigma_T = \sqrt{n(n+1)(2n+1)/24} \tag{5-2}$$

于是，统计量为

$$Z = \frac{T - \mu_T}{\sigma_T}$$

若根据现有样本计算得到的 Z 值太大或太小，就有理由拒绝 H_0。

注意：秩和检验中的 Z 检验是基于中心极限定理中"当样本含量足够大时，从正态或偏态总体中随机抽样，样本均数亦服从正态分布或近似正态分布"的原理，对总体的分布进行统计推断，其实质仍然是对数据的秩次进行分析，属于非参数统计的范畴。

在实际应用时，当样本含量不太大时，统计量 Z 需要进行连续性校正：

$$Z = \frac{|T - \mu_T| - 0.5}{\sigma_T} = \frac{|T - n(n+1)/4| - 0.5}{\sqrt{n(n+1)(2n+1)/24}} \tag{5-3}$$

如果资料中多次出现相持现象（如超过 25%），用（5-3）公式求得的 Z 值偏小，应按公式（5-4）计算校正的统计量值 u_c。

$$Z_c = \frac{|T - n(n+1)/4| - 0.5}{\sqrt{\frac{n(n+1)(2n+1)}{24} - \frac{1}{48}\sum(t_j^3 - t_j)}} \tag{5-4}$$

式中 t_j 为第 j（$j=1, 2\cdots$）个相同秩次的个数。如例题 5.1 中，有两个差值绝对值为 0.9，则 $t_1 = 2$；于是，$\sum(t_j^3 - t_j) = (t_1^3 - t_1) = 6$。

Wilcoxon 符号秩检验的基本思想：当观察例数比较多时，如果 H_0 成立，即差值的中位数等于 0，那么在理论上来讲，正差值的秩和与负差值的秩和的绝对值应该相等，即使有差别，也只是由抽样误差造成的；如果正差值的秩和与负差值的秩和的绝对值相差太大，超过了抽样误差所能解释的范围时，我们有理由怀疑 H_0 的正确性，拒绝 H_0，接受 H_1。

二、完全随机设计下两组计量资料的秩和检验

前面讲到成组设计两组计量资料的处理效应的比较可用 t 或 t' 检验，但是 t 检验基于以下几个条件：独立样本、正态性和方差齐性。因此，当资料不符合成组设计 t 检验的应用条件时，可用 Wilcoxon 秩和检验。Wilcoxon 秩和检验，它是通过两组样本的观察值来推断两个总体分布的位置是否相同。具体步骤通过以下实例来解释：

例 5.2 为了探讨在治疗多发性骨髓瘤患者过程中 α 干扰素治疗法的影响，指定新近被诊

断为多发性骨髓瘤的 20 个患者为研究对象。研究人员将 20 个患者随机分成两组，对其中 10 位患者采用间歇地服用（左旋）美法仑（苯丙氨酸氮芥）(melphalan) 和 α-干扰素治疗（处理组），对另外 10 位仅采用间歇地服用（左旋）美法仑治疗。分别在采用此疗法之前，之后第 3、8、15 天和第 1、3、6 个月测量 $S\beta_2M$（血清 β_2-微球蛋白）的水平。用放射性免疫测定方法对 $S\beta_2M$ 值进行测定。治疗之前的测量值见表 5-2，试问治疗之前两组的 $S\beta_2M$ 值有无差异？

表 5-2　两组患者 $S\beta_2M$ 值

处理组		控制组	
$S\beta_2M$	秩次	$S\beta_2M$	秩次
2.9	11	3.5	13
2.7	8.5	2.5	6
3.9	16	3.8	15
2.7	8.5	8.1	20
2.1	2	3.6	14
2.6	7	2.2	3.5
2.2	3.5	5.0	18.5
4.2	17	2.9	11
5.0	18.5	2.3	5
0.7	1	2.9	11
$n_1=10$	$T_1=93$	$n_2=10$	$T_2=117$

本资料经方差齐性检验方差齐，但正态性检验，控制组的 $W=0.775$，$P<0.05$，因此，按 $\alpha=0.05$，认为控制组的 $S\beta_2M$ 值不服从正态分布，不满足两组独立样本 t 检验的条件，该资料的分析可采用 Wilcoxon 秩和检验。

1. 建立检验假设，并确定检验水准

H_0：两个总体分布相同，即处理组与控制组在治疗之前的 $S\beta_2M$ 值的总体分布相同。

H_1：两个总体分布不同，即处理组与控制组在治疗之前的 $S\beta_2M$ 值的总体分布不同。

$\alpha=0.05$

2. 编秩　将两组数据由小到大混合编秩，编秩时若有相同数值，则取平均秩次。例如，本例中有 2 个 2.2，秩次位置为 3 和 4，取平均秩次 $(3+4)/2=3.5$。

3. 求秩和并确定统计量 T　将两组秩次分别求和，其对应的秩和分别是 93 和 117。若两组的例数相等时，可任取一组的秩和为统计量；若两组例数不等，则以样本例数较小者对应的秩和为统计量。本例两组的样本例数相等，则取 $n_1=10$，检验统计量 $T_1=93$。

4. 确定 P 值并做出推断结论

(1) 查表法：当 $n_1\leqslant 10$ 且 $n_2-n_1\leqslant 10$ 时，查 T 界值表，附表 7 (P.121)，先从左侧找到 n_1（两样本量较小者），本例为 10，再从表上方找到两组例数的差 (n_2-n_1)，在两者交界处即为 T 的临界值。将检验统计量 T 值与 T 的临界值相比，若检验统计量 T 值在上、下界值范围内，其 P 值大于相应的概率水平；若 T 值在上、下界值上或范围外，则 P 值等于或小于相应的概率水平。本例 $n_1=n_2$，概率为双侧 0.05 对应的 T 界值为 78~132；$T_1=93$ 在该范围内，故 $P>0.05$；按 $\alpha=0.05$ 检验水准，不拒绝 H_0，差别无统计学意义，尚不能认为治疗之前两组的 $S\beta_2M$ 值的总体分布的位置不同。

(2) 正态近似法：如果 n_1 或 n_2-n_1 超出了成组设计的 T 界值表的范围，可按正态近似用

Z 检验。公式为：

$$Z = \frac{|T - n_1(n_1+n_2+1)/2| - 0.5}{\sqrt{n_1 n_2 (n_1+n_2+1)/12}} \tag{5-5}$$

若资料中相持较多（如超过 25%），应该按下面公式进行校正：

$$Z_c = \frac{Z}{\sqrt{c}} \tag{5-6}$$

其中，$c = 1 - \sum (t_j^3 - t_j) / (N^3 - N)$，$t_j$ 为第 j ($j=1, 2\cdots$) 个相同秩次的个数，$N = n_1 + n_2$。

Wilcoxon 秩和检验的基本思想：如果 H_0 成立，两样本可认为是从同一总体中抽取的随机样本；将两样本混合编秩，然后分别计算得出的两样本平均秩和 $\bar{R}_1$ 与 $\bar{R}_2$ 在理论上应相等，由于抽样误差的存在，$\bar{R}_1$ 与 $\bar{R}_2$ 不一定相等，但相差不应该很大；如果 $\bar{R}_1$ 与 $\bar{R}_2$ 差别很大，超过了抽样误差所能解释的范围时，我们有理由怀疑 H_0 的正确性，拒绝 H_0，接受 H_1。

三、完全随机设计下多组计量资料的秩和检验

完全随机设计多组计量资料的处理效应的比较，如果不满足完全随机设计方差分析的应用条件，可用 Kruskal-Wallis 检验，又称为 K-W 检验或 H 检验。本法利用多个样本的秩和来推断各样本分别代表的总体分布有无差别，该法还可用于多组等级资料的比较。其原理与两组样本的秩和检验相同，在此不做赘述，具体步骤见下面实例。

例 5.3 下表为某县 1990—1991 年四季自来水厂出厂水铝含量检测结果，问不同季节水铝含量是否不同？

表 5-3 1990—1991 年四季自来水厂出厂水铝含量测定结果 (mg/L)

春		夏		秋		冬	
铝含量	秩次	铝含量	秩次	铝含量	秩次	铝含量	秩次
0.08	33.5	0.02	1.0	0.05	11.0	0.07	27.5
0.06	18.5	0.04	6.5	0.06	18.5	0.06	18.5
0.09	37.0	0.07	27.5	0.04	6.5	0.08	33.5
0.07	27.5	0.05	11.0	0.03	3.0	0.09	37.0
0.07	27.5	0.10	39.0	0.05	11.0	0.06	18.5
0.06	18.5	0.12	40.0	0.07	27.5	0.06	18.5
0.08	33.5	0.03	3.0	0.04	6.5	0.07	27.5
0.06	18.5	0.09	37.0	0.05	11.0	0.07	27.5
0.06	18.5	0.03	3.0	0.06	18.5	0.08	33.5
0.07	27.5	0.04	6.5	0.05	11.0	0.06	18.5
R_i	260.5		174.5		124.5		260.5
n_i	10		10		10		10

经检验，本例的四组样本方差不齐，可采用 Kruskal-Wallis 秩和检验。

1. 建立检验假设，并确定检验水准

H_0：四个总体分布相同。

H_1：四个总体分布不全相同。

$\alpha = 0.05$

2. 编秩 将四组数据由小到大混合编秩,编秩时若有相同数据,取平均秩次。例如,本例中有 3 个 0.03,它们的秩次位置为 2、3 和 4,取平均秩次 $(2+3+4)/3=3$。

3. 求秩和 各组秩次分别相加,秩和分别记为 R_1、R_2、R_3 和 R_4。

4. 计算统计量

$$H=\frac{12}{N(N+1)}\sum\frac{R_i^2}{n_i}-3(N+1) \tag{5-7}$$

式中,R_i 为各组的秩和,n_i 为各组对应的例数,$N=\sum n_i$。本例 $N=40$

$$H=\frac{12}{40\times(40+1)}\times\left(\frac{260.5^2}{10}+\frac{174.5^2}{10}+\frac{124.5^2}{10}+\frac{260.5^2}{10}\right)-3\times(40+1)$$
$$=9.93$$

5. 确定 P 值并做出推断结论

(1) 当组数 $k=3$,每组的例数 $n_i \leq 5$,可查二维码 5-1 中的 H 界值表得到 P 值。

(2) 当资料不满足条件 (1) 时,H 近似地服从自由度为 $\nu=k-1$ 的 χ^2 分布,可查 χ^2 界值表得到 P 值。

若资料中秩次相持较多(如超过 25%),应该按下面公式进行校正

$$H_C=\frac{H}{c} \tag{5-8}$$

其中,$c=1-\sum(t_j^3-t_j)/(N^3-N)$,$t_j$ 为第 j 个相同秩次的个数。本例中,

$$c=1-\sum(t_j^3-t_j)/(N^3-N)$$
$$=1-\frac{(3^3-3)+(4^3-4)+(5^3-5)+(10^3-10)+(8^3-8)+(4^3-4)+(3^3-3)}{40^3-40}$$
$$=0.9721$$

$$H_C=\frac{9.93}{0.9721}=10.215$$

$\nu=3$,查得 $\chi^2_{0.05,3}=7.81$,由于 $H_C=10.215>7.81$,故 $P<0.05$,按 $\alpha=0.05$ 检验水准,拒绝 H_0,接受 H_1,可认为不同季节自来水厂出厂水铝含量不全相同。

经 Kruskal-Wallis 秩和检验,当统计结论为拒绝 H_0,接受 H_1 时,只是一个概括性的结论,只能做出各总体分布不同或不全相同的判断,而不能说明任两个总体的分布不同。若要对每两个总体分布是否有差别做出推断,还需进一步做组间的多重比较,这里从略。

H 界值表(三校本比较的秩和检验)

四、等级资料的秩和检验

在医学资料中,特别是临床医学资料中常常遇到一些定性指标:如临床疗效的评价、疾病的临床分期、病症严重程度的临床分级、中医诊断的一些临床症状等,常将这些指标分成若干个等级然后分类计数以解决它的量化问题,这样的资料在统计学上称为有序变量(ordered variable)或等级资料(ranked data),但是在分析时,这类资料常被当作一般的列联表资料而进行了 χ^2 检验,从而损失了疗效所包含的有序(等级)信息,检验效率不高,有时统计结果甚至不能正确反映临床试验结果。正确的统计分析方法是非参数统计的秩和检验。下面将通过实例来说明:

例 5.4 某研究者欲比较局部注射亚甲蓝方法与局部封闭方法治疗跟痛症的治疗效果。亚甲蓝局部注射为治疗组 82 例,局部封闭为对照组 42 例,随访 8 个月进行疗效观察,治疗后疗效分为优、良、可、差 4 个等级,数据见表 5-4,试问两种治疗方法对跟痛症的治疗效果有无不同?

表 5-4 两种方法治疗跟痛症的疗效比较

疗效 (1)	例数		合计 (4)	秩次范围 (5)	平均秩次 (6)	秩和	
	治疗组 (2)	对照组 (3)				治疗组 (7)=(2)×(6)	对照组 (8)=(3)×(6)
优	48	13	61	1～61	31	1488	403
良	21	14	35	62～96	79	1659	1106
可	11	10	21	97～117	107	1177	1070
差	2	5	7	118～124	121	242	605
合计	82	42	124	—	—	$T_1=4566$	$T_2=3184$

注意：本例是单向有序列联表资料，疗效为有序分类变量，而分组变量则为无序分类变量，若采用 $R \times C$ 表的 χ^2 检验，会损失疗效等级所提供的信息，只能反映两组构成之间差别有无统计学意义。而秩和检验则考虑到了疗效的各类别间有程度的差异，充分利用了等级所反映的信息，可用来推断两组疗效有无差别。同学们有兴趣的话可以将表中的 2 行不同疗效的数值进行调换，计算 χ^2 值和秩和统计量。

统计分析步骤如下：

1. 建立检验假设，并确定检验水准
H_0：两种治疗方法疗效的总体分布相同。
H_1：两种治疗方法疗效的总体分布不同。
$\alpha=0.05$

2. 编秩 本例为等级资料，在编秩时，相同等级的个体则属于相持。先确定各等级的合计人数，见表 5-4 的第 (4) 栏；再确定各等级的秩次范围，见第 (5) 栏；然后计算出各等级的平均秩次，见第 (6) 栏。如疗效为"优"的等级共 61 例，秩次范围为 1～61，平均秩次为 (1+61)/2=31。

3. 求秩和 将各等级的平均秩次分别与各等级例数相乘，再求和可得到 T_1 和 T_2，见第 (7) 与 (8) 栏，$T_1=4566$，$T_2=3184$。

4. 确定检验统计量 本例 $n_1=42$ 超过了成组 T 界值表的范围，需要用近似正态检验。每个等级的人数表示相持的个数，即 t_j，由于相持的个数过多，则需按公式（5-5）和（5-6）计算 u_c。

$$Z = \frac{|T-n_1(n_1+n_2+1)/2|-0.5}{\sqrt{n_1 n_2 (n_1+n_2+1)/12}}$$

$$= \frac{|3184-42\times(124+1)/2|-0.5}{\sqrt{42\times82\times(124+1)/12}}$$

$$=2.9487$$

$$c=1-\sum(t_j^3-t_j)/(N^3-N)$$

$$=1-\frac{(61^3-61)+(35^3-35)+(21^3-21)+(7^3-7)}{124^3-124}$$

$$=0.8535$$

$$Z_c=\frac{Z}{\sqrt{c}}=\frac{2.9487}{\sqrt{0.8535}}=3.1917$$

5. 确定 P 值，做出推断结论 $Z_c=3.1917$，查附表 2，得 $P<0.002$。按 $\alpha=0.05$ 检验水

准，拒绝 H_0，接受 H_1，则可以认为两种治疗方法对跟痛症的治疗效果不同。本例的编秩是由优到差排列，平均秩和越小，疗效越好。两组的平均秩和分别是 $\bar{R}_1=55.6829$，$\bar{R}_2=75.8095$，认为局部注射亚甲蓝方法治疗跟痛症的疗效优于局部封闭法。

例 5.5 为研究对脑出血患者进行高压氧治疗的时机选择，将脑出血患者按出血时间随机分为 A（出血 2 周以内）、B（出血 2～4 周）、C（出血 4 周以上）三组，试问 3 组脑出血患者进行高压氧治疗的疗效有无差异？

表 5-5 三组脑出血患者高压氧治疗的疗效比较

疗效	组别			合计	秩次范围	平均秩次	秩和		
	A	B	C				A	B	C
(1)	(2)	(3)	(4)	(5)	(6)	(7)	(8)	(9)	(10)
基本治愈	19	9	6	34	1～34	17.5	332.5	157.5	105
显效	10	11	10	31	35～65	50	500	550	500
有效	7	17	21	45	66～110	88	616	1496	1848
无效	0	0	5	5	111～115	113	0	0	565
合计	36	37	42	115	—	—	1448.5	2203.5	3018

1. 检验假设，并确定检验水准

H_0：三组脑出血患者高压氧治疗的疗效的总体分布相同。

H_1：三组脑出血患者高压氧治疗的疗效的总体分布不全相同。

$\alpha=0.05$

2. 编秩 与前面两样本比较类似，混合编秩。先确定各等级的合计，再确定秩次范围及平均秩次，见表 5-5 的第（5）、（6）和（7）栏。

3. 求秩和 与两样本比较类似，结果见第（8）、（9）和（10）栏。

4. 计算统计量 H

$$H=\frac{12}{N(N+1)}\sum\frac{R_i^2}{n_i}-3(N+1)$$
$$=\frac{12}{115\times(115+1)}\left(\frac{1448.5^2}{36}+\frac{2203.5^2}{37}+\frac{3018^2}{42}\right)-3\times(115+1)$$
$$=17.55$$

由于相持的例数较多，故需校正：

$$c=1-\sum(t_j^3-t_j)/(N^3-N)$$
$$=1-\frac{(34^3-34)+(31^3-31)+(45^3-45)+(5^3-5)}{115^3-115}$$
$$=0.89$$
$$H_c=\frac{H}{c}=\frac{17.55}{0.89}=19.72$$

5. 确定 P 值，作出推断结论 已知 H_0 成立时，H_C 近似地服从 $\nu=k-1=2$ 的 χ^2 分布。据 $H_C=19.72$，查 χ^2 界值表，得 $P<0.05$。按 $\alpha=0.05$ 检验水准，拒绝 H_0，接受 H_1，可以认为，不同时期的脑出血患者进行高压氧治疗的疗效是不同的或不全相同。若要做进一步的分析，还需进行组间的多重比较。

总之，非参数检验方法不涉及特定的总体分布，是因其推断方法和总体分布无关，不应理解为与所有分布（例如秩分布）无关。秩和检验对于样本所代表的总体分布不确定的资料、分布呈非正态而又无适当的数据转换方法的资料、等级资料等都适用。实际上，文中所介绍的秩和检验只是最简单、最基本的非参数检验方法，近年来，非参数检验方法发展极为迅速，已成为了21世纪统计学发展的热点之一，除秩和检验外，尚有许多高级非参数检验方法。

（马　骏）

直线相关与直线回归

第6章

前面几章主要介绍了单个随机变量的统计分析方法，而在医学领域中，常常需要考察两个甚至多个变量之间的相互关系，如体重与身高、年龄与血压、体重指数与腰围的关系等。利用相关与回归分析可以对两个或多个变量之间的关系进行分析和研究。本章仅介绍两个变量间线性关系的分析方法，涉及多个变量间关系的研究分析方法将在下一章中介绍。

直线相关用于分析两个变量间是否有关系、关系的密切程度和相关的方向。而直线回归则是分析两个变量之间的数量依存关系。

第一节　直线相关

直线相关（linear correlation）用于研究两个随机变量 X 和 Y 之间的线性关系，通过计算相关系数（correlation coefficient）来描述两个变量间相关的程度和相关的方向。分析的步骤如下：

一、绘制散点图

将成对的两个随机变量 X、Y 在平面直角坐标系中绘制散点图，观察两个变量间的关系，常见的散点图有以下几种：

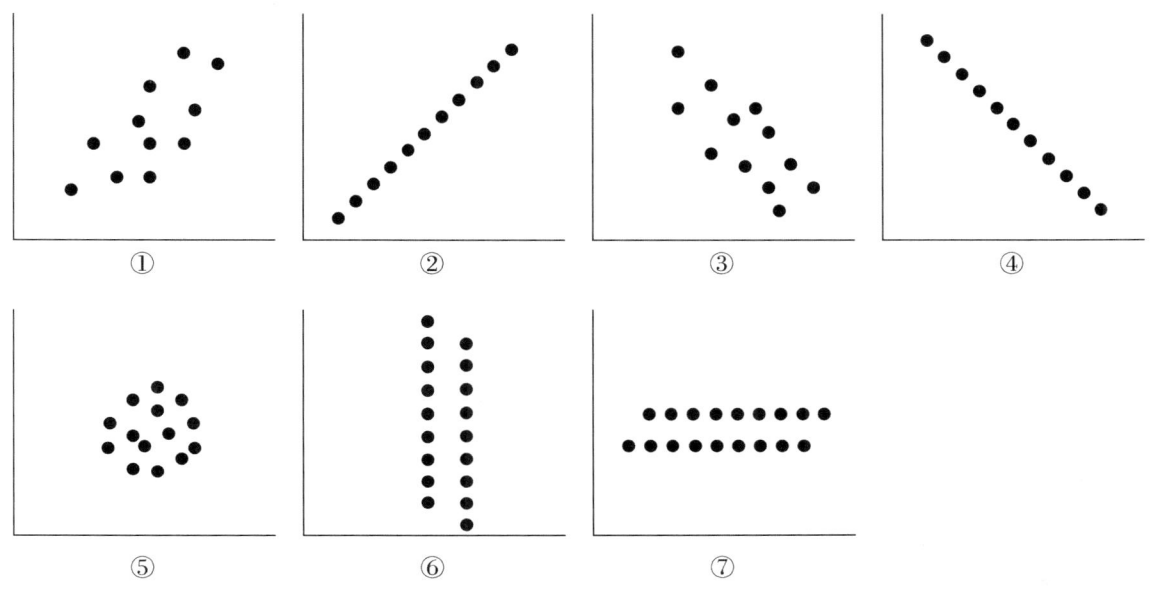

图6-1　散点图

图6-1显示了两个变量间的相互关系，其中图①、②、③、④显示一个变量随着另一个

变量变化而变化,说明两个变量 X、Y 之间存在相关关系;在图⑤、⑥、⑦中,一个变量并不随另一个变量的改变而变化,而是按其本身固有的规律变化,因此,两个变量间不存在相关关系。在有相关关系的图①、②、③、④中,图①显示 Y 变量随着 X 变量的增加而增加,但并非呈一一对应的变化,散点呈椭圆形分布,称为正相关;图②显示 Y 变量随着 X 变量的增加而增加,并呈一一对应的变化,散点排列成一条从左下向右上的直线,称完全正相关;图③显示 Y 变量随着 X 变量的增加而减少,散点呈椭圆形分布,称为负相关;图④显示 Y 变量随着 X 变量的增加而减少,且散点排列成一条从左上向右下的直线,称完全负相关。

通过绘制散点图,可以初步判断两个变量之间是否存在相关关系以及相关的方向如何,但要进一步研究两个变量间直线相关的密切程度,需要计算相关系数。

二、计算相关系数

相关系数是用来度量两个变量间相关的密切程度和相关方向的统计指标。通常总体相关系数用 ρ 表示,样本相关系数用 r 表示。计算公式是:

$$r=\frac{\sum(X-\bar{X})(Y-\bar{Y})}{\sqrt{\sum(X-\bar{X})^2 \sum(Y-\bar{Y})^2}}=\frac{l_{XY}}{\sqrt{l_{XX}l_{YY}}} \qquad (式6-1)$$

式中 l_{XY} 表示 X 与 Y 的离均差积和,l_{XX} 表示 X 的离均差平方和,l_{YY} 表示 Y 的离均差平方和,其计算公式为:

$$l_{XY}=\sum(X-\bar{X})(Y-\bar{Y}) \qquad (式6-2)$$

$$l_{XX}=\sum(X-\bar{X})^2 \qquad (式6-3)$$

$$l_{YY}=\sum(Y-\bar{Y})^2 \qquad (式6-4)$$

相关系数 r 没有单位,取值范围为 $-1 \leq r \leq 1$。相关系数 r 的大小表示相关的密切程度,r 绝对值越接近 1,表示两变量间相关关系密切程度越高。$r=1$ 表示完全相关,$r=0$ 表示零相关,即没有直线相关关系。相关系数的正负号表示两变量相关的方向,$r>0$ 表示正相关,$r<0$ 表示负相关。

三、相关系数的假设检验

根据样本资料计算的相关系数 r,与总体相关系数间存在着抽样误差,需要进行假设检验,通常采用 t 检验的方法。假设样本相关系数 r 来自于总体相关系数 $\rho=0$ 的总体,为此建立假设:H_0:$\rho=0$,H_1:$\rho \neq 0$,以 $\alpha=0.05$(双侧)为检验水准,通过公式 6-5 计算 t_r 检验统计量,以自由度 $\nu=n-2$ 查 t 界值表,来推断样本相关系数 r 是否具有统计学意义。

相关系数的假设检验也可以直接查相关系数 r 界值表对样本相关系数 r 进行检验。

t_r 的计算公式:

$$t_r=\frac{r-0}{S_r}=\frac{r}{\sqrt{\frac{1-r^2}{n-2}}} \qquad (式6-5)$$

四、总体相关系数的置信区间

与前面总体均数的置信区间一样,相关分析也要对总体相关系数 ρ 的置信区间进行估计。由于从 $\rho=0$ 的总体中抽样的样本相关系数 r 是偏态分布,需要通过双曲反正切变换 $z=\frac{1}{2}\ln\frac{(1+r)}{(1-r)}$ 将 r 值转换为 z 值,并已经证明,z 值服从于均数为 $\frac{1}{2}\ln\frac{(1+r)}{(1-r)}$,标准差为 $1/\sqrt{n-3}$ 的正态分布，先按公式 6-6 求出 z 值的 $1-\alpha$ 置信区间，再利用公式 6-7 进行反转换，求出总体相关系数 ρ 的 $1-\alpha$ 置信区间。

$$z \pm u_{\alpha/2}/\sqrt{n-3} \qquad \text{（式 6-6）}$$

$$r = \frac{e^{2z}-1}{e^{2z}+1} \qquad \text{（式 6-7）}$$

五、实例分析

例 6.1 在一次健康人群体检中，随机抽取健康成年女性 10 名（身高在 157～165cm 之间），他们的体重与腰围的资料见表 6-1。试对该资料进行相关分析。

表 6-1 10 名健康成年女性的体重与腰围资料

	1	2	3	4	5	6	7	8	9	10
体重（kg）	48	51	53	53	54	55	57	59	62	64
腰围（cm）	70	73	77	76	75	78	83	83	86	89

首先，绘制散点图，如图 6-2。

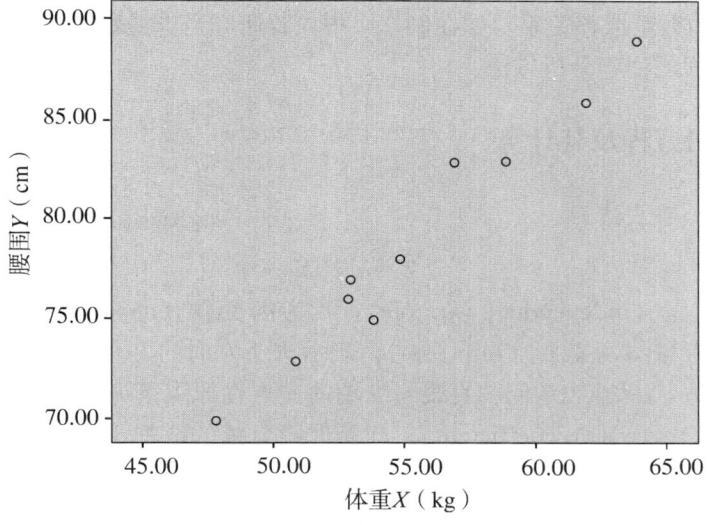

图 6-2 10 名健康成年女性体重与腰围的散点图

从散点图可以看出，10 名被调查的健康成年女性的腰围随体重的增长而增加，两者可能存在正相关关系。

计算相关系数：首先根据原始数据，计算基本数据如下：$\bar{X}=55.6$kg，$\bar{Y}=79$cm，$l_{XX}=\sum(X-\bar{X})^2=220.4$，$l_{YY}=\sum(Y-\bar{Y})^2=328$，$l_{XY}=\sum(X-\bar{X})(Y-\bar{Y})=264$，代入公式 6-1 计算相关系数。

$$r = \frac{\sum(X-\bar{X})(Y-\bar{Y})}{\sqrt{\sum(X-\bar{X})^2 \sum(Y-\bar{Y})^2}} = \frac{l_{XY}}{\sqrt{l_{XX}l_{YY}}} = \frac{264}{\sqrt{220.4 \times 328}} = 0.982$$

对相关系数进行假设检验：

1. 建立假设 H_0：$\rho=0$　H_1：$\rho \neq 0$　$\alpha=0.05$（双侧）

2. 计算检验统计量 本例中，已知 $r=0.982$，$n=10$，代入公式 6-5，得：

$$t_r = \frac{r-0}{S_r} = \frac{r}{\sqrt{\frac{1-r^2}{n-2}}} = \frac{0.982}{\sqrt{\frac{1-0.982^2}{10-2}}} = 14.66$$

3. 确定 P 值和判断结果　以自由度 $\nu = 10-2 = 8$ 查 t 界值表，$t_{0.05/2,8} = 2.306$，则 $P < 0.05$，按 $\alpha = 0.05$ 的水准，拒绝 H_0，接受 H_1，样本相关系数 r 有统计学意义，健康成年女性（同一身高水平）体重与身高存在正相关关系，健康成年女性中（同一身高水平）随着体重增加，腰围也增加。

对相关系数的假设检验还可以采用直接查表的方法，以 $\nu = 10-2 = 8$，查相关系数界值表（附表 8，P. 122），$r_{0.05/2,8} = 0.632$，本例 $r = 0.982 > 0.632$，$P < 0.05$，结论同 t 检验。

总体相关系数的估计：本例 $r = 0.982$，$n = 10$，利用公式 6-6 估计变换值 z 的 95% 置信区间为（1.61～3.09），再利用公式 6-7 将 z 值进行转换，得到总体相关系数 ρ 的 95% 置信区间为（0.923～0.996）。

第二节　直线回归

在医学研究中，常常需要分析两个变量间的数量依存关系。可以通过一个数学表达式即直线回归（linear regression）方程来定量地描述一个变量（因变量 Y）随着另一个变量（自变量 X）的改变而变化的数量依存关系。如在例 6.1 中，要研究当体重每增加 1 kg，腰围值会增加多少，就可采用下面的回归分析方法。

一、直线回归方程及其计算

直线回归方程一般表达为：

$$\hat{Y} = a + bX \quad\quad\quad\quad (\text{式 6-8})$$

式中 X 为自变量（independent variable），Y 为因变量（dependent variable）或应变量（responsible variable）；a 是截距（intercept），表示 $X = 0$ 时的 Y 值，$a > 0$ 表示回归直线与纵轴的交点在原点上方，$a < 0$ 表示回归直线与纵轴的交点在原点下方，$a = 0$ 则回归直线通过原点；b 是回归系数（regression coefficient），即是回归直线的斜率，表示 X 每改变一个单位时因变量 Y 平均改变 b 个单位。当 $b > 0$ 时表示回归直线从左下方走向右上方，即因变量 Y 随自变量 X 增大而增大；当 $b < 0$ 时表示回归直线从左上方走向右下方，即因变量 Y 随自变量 X 增大而减小；当 $b = 0$ 时表示回归直线平行于 X 轴，即 Y 与 X 之间无线性依存关系。

建立直线回归方程，首先需要估计回归方程中的两个参数 a 和 b，通常采用最小二乘法的原则，以保证各实测点到回归直线的纵向距离的平方和为最小，并导出下面的计算公式：

$$b = \frac{l_{XY}}{l_{XX}} = \frac{\sum (X-\bar{X})(Y-\bar{Y})}{\sum (X-\bar{X})^2} \quad\quad\quad (\text{式 6-9})$$

$$a = \bar{Y} - b\bar{X} \quad\quad\quad\quad (\text{式 6-10})$$

以例 6.1 资料为例，建立体重（kg）与腰围（cm）的直线回归方程。根据前面已经计算的基础数据，代入公式 6-9 和公式 6-10，可得：

$$b = \frac{l_{XY}}{l_{XX}} = \frac{264}{220.4} = 1.198$$

$$a = \bar{Y} - b\bar{X} = 12.39 - 1.198 \times 55.6 = 12.39$$

由此得到健康成年女性体重（kg）与腰围（cm）的回归方程：$\hat{Y} = 12.39 + 1.198X$。该回归方程表示，当体重每增长 1 kg，其腰围平均增加 1.198 cm。

拟合回归方程后,还应当在平面直角坐标系上拟合回归直线。正确的方法是在原始观察变量范围内,在 X 轴上选取相距较远的两点 X_1 和 X_2 代入直线回归方程,分别求出 $\hat{Y}_1$ 和 $\hat{Y}_2$,将 $P_1(X_1,\hat{Y}_1)$ 和 $P_2(X_1,\hat{Y}_2)$ 绘制在散点图中,用直线连接,即得到方程的回归直线。拟合的回归直线是否正确,可以通过以下两点来考察,一是回归直线是否通过 $(\bar{X},\bar{Y})$,二是回归直线的左延长线与 Y 轴相交点的纵坐标是否等于截距 a。

二、回归系数的假设检验

根据样本资料计算的回归系数 b 与总体回归系数存在着抽样误差,因此也需要对样本的回归系数 b 是否来源于总体回归系数 $\beta=0$ 的总体进行假设检验,以判断计算的样本回归系数是否有统计学意义。检验的方法可以采用 t 检验或者方差分析。

1. t 检验 对回归系数的 t 检验,是通过公式 6-11 计算 t_b 值,然后以自由度 $\nu=n-2$ 查 t 界值表(附表 2)来判断。

$$t_b=\frac{b-0}{S_b} \quad \nu=n-2 \qquad (式 6-11)$$

$$S_b=\frac{S_{Y\cdot X}}{\sqrt{l_{XX}}} \qquad (式 6-12)$$

$$S_{Y\cdot X}=\sqrt{\frac{\sum(Y-\hat{Y})^2}{n-2}} \qquad (式 6-13)$$

$$\sum(Y-\hat{Y})^2=l_{YY}-\frac{l_{XY}^2}{l_{XX}} \qquad (式 6-14)$$

以例 6.1 为例,假设该样本来自于总体回归系数 β 等于 0 的总体,即:H_0:$\beta=0$,H_1:$\beta\neq0$,检验水准 $\alpha=0.05$。根据前面已经算出的基础数据 $b=1.198$,$l_{XX}=220.4$,$l_{YY}=328$,$l_{XY}=264$,代入上面公式:

$$\sum(Y-\hat{Y})^2=l_{YY}-\frac{l_{XY}^2}{l_{XX}}=328-\frac{264^2}{220.4}=11.77$$

$$S_{Y\cdot X}=\sqrt{\frac{\sum(Y-\hat{Y})^2}{n-2}}=\sqrt{\frac{11.77}{10-2}}=1.213$$

$$t_b=\frac{b-0}{S_b}=\frac{b}{S_{Y\cdot X}/\sqrt{l_{XX}}}=\frac{1.198}{1.213/\sqrt{220.4}}=14.66$$

$t_b=14.66>t_{0.05/2,8}=2.306$,$P<0.05$,按照 $\alpha=0.05$ 水准,拒绝 H_0,接受 H_1,该回归系数有统计学意义。

比较相关系数的 t 检验与回归系数的 t 检验,可以看出两者的结果是等价的,且可以证明 $t_r=t_b$。由于相关系数的假设检验比较简单易行,还可以通过直接查表检验,因此应用时可以用相关系数的假设检验来代替回归系数的假设检验。

2. 方差分析 采用公式 6-15 计算 F 值,也可以对回归系数进行检验。

$$F=\frac{SS_{回}/\nu_{回}}{SS_{残}/\nu_{残}}=\frac{MS_{回}}{MS_{残}} \qquad (式 6-15)$$

$$SS_{回}=b^2 l_{XX}=l_{XY}^2/l_{XX},\quad \nu_{回}=1 \qquad (式 6-16)$$

$$SS_{残}=SS_{总}-SS_{回},\quad \nu_{残}=n-2 \qquad (式 6-17)$$

式中,F 是检验统计量,$MS_{回}$ 是指回归的均方,$MS_{残}$ 为残差的均方;$SS_{回}$ 称为回归的离差平方和,$SS_{残}=\sum(Y-\hat{Y})^2$ 是指残差的离差平方和,$SS_{总}=\sum(Y-\bar{Y})^2=l_{YY}$,为 Y 的总离差平方和,$\nu$ 是其对应的自由度。实际上,三者之间关系:$SS_{总}=SS_{回}+SS_{残}$,$\nu_{总}=\nu_{回}+\nu_{残}$。

同样以例 6.1 为例，将计算的基础数据代入公式 6-15，得：

$$F=\frac{SS_{回}/\nu_{回}}{SS_{残}/\nu_{残}}=\frac{b^2 l_{XX}/\nu_{回}}{(l_{YY}-b^2 l_{XX})/\nu_{残}}=\frac{1.198^2\times 220.4/1}{(328-1.198^2\times 220.4)/8}=216.64$$

以 $\nu_1=1$，$\nu_2=8$ 查方差分析表（附表 3），$F_{0.01(1,8)}=11.26<216.64$，因此，$P<0.01$，所以该回归系数具有统计学意义。

由此可见，回归系数方差分析的结果与 t 检验的结果完全相同。实际上，对同一回归系数的假设检验，方差分析的统计量 F 值是 t 检验的统计量 t 值的平方，即 $F=t^2$。

三、总体回归系数的置信区间

如果假设检验结果回归系数具有统计学意义，说明回归方程是成立的，则需要进一步对其总体回归系数 β 进行区间估计，可利用公式 6-18 计算。

$$b\pm t_{\alpha/2,\nu}\cdot S_b \tag{式 6-18}$$

如，例 6.1，已知健康成年女性人群体重（kg）与腰围（cm）存在数量依存关系，根据前面的计算，其回归系数 $b=1.198$，$S_b=S_{Y\cdot X}/\sqrt{l_{XX}}=1.213/328=0.067$，$t_{0.05/2,8}=2.306$，代入公式 6-18，总体回归系数 β 的 95% 置信区间为 $(1.198\pm 2.306\times 0.067)=(1.043,1.352)$，可见总体回归系数的 95% 置信区间不包含 0，按 $\alpha=0.05$ 的水准，同样得到总体回归系数不等于 0 的结论，与假设检验的结果是一致的。

四、回归系数的应用

1. 回归系数用以描述两个变量的数量依存关系　如例 6.1 建立了回归方程 $\hat{Y}=12.39+1.198X$，表明健康成年女性人群中，当体重增加 1 kg，其腰围平均增加 1.198 cm。

2. 利用回归方程进行预测　根据建立的回归方程，可以将自变量 X 代入方程，得到因变量的估计值 $\hat{Y}$。在医学上，常常可以利用回归方程，由一个容易测量的指标来预测另一个难以得到的指标。如用血清 IL-6 含量预测脑脊液中 IL-6 含量，由腰围来预测腹腔内脂肪的含量等。根据公式 6-19 可以对给定 $X=X_0$ 时应变量预测值 $\hat{Y}_0$ 对应的总体均数 $\mu_{\hat{Y}_0/X_0}$ 的 $1-\alpha$ 置信区间进行估计。

$$\hat{Y}_0\pm t_{\alpha/2,\nu}S_{\hat{Y}_0} \tag{式 6-19}$$

$$S_{\hat{Y}_0}=S_{Y\cdot X}\sqrt{\frac{1}{n}+\frac{(X_0-\overline{X})^2}{\sum(X-\overline{X})^2}}=S_{Y\cdot X}\sqrt{\frac{1}{n}+\frac{(X_0-\overline{X})^2}{l_{XX}}} \tag{式 6-20}$$

公式中 $S_{\hat{Y}_0}$ 是当 $X=X_0$ 时预测值 $\hat{Y}_0$ 的标准误，$S_{Y\cdot X}$ 是回归方程的剩余标准差。

如，根据例 6.1 拟合的回归方程，试估计体重为 53 kg 人群平均腰围值（cm）的 95% 置信区间。

根据前面的计算，已知 $\overline{X}=55.6$ kg，$l_{XX}=220.4$，$S_{Y\cdot X}=1.213$，$n=10$，代入公式 6-20，求得：

$$S_{\hat{Y}_0}=S_{Y\cdot X}\sqrt{\frac{1}{n}+\frac{(X_0-\overline{X})^2}{l_{XX}}}=1.213\times\sqrt{\frac{1}{10}+\frac{(53-55.6)^2}{220.4}}=0.438$$

现 $X_0=53$ kg，根据前面的回归方程，$\hat{Y}=12.39+1.198X=12.39+1.198\times 53=75.88$（cm）。$t_{0.05/2,8}=2.306$，根据公式 6-19，$\mu_{\hat{Y}_0/X_0}$ 的 95% 置信区间：$(75.88\pm 2.306\times 0.438)=(74.87,76.89)$ cm。预测的结果是：53kg 的人群其腰围为 75.88cm，95% 置信区间为 $(74.87\sim 76.89)$ cm。

需要提醒注意的是：预测值 $\hat{Y}_0$ 的置信区间不同于个体 Y 值的预测区间。预测值 $\hat{Y}_0$ 的置信区间是指当 X 取某一固定值（$X=X_0$）时，因变量估计值 $\hat{Y}_0$ 的总体均数的置信区间。而个体 Y 值的预测区间则是指当 X 取某一固定值（$X=X_0$）时，个体 Y 值的波动范围。个体 Y 值的标准差 S_{Y_0} 用公式 6-21 计算，个体 Y 值的预测区间按公式 6-22 计算。

$$S_{Y_0}=S_{Y \cdot X}\sqrt{1+\frac{1}{n}+\frac{(X_0-\bar{X})^2}{\sum(X-\bar{X})^2}}=S_{Y \cdot X}\sqrt{1+\frac{1}{n}+\frac{(X_0-\bar{X})^2}{l_{XX}}} \quad \text{(式 6-21)}$$

$$\hat{Y}_0 \pm t_{\alpha/2,\nu}S_{Y_0} \quad \text{(式 6-22)}$$

将由前面计算得到的 $\bar{X}=55.6$ kg，$l_{XX}=220.4$，$S_{Y \cdot X}=1.213$，$n=10$，以及 $X_0=53$ kg 代入公式 6-21 得

$$S_{Y_0}=S_{Y \cdot X}\sqrt{1+\frac{1}{n}+\frac{(X_0-\bar{X})^2}{l_{XX}}}=1.213 \times \sqrt{1+\frac{1}{10}+\frac{(53-55.6)^2}{220.4}}=1.290$$

根据前面的回归方程，$\hat{Y}=12.39+1.198X=12.39+1.198 \times 53=75.88$（cm）。$t_{0.05/2,8}=2.306$，根据公式 6-22，当 $X_0=53$ kg 时，个体 Y 值的 95% 预测区间为 $(75.88 \pm 2.306 \times 1.290) = (72.91, 78.86)$ cm。

第三节　直线相关与回归的联系与区别

一、直线相关与直线回归的区别

1. 在资料要求上不同　直线相关分析要求 X、Y 均为正态分布的随机变量，即双变量正态分布；直线回归分析时，要求应变量 Y 服从正态分布，X 可以是服从正态分布的随机变量，也可以是能精确测量和严格控制的非随机变量。因此，能够做回归分析的资料不一定可以做相关分析，但可做相关分析的资料可进行回归分析。

2. 统计意义不同　相关反映两变量间的伴随关系，这种关系是相互的，对等的；回归则反映两变量间的数量依存关系，有自变量与应变量之分，一般将较易测定、变异较小者定为自变量。

3. 在应用上不同　分析变量间关系的方向和密切程度时用相关，描述变量间在数量上的依存关系时用回归。

二、直线回归与直线相关的联系

1. 对同一组资料，相关系数 r 与回归系数 b 的符号相同。r 为正（或负）则 b 为正（或负），均表示 X 与 Y 呈同向（或反向）变化。

2. 同一资料相关系数 r 与回归系数 b 的假设检验结果是等价的，即 $t_r=t_b$。由于回归系数的检验过程较为复杂，而相关系数的检验过程简单并与之等价，故在实际应用中常用相关系数的检验来代替回归系数的检验。

3. 可以用回归解释相关。r 的平方称为决定系数（coefficient of determination），通常用 R^2 表示，其计算公式为

$$R^2=\frac{l_{XY}^2}{l_{XX} \cdot l_{YY}}=\frac{l_{XY}^2/l_{XX}}{l_{YY}}=\frac{SS_{回}}{SS_{总}} \quad \text{(式 6-23)}$$

R^2 反映出回归平方和在总平方和中所占的比重。R^2 越接近 1，表示回归的效果越好。如某资料 $r=0.22$，经检验 $P<0.05$，可认为两变量的相关关系有统计学意义，但 $R^2=0.0484$，

说明 $SS_{回}$ 在 $SS_{总}$ 中仅占 4.84%，即两变量间的回归关系实际意义并不大。

第四节 Spearman 等级相关

当两个随机变量不满足正态分布、分布未知，或是原始数据是等级资料，不能采用前面的直线相关进行分析，而是采用非参数统计的方法。非参数统计的方法很多，此处主要介绍 Spearman 等级相关。

一、基本思想

Spearman 等级相关是用等级相关系数 r_s 来描述两变量间相关的密切程度和相关的方向。其基本思想是对两个变量 X 和 Y 分别编秩，记为 X' 和 Y'，令 $d=X'-Y'$，按公式 6-24 计算 Spearman 等级相关系数。

$$r_s = 1 - \frac{6\sum d^2}{n(n^2-1)} \qquad (式6-24)$$

式中 n 为对子数。

Spearman 等级相关系数 r_s 的取值同样在 -1 与 $+1$ 之间，其含义也与简单相关系数 r 相同。

二、分析方法

例 6.2 某课题进行了中老年人经济收入与老年痴呆的相关性研究，从调查数据中随机抽取了 15 名 70~80 岁老年人人均月收入（元）与老年痴呆评分量表 EMMS 得分的相关数据见表 6-2，试分析两者之间是否存在相关性。

表 6-2 15 名 70~80 岁社区老年人年人均月收入（元）与 EMMS 得分

编号	经济收入（元）(X)	EMMS 得分（Y）	X'	Y'	d
1	500	14	1	3.5	-2.5
2	650	13	2	1.5	0.5
3	750	14	3	3.5	-0.5
4	1800	15	4	5	-1
5	1950	13	5	1.5	3.5
6	1980	17	6	6	0
7	2100	19	7	8.5	-1.5
8	2200	18	8	7	1
9	2250	20	9	10.5	-1.5
10	2380	21	10	12	-2
11	2420	20	11	10.5	0.5
12	2550	22	12	13	-1
13	2630	19	13	8.5	4.5
14	2700	25	14	14	0
15	1900	28	15	15	0

分析步骤如下：

1. 按照原始数据值 X、Y 的大小分别进行编秩，遇相同值取平均秩次，如此将原始观察值 X、Y 转变为秩 X'、Y'，见上表。

2. 计算 Spearman 等级相关系数 r_s 先计算：$\sum d^2 = 51$，代入公式 6-22：

$$r_s = 1 - \frac{6\sum d^2}{n(n^2-1)} = 1 - \frac{6 \times 51}{15 \times (15^2-1)} = 0.909$$

3. 对等级相关系数进行检验　查 r_s 界值表（见附表 9，P.123），本例 $n=15$，$r_s=0.909 > r_{s(0.05,15)}=0.521$，$P<0.05$，说明年人均收入（元）与 EMMS 评分之间存在等级相关关系。

当 $n>50$，超出界值表的范围时，可以按公式 6-25 计算 t_{r_s} 统计量，查 t 界值表作推断。

$$t_{r_s} = \frac{r_s}{\sqrt{\frac{1-r_s^2}{n-2}}}, \quad \nu = n-2 \qquad (式 6-25)$$

（毛淑芳）

第7章 多变量分析

在上一章中介绍了简单线性回归与相关，是分析一个因变量与一个自变量之间的关系。但通常一个因素受到许多因素的影响，如女大学生肺活量不仅与体重有线性回归关系，还可能与胸围、身体健康状况、功能等指标有关；影响儿童咀嚼效能的因素是多方面的，包括咬合力的大小、咀嚼习惯、饮食习惯、性别和年龄等；又如口腔癌的发生受多个因素的影响，如年龄、种族、职业、是否吸烟、是否饮酒、口腔卫生状况、饮食习惯等。因此，应把简单的线性回归与相关分析方法推广到多元统计分析的方法，从而更有效地预报、控制及识别影响因素。多元统计分析的方法有多种，如多元线性回归与相关、聚类分析、主成分分析及因子分析等。在实际的科研工作中，应根据不同的研究目的、数据结构选择不同的多元统计分析方法，更全面地分析医学现象背后隐藏的规律性。在本章中，仅详细介绍在实际工作中较常用的两种多元线性回归方法：一般多元线性回归分析和多元 logistic 回归分析。

第一节 多元线性回归

一、多元线性回归模型

（一）多元线性回归的概念和任务

用线性方程来描述和分析一个因变量与几个自变量的数量关系，就称为多元线性回归（multiple regression）。多元线性回归模型为：

$$Y = \beta_0 + \beta_1 x_1 + \beta_2 x_2 + \cdots + \beta_p x_p + \varepsilon \quad (\text{式 } 7-1)$$

式 7-1 中，β_0 是常数项；β_i 是 X_i（$i=1, 2, \cdots, p$）对 Y 的偏回归系数（partial regression coefficient），它表示在其他自变量固定不变的情况下，X_i 每改变一个测量单位时所引起的因变量 Y 的平均改变量，Y 为独立的服从正态分布的随机变量。p 为自变量的个数。ε 为残差，独立服从 $N(0, \sigma^2)$ 分布。

研究者通过试验获得了（$X_1, X_2, \cdots, X_p, Y$）的 n 组样本值后，运用最小二乘法便可得出式 7-1 中各总体参数的估计值 $b_0, b_1, b_2, \cdots, b_p$，于是，多元回归模型 7-1 变成了多元回归方程式 7-2。

$$\hat{Y} = b_0 + b_1 x_1 + b_2 x_2 + \cdots + b_p x_p \quad (\text{式 } 7-2)$$

其中，b_0 是 β_0 的估计值；$b_1、b_2、\cdots、b_p$ 是 $\beta_1、\beta_2、\cdots、\beta_p$ 的估计值，亦称为样本偏回归系数，简称为偏回归系数；它表示在其他自变量固定不变的情况下，X_i 每改变一个测量单位时所引起的 $\hat{Y}$ 的平均改变量，$\hat{Y}$ 为因变量 Y 的估计值，即 X_i 在取一组数值条件下因变量 Y 的平均估计值。

多元线性回归分析的任务就是要求出相应模型中参数的估计值，并对参数进行假设检验，同时对自变量进行共线性诊断和对观测点进行异常点诊断，并结合统计学知识和专业知识对各回归变量（即自变量）的作用大小做出评价；还可利用求得的回归方程对因变量进行预测、对自变量进行控制等。

(二) 多元线性回归方程的建立

多元线性回归方程中的回归系数 b_1，b_2，…，b_p 可用最小二乘法求得，也就是求出能使估计值 $\hat{Y}$ 和实际观测值 Y 的误差平方和 $Q=\sum(Y-\hat{Y})^2$ 为最小值的一套回归系数 b_1，b_2，…，b_p。根据以上要求，用数学方法可以得出求解回归方程系数 b_1，b_2，…，b_p 的下列正规方程组：

$$\begin{cases} b_1 l_{11}+b_2 l_{12}+\cdots+b_p l_{1p}=l_{1Y} \\ b_1 l_{21}+b_2 l_{22}+\cdots+b_p l_{2p}=l_{2Y} \\ \cdots\cdots \\ b_1 l_{p1}+b_2 l_{p2}+\cdots+b_p l_{pp}=l_{pY} \end{cases} \quad \text{(式 7-3)}$$

式中：

$$l_{ij}=\sum(X_i-\bar{X}_i)(X_j-\bar{X}_j)=\sum X_i X_j-\frac{(\sum X_i)(\sum X_j)}{n}$$

$$l_{iY}=\sum(X_i-\bar{X}_i)(Y-\bar{Y})=\sum X_i Y-\frac{(\sum X_i)(\sum Y)}{n}$$

常数项 b_0 可用下式求出：

$$b_0=\bar{Y}-b_1\bar{X}_1-b_2\bar{X}_2-\cdots-b_p\bar{X}_p \quad \text{(式 7-4)}$$

(三) 多元线性回归方程的假设检验

在计算各偏回归系数并建立起回归方程后，还应该对此多元回归方程进行假设检验，判断自变量是否与 Y 真有线性数量关系。对多元线性回归方程进行假设检验可分为两种：一种是对整个方程的检验，另一种是对各偏回归系数的假设检验。

1. 多元线性回归方程的假设检验 多元线性回归方程总体的假设检验与简单线性回归方程相同，均可采用方差分析的方法，将因变量总离均差平方和分解为回归平方和与残差平方和两个部分，其自由度也相应地分解成两个部分，进行假设检验：

H_0：$\beta_1=\beta_2=\cdots=\beta_p=0$；$H_1$：各值不全等于 0

式中：β_1，β_2，…，β_p 表示总体回归系数。

$$F=\frac{MS_{回归}}{MS_{残差}}=\frac{SS_{回}/p}{SS_{残}/(n-p-1)},\quad \nu_{回}=p,\quad \nu_{残差}=n-p-1 \quad \text{(式 7-5)}$$

式中，$SS_{总}=\sum(Y_i-\bar{Y}_i)^2$；$SS_{回归}=\sum(\hat{Y}-\bar{Y})^2=b_1 l_{1Y}+b_2 l_{2Y}+\cdots+b_p l_{pY}$；$SS_{残差}=SS_{总}-SS_{回归}$；$n$ 为样本例数，p 为因变量的个数。

在 $\beta_1=\beta_2=\cdots=\beta_p=0$ 成立时，F 值服从自由度为 $(p, n-p-1)$ 的 F 分布。若计算的 $F\geqslant F_{\alpha(p, n-p-1)}$，则在 α 水准上，拒绝 H_0，认为 p 个自变量 X 中，至少有一个与因变量 Y 之间存在线性回归关系。否则，不拒绝 H_0，即认为所有 X 与因变量 Y 之间无线性回归关系。

2. 偏回归系数的假设检验 在多元线性回归分析中，回归方程有统计学意义，并不能说明所有的 β_j 均不等于 0，因此，需要检验每个自变量是否均与 Y 都存在线性关系，需分别对每个自变量 X_j 对应的偏回归系数进行假设检验，以免把无统计学意义的自变量引入回归方程。所用的检验方法有 F 检验与 t 检验，两种检验方法结果一致。需要说明的是，无论哪种方法，计算量都比较大，一般需要借助统计学软件完成。

(1) F 检验：是在其他自变量存在于回归方程的条件下，考察某一个自变量 X_j（j=1，2，…，p）对因变量 Y 的回归效应。首先将所有 p 个自变量全部引入到回归方程中，得到回归平方和 $SS_{回}$ 及残差平方和 $SS_{残差}$。然后将拟检验的某个变量 X_j（j=1，2，…，p）从回归方程中取出后，重新建立含 $p-1$ 个自变量的回归方程，并得到对应的回归平方和 $SS_{回(-j)}$。差值 $SS_{回}-SS_{回(-j)}$，就是其他自变量存在于回归方程中的条件下，X_j 单独引起的回归平方和的改变量，称为 X_j 的偏回归平方和。最后，计算出 F 统计量：

$$F=\frac{SS_{回归}-SS_{回(-j)}}{SS_{残差}/(n-p-1)} \quad \nu_1=1, \ \nu_2=n-p-1 \quad (式7-6)$$

如果 $F_j \geqslant F_{\alpha(1,n-p-1)}$，则在 α 水准上，拒绝 H_0，接受 H_1，认为 X_j 与 Y 有线性关系，否则不拒绝 H_0。

（2）t 检验：还可以通过 t 检验对各偏回归系数进行假设检验。

$$t_j=\frac{b_j}{S_{b_j}} \ (j=1,\ 2,\ \cdots,\ p) \quad \nu=n-p-1 \quad (式7-7)$$

式中 S_{b_j} 为偏回归系数的标准误，计算量大，一般借助统计软件计算。若 $t_j \geqslant t_{\alpha,\nu}$，则 $P \leqslant \alpha$，则在 α 水准上认为 X_j 与 Y 有线性关系。

在许多情况下，需要比较各自变量对因变量相对贡献的大小，由于各自变量的测量单位不同，单单从各偏回归系数的大小来评价是不妥当的，此时需要对各偏回归系数进行标准化处理，即将原始数据减去相应变量的均数后再除以该变量的标准差以消除测量单位影响。消除量纲影响后计算的偏回归系数称为标准化偏回归系数 b'_j，其计算公式为：

$$b'_j=b_j \times (S_j/S_Y) \quad (式7-8)$$

式中 S_j 和 S_Y 分别为自变量 X_j 及 Y 的标准差，b_j 为 X_j 的偏回归系数。因此统计学上常用标准化回归系数的绝对值大小来衡量 X_i 变量对 Y 影响的相对重要性。

二、多元线性回归分析实例

例 7.1 为探讨女大学生的体重、胸围与胸围呼吸差对肺活量的影响，某研究者调查了 20 名女大学生的相关资料，见表 7-1，试建立肺活量与体重、胸围与胸围呼吸差的多元线性回归方程。

表 7-1　20 名女大学生肺活量等指标的调查数据

编号	胸围 x_1（cm）	体重 x_2（kg）	胸围差 x_3（cm）	肺活量 y（ml）
1	35	51	0.7	1600
2	37	58	2.0	1600
3	38	60	1.5	1650
4	36	61	0.8	1800
5	40	56	2.0	2100
6	41	57	2.0	2000
7	45	60	1.5	2200
8	44	60	1.8	2200
9	37	64	1.1	2300
10	39	63	1.4	2400
11	42	57	3.0	2500
12	43	59	3.3	2500
13	40	66	2.6	2600
14	41	64	2.5	2700
15	42	66	3.0	2650
16	40	64	3.0	2600
17	43	70	4.3	2750
18	44	65	3.2	2800
19	43	70	4.3	2750
20	45	67	3.2	2950

由于多元线性回归分析计算量很大,一般采用统计软件进行计算,本例给出统计软件分析结果如下:

1. 对回归方程进行总体方差分析结果

表 7-2 多元性回归方程分析表

变异来源	SS	ν	MS	F	P
回归	2664484.494	3	888161.498	19.026	0.000
残差	746890.506	16	46680.657		
总变异	3411375.000	19			

本例 $F=19.026$,$P<0.001$,按照 $\alpha=0.05$ 水准,拒绝 H_0,接受 H_1,可以认为方程有统计学意义。

2. 对各偏回归系数假设检验的结果

表 7-3 偏回归系数表的假设检验结果

自变量	偏回归系数(b_j)	标准误(S_b)	标准回归系数(b')	t	P
常数项	−2262.081	1081.87		−2.091	0.053
胸围	48.135	22.058	0.342	2.182	0.044
体重	38.550	13.346	0.444	2.889	0.011
胸围呼吸差	104.585	74.361	0.260	1.406	0.179

通过偏回归系数的计算,得到线性回归方程是:

$$\hat{Y}=-2262.08+48.14x_1+38.55x_2+104.59x_3$$

偏回归系数 $b_1=48.14$ 的含义是在体重与胸围呼吸差不变的条件下,胸围每增加 1 cm,肺活量平均增加 48.14 ml。

由于偏回归系数有单位,当自变量的单位改变时,偏回归系数也相应地改变,因而不能直接比较偏回归系数的大小。若比较自变量对因变量的贡献大小,应采用标准化的偏回归系数(Beta),本例分别是 0.342、0.444、0.260,说明体重贡献最大、胸围次之、胸围呼吸差最小。

从表 7-3 可以看出,按照 $\alpha=0.05$ 水准,不是所有的变量都有统计学意义,因此,还要对自变量进行筛选,采用一定的变量筛选方法,剔除没有统计学意义的变量。

三、多元回归模型中变量筛选的方法

上面提到,在多元回归分析中,多个自变量对因变量的贡献不尽相同,有些对因变量的影响可能很小。因此,需要对自变量进行筛选。筛选变量的方法有多种,如向前筛选法、向后剔除法、逐步回归法、最优子集法、MAXR(基于最大 R^2 增量法)(R^2 称为决定系数,与简单线性回归分析相同,R^2 越大,说明回归方程越有意义)、MINR(基于最小 R^2 增量法)、RSQUARE(基于 R^2 数值大小的选择变量法)、ADJRSQ(基于校正 R^2 数值大小的选择变量法)、C_P(基于 Mallow's C_P 统计量数值大小的选择变量法)等。各种筛选变量的方法各有其特点,在此不再赘述,变量的选择,专业上要求先于统计学检验的准则,专业相关的变量和可疑混杂因素建议回归分析时强行纳入,然后结合统计学有意义的变量进行分析,一般都采用统计软件实现。对例 7.1,采用逐步回归法对该资料进行变量筛选,结果如表 7-4 和表 7-5 所示。

表 7-4 逐步回归法多元性回归方程分析表

变异来源	SS	ν	MS	F	P
回归	2572146.452	2	1286073.226	26.052	0.000
残差	839228.548	17	49366.385		
总变异	3411375.000	19			

表 7-5 逐步回归法偏回归系数假设检验结果

自变量	偏回归系数 (b_j)	标准误 (S_b)	标准回归系数 (b')	t	P
常数项	-3331.970	791.085		-4.212	0.001
体重	48.498	11.639	0.558	4.167	0.001
胸围	65.336	18.877	0.464	3.461	0.003

以上是逐步回归分析的最后结果。此结果表明，X_1、X_2 对因变量 Y 的影响大，它符合模型的入选和排除的标准，故最后的多元线性回归方程为：$\hat{Y} = 3331.97 + 48.50 x_1 + 65.34 x_2$

专业结论：根据现有资料，经逐步多元线性回归分析，得体重、胸围对肺活量的影响具有统计学意义。

四、多元回归模型优劣的评价标准

经过回归诊断和变量筛选后，是否一定能找到一个最好的回归方程呢？那很难说，究竟哪一种筛选变量的方法最好，没有绝对的定论。一般来说，逐步回归法和最优回归子集法较好。对于一个给定的资料，可试用多种变量筛选的方法，结合以下几条评价标准，从中选择最佳者：

1. 拟合的多元回归方程在整体上有统计学意义。
2. 多元回归方程中各回归系数的估计值的假设检验结果都有统计学意义。
3. 多元回归方程中各回归系数的估计值的正负号与其后的变量在专业上的含义相吻合。
4. 根据多元回归方程计算出因变量的所有预测值在专业上都有意义。
5. 若有多个较好的多元回归方程时，残差平方和较小且多元回归方程中所含的自变量的个数又较少者为最佳。

五、应用线性回归的注意事项

在多元线性回归分析中，通过建立起回归方程，估计自变量与因变量之间的相互关系；分析哪些自变量对因变量有影响；并且从有影响的自变量当中找出哪个变量影响更大；最后通过建立的回归方程对因变量进行预测。在实现多元线性回归分析目的过程中，应该注意以下事项：

1. 多重线性回归分析的前提条件与简单线性回归的条件相同，它要求因变量 Y 满足正态性与独立性，即 Y 服从正态分布，Y_i 与 Y_j 之间是相互独立的。而自变量可以是定量的、也可以是分类的或等级的，对于多分类变量，可将其转换为一组两分类的哑变量。
2. 在进行多重线性回归分析时，应注意样本含量，一般应使样本含量是自变量数的 10~20 倍。
3. 在进行多重线性回归分析时，决定系数 R^2 是一个很重要的参数。若样本含量足够大，但决定系数 R^2 仍较小，应考虑可能是其他对因变量有实质影响的自变量未被引入方程。

4. 不能简单地用偏回归系数 b_1，b_2，…，b_p 的绝对值大小来确定自变量对因变量的作用大小，而应采用标准化的偏回归系数的绝对值大小来确定自变量对因变量的作用大小。

5. 在多重逐步回归分析时，应事先确定自变量选入或剔除的标准（α 值或 F 值），标准不同，回归方程的结果可能也不同。最终模型的确定还需结合医学的专业知识来考虑。

6. 多重共线性问题，指自变量存在着线性相关，即一个或几个自变量近似为其他自变量的线性组合。共线性较强时，建立的回归方程不稳定或出现矛盾，造成估计精度下降或方程解释的不合理。对多重共线性的诊断及解决可参考有关的书籍。

第二节 多元 logistic 回归

在上一节中我们建立起了一个因变量与多个自变量的线性回归模型，该模型要求因变量 Y 是呈正态分布的连续型随机变量。但在医学研究中，常常会遇到因变量的取值可能不是连续型随机变量，如未发病与发病；阴性与阳性；生存与死亡；治疗的结局是无效、有效、显效、治愈。在此种情况下，若分析自变量与因变量之间复杂关系时，多元线性回归就不能满足分析的目的了。此时，就可能会用到 logistic 回归。logistic 回归属于概率型回归，其应用范围很广，不仅适用于流行病学上病因学的分析，也可用于临床疗效、卫生服务等因变量为二值变量的分析研究，也可用于因变量为多分类资料的研究。logistic 回归按照反应变量（即因变量）的类型可分为：因变量二分类的 logistic 回归、因变量为多值有序的 logistic 回归、因变量为多值无序的 logistic 回归；logistic 回归按研究设计类型可分为非条件 logistic 回归和条件 logistic 回归。本节详细介绍非条件 logistic 回归。

一、多元 logistic 回归的概念、分类及任务

logistic 回归是 1970 年 Cox 提出的。设 $P(y=1|X)$（简记为 P）表示暴露因素为 X 时个体发病的概率。称发病的概率 P 与未发病的概率 $1-P$ 之比为"优势"（odds）。对 P 作 logit 变换（logit transformation），$logitP$ 定义为优势之对数（log odds），即：

$$logitP = \ln\left(\frac{P}{1-P}\right) \quad \text{（式 7-9）}$$

因此，多元 logistic 回归模型定义为：

$$logitP = \alpha + \beta_1 x_1 + \beta_2 x_2 + \cdots + \beta_j x_j \quad \text{（式 7-10）}$$

$logitP$ 与各因素间呈线性关系，β_j 为 logistic 回归的偏回归系数，表示在其他变量都固定不变的情况下，x_j 对 Y 即 $logitP$ 影响的大小。

在流行病学上，取 β_j 的自然对数可得比数比 $(OR) = e^{\beta_j}$，表示其他变量不变的情况下，x_j 每变化一个单位时所引起的比数比的自然对数改变量，即引起的比数比的改变量是改变前的 e^{β_j} 倍，即 $OR_j = e^{\beta_j}$。当变量 x_j 的偏回归系数 $\beta_j > 0$ 时，x_j 增加一个单位后与增加前相比，$OR_j > 1$，表明与 x_j 相应的因素为危险因素；当变量 x_j 的偏回归系数 $\beta_j < 0$ 时，x_j 增加一个单位后与增加前相比，$OR_j < 1$，表明与 x_j 相应的因素为保护性因素。

建立 logistic 回归方程的过程也就是求常数项 α 及各偏回归系数 β_j 的过程。同多元线性回归一样，当比较暴露因素对反应变量相对贡献大小时，由于各自变量取值单位不同，也不能用偏回归系数的大小作比较，而需用标准化偏回归系数来做比较。其计算公式为：

$$b'_j = b_j \times S_j / (\pi/\sqrt{3}) = 0.5513 \, b_j S_j \quad \text{（式 7-11）}$$

b'_j 为标准化偏回归系数，S_j 为变量 x_j 的标准差，为标准 logistic 分布的标准差（$\pi = 3.1416$），标准化偏回归系数绝对值越大说明相应变量的作用越大。

二、logistic 回归方程的参数估计及假设检验

1. 参数估计　由于 logistic 回归是一种概率模型，常用的方法是最大似然法求解模型中参数 β_j 的估计值 b_j。最大似然法是根据一组实际观察资料估计 logistic 回归模型的参数。其基本思想是先建立一个样本的似然函数 L：

$$L = \prod_{i=1}^{n} P_i^{y_i} \times (1-P_i)^{1-y_i} \quad \text{（式 7-12）}$$

P_i 表示第 i 例观察对象阳性结果发生的概率。实际出现阳性结果时，$y_i = 1$，否则 $y_i = 0$；设法求出使 L 值最大的参数取值，即为参数的最大似然估计值。为了简便计算，通常取似然函数的对数形式：

$$\ln L = \sum_{i=1}^{n} [y_i \ln P_i + (1-y_i) \ln(1-P_i)] \quad \text{（式 7-13）}$$

形成要计算的目标函数 $\ln L$，然后用非线性迭代方法使对数似然函数达到极大值，此时参数取值 $b_1, b_2, \cdots, b_j$ 即为 $\beta_1, \beta_2, \cdots, \beta_j$ 的最大似然估计值。上述求解过程很复杂，一般要依靠计算机完成。

参数 β_j 的 $100(1-\alpha)\%$ 可信区间为：$b_j \pm Z_{\alpha/2} SE(b_j)$ 　　（式 7-14）

根据 OR 与 β_j 的关系，可以推导出 OR_j 的 $100(1-\alpha)\%$ 可信区间为：

$$e^{b_j \pm Z_{\alpha/2} SE(b_j)} \quad \text{（式 7-15）}$$

2. 假设检验　求得各自变量参数的估计值后，并不意味着每个自变量都与研究因素的发生有联系，模型中应保留与研究因素发生有影响的变量，并对所拟合的模型效果进行检验。即检验 $H_0: \beta_1 = \beta_2 = \cdots = \beta_j = 0$，常用的检验方法有似然比检验（Likelihood Ratio test）、Wald 检验（Wald test）、计分检验（Score test）。

(1) 回归模型检验：常用似然比检验，是先拟合一个不包含准备检验因素在内的 logistic 模型，求出它的对数似然函数值 $\log L_j$；然后把需要检验的因素加入模型中去，再拟合一个 logistic 模型，求出它的对数似然函数值 $\log L_i$；似然比统计量计算公式为：

$$\chi^2 = -2\ln \frac{L_j}{L_i} = 2(\ln L_i - \ln L_j) \quad \text{（式 7-16）}$$

回归模型有无统计学意义，说明多个自变量的组合对发生与不发生某事件是否有影响。

(2) 各自变量的假设检验：说明每个自变量对因变量是否有影响，常用 Wald χ^2 检验，计算公式为：

$$\chi^2 = \left(\frac{\beta_i}{S_{\beta_i}}\right)^2 \quad \text{（式 7-17）}$$

三、多元 logistic 回归分析实例

例 7.2　为了探讨冠心病发生的有关危险因素，对 26 例冠心病患者和 28 例对照者进行病例对照研究，收集了年龄等 8 个因素的资料，各因素的变量表示及赋值见表 7-6，具体数据见表 7-7（具体数据可扫二维码 7-1）。试选用合适的多元回归模型对该资料进行多元回归分析。

表 7-7　冠心病相关因素的病例对照研究

表7-6 冠心病8个可能的相关因素及赋值

因素	变量名	赋值说明
年龄（岁）	X_1	<45＝1，45～54＝2，55～64＝3，≥65＝4
高血压史	X_2	无＝0，有＝1
高血压家族史	X_3	无＝0，有＝1
吸烟	X_4	不吸＝0，吸＝1
高血脂史	X_5	无＝0，有＝1
动物脂肪摄入	X_6	低＝0，高＝1
体重指数（BMI）	X_7	<24＝1，24～26＝2，>26＝3
A 型性格	X_8	是＝0，否＝1
冠心病	Y	对照＝0，病例＝1

表7-7 冠心病相关因素的病例对照研究

id	X_1	X_2	X_3	X_4	X_5	X_6	X_7	X_8	Y
1	3	1	0	1	0	0	1	1	0
2	2	0	1	1	0	1	1	0	0
3	2	1	0	1	0	0	1	0	0
…	…	…	…	…	…	…	…	…	…
53	2	1	0	1	0	0	1	1	1
54	3	1	1	0	1	0	3	1	1

采用统计软件对数据进行分析结果如下：

表7-8 参数估计值与 OR 估计值

变量	偏回归系数 (b_j)	标准误 (S_b)	标准回归系数 (b')	Wald χ^2	P 值	OR 值	OR 值 95%CI
常数项	−6.3502	2.0106		9.9756	0.0016		
年龄（X_1）	0.8456	0.4961	0.3669	2.9046	0.0883	2.329	0.881～6.159
高血压史（X_2）	0.8842	0.8223	0.2418	1.1562	0.2823	2.421	0.483～12.132
高血压家族史（X_3）	0.8096	0.8247	0.2253	0.9636	0.3263	2.247	0.446～11.313
吸烟否（X_4）	1.007	1.1274	0.2396	0.7979	0.3717	2.738	0.300～24.946
高血脂史（X_5）	1.0877	0.8214	0.2951	1.7538	0.1854	2.968	0.593～14.844
动物脂肪摄入（X_6）	2.0999	0.9739	0.5234	4.6491	0.0311	8.165	1.211～55.074
体重指数（X_7）	0.2648	0.6032	0.1052	0.1927	0.6607	1.303	0.400～4.250
A 型性格（X_8）	1.8735	0.8628	0.5035	4.7145	0.0299	6.511	0.881～6.159

表7-8中，第2列是回归系数的最大似然估计值，第3列是其标准误，第4列是标准化回归系数，第5列是Wald检验的统计量，第6列是统计量所对应的概率值，后3列依次为 OR 值及其95％置信区间的上下限。从 Wald 检验的结果可以看出，变量动物脂肪摄入（X_6）、A 型性格（X_7）有统计学意义，其他变量均无统计学意义。

四、logistic 回归方程变量筛选的方法

多元 logistic 回归和多元线性回归一样,也须对自变量进行筛选,只保留对回归方程具有统计学意义的自变量。筛选变量的方法主要有向前筛选法、向后剔除法、逐步回归法、最优子集法。而实现对变量的筛选的复杂工作,一般需要借助统计软件完成。

利用统计软件对例 7-2 进行分析,采用向后逐步剔除法进行变量的筛选结果如下:

表7-9 向后逐步剔除法筛选变量后的结果

变量	偏回归系数 (b_j)	标准误 (S_b)	标准回归系数 (b'_j)	Wald χ^2	P 值	OR 值	OR 值 95%CI
常数项	-5.2424	1.5855		10.9328	0.0009		
年龄 (X_1)	1.1414	0.4783	0.4953	5.694	0.017	3.131	1.226~7.996
高血脂史 (X_5)	1.6333	0.7336	0.4431	4.9564	0.026	5.121	1.216~21.566
动物脂肪摄入 (X_6)	1.9572	0.8782	0.4879	4.9665	0.0258	7.079	1.266~39.588
A 型性格 (X_8)	1.9149	0.7916	0.5146	5.8515	0.0156	6.786	1.438~32.023

由标准化偏回归系数的绝对值大小可知,A 型性格 (X_8) 对结果变量的影响最大,其次是年龄 (X_1)、动物脂肪摄入 (X_6)、高血脂史 (X_5)。由分析结果可以看出,最后进入回归模型的变量是年龄、A 型性格、动物脂肪摄入、高血脂史 4 个因素,其他因素均无统计学意义。就本资料而言,进入最后模型的各变量的置信区间均不包含 1,说明它们的 OR 值与 1 的差异都有统计学意义,由 OR 值可以看出,年龄越高、具有高血脂史、动物脂肪摄入过高、是 A 型性格人较低年龄、不具有高血脂史、动物脂肪摄入低、不是 A 型性格的人更易患冠心病。

五、多元回归模型的合理选用

多元线性回归模型与多元 logistic 回归模型的适用范围不同。一般来说,什么样的回归分析资料适合选用什么样的回归模型,主要取决于因变量的类型。多元线性回归模型通常适用于因变量为连续性的且服从正态分布的随机变量;而多元 logistic 回归分析模型通常适合于因变量是"二值变量"或"多值有序变量"或"多值名义变量"。而且不同的回归模型估计值的意义不同。在多元线性回归模型中,估计值表示因变量的均数,而在多元 logistic 回归模型中,估计值表示优势比的自然对数。因此模型的选用要借助专业知识,有时则需根据具体资料的表现而定,很难一概而论。但当连续性的自变量偏离正态分布很远时,直接代入多元回归模型不一定有好的表现,原本很重要的自变量可能很难入选回归模型,此时,可能需要考虑采取合适的变量变换,使这类自变量能够很好地发挥作用。

无论是多元线性回归还是多元 logistic 回归,都涉及样本含量问题,样本量越大结果越可靠。在样本含量的要求上,都应该满足特定实验设计中样本含量的计算公式的要求。对于多元线性回归来说,一般要求观测例数不低于变量个数的 10 倍;对于多元 logistic 回归,实际中病例和对照的人数应各有 20~30 例,方程中的变量个数越多需要的例数越大。

第三节 其他多元统计分析方法

一、Cox 回归分析

多变量回归分析有多种，除了多元线性回归、多元 logistic 回归外，还有 Cox 比例风险回归模型 (proportional hazards regression model)，简称 Cox 模型。该模型是一种多因素的生存分析方法，它可同时分析众多因素对生存期的影响，分析带截尾生存时间的资料，且不要求估计资料的生存分布类型。由于上述优良性质，在医学随访研究中得到非常广泛的应用。

Cox 回归模型如下表示：

$$h_i(t) = h_0(t) \, exp \, (\beta_1 X_1 + \beta_2 X_2 + \cdots\cdots + \beta_j X_j) \quad \text{(式 7-18)}$$

$h_i(t)$ 为某病生存到 t 时刻的死亡风险函数；$h_0(t)$ 是基准风险函数，即全部自变量为 0 时的风险函数；β_1，β_2，$\cdots$，β_m 为相应自变量的偏回归系数。

$$\ln [h_i(t)/h_0(t)] = \beta_1 X_1 + \beta_2 X_2 + \cdots\cdots + \beta_j X_j \quad \text{(式 7-19)}$$

在流行病学研究中，可将 $\ln [h_i(t)/h_0(t)]$ 视为相对危险度。模型中回归系数 β_j 的统计学意义是：在其他变量不变的条件下，变量 X_j 每变化一个单位所引起的风险比的自然对数，或使风险函数增至 $exp(\beta_i)$ 倍。

二、判别分析和聚类分析

判别分析 (discriminate analysis) 与聚类分析 (cluster analysis) 都用于对事物的分类，但需要根据统计分析的目的和实际资料的情况选择相应的方法。

判别分析是在已知样品分类结果的基础上，按照一定的判别准则，计算出判别系数，建立起判别函数，对未知事物进行判别分类，属于有监督类型的分类方法。

而聚类分析是在没有已知的分类标准情况下，通过计算距离、相似系数等指标，根据事物的特征将性质相近者归为一类，属于无监督类型的分类方法。分为样品聚类和指标聚类。

三、主成分分析和因子分析

主成分分析 (principal component analysis) 和因子分析 (factor analysis)，两种分析方法的总目标是相同的，都是寻找到少数几个新变量（或叫主成分、公因子）来反映全部原变量所包含的绝大部分信息。但其也有不同，区别在于，主成分分析相对简单一些，通过计算特征值和特征向量等，得到与原始变量数目相同的主成分变量，这些主成分变量是原始变量的线性组合，根据主成分的累积贡献率可从中选取部分主成分来代表原始变量背后隐藏的主要信息，主成分分析用于贡献大的因变量个数很少的资料效果很好；反之，则需要运用因子分析，通过因子轴的旋转使模糊不清的结果变得清晰一些，因子得分模型在本质上就是主成分表达式。

（何保昌）

第8章 生存分析

医学上经常遇到诸如患者的生存期、疾病的潜伏期、慢性病的复发期及药物的生效时间等资料，这些资料的特点为：一个起点和一个终点，有一个时间跨度，此时，可采用生存分析的方法进行预后及疗效等的评价。生存分析方法既可以用于完全数据，又可以用于不完全数据或称为删失数据。删失资料的特点是不知道观察对象的明确结局，只知道研究中要考察的终点事件在已经观察的时间长度内还没有发生。

生存分析在多个学科中有着广泛的应用，它能够将事件发生的结果和持续时间结合在一起进行分析。生存分析的主要内容包括估计生存率及中位生存时间，绘制生存曲线，常用的方法有乘积极限法（Kaplan-Meier 法）和寿命表法；两组或多组生存率之间的比较，常用的方法为 log-rank 检验；生存时间的影响因素分析，使用较多的方法为 Cox 比例风险回归模型。上述方法中，乘积极限法、寿命表法和 log-rank 检验属于非参数法，Cox 比例风险回归模型属于半参数法。在已知或可以确定生存时间服从某种特定的分布时，还可以根据特定分布采用参数法，常用的分布有指数分布、Weibull 分布、对数正态分布和对数 logistic 分布。

第一节 生存分析中的基本概念

一、生存时间

任何两个有联系事件之间的时间间隔，常用符号 t 表示。指从规定的观察起点到某一特定终点事件出现经历的时间长度。不同的研究目的，生存时间（survival time）不同，如生存时间可以是随机对照试验中患者随机化入组时间；可以是流行病学队列研究中，观测对象从入组到疾病发生的时间间隔等，该时间间隔的度量单位可以是年、月、日、小时等。生存时间必须明确规定观测起点事件和终点事件，终点事件也称为失效（failure），故生存时间也称为失效时间（failure time）。

二、删失

生存分析中的重要特点是会出现删失数据，即在规定的观察期内，对某些观察对象由于某种原因未能观察到终点事件发生，并不知道确切的生存时间，称为生存时间的删失数据（censored data）。

表 8-1　30 例膀胱肿瘤患者的生存资料

编号	年龄	肿瘤分级	肿瘤大小	是否复发	生存时间（月）	生存结局
1	62	Ⅰ级	<3.0cm	否	59	存活
2	64	Ⅰ级	<3.0cm	否	54	死亡
3	52	Ⅱ级	<3.0cm	是	44	死于其他
…	…	…	…	…	…	…
28	56	Ⅲ级	≥3.0cm	否	9	失访
29	73	Ⅲ级	≥3.0cm	是	7	死亡
30	54	Ⅲ级	≥3.0cm	是	6	死亡

产生删失数据的原因主要包括随访对象失访，如表 8-1 中第 28 号观测；随访结束时对象仍存活，如表 8-1 中第 1 号观测；患者死于其他原因，如表 8-1 中第 3 号观测；治疗措施改变，主要是在临床试验中，出于伦理学的考虑，在随访期间有更好的治疗方法被肯定时，患者主动或被动地改用其他的治疗方案。删失数据常在其右上角标记为"+"，表示真实的生存时间未知。

三、生存概率与生存函数

生存概率（survival probability）表示某单位时段开始时存活的个体，到该时段结束时仍存活的可能性。如一年生存概率 p 表示该年年初人口存活满一年的可能性。

$$p = \frac{某年活满一年人数}{某年年初人口数} \tag{8-1}$$

生存函数（survival function）又称生存率（survival rate）指观察对象经历 t_k 个单位时段后仍存活的可能性。生存率常随时间逐渐下降，资料中无截尾数据时计算生存率的公式如下：

$$\hat{S}(t_k) = P(T > t_k) = \frac{t_k 个单位时段末仍存活的例数}{观察总例数} \tag{8-2}$$

若含有截尾数据，须分时段计算。假定观察对象在各个时段的生存事件独立，应用概率乘法定理，则宜采用如下的公式计算：

$$\hat{S}(t_k) = P(T > t_k) = p_1 \times p_2 \times \cdots \times p_k = S(t_{k-1}) \cdot p_k \tag{8-3}$$

式中 p_i（$i = 1, 2, \cdots, k$）为各分时段的生存概率。

四、死亡概率与风险函数

死亡概率（death probability）：表示某单位时段开始时存活的个体，在该时段内死亡的可能性。如一年死亡概率 q 表示该年年初人口在今后一年内死亡的可能性。

$$q = \frac{某年内死亡人数}{某年年初人口数} \tag{8-4}$$

风险函数：即生存时间已达到 t 的一群观察对象在 t 时刻的瞬时死亡率，表示已存活到时间 t 的每个观察对象从 t 到 $t+\Delta t$ 这一非常小的区间内死亡的概率极限，记为 $h(t)$。

$$h(t) = \lim_{\Delta t \to 0} \frac{P(t \leq T < T + \Delta t \mid T \geq t)}{\Delta t} \tag{8-5}$$

$h(t) = 0$ 意味着没有风险，t 时刻 $S(t)$ 平坦；大的 $h(t)$ 意味着 $S(t)$ 的快速下降，t 时刻风险函数越大，生存函数下降越快。

第二节 生存率的估计与生存曲线

生存分析的主要内容包括估计生存率及中位生存时间的计算，绘制生存曲线，常用的方法有乘积极限法（Kaplan-Meier 法）和寿命表法，均属于非参数估计法。

一、Kaplan-Meier 法估计生存率

Kaplan-Meier 法（K-M 法）由 Kaplan 和 Meier 于 1958 年首先提出，又称乘积-极限法（product-limit method，P-L 法）。该法利用概率乘法定理计算生存率。

1. 生存率的估计

例 8.1 某医院用 A、B 两种疗法治疗急性黄疸性肝炎，随访 10 年得两组患者的生存时间（月）资料如下：

A 疗法组：12 25 50$^+$ 68 70 79$^+$ 83$^+$ 91$^+$ 114$^+$ 114$^+$
B 疗法组：1 1 9 17 21 25 37 38 58 72$^+$ 73

其中带"+"者表示删失数据，说明患者失访或在研究结束时仍然生存。试估计两疗法的生存率并绘制生存曲线。

以 B 疗法为例，采用 K-M 法估计生存率的步骤如下：

(1) 将生存时间 t_i 由小到大排序，遇完全数据与删失数据相同者，删失数据列在完整数据后面。

(2) 列出 $[t_i, t_{i+1})$ 时刻对应的死亡例数 d_i，删失数 c_i 对应的死亡例数为 0。

(3) 列出 t_i 时刻的期初观察例数 n_i，即该时刻之前的生存例数，见表 8-2 第 5 列。

(4) 计算各时间区间上的生存概率 $\hat{p}_i$，$\hat{p}_i = \dfrac{n_i - d_i}{n_i}$，见表 8-2 第 6 列。

(5) 按 8-3 计算生存率是 $\hat{S}(t_i)$，见表 8-2 第 7 列。

(6) 按公式 8-6 计算生存率的标准误，见表 8-2 第 8 列。

表 8-2 乙疗法组生存率计算表

序号 i (1)	时间 t (2)	死亡数 d_i (3)	删失数 c_i (4)	期初例数 n_i (5)	生存概率 $\hat{p}_i=(n_i-d_i)/n_i$ (6)	生存率 $\hat{S}(t_i)$ (7)	生存率标准误 SE (8)
1	1	2	0	11	9/11=0.8182	0.8182	0.1163
2	9	1	0	9	8/9=0.8889	0.8182×0.8889=0.7273	0.1343
3	17	1	0	8	7/8=0.8750	0.7273×0.8750=0.6364	0.145
4	21	1	0	7	6/7=0.8571	0.6364×0.8571=0.5455	0.1501
5	25	1	0	6	5/6=0.8333	0.5455×0.8333=0.4546	0.1501
6	37	1	0	5	4/5=0.8000	0.4546×0.8000=0.3637	0.1450
7	38	1	0	4	3/4=0.7500	0.3637×0.7500=0.2728	0.1343
8	58	1	0	3	2/3=0.6667	0.2727×0.6666=0.1819	0.1163
9	72	0	1	2	2/2=1.0000	0.1819×1.0000=0.1819	0.1163
10	73	1	0	1	0	0	0

2. 生存率的区间估计

另外,可以从样本数据计算出的生存率 $\hat{S}(t_i)$ 是总体生存率的点估计,可以结合生存率标准误,采用公式 8-6 计算总体生存率的置信区间。

Greenwood 生存率标准误近似计算公式如下:

$$SE[\hat{S}(t_i)] = \hat{S}(t_i)\sqrt{\sum_{j=1}^{i}\frac{d_j}{n_j(n_j-d_j)}} \qquad (8-6)$$

式中 j 要求为完全数据的顺序号。假定生存率近似服从正态分布,则总体生存率的 $(1-\alpha)$ 置信区间为:

$$\hat{S}(t_i) \pm z_{\alpha/2} \cdot SE[\hat{S}(t_i)] \qquad (8-7)$$

二、生存曲线

以生存时间为横轴、生存率为纵轴绘制一条生存曲线,用以描述生存过程,并根据两条生存曲线的高低,直观地比较不同治疗方式之间的生存过程,Kaplan-Meier 法对应的生存曲线为阶梯形,曲线较高说明生存率较高,将例 8-1 绘制生存曲线如图 8-1 所示。可见,相对于 B 疗法,A 疗法有较高的生存率。

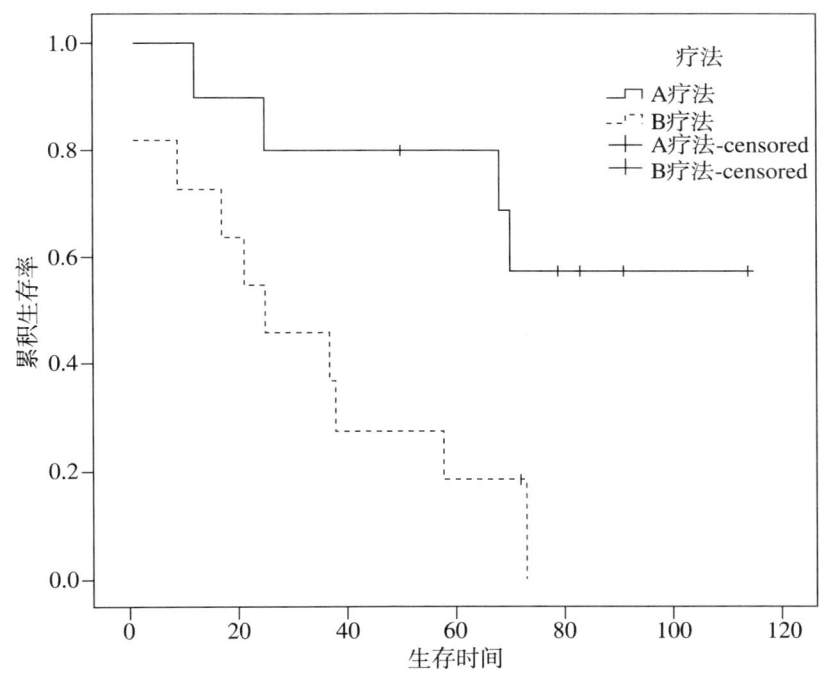

图 8-1 两种疗法的生存曲线

第三节 生存率比较的 log-rank 检验

在计算出不同样本的生存率及其中位生存期等统计量之后,通过观察生存曲线比较不同样本之间的生存率差异。但是,还需要通过假设检验进行生存曲线之间的比较。

常用的生存曲线的比较方法为 log-rank 检验,又叫时序检验,该检验属非参数检验,用于比较两组或多组生存曲线或生存时间是否相同。

一、Log-rank 检验近似法

其基本思想是：如果两总体的生存过程相同，则根据不同随访时间两组或多组的期初人数和死亡人数，估计各组在各时期的理论死亡数。如果检验假设成立，则死亡人数与理论死亡人数不会相差太大，否则认为检验假设不成立。检验采用 χ^2 检验。

$$\chi^2 = \sum_{g=1}^{k} \frac{(A_g - T_g)^2}{T_g} \quad \nu = k-1 \tag{8-8}$$

其中 k 表示组数。A_g 为各组实际死亡总数，T_g 为各组理论死亡总数，H_0 为真时，各组实际死亡总数和理论总数应该比较接近，χ^2 值比较小，统计量 χ^2 近似服从自由度为 $(k-1)$ 的 χ^2 分布；若各组实际死亡总数 A_g 和理论死亡总数 T_g 相差相对比较大，χ^2 值相对比较大。可根据相应自由度查 χ^2 界值表，得到 P 值，做出推断结论。

例 8.2 例 8.1（续）试比较 A、B 两组的总体生存曲线差别是否有统计学意义。

两组生存曲线比较步骤如下：

H_0：$S_1(t) = S_2(t)$，两总体生存曲线相同。

H_1：$S_1(t) \neq S_2(t)$，两总体生存曲线不同。

$\alpha = 0.05$

(1) 将两组数据统一按生存时间，如表 8-3 所示。

(2) 分别计算各组在各个时间点上的期初例数 n_{gi} 和死亡数 d_{gi}。见表 8-3 第 2、3 列，第 6、7 列。

表 8-3 21 例急性黄疸性肝炎患者两种疗法的生存曲线 log-rank 检验计算表

生存时间	A 疗法				B 疗法				合计	
t_i	n_{1i}	d_{1i}	T_{1i}	V_{1i}	n_{2i}	d_{2i}	T_{2i}	V_{2i}	n_i	d_i
(1)	(2)	(3)	(4)	(5)	(6)	(7)	(8)	(9)	(10)	(11)
1	10	0	0.9524	0.4739	11	2	1.0476	0.4739	21	2
9	10	0	0.5263	0.2493	9	1	0.4737	0.2493	19	1
12	10	1	0.5556	0.2469	8	0	0.4444	0.2469	18	1
17	9	0	0.5294	0.2491	8	1	0.4706	0.2491	17	1
21	9	0	0.5625	0.2461	7	1	0.4375	0.2461	16	1
25	9	1	1.2000	0.4457	6	1	0.8000	0.4457	15	2
37	8	0	0.6154	0.2367	5	1	0.3846	0.2367	13	1
38	8	0	0.6667	0.2222	4	1	0.3333	0.2222	12	1
58	7	0	0.7000	0.2100	3	1	0.3000	0.2100	10	1
68	7	1	0.7778	0.1728	2	0	0.2222	0.1728	9	1
70	6	1	0.7500	0.1875	2	0	0.2500	0.1875	8	1
73	5	0	0.8333	0.1389	1	1	0.1667	0.1389	6	1
—	—	4	8.6693	3.0791	—	10	5.3307	3.0791	—	14

(3) 计算各组在各时间点上的理论死亡数 T_{gi}，计算公式如下：

$$T_{gi} = \frac{n_{gi} d_i}{n_i} \tag{8-9}$$

计算结果见表 8-3 第 4、8 列。

(4) 计算各组的实际死亡总数和理论死亡总数。见表 8-3 第 10、11 列。

带入公式 8-9：计算 χ^2 统计量。

$$\chi^2 = \sum_{g=1}^{k} \frac{(A_g - T_g)^2}{T_g} = \frac{(4-8.6693)^2}{8.6693} + \frac{(10-5.3307)^2}{5.3307} = 6.605$$

$\nu = k-1 = 1$

二、Log-rank 确切检验法

以上介绍的是 log-rank 检验的近似法，计算简便，但其结果较精确法（一般统计软件中输出精确法计算结果）保守。log-rank 检验精确法 χ^2 统计量计算公式为：

$$\chi^2 = \frac{\sum \omega_i (d_{ki} - T_{ki})^2}{V_k} \tag{8-10}$$

式中 V_k 为第 k 组期望数 T_k 的方差估计，$V_k = \sum \omega_i^2 \frac{n_{ki}}{n_i} \left(1 - \frac{n_{ki}}{n_i}\right) \left(\frac{n_i - d_i}{n_i - 1}\right) d_i$。$\omega_i$ 为权重，对 log-rank 检验，$\omega_i = 1$，即该检验给任意时间点处两组间死亡的差别相同的权重。当比较的两总体生存曲线呈比例时，检验效能最大；$\omega_i = n_i$ 则对应 Gehan 检验（1965）或 Wilcoxon 检验，该检验给两组间死亡的早期差别更大的权重。

本例 log-rank 检验精确法方差估计 V_{ki} 见表 8-3 第 5 列和第 9 列，第 5 列和第 9 列合计处 $V_1 = V_2 = 3.0791$。

按 A 疗法组计算，$\chi^2 = \frac{(4-8.6693)^2}{3.0791} = 7.0808$

或按 B 疗法组计算，$\chi^2 = \frac{(10-5.3307)^2}{3.0791} = 7.0808$

三、相对危险度的计算

当假设检验发现组间生存曲线差别有统计学意义时，可通过中位生存期、相对危险度（relative risk）等指标评价进行比较。实际死亡总数 A 与理论死亡总数 T 之比称为相对死亡比，$R = \frac{A}{T}$，相对危险度（relative risk，RR）估计值为两组死亡率之比。如例 8-2 中 A 治疗法与 B 治疗法相比：$RR = \frac{A_1/T_1}{A_2/T_2} = \frac{4/8.6693}{10/5.3307} = 0.25$ 即 A 疗法组是 B 疗法组患者死亡风险的 25%；反之，B 疗法组是 A 疗法组患者死亡风险的 4.07 倍。

第四节 Cox 回归模型

Log-rank 检验用于比较两组或多组生存曲线的差别，属于单因素分析方法。目前对生存资料的多因素分析最常用的方法是 Cox 比例风险回归模型（proportional hazards regression model），简称 Cox 模型。该模型是一种多因素的生存分析方法，它可同时分析众多因素对生存期的影响，并且可以分析带截尾生存时间的资料，而且不要求估计资料的生存分布类型。由于上述优良性质，该模型自英国统计学家 D.R.Cox 于 1972 年提出以来，在医学随访研究中得到非常广泛的应用。

当生存时间的准确分布无法获得时，分析目的无法直接实现。此时，可采用 Cox 模型回归分析。此模型在形式上与参数模型相似，但对模型中各参数进行估计时不依赖于特定分布的假设，所以又称半参数模型。

一、Cox 回归模型的基本形式

1. 模型构成 基本 Cox 模型表达式为：
$$h(t) = h_0(t) \exp(\beta_1 X_1 + \beta_2 X_2 + \cdots + \beta_p X_p) \tag{8-11}$$

其中，假定 X_1、X_2、$\cdots$、X_p 为协变量或影响因素，β_1、β_2、$\cdots$、β_p 为各协变量所对应的回归系数，需由样本资料作出估计。$h(t)$ 为具有协变量 X_1、X_2、$\cdots$、X_p 的个体在 t 时刻的风险函数或瞬时死亡率，表示生存时间已达 t 的人在 t 时刻的瞬时死亡率；$h_0(t)$ 为 t 的未知函数，即 $X_1 = X_2 = \cdots = X_p = 0$ 时 t 时刻的风险函数，称为基准风险函数（baseline hazard function）。一般 $h_0(t)$ 不能由样本估计出，故 Cox 模型又称为半参数模型。

变量 X_1 的作用是使个体的风险函数由 $h_0(t)$ 增至 $h_0(t) \exp(\beta_1 X_1)$；变量 X_2 的作用是使个体的风险函数由 $h_0(t)$ 增至 $h_0(t) \exp(\beta_2 X_2)$；X_1、$X_2 \cdots X_p$ 这 p 个变量共同影响下的风险函数为 $h(t) = h_0(t) \cdot \exp(\beta_1 X_1) \cdot \exp(\beta_2 X_2) \cdots \exp(\beta_p X_p)$，使风险函数由 $h_0(t)$ 变为 $h_0(t)$ 的 $\exp(\beta_1 X_1) \cdot \exp(\beta_2 X_2) \cdots \exp(\beta_p X_p)$ 倍，可见，Cox 模型是一种乘法模型。

二、模型假定及参数意义

任两个个体风险函数之比，即风险比（hazard ratio，HR）计算公式如下：
$$\begin{aligned} HR &= \frac{h_i(t)}{h_j(t)} = \frac{h_0(t) \exp(\beta_1 X_{i1} + \beta_2 X_{i2} + \cdots + \beta_p X_{ip})}{h_0(t) \exp(\beta_1 X_{j1} + \beta_2 X_{j2} + \cdots + \beta_p X_{jp})} \\ &= \exp[\beta_1(X_{i1} - X_{j1}) + \beta_2(X_{i2} - X_{j2}) + \cdots + \beta_p(X_{ip} - X_{jp})] \\ & \quad i \neq j, \ i, \ j = 1, 2, \cdots, n \end{aligned} \tag{8-12}$$

该比值保持一个恒定的比例，与时间 t 无关，称为比例风险（proportional hazards）假定，简称 PH 假定，即模型中协变量的效应不随时间的改变而改变。

对式（8-12）两边取对数，得：
$$\ln(HR) = \ln\left[\frac{h_i(t)}{h_j(t)}\right] = \beta_1(X_{i1} - X_{j1}) + \beta_2(X_{i2} - X_{j2}) + \cdots + \beta_p(X_{ip} - X_{jp}) \tag{8-13}$$

式中，左边为风险比的自然对数，右边为协变量变化量与相应回归系数的线性组合。故 $\beta_j (j=1, 2, \cdots, p)$ 的统计学意义是，在其他变量相同的条件下，变量 X_j 每变化一个单位所引起的风险比的自然对数，或使风险函数成为原来数值的 $\exp(\beta_j)$ 倍。

当 $\beta_j > 0$ 时，$\exp(\beta_j)$ 或 $HR > 1$，说明 X_j 增加时，风险函数增加，即 X_j 为危险因子；当 $\beta_j < 0$ 时，$\exp(\beta_j)$ 或 $HR < 1$，说明 X_j 增加时，风险函数下降，即 X_j 为保护因子；当 $\beta_j = 0$ 时，$\exp(\beta_j)$ 或 $HR = 1$，说明 X_j 增加时，风险函数不变，即 X_j 是与危险无关的因子。

三、参数估计与假设检验

回归系数 $\beta_1, \beta_2, \cdots, \beta_p$ 的估计一般采用极大似然估计方法得出相应的估计值为 $b_1, b_2, \cdots, b_p$，HR 的 95% 置信区间计算公式为：
$$\exp(b_j \pm z_{0.05/2} S_{b_j}) \tag{8-14}$$

回归系数的检验方法有 3 种，①Score 检验：常用于模型中新变量的引入；②Wald 检验：常用于模型中不重要变量的剔除；③似然比检验：常用于模型中不重要变量的剔除和新变量的引入。以上 3 种检验方法均为 χ^2 检验，自由度为模型中待检验的参数个数。

四、因素的初步筛选与最佳模型的建立

Cox 回归模型进行多因素分析时，涉及变量的筛选，筛选策略与多重线性回归、Logistic

回归等方法类似。可先对每个变量进行单变量分析,初步了解变量与结局之间的关系;综合考虑候选变量及变量进入模型的适宜形式,进行多因素分析,可采用前进法、后退法、逐步法等进行变量的筛选,模型的构建。在建模过程中,既要考虑变量的统计学意义,又要考虑变量的实际意义。

五、应用实例

例8.3 以下是对63例某恶性肿瘤患者的治疗后生存时间(月)和预后,采用Cox模型对数据进行分析。

表8-4 63例某恶性肿瘤患者的生存时间及影响因素

序号 No.	年龄 X_1	性别 X_2	组织学类型 X_3	治疗方式 X_4	淋巴结是否转移 X_5	肿瘤的浸润程度 X_6	生存时间 t	患者的结局 Y
1	54	0	0	1	1	0	52	0
2	57	0	1	0	0	0	51	0
3	58	0	0	0	1	1	35	1
4	43	1	1	1	1	0	103	0
…	…	…	…	…	…	…	…	…
61	45	1	0	1	1	0	108	0
62	38	0	0	0	0	0	24	1
63	62	0	0	0	1	0	16	1

注:年龄:周岁;性别:0=女,1=男;组织学类型:0=低分化,1=高分化;治疗方式:0=传统疗法,1=新型疗法;淋巴结是否转移:0=否,1=是;肿瘤的浸润程度:0=未突破浆膜层,1=突破浆膜层;t:患者的生存时间(月);Y:0=删失,1=死亡。

采用统计分析软件进行数据分析。首先,单因素分析结果如表8-5所示。

表8-5 3名某肿瘤患者生存资料的单因素分析结果

变量	df	b	$SE(b)$	$Wald\ \chi^2$	P	HR
年龄	1	−0.0135	0.0183	0.5459	0.4600	0.9870
性别	1	−0.5980	0.5987	0.9976	0.3179	0.5500
组织学类型	1	0.2066	0.6658	0.0963	0.7563	1.2300
治疗方式	1	−1.3290	0.6884	3.7267	0.0535	0.2650
淋巴结是否转移	1	1.2668	0.7391	2.9375	0.0865	3.5490
肿瘤的浸润程度	1	0.3658	0.4399	0.6916	0.4056	1.4420

单因素分析显示,X_4、X_5两个变量P值接近0.05。由于因素对结局的影响是综合作用的结果,故下一步进行多因素分析,结果见表8-6。

表8-6 63名某肿瘤患者生存资料的多因素Cox逐步回归分析结果

变量	df	b	$SE(b)$	$Wald\ \chi^2$	P	HR	HR 95% CI	
							下限	上限

| 治疗方式（X_4） | 1 | −1.7613 | 0.5479 | 10.3356 | 0.0013 | 0.1720 | 0.0590 | 0.5030 |
| 淋巴结是否转移（X_5） | 1 | 0.9313 | 0.4446 | 4.3890 | 0.0362 | 2.5380 | 1.0620 | 6.0660 |

采用逐步回归法进行分析，Cox 模型结果显示：治疗方式、淋巴结是否转移为某肿瘤患者生存时间长短的重要影响因素。通过回归系数和 HR 值可以看出，传统治疗方法相对于新方法比较，危险性大，即新疗法危险性小（$HR=0.1720$）；淋巴结转移与不转移相比，患者的危险性要大（$HR=2.538$）。

由 Cox 回归分析结果，得出风险函数的表达式为：

$$h(t) = h_0(t) \exp(-1.7613 \times X_4 + 0.9313 \times X_5)$$

此表达式右边指数部分取值越大，则风险函数 $h(t)$ 越大，预后越差，故称为预后指数（prognostic index，PI）。可通过对每个个体计算时点生存率和 PI，了解个体生存和预后的情况。采用 Kaplan-Meier 法输出个体生存率及 PI，软件输出结果如下（由于篇幅所限，仅输出 1-4 号观测）：

表 8-7 4 名某肿瘤患者预后指数及生存率输出结果

编号	年龄	性别	组织学类型	治疗方式	淋巴结是否转移	肿瘤的浸润程度	t	Y	PI	$S(t)$
1	54	0	0	1	1	0	52	0	−0.8300	0.8124
2	57	0	1	0	0	0	51	0	0.0000	0.6210
3	58	0	0	0	1	1	35	1	0.9313	0.3505
4	43	1	1	1	1	0	103	0	−0.8300	0.7992

输出结果显示了 1-4 号患者的预后指数 PI 及其所对应生存时间的生存率。如 1 号患者年龄 54 岁，女性，组织学类型低分化，淋巴结转移，肿瘤的浸润程度未突破浆膜层，其 $PI=-0.83$，52 个月生存率 81.24%。

需要注意的是，在应用 Cox 回归模型时，要求资料满足比例风险假定，简称 PH 假定。指在自变量不同的状态下相比，患者的风险在不同时间是常数，也就是模型中自变量的效应不随时间的改变而改变。如检查某自变量是否满足 PH 假定，最简单的方法是观察按该变量分组的 Kaplan-Meier 生存曲线，若生存曲线交叉，提示不满足 PH 假定。在资料不满足 PH 假定的情况下，应改用时变协变量模型进行分析。

（李长平）

第9章 常用统计软件的应用

第一节 统计软件概述

随着医学及其他学科的快速发展，21世纪的医学科学工作者每天面对海量的数据和信息，进行纷繁复杂的统计分析，而统计分析的过程运算复杂、计算量大，传统的计算方法和手段很难满足。如何把人们从复杂的数学计算中解放出来，同时又促进现代统计技术的飞速发展，是时代赋予统计软件的历史使命。统计软件的正确运用已成为医学工作者在科研过程中必须掌握和具备的基本技能，也是提高科学研究效率、确保科研质量的重要保证。但如何利用准确、恰当、高效的统计分析方法获取数据信息、得到正确的结论，是一项细致而繁琐的工作，而这一工作的完成必须借助统计软件来实现。随着计算机技术的进步和发展，统计软件自身也在不断地改进和完善，向着可处理的数据规模更大、分析速度更快、程序更优化、操作更简单、界面更友好等方向发展，这大大减轻了整理和分析数据的负担，提高了工作效率，因而得到越来越多的专业人士和非专业人士的青睐。在20世纪60年代，很多公司、科研机构研发出了不同类型的统计分析软件，如SAS、SPSS、BMDP，以及后来推出的Eviews、S-PLUS、Statistica、Minitab、Stata、SYSTAT等，其中美国北卡罗来纳州Raleigh的SAS软件有限公司研制的SAS（Statistical Analysis System）、美国斯坦福大学研发的社会科学统计软件包——SPSS（Statistical Package for the Social Science）和美国加利福尼亚大学研制的BMDP（Biomedical Computer Programs）三种大型统计软件包成为应用最广泛、最具影响力的专业统计软件，其用户群分布于通讯、医疗、银行、证券、保险、制造、商业、市场研究、科研教育等多个行业和领域。

一、常用的统计软件简介

（一）SPSS软件简介

SPSS是全世界最早开发的统计软件系统之一，于1968年由美国斯坦福大学三位专业背景截然不同的研究生（分别为社会科学、运筹学和工商管理）开发，最初用于社会调查数据的统计分析，故原名"社会科学统计软件包"。1975年SPSS开始商业化，并于1985年和1992年推出计算机版本和个人电脑操作系统Windows版本的统计产品，极大扩充了应用范围。SPSS集成了数据编辑、整理、统计分析和作图等功能，其菜单操作简单易学，因而深受广大用户的青睐。此外，SPSS公司陆续开发出新的产品，如数据挖掘类产品SPSS Modeler、数据收集类产品SPSS Data Collection、结果发布类产品SPSS Collaboration and Deployment Services等，扩大了SPSS的行业影响力。SPSS曾更名为预测统计分析软件（Predictive Analytics Software，PASW），被IBM公司收购后再次更名为IBM SPSS。目前SPSS被应用于全球100多个国家的不同领域和行业。本章所介绍的SPSS主要是SPSS Statistical，2017年8月的最新版本为24.0，下文以PASW SPSS 18.0为例进行介绍。

和同类软件相比,SPSS 主要特点包括:

1. 使用方便　从 17.0 开始,SPSS 提供了多国语言版本,可以直接通过菜单选项进行语种选择,界面清晰明了,便于使用。

2. 实用的数据转接和处理功能　SPSS 与多类软件有数据转换接口,可以方便地获取外部数据库。如 Microsoft Excel 生成的(*.xls)数据文件、DBASE 和 FOXPRO 生成的(*.dbf)数据文件,当前国内使用广泛的 Epidata 数据管理软件也能导出 *.sps 和 *.txt 格式的数据文件与 SPSS 对接。此外,SPSS 能对数据进行基本而常用的数据处理,如计算、转换、合并等。

3. 操作简单　与其他同类软件相比,SPSS 最大的特色是"菜单式"操作,无需编程,因此只要知道每个菜单的功能,就可以轻松地使用它。

(二) **SAS 软件简介**

SAS(Statistics Analysis System)是世界领先的统计分析系统,被誉为国际上的标准软件系统,具有完备的数据访问、数据管理、数据分析和数据呈现功能,备受统计专业人士的推崇。美国 SAS 软件研究所经过多年研制,于 1976 年正式推出 SAS 软件。SAS 被广泛应用于金融、医疗卫生、生产、运输、通讯、科研和教育等领域的数据分析和决策支持。除此之外,它还能将数据或分析的结果以灵活多样的形式(如报表、图形、三维透视等)直观地呈现出来。SAS 是可以在多个操作系统下运行的应用软件系统,具有操作界面友好、语言功能强大、数据处理功能完备等特点。

SAS 系统是一个组合软件系统,由多个功能模块组合而成。其中最核心的模块是 SAS/BASE,承担着主要的数据管理任务,包括对程序语言的处理和调用其他 SAS 模块,将数据管理和统计分析融为一体。专门用于统计分析的是 SAS/STAT 模块,其内容主要包括:方差分析、回归分析、属性数据分析、非参数分析、主成分分析、因子分析、判别分析、聚类分析、生存分析等近 70 个过程,涵盖了所有的实用数理统计分析方法。另外,用户还可以根据需要,选择其他相应的模块,如进行经济计量学与时间序列分析可选用 SAS/ETS 模块;进行决策分析和工程管理可选用 SAS/OR 模块;进行质量控制可选用 SAS/QC 模块;以矩阵为元素的复杂运算可选用 SAS/IML 模块;需将数据及其包含的信息以多种图形生动展现出来可选用 SAS/GRAPH 模块;对数据进行非程序方式的全屏幕编辑可选用 SAS/FSP 模块;进行系统开发可选用 SAS/AF 和 SAS/EIS 模块;为快速编写 SAS 程序提供帮助可以选用 SAS/ASSIST 模块;通过友好界面读入其他格式数据库可选用 SAS/ACCESS 模块;不需学习 SAS 语言而完成简单的常用统计分析任务可选用 SAS/INSIGHT 模块;进行财务分析、数据建模、数据整合及管理可选用 SAS/CALC 模块;进行企业级数据挖掘可选用 SAS/EM 模块。

(三) **Stata 软件简介**

Stata 统计分析软件由美国计算机资源中心(Computer Resource Center)在 1985 年开发,从 4.0 版本进入 Windows 时代,到目前为止已推出 13 个版本。通过不断的更新和扩充,软件功能日趋完善,同时具有数据管理、统计分析、绘图、矩阵计算和程序语言的特点。Stata 软件共有 4 个版本,分别是标准版本 Intercooled(IC)版本,支持海量数据的 Special Edition(SE)版本,支持多核处理器的 MultiProcessor(MP)版本和适用于教学使用的学生 Small 版本。

与 SPSS、SAS、R 等其他几款同样被广泛使用的统计分析软件相比,Stata 具有一些突出的特点:

1. 统计分析功能强大　Stata 集成了近几十年来最新的统计分析方法,具有比 SPSS 更为强大的统计分析功能,而和 SAS 相比,由于 Stata 在分析时是将数据全部读入内存,在计算全部完成后才和磁盘交换数据,因此计算速度极快。

2. 语句简单直接　虽然高等级版本的 Stata 也具有一些菜单操作的功能，但主要还是以编程操作来实现统计分析，但与 SAS 和 R 相比，Stata 的程序命令更为简洁，它没有数据步，且过程步也仅抽取了最关键的命令语。如对某份数据中的年龄变量进行描述，变量名为 age，只需在 Stata 的命令窗口输入"su age"，软件即自动输出观测数、年龄的最小值、最大值、均数和标准差；若想知道包括百分位数、偏度和峰度在内更详细的描述，只需在上述命令后加一个 d，即"su age, d"即可。

3. 绘图精美　Stata 另一个突出的特点是它绘制的统计图形相当精美，很有特色。

4. 软件安装简单、所占存储空间较小　与 SAS 的 1G 相比，仅几十 M 大小的 Stata 显然要"苗条"很多，如 Stata12.0/SE 版本仅 60M，安装简便。

(四) R 软件简介

R 软件是一个有着非常强大的数据整理、统计分析和作图功能的软件系统，由奥克兰大学 Robert Gentleman 和 Ross Ihaka 等基于 S 语言开发而成。由于免费、开源、功能强大、编程语言简单明了等一系列优势，R 软件在目前的统计实践中应用越来越广泛。读者可从 R 软件的官方网站（http：//www.r-project.org/）上免费下载 R 软件。因为 R 软件与同样基于 S 语言的 S-PLUs 软件的语言风格有很多类似之处，二者的编程方法可以相互参考。

安装 R 软件之后，双击电脑桌面 R 软件的快捷方式，弹出主窗口：

R 软件的主窗口由两个部分构成：上方的菜单和快捷按钮和下方由">"符号引导的命令输入窗口（或称 R Console，控制台）。读者可通过该窗口执行 R 程序，并显示部分运算结果（有些运算结果，如图形，会显示在自动弹出的新窗口中）。

二、利用 SPSS 进行统计处理的基本流程

SPSS 功能强大，且操作简单，这一特点集中体现在它简明统一的操作流程中。基本流程如图 9-1 所示：

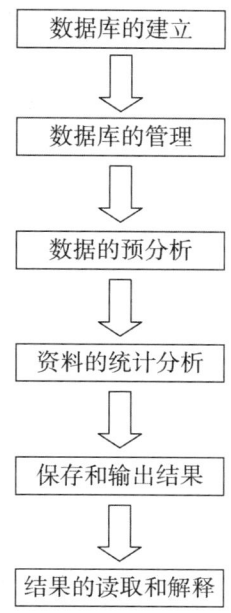

图 9-1　利用 SPSS 进行统计处理的基本流程

(一) 建立数据库

统计工作分为研究设计、收集资料、整理资料和分析资料四个步骤，资料的收集是科研工作的基础。现代医学的发展使得医学科研方法日趋多元化，医学科研工作中的数据越来越呈现大型化的趋势，即收集的样本含量和研究的变量数越来越多，如大规模的流行病学调研或多中心临床对照试验等。随着计算机应用技术的发展和普及，统计分析方法的不断深化，医学科研数据的分析处理越来越依赖于计算机完成。在使用统计软件进行分析之前，将原始数据准确、完整地录入，建立满足分析要求的数据库，是资料分析过程中的首要环节。我们在应用中可以直接在 SPSS 的数据视图窗口中按要求输入数据直接建立数据库（*.sav 格式），也可以通过读入已有的数据文件如 DBASE、FOXBASE、FOXPRO、EXCEL、LOTUS、SYLK、SAS 以及纯文本等格式生成数据库文件。

(二) 管理数据库

对数据库的管理包括整理数据、数据变换及数据库维护等内容。整理数据的过程就是对数据库中各变量的原始数据进行检查、核对、纠错、修改的过程。实际应用时仅对数据整理是不够的，在很多情况下，还需对数据文件进一步整理加工，如根据实际情况和统计分析要求进行数据库维护（对数据进行拆分、合并、加权、筛选、排序、转置、分类汇总、变换排列格式等操作）；有时还需要进行数据变换（如生成新变量、计算秩次、设定随机函数的种子等操作）。数据库的管理是进行统计分析前重要的步骤，可为进一步的精确分析打下坚实基础。SPSS 统计软件的数据库维护功能主要集中在 Data 菜单选项中，数据变换功能主要涵盖于 Transform 菜单内。

(三) 数据的预分析

在应用统计软件对数据资料进行分析时，应当根据分析目的、设计类型、数据的实际分布、样本含量的大小等选择适当的分析方法。因此，在正式分析之前，应当对数据进行预分析，根据分析得到的描述性统计指标（如集中趋势的统计指标、离散趋势的统计指标、位置指标、分布指标等）和统计图形（如直方图、箱式图、茎叶图、QQ 图等）等信息判断资料的性质和分布特点，有助于使用者确定并选择适当的统计分析方法；向用户提示资料中的离群值和缺失数据；数据的预分析还可为变量变换（如以正态性、方差齐性为目的）提供线索。数据的预分析是我们确定分析方案的重要依据，也是决定统计结果准确性的重要保证，但在实际应用中，往往被很多使用者所忽视。SPSS 统计软件的数据预分析主要见于 Descriptive Statistics 过程中的 Explore 选项。

(四) 资料的统计分析

统计功能是 SPSS 的核心部分，SPSS 几乎可以完成所有的统计分析任务。SPSS 的基本统计功能包括：描述性统计、假设检验（包括参数检验、非参数检验及其他检验）、方差分析（包括单因素方差分析和多因素方差分析）、列联表、相关分析、回归分析、对数线性分析、聚类分析、判别分析、因子分析、对应分析、时间序列分析、生存分析、多维尺度分析、信度分析、缺失值分析等。SPSS 为这些统计方法嵌入了足够多的选择项，每个选择项都有具体的意义和用法，使用者可以根据研究目的和预分析的结果，选择适当的统计分析方法及其选项。SPSS 统计软件的数据分析功能主要集中在 Analyze 模块中。

(五) 结果的保存和输出

用户提交统计分析命令后，统计软件运行操作并弹出结果浏览窗口。用户可以直接存储结果文件，也可将结果导出为纯文本格式或网页格式。

(六) 结果的读取与解释

资料的分析结果是科研工作的核心，它反映了科研水平的高低及其价值，是结论的依据，是形成观点与论证主题的基础。资料的描述性统计应报告统计指标（如集中趋势的描述指标、离散趋势的统计指标、相对数等），将集中指标和变异指标结合起来使用；假设检验的结果中同时报告可信区间、检验统计量和 P 值。在结果解释时，要正确地理解 P 值的意义，将统计学差异与专业上的实际差别区分开来，将统计结论与专业结论有机结合，得出符合客观实际的最终结论。

需要提醒读者注意的是，由于 SPSS 的诸多统计模块中包含了丰富的选择项，很多时候我们都能看到由若干统计表和统计图构成的"浩瀚"的分析结果，很多结果或指标往往令初涉 SPSS 领域的使用者眼花缭乱，无所适从。如何准确地从这些统计图表中甄选结果，就需要使用者对选择的统计分析方法及选项有正确的认识。

第二节 SPSS 统计软件的数据管理

一、初识 SPSS 统计软件

（一）SPSS 界面

打开 SPSS 后，展现在我们面前的界面如图 9-2 所示。窗口顶部显示为"未标题1 [数据集0] - SPSS Statistics 数据编辑器"，表明现在所看到的是 SPSS 数据编辑窗口。这是一个典型的 Windows 软件界面，有菜单栏和工具栏。工具栏下方为数据栏，由若干行和列组成，每行对应一条记录，每列则对应了一个变量。

SPSS 共有三个主要窗口：数据编辑窗口、程序编辑窗口和结果浏览窗口；另有两个不常用的窗口：结果草稿浏览窗口和 VBs 宏程序编辑窗口。在三个主要窗口中，数据编辑窗口是最重要也是应用最为频繁的一个，是 SPSS 的基本操作平台。

初次进入 SPSS 系统时会出现一个导航对话框，请单击右下方的 Cancel 按钮，即可进入上面的主界面。

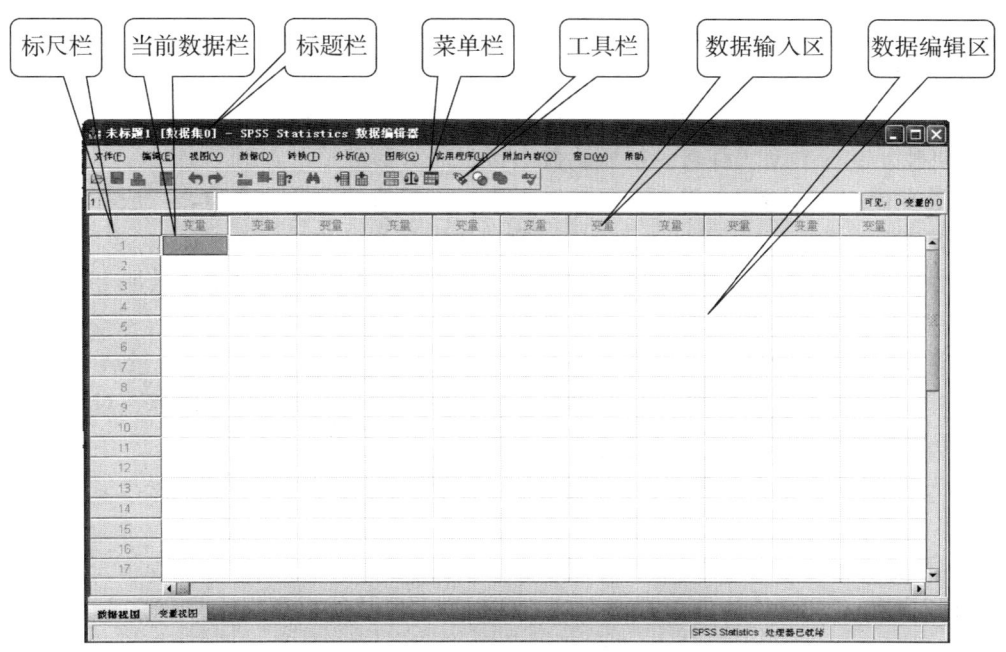

图 9-2 SPSS 的数据编辑窗口

(二) 定义新变量

在数据编辑窗口界面的左下方两个标签："数据视图"和"变量视图"。进入数据编辑窗口后，系统默认数据编辑窗口，分别单击这两个按钮可以进行两种视图的切换。单击"变量视图"，程序切换到变量视图窗口，如图9-3所示。

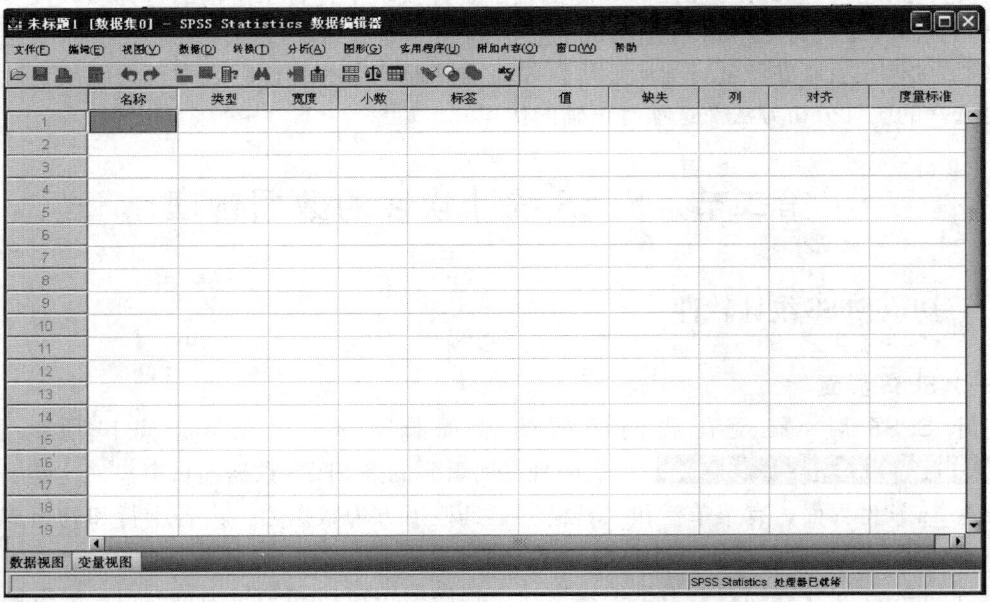

图9-3　SPSS的变量视图窗口

变量视图窗口的操作界面和FoxPro等数据库非常相似，每一行代表了对一个变量的定义，每一列则代表定义该变量时用到的某种属性。

1. 变量名（Name） 设置变量名，在64位以内，推荐使用英文变量名。由于SPSS统计软件是英文软件，使用中文名可能会有潜在的冲突。

2. 变量类型（Type） 选择该框时，右侧会出现形如…的按钮，单击它会弹出变量类型对话框，用于设置变量类型，相应地可以在右侧更改变量运算宽度等格式。常用变量类型为数值型、日期型、字符串型三种，一般默认数值型。

3. 变量宽度（Width） 设置变量运算宽度，如数值型默认为8位，一般不用更改。

4. 小数点后位数（Decimals） 设置小数位，默认为2位。

5. 变量标签（Label） 定义变量名标签，用户可以在此栏为英文变量加上中文标签，在结果输出中出现，方便结果读取。

6. 变量值标签（Values） 定义变量值标签。用于将数据中的分类变量或非连续型变量量化，应用时非常有用。定义变量后，单击值标签框右侧…，弹出变量值标签对话框如图9-4所示，可分别在其中输入变量的赋值和变量标签。

7. 缺失值（Missing） 定义变量缺失值。SPSS中默认缺失值用"."表示，如所用数据集中还有其他表示方法，则用该框来定义。

8. 列宽（Columns） 定义显示列宽，默认的列宽为8。

9. 对齐格式（Align） 定义显示对齐方式，数据默认的对齐格式为右对齐。

10. 度量标准（Measure） 定义变量的测量尺度，和变量类型联合起来可对变量做更精确的限定，在绘制交互式统计图等方面非常有用。

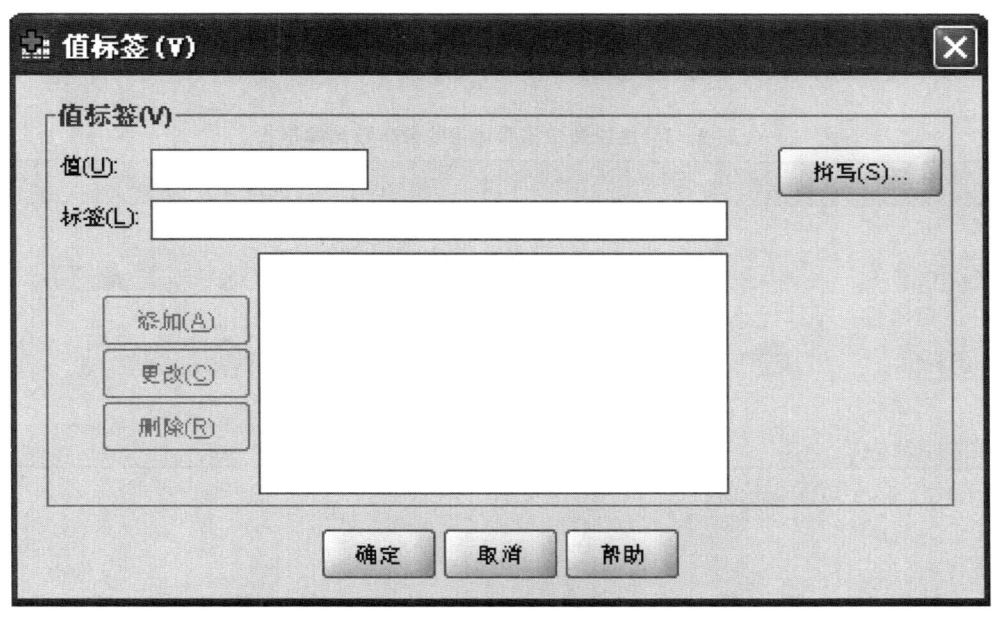

图 9-4 变量值标签对话框

二、建立 SPSS 数据库的原则与方法

医学科研的原始数据大多可用一种统一的数据结构表达,如表 9-1 所示。在表 9-1 中,每一行称为一个记录(record)或一个观察单位(case),记录每一个研究个体的各研究指标;每一列称为一个变量(variable),表示研究中的各指标。横向的记录和纵向的变量构成了常见的二维数据方阵。

表 9-1 某地 2005 年 65 岁以上老年人健康体检记录

编号	姓名	性别	年龄(岁)	民族	体重(kg)	身高(m)	高血压	糖尿病
1	刘天宇	男	78	汉族	76.52	1.69	有	无
2	王顺义	男	82	汉族	66.72	1.75	无	无
3	苗凤兰	女	70	其他	55.10	1.60	无	无
4	马志华	男	71	回族	85.63	1.82	有	有
5	周淑宏	女	77	汉族	48.45	1.54	有	无
6	赵晓曼	女	66	汉族	58.36	1.64	无	有

数据录入的过程,应遵循"方便录入、便于核查、易于转换、利于分析"的原则。方便录入是指在录入过程中尽可能减少录入的工作量,将原始数据中的分类变量数量化,如上表中的性别、民族、高血压、糖尿病的患病情况等皆为分类变量,在原始数据中表现为字符的形式,可根据实际情况将其数量化,比如,对于"性别"变量,将"男性"赋值为"1","女性"赋值为"2";对于糖尿病的患病情况,将"有"赋值为"1","无"赋值为"0",这样既可以节省录入时间,加快数据的录入速度,又可将原始指标转化为可被统计分析软件识别和运算的量化指标形式;便于核查是指一定要有标识变量,以便数据的核查校对;易于转换是指录入数据时要考虑不同软件的要求,如一些软件不能识别中文,一些软件的变量名要求不能超过 8 个字符等,因此,在录入数据时,变量名一般尽可能用英文,不超过 8 个字符,数据尽可能用数值表示,这样数据库被分析软件读入时,就不易丢失数据和出现差错;利于分析是指收集的资料

尽可能录成一个数据库文件,而不要分解成多个数据文件,且录入的格式应满足多种统计分析方法的需要。分析所用数据库的格式见表9-2。

表9-2 由原始数据库转化的分析数据库格式

number	name	Gender[a]	age	Nationality[b]	weight	height	HBP[c]	diabetes[d]
1	刘天宇	1	78	1	76.52	1.69	1	0
2	王顺义	1	82	1	66.72	1.75	0	0
3	苗凤兰	2	70	3	55.10	1.60	0	0
4	马志华	1	71	2	85.63	1.82	1	1
5	周淑宏	2	77	1	48.45	1.54	1	0
6	赵晓曼	2	66	1	58.36	1.64	0	1

注:a:1男、2女;b:1汉族、2回族、3其他;c:0无、1有;d:0无、1有

三、生成 SPSS 数据库

(一) 直接录入

以表9-2中的数据为例,我们尝试通过直接录入建立数据库。首先进入变量视图窗口的操作界面,在变量名(name)栏中将各变量名(英文)依次输入,在Type栏中按变量的特征定义变量的类型,如 name 为字符型外,number、age、weight、height、gender、nationality、HBP、diabetes 均为数值型。根据数据的实际情况分别定义宽度(Width)和小数位(Decimals)。为了便于浏览结果,大家可以在变量标签(Label)栏中添加变量的中文含义。然后对gender、nationality、HBP、diabetes 在变量值标签(Values)栏中按照预先设定的数值定义变量值标签。

现在回到数据视图窗口,9个变量一览无余地展示在眼前了。在数据栏中输入数据,可以通过 Enter 按照变量纵向输入或 Tab 按照记录横向输入。修改或补漏某个数据,只需将光标移动至相应单元格,键入相应数值,回车即可。

录入完毕后可进行简单的数据核查,对于 age、weight、height 这样的数值变量,可以利用主菜单【数据】(Data)中的【排序个案】(Sort Cases)选项对数据排序,数值大小一目了然,便于发现错误。对于 gender、nationality、HBP、diabetes 这类分类变量,可以在主菜单的【视图】(View)中选择【值标签】(Value Labels)选项,或者直接单击工具栏上的 图标,数据视图中的数值就会变成相应变量值的标签,有利于及时发现缺失值或者无标签的数值,这些往往是录入时遗漏或错误的数值。

(二) 读入其他类型的数据文件

SPSS 有很好的兼容性,能将 DBASE、FOXBASE、FOXPRO、EXCEL、LOTUS、SYLK、SAS 以及纯文本格式的数据文件读入并进行统计分析。SPSS 提供了几种方法打开其他格式的数据文件:

1. 直接打开或直接单击快捷工具栏中的" "按钮,系统就会弹出【打开数据】(Open File)对话框,单击"文件类型"列表框,选择所需的文件类型,选中所要打开的文件即可。

2. 使用数据库查询打开 SPSS 提供了利用通用的数据库 ODBC 接口读取数据的方法,可读取支持 ODBC 规范的数据库。

3. 使用导入向导读入文本文件 选择菜单【文件】(File)→【检索】(read text data)即可实现数据的读入。

读者可以根据表 9-2 提供的数据在 Excel 中建立数据库，存储为".xls"格式，将该文件关闭后，尝试利用 SPSS 软件直接打开。

（三）保存数据文件

选择菜单【文件】（File）→【保存】（save），对于从未保存过的数据库，将会弹出【将数据另存为】（Save Data As）对话框，通过下方的保存类型列表框，可选择保存数据文件的类型；若文件曾经存储过，系统会自动按原文件名保存数据，亦可通过热键"Ctrl+S"实现文件的保存。选择 Save Data As 对话框中的【变量】（Variables）按钮可选择需要保存的变量。保存新的数据文件可选择菜单【文件】（File）→【另存为】（save as）。保存后的文件名后缀为".sav"。

如果在运行过程中产生统计分析结果文件，可把 *输出1 [文档1] - SPSS Statistics 查看器 窗口当作当前窗口，使用上述方法进行存储，其保存文件名的后缀应为".spv"。

四、数据文件的管理

管理数据库包括整理数据、数据库维护及数据变换等内容。SPSS 统计软件的数据库维护功能主要集中在【数据】（Data）菜单选项中，数据变换功能主要涵盖于【转换】（Transform）菜单内。

（一）【转换】（**Transform**）菜单简介

【转换】（Transform）菜单中主要集中了一些对变量进行变换的过程，如对原始数据进行数学运算、为变量赋值、对数据重新编码、计算秩次等。

1. 【计算变量】（Compute）选项为变量赋值，【目标变量】（Target Variable）可以是新变量，也可以是已有的变量。操作的数据集可以是所有记录，也可以设置逻辑条件，只对满足条件的记录赋值，其余记录的相应变量或保持原状（目标变量为已有变量时）或被赋为缺失值（目标变量为新变量时）。

2. 【随机数字生成器】（Random Number Seed）选项用于设定伪随机函数的随机种子。

3. 【对案内的值计数】（Count）选项用于标示某个值或某些值在某个变量的取值中是否出现。

4. 【重新编码为相同变量】（Recode into Same Variables）选项从原变量值按照某种一一对应的关系生成新变量值，将新值赋给原变量。

5. 【重新编码为不同变量】（Recode into Different Variables）选项从原变量值按照某种一一对应的关系生成新变量值，将新值赋给生成的新变量，实际效果与 Compute 选项类似。

6. 【可视离散化】（Visual Bander）选项将连续性变量自动按照要求分成等间距的若干组。

7. 【个案排秩】（Rank Cases）选项根据某个选定变量 V 的数值大小排序，再将秩次结果储存至一个新变量 rV（即原变量名前加 r 表示 Rank 秩次的意思）中。

8. 【自动重新编码】（Automatic Record）选项按照原变量值的大小生成新变量，变量值为按原值的大小排列的顺次，功能与 Rank Cases 相似（等同于相同数值给予最小秩次的情况）。

9. 【创建时间序列】（Create Time Series）选项用于自动生成时间序列变量。

10. 【替换缺失值】（Replace Missing Value）选项缺失值替换选项，用于时间序列模型数据的预处理。

（二）【数据】（**Data**）菜单简介

Transform 菜单更多的是针对变量进行具体的操作，而在很多情况下，我们需要对整个数据文件进行整理加工，如根据分析要求对数据进行筛选、分组、加权、合并、拆分、转换存储格式等操作，这些功能主要集中在 Data 菜单中。

1. 【定义变量属性】（Define Variable Properties）选项对数据集中已经存在的变量进一步定义其属性。

2. 【复制数据属性】（Copy Data Properties）选项将定义好的数据字典直接应用到当前文件中，可大大提高连续性项目对原有资源的利用效率。所谓数据字典就是事先设定的包括变量格式、变量标签、值标签、缺失值定义等内容的详细数据格式。

3. 【定义日期】（Define Dates）选项自动生成时间变量，主要用于时间序列模型。

4. 【排序个案】（Sort Cases）选项对变量按照观测值进行升序或降序排列，便于进行数据核查，及时发现异常值或缺失值。

5. 【转置】（Transpose）选项对数据进行行列转置，一条记录转成一个变量，变量转为一条记录。未被选入的变量转置时被丢弃。

6. 【重组】（Restructure）选项改变原数据的排列格式，主要用于重复测量资料的整理。

7. 【合并文件】（Merge Files）选项合并数据文件，包括从外部数据文件中增加记录的纵向合并和从外部数据文件中增加变量的横向合并。

8. 【分类汇总】（Aggregate）选项对数据进行分类汇总，可以按照指定的分类变量对观测值进行描述性统计量的计算，结果可存储为新的数据文件，亦可替换当前数据文件。

9. 【正交设计】（Orthogonal Design）选项自动生成正交设计表格，是结合分析的重要工具。

10. 【拆分文件】（Split File）选项将数据文件按某个或某些分类变量分组进行处理。

11. 【选择个案】（Select Cases）选项按照设定的条件挑选符合要求的记录进行处理。

12. 【加权个案】Weight Cases 选项指定权重变量（频数变量），主要用于定义频数表资料的频数变量。

第三节　常用的统计方法应用 SPSS 统计软件实现

一、数值变量资料的统计分析

（一）配对设计样本均数比较的 t 检验

配对设计样本均数比较的 t 检验首先要计算各对观察数据之差 d，要求差值的总体服从正态分布。

1. 建立数据库　以"例 3.20 现有 12 名志愿受试者服用某减肥药，服药前和服药后一个疗程各测量 1 次体重（kg）数据"为例建立数据库。

2. 操作方法　点击【分析】→【均值比较】→【配对样本 t 检验】命令，弹出对话框，分别选中两个变量，送入右侧空白处，点出确定

3. 结果解释　引例的结果如下：

表 9-3　配对样本 t 检验分析结果

		成对差分						
		均值	标准差	均值的标准误	差分的 95% 置信区间		t	df	Sig.(双侧)
					下限	上限			
对 1	服药前体重(kg) - 服药后体重(kg)	1.33333	7.91240	2.28411	-3.69397	6.36063	.584	11	.571

此表是配对 t 检验的分析结果，表中分别列出了差值的均数（Mean）、差值的标准差（Std. Deviation）、差值的标准误（Std. Error Mean）、95% 的可信区间以及检验统计量 t 值、自由度（df）、和双尾概率值 Sig.（双侧）。$t = 0.584$，$P = 0.571$，按 $\alpha = 0.05$ 水准，不拒绝

H_0，差别无统计学意义，尚不能认为服用该减肥药前后的体重有变化。

(二) 两个独立样本均数比较的 t 检验

两样本均数的比较要求两样本来自的总体分布服从正态分布，还要求两总体的方差齐。如果呈正态，但方差不齐，可采用校正后的 t 检验结果，否则就应采用变量变换使之满足条件，或用非参数检验。

例 9.1 现有两组小鼠分别饲以高蛋白和低蛋白饲料，4 周后记录小白鼠体重增加量（g），欲分析两组小鼠体重增加量的均数是否相等。数据如下：

高蛋白组：50 47 42 43 39 51 43 48 51 42 50 43
低蛋白组：36 38 37 38 36 39 37 35 33 37 39 34 36

1. 建立数据库 设定两个变量：小白鼠体重增加量（g）、分组变量（1＝高蛋白组，2＝低蛋白组），输入数据并保存。

2. 操作方法

点击【分析】→【描述统计】→【探索性研究】，将"小白鼠体重增加量（g）"变量放入因变量列表中，将"分组"变量放入因子列表中，点击"绘制"，勾选"带检验的正态图"，点击确定，得到正态性检验结果。

点击【分析】→【比较均值】→【独立样本 t 检验】，将"小白鼠体重增加量（g）"变量放入因变量列表中，将"分组"变量放入因子列表中，定义组（组1键入1、组2键入2），点击确定得 t 检验结果。

3. 结果解释

引例的结果如下：

表 9-4 正态性检验结果

	分组	Kolmogorov-Smirnov[a]			Shapiro-Wilk		
		统计量	df	Sig.	统计量	df	Sig.
体重增加量	高蛋白组	.244	12	.048	.888	12	.111
	低蛋白组	.152	13	.200*	.951	13	.606

a. Lilliefors 显著水平修正
*. 这是真实显著水平的下限。

上表同时输出两种正态性检验方法的检验结果。SPSS 规定：当样本含量 $3 \leqslant n \leqslant 5000$ 时，结果以 Shapiro-Wilk（W 检验）为准；当样本含量 $n > 5000$ 结果以 Kolmogorov-Smirnov（D 检验）为准。本资料样本含量 $n_1 = 12$、$n_2 = 13$，检验结果以 Shapiro-Wilk（W 检验）为准，由 SPSS 计算出两组的 W 值确定的概率 $P_1 = 0.111$，$P_2 = 0.606$，尚不能拒绝零假设，可以认为该资料服从正态分布。

表 9-5 两个独立样本 t 检验结果

		方差方程的 Levene 检验		均值方程的 t 检验					差分的 95% 置信区间	
		F	Sig.	t	df	Sig.(双侧)	均值差值	标准误差值	下限	上限
体重增加量	假设方差相等	20.229	.000	7.222	23	.000	9.21154	1.27547	6.57303	11.85004
	假设方差不相等			7.017	14.688	.000	9.21154	1.31266	6.40848	12.01459

独立样本 t 检验的结果可以分为两大部分：①Levene 方差齐性检验，用于判断比较的两组总体方差是否齐同。这里给出的检验结果 $F = 20.229$，$P = 0.000$，可见本例中的两总体方差是不齐的；②总体均数的 t 检验，在方差齐或不齐时分别给出相应的检验统计量和 P 值。本例方差为不齐，选择第二行 t 检验分析结果，故 $t = 7.017$，$P = 0.000$，拒绝 H_0，接受 H_1，可以认

为两组小鼠体重增加量的均数不同。高蛋白饲料组小鼠体重增加量高于低蛋白饲料组。

(三) 方差分析

方差分析的应用条件为：①各样本为彼此独立的随机样本；②各样本均来自于正态总体；③各样本总体方差相等。

1. 完全随机设计资料的方差分析

(1) 建立数据库：以"例3.26 三种不同喂养方式下大鼠红细胞数数据"为例建立数据库，设定两个变量：红细胞数、喂养方式（1=普通饲料组，2=10%大豆饲料组，3=15%大豆饲料组），输入数据并保存。

(2) 操作方法：点击【分析】→【均值比较】→【单因素方差分析】，将"红细胞数"变量放入因变量列表中，"喂养方式"变量放入因子列表中，选项中勾选"描述性"和"方差同质性检验"，两两比较中勾选"LSD"和"SNK"，点击确定得到结果。

(3) 结果解释：引例的结果如下。

表 9-6 方差齐性检验结果

红细胞数

Levene 统计量	df1	df2	显著性
.671	2	27	.519

上表列出方差齐性检验结果，$P=0.519$，各组方差齐同。

表 9-7 方差分析结果

红细胞数

	平方和	df	均方	F	显著性
组间	40.744	2	20.372	31.241	.000
组内	17.607	27	.652		
总数	58.350	29			

上表列出了单因素方差分析结果，可见统计量 $F=31.241$，$P=0.000$，按 $\alpha=0.05$ 水准拒绝 H_0，组间差别有统计学意义，可以认为三种不同饲料喂养大鼠红细胞数的总体均值不全相同，即三个总体均数中至少有两个不同，至于多个总体均数中两两均数之间的差别，可用多个均数间两两比较的方法（如 SNK 法或 LSD 法）。

表 9-8 不同喂养方式的红细胞数目 SNK 检验

	喂养方式	N	alpha = 0.05 的子集		
			1	2	3
Student-Newman-Keuls[a]	普通饲料组	10	4.3320		
	10%大豆饲料组	10		5.5880	
	15%大豆饲料组	10			7.1800
	显著性		1.000	1.000	1.000

上表为 SNK 法的两两比较结果，在表格的纵向，各组均数按照大小顺序排列，在横向表格又被分为若干亚组，各亚组间 P 值小于 0.05，而同一亚组内的各均值比较则无统计学差异。从上表可见三组间差别均有统计学意义。

表 9-9 不同喂养方式的红细胞数目 LSD 检验

因变量:红细胞数

	(I) 喂养方式	(J) 喂养方式	均值差 (I-J)	标准误	显著性	95% 置信区间	
						下限	上限
LSD	普通饲料组	10%大豆饲料组	-1.25600*	.36114	.002	-1.9970	-.5150
		15%大豆饲料组	-2.84800*	.36114	.000	-3.5890	-2.1070
	10%大豆饲料组	普通饲料组	1.25600*	.36114	.002	.5150	1.9970
		15%大豆饲料组	-1.59200*	.36114	.000	-2.3330	-.8510
	15%大豆饲料组	普通饲料组	2.84800*	.36114	.000	2.1070	3.5890
		10%大豆饲料组	1.59200*	.36114	.000	.8510	2.3330

*. 均值差的显著性水平为 0.05。

上表为 LSD 法的两两比较结果,比较结果与 SNK 法一致。

2. 随机区组设计资料的方差分析 随机区组设计资料的方差分析过程见于一般线性模型模块中的单变量菜单过程,此处略去,读者可参考相关书籍学习。

二、分类变量资料的统计分析

χ^2 检验是一种用途比较广泛的假设检验方法,在分类资料统计分析中可以检验两个(或多个)率或构成比之间差别是否具有统计学意义,从而推断两个(或多个)总体率或构成比之间差别是否具有统计学意义。

(一) 成组四格表 (fourfold table) 资料的 χ^2 检验

四格表资料卡方检验应用条件:①当 $n \geq 40$ 且 $T \geq 5$ 时,用 Pearsonχ^2 检验,若 $P \approx \alpha$,改用确切概率法;②当 $n \geq 40$ 且 $1 \leq T < 5$ 时,用校正 χ^2 检验;③当 $n \leq 40$ 或 $T < 1$ 时,使用 Fisher's Exact Test 即确切概率法。

1. 建立数据库 以"例 4.10 两种药物治疗十二指肠溃疡的效果"为例建立数据库,设定 3 个变量:"组别"变量(1=雷尼替丁组、2=西咪替丁组),"结果"变量(1=有效、2=无效),"频数"变量,输入数据并保存。

2. 操作方法

(1) 加权个案,将数据指定为频数格式:点击【数据】→【加权个案】,将"频数"变量放入频数变量列表中,点击确定。

(2) 点击【分析】→【描述统计】→【交叉表】,将"组别"变量放入行变量列表中,将"结果"变量放入列变量列表中,统计量列表中勾选"卡方"选项,点击确定得到结果。

3. 结果解释 引例的分析结果如下:

首先输出的结果是处理记录缺失值情况报告,可见 224 例均为有效值。

表 9-10 案例处理摘要

	案例					
	有效的		缺失		合计	
	N	百分比	N	百分比	N	百分比
分组 * 频数	224	100.0%	0	.0%	224	100.0%

表 9-11 两种药物疗效比较

计数

		结果		合计
		有效	无效	
分组	雷尼替丁组	101	15	116
	西咪替丁组	74	34	108
合计		175	49	224

上表为输出的四格表，按照预先要求同时给出了周边合计。

表 9-12 卡方检验结果

	值	df	渐进 Sig.(双侧)	精确 Sig.(双侧)	精确 Sig.(单侧)
Pearson 卡方	11.262[a]	1	.001		
连续校正[b]	10.202	1	.001		
似然比	11.461	1	.001		
Fisher 的精确检验				.001	.001
线性和线性组合	11.211	1	.001		
有效案例中的 N	224				

a. 0 单元格(.0%)的期望计数少于 5。最小期望计数为 23.63。
b. 仅对 2×2 表计算

上表给出的结果从左到右依次为：检验统计量值（Value）、自由度（df）、双侧近似概率、双侧精确概率、单侧精确概率；从上到下为：Pearson 卡方（即常用的卡方检验统计量）、连续性校正的卡方、对数似然比方法计算的卡方值、Fisher 确切概率法、线性相关的卡方值、有效记录数。

本例样本量大于 40，最小理论频数大于 5，选择 Pearson 卡方这一行的结果，即 $\chi^2 = 11.262$，$P=0.001$，因 $P<0.05$，按 $\alpha=0.05$ 水准，拒绝 H_0，接受 H_1，认为两种药物治疗十二指肠溃疡的效果差别有统计学意义。

（二）配对四格表资料的 χ^2 检验

1. 建立数据库 以"例 4.12 某抗癌新药两种剂量的毒理实验结果比较"为例建立数据库，设定 3 个变量：甲剂量结局（1＝生存、2＝死亡），乙剂量结局（1＝生存、2＝死亡），频数。

2. 操作方法

（1）加权个案，将数据指定为频数格式。点击【数据】→【加权个案】，将"频数"变量放入频数变量列表中，点击确定。

（2）点击【分析】→【描述统计】→【交叉表】，将"甲剂量结局"变量放入行变量列表中，将"乙剂量结局"变量放入列变量列表中，统计量列表中勾选"McNemar"选项，点击确定得到结果。

3. 结果解释 引例的结果如下：

表 9-13 配对四格表资料卡方检验结果

	值	精确 Sig.(双侧)
McNemar 检验		.031[a]
有效案例中的 N	48	

a. 使用的二项式分布。

下表输出的表格中，因 $P=0.031$，按 $\alpha=0.05$ 水准，拒绝 H_0，接受 H_1，可以认为抗癌新药的两种剂量在动物实验抗癌效果上的差别有统计学意义。

三、非参数统计方法

（一）配对资料的秩和检验

1. 建立数据库 以"例 5.1 18 位肝细胞癌患者经动脉导管溶栓治疗"为例建立数据库。

第9章 常用统计软件的应用

2. 操作方法 点击【分析】→【非参数检验】→【两个相关样本秩和检验】,将两个变量分别放入右侧空白处,点击确定得到结果。

3. 结果解释 引例的分析结果如下:

表 9-14 治疗前后编秩结果

		N	秩均值	秩和
治疗后胆碱水平 - 治疗前胆碱水平	负秩	17[a]	10.00	170.00
	正秩	1[b]	1.00	1.00
	结	0[c]		
	总数	18		

a. 治疗后胆碱水平 < 治疗前胆碱水平
b. 治疗后胆碱水平 > 治疗前胆碱水平
c. 治疗后胆碱水平 = 治疗前胆碱水平

上表为秩和检验中的编秩情况表,对溶栓治疗后与治疗前胆碱水平的差值进行分析,可见负秩和较高,即治疗后胆碱水平可能低于治疗前,但有无统计学意义还要根据秩和检验结果做出判定。

表 9-15 配对秩和检验结果

	治疗后胆碱水平 - 治疗前胆碱水平
Z	-3.680[a]
渐近显著性(双侧)	.000

a. 基于正秩。
b. Wilcoxon 带符号秩检验

上表为秩和检验结果,列出了检验统计量 Z 值和概率 P 值。$Z=-3.68$,$P=0.000$,按 $\alpha=0.05$ 检验水准,拒绝 H_0,接受 H_1,可认为治疗前后胆碱水平差异有统计学意义,治疗后的胆碱水平低于治疗前。

(二) 完全随机设计下两组数值变量资料的秩和检验

当资料不符合成组设计 t 检验的应用条件时,可用 Wilcoxon 秩和检验。

1. 建立数据库 以"某研究者欲考察单抗、利巴韦林两种药物对乙型脑炎患者治疗效果"为例建立数据库(见二维码 L9-1)。建立变量类型同两个独立样本 t 检验。

2. 操作方法

点击【分析】→【非参数检验】→【两个独立样本秩和检验】,将"退热时间"变量放入检验变量列表中,将"分组"变量放入分组变量列表中,定义组(组1键入1、组2键入2),点击确定得秩和检验结果。

3. 结果解释 引例的分析结果如下:

表 9-16 两组编秩结果

	分组	N	秩均值	秩和
退热时间	单抗组	10	8.25	82.50
	利巴韦林组	10	12.75	127.50
	总数	20		

表 9-16 列出了秩和检验中的编秩情况,利巴韦林组中退热时间秩和与平均秩和均高于单

案例

抗组。

表 9-17 两组秩和检验分析结果

	退热时间
Mann-Whitney U	27.500
Wilcoxon W	82.500
Z	-1.707
渐近显著性(双侧)	.088
精确显著性[2*(单侧显著性)]	.089a

a. 没有对结进行修正。
b. 分组变量: 分组

表 9-17 为 Wilcoxon 秩和检验结果，$Z=-1.707$，$P=0.088$，故 $P>0.05$，按 $\alpha=0.05$ 检验水准，不拒绝 H_0，尚不能认为两种药物总体退热时间分布的位置不同。

（三）完全随机设计下多组数值变量资料的秩和检验

完全随机设计下多组数值变量资料的秩和检验与两组资料秩和检验类似，见于非参数检验模块中的 k 个独立样本的秩和检验过程，此处从略。

（四）等级资料的秩和检验

1. 建立数据库 以"例 5.4 两种方法治疗跟痛症的疗效比较"为例建立数据库，设定 3 个变量：分组（1＝治疗组、2＝对照组），疗效（1＝优、2＝良、3＝可、4＝差），频数。输入结果并保存。

2. 操作方法

（1）加权个案，将数据指定为频数格式。点击【数据】→【加权个案】，将"频数"变量放入频数变量列表中，点击确定。

（2）点击【分析】→【非参数检验】→【两个独立样本秩和检验】，将"疗效"变量放入检验变量列表中，将"分组"变量放入分组变量列表中，定义组（组 1 键入 1、组 2 键入 2），点击确定得秩和检验结果。

3. 结果解释

表 9-18 两组等级资料秩和检验结果

	疗效
Mann-Whitney U	1163.000
Wilcoxon W	4566.000
Z	-3.195
渐近显著性(双侧)	.001

a. 分组变量: 分组

上表结果显示 $Z=-3.195$，$P=0.001$，$P<0.05$。按 $\alpha=0.05$ 检验水准，拒绝 H_0，接受 H_1，可以认为两种治疗方法对跟痛症的治疗效果不同。

四、直线相关与回归

在医学研究中，常常需要研究两个变量的关联性以及变量间依存变化的数量关系，这就涉及两个变量之间的相关分析与回归分析。

(一) 直线相关

直线相关用于分析研究两个事物或现象间是否有关系、关系的密切程度和相关的方向。直线相关分析要求资料是基于服从正态分布的双变量（Bivariate：X，Y）随机样本，即 X 和 Y 是同一研究对象的两种观测值。

1. 建立数据库　以"例 6.1 10 名健康成年女性体重与腰围的关系"为例建立数据库。

2. 操作方法

（1）绘制散点图：点击【图形】→【旧对话框】→【散点图】，"体重"变量放入 Y 轴变量空白处，"腰围"变量放入 X 轴变量空白处，点击确定。

（2）相关分析：点击【分析】→【相关】→【双变量相关】，将两个变量分别放入右侧变量空白处，并勾选"Pearson"和"Spearman"，点击确定得到相关分析结果。

3. 结果解释

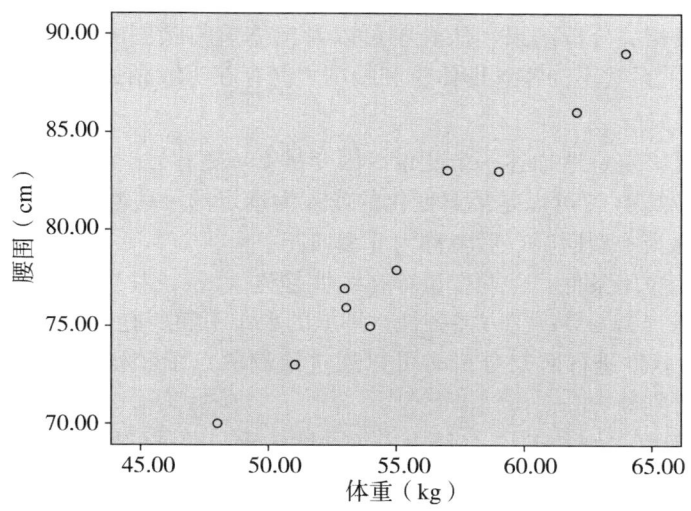

图 9-5　10 名健康成年女性中体重与腰围的相关关系散点图

从图中可以看出体重和腰围有着明显的直线趋势，且在图中未发现异常点，可以进行进一步的直线相关分析。

表 9-19　体重和腰围直线相关分析结果

		体重（kg）	腰围（cm）
体重（kg）	Pearson 相关性	1	.982**
	显著性（双侧）		.000
	N	10	10
腰围（cm）	Pearson 相关性	.982**	1
	显著性（双侧）	.000	
	N	10	10

**.在 .01 水平（双侧）上显著相关。

表 9-20　体重和腰围等级相关分析结果

			体重(kg)	腰围(cm)
Spearman 的 rho	体重(kg)	相关系数	1.000	.957**
		Sig.(双侧)	.	.000
		N	10	10
	腰围(cm)	相关系数	.957**	1.000
		Sig.(双侧)	.000	.
		N	10	10

**．在置信度(双测)为 0.01 时，相关性是显著的。

表 9-19 为直线相关分析结果，从表中可以看出体重与腰围的相关系数 $r=0.982$，$P=0.000$，总体直线相关系数不为零，即体重和腰围之间存在直线关系。

表 9-20 为等级相关分析结果，从表中可以看出体重与腰围的相关系数 $r_s=0.957$，$P=0.000$，总体等级相关系数不为零，即体重和腰围之间存在等级相关关系。

(二) 直线回归

直线回归方程可以定量地描述一个变量(因变量 Y)随着另一个变量(自变量 X)的改变而变化的数量关系。其中 X 可以是规律变化的或人为选定的一些数值(非随机变量)，也可以是随机变量，前者称为 Ⅰ 型回归，后者称为 Ⅱ 型回归。

直线回归分析的应用条件：①两变量存在线性趋势 (linear)；②各观测间彼此独立；③残差 e_i 服从正态分布 $N(0, \sigma^2)$；④方差齐性，即 e_i 的大小不随所有变量的取值变化而改变。

应用 SPSS 统计软件进行回归分析时可以通过绘制散点图和残差分析 (residual analysis) 对资料的适用性进行判断。

1. 建立数据库　以"例 6.1 10 名健康成年女性体重与腰围的数据"为例建立数据库。

2. 操作方法　点击【分析】→【回归】→【双变量回归】，将"体重"变量放入自变量列表空白处，将"腰围"变量放入因变量列表空白处，点击确定得到分析结果。

3. 结果解释

表 9-21　模型汇总结果

模型	R	R方	调整 R方	标准估计的误差
1	.982a	.964	.960	1.21321

a. 预测变量:(常量),体重(kg)。

表 9-21 给出了模型的拟合优度报告，显示模型 1 的相关系数为 0.982，决定系数为 0.964，校正决定系数为 0.960。

表 9-22　总体回归方程方差分析结果

模型		平方和	df	均方	F	Sig.
1	回归	316.225	1	316.225	214.846	.000a
	残差	11.775	8	1.472		
	总计	328.000	9			

a. 预测变量:(常量),体重(kg)。

b. 因变量:腰围(cm)

表 9-22 是所用模型的检验结果，$F=214.846$，$P=0.000$，说明建立的回归模型有统计学意义。

表 9-23　回归方程系数分析结果

模型		非标准化系数		标准系数	t	Sig.
		B	标准 误差	试用版		
1	(常量)	12.401	4.560		2.720	.026
	体重(kg)	1.198	.082	.982	14.658	.000

a. 因变量:腰围(cm)

表 9-23 给出了包括常数项（Constant）在内的回归系数的检验结果，可见体重是有统计学意义的。由此得到健康成年女性由体重推算腰围的回归方程：

$$\hat{y}=12.401+1.198x$$

SPSS 软件方便易用，操作界面友好，无需通晓统计分析的各种算法，对于初学者很容易上手，但能够正确使用该软件得到准确的结果，并不是很容易，实际中需要注意以下问题：①要掌握基本的统计方法，原理及适用条件；②要根据分析的目的、资料类型、设计类型选择恰当的统计分析方法；③对于分析结果要准确、恰当并结合实际给出结论；④切忌不对资料进行初步分析，忽视统计方法应用条件，盲目套用其中的某些统计模块，获得所需的"分析结果"。扫描二维码 L9-2 查看 SPSS 操作实例。

SPSS 实例

（柳春波　张发斌　齐艳波）

附表1 标准正态分布曲线下的面积 $\varphi(-u)$ 值

u	0.00	0.01	0.02	0.03	0.04	0.05	0.06	0.07	0.08	0.09
−3.0	0.0013	0.0013	0.0013	0.0012	0.0012	0.0011	0.0011	0.0011	0.0010	0.0010
−2.9	0.0019	0.0018	0.0018	0.0017	0.0016	0.0016	0.0015	0.0015	0.0014	0.0014
−2.8	0.0026	0.0025	0.0024	0.0023	0.0023	0.0022	0.0021	0.0021	0.0020	0.0019
−2.7	0.0035	0.0034	0.0033	0.0032	0.0031	0.0030	0.0029	0.0028	0.0027	0.0026
−2.6	0.0047	0.0045	0.0044	0.0043	0.0041	0.0040	0.0039	0.0038	0.0037	0.0036
−2.5	0.0062	0.0060	0.0059	0.0057	0.0055	0.0054	0.0052	0.0051	0.0049	0.0048
−2.4	0.0082	0.0080	0.0078	0.0075	0.0073	0.0071	0.0069	0.0068	0.0066	0.0064
−2.3	0.0107	0.0104	0.0102	0.0099	0.0096	0.0094	0.0091	0.0089	0.0087	0.0084
−2.2	0.0139	0.0136	0.0132	0.0129	0.0125	0.0122	0.0119	0.0116	0.0113	0.0110
−2.1	0.0179	0.0174	0.0170	0.0166	0.0162	0.0158	0.0154	0.0150	0.0146	0.0143
−2.0	0.0228	0.0222	0.0217	0.0212	0.0207	0.0202	0.0197	0.0192	0.0188	0.183
−1.9	0.0287	0.0281	0.0274	0.0268	0.0262	0.0256	0.0250	0.0244	0.0239	0.0233
−1.8	0.0359	0.0351	0.0344	0.0336	0.0329	0.0322	0.0314	0.0307	0.0301	0.0294
−1.7	0.0446	0.0436	0.0427	0.0418	0.0409	0.0401	0.0392	0.0384	0.0375	0.0367
−1.6	0.0548	0.0537	0.0526	0.0516	0.0505	0.0495	0.0485	0.0475	0.0465	0.0455
−1.5	0.0668	0.0655	0.0643	0.0630	0.0618	0.0606	0.0594	0.0582	0.0571	0.0559
−1.4	0.0808	0.0793	0.0778	0.0764	0.0749	0.0735	0.0721	0.0708	0.0694	0.0681
−1.3	0.0968	0.0951	0.0934	0.0918	0.0901	0.0885	0.0869	0.0853	0.0838	0.0823
−1.2	0.1151	0.1131	0.1112	0.1093	0.1075	0.1056	0.1038	0.1020	0.1003	0.0985
−1.1	0.1357	0.1335	0.1314	0.1292	0.1271	0.1251	0.1230	0.1210	0.1190	0.1170
−1.0	0.1587	0.1562	0.1539	0.1515	0.1492	0.1469	0.1446	0.1423	0.1401	0.1379
−0.9	0.1841	0.1814	0.1788	0.1762	0.1736	0.1711	0.1685	0.1660	0.1635	0.1611
−0.8	0.2119	0.2090	0.2061	0.2033	0.2005	0.1977	0.1949	0.1922	0.1894	0.1867
−0.7	0.2420	0.2389	0.2358	0.2327	0.2296	0.2266	0.2236	0.2206	0.2177	0.2148
−0.6	0.2743	0.2709	0.2676	0.2643	0.2611	0.2578	0.2546	0.2514	0.2483	0.2451
−0.5	0.3085	0.3050	0.3015	0.2981	0.2946	0.2912	0.2877	0.2843	0.2810	0.2776
−0.4	0.3446	0.3409	0.3372	0.3336	0.3300	0.3264	0.3228	0.3192	0.3156	0.3121
−0.3	0.3821	0.3783	0.3745	0.3707	0.3669	0.3632	0.3594	0.3557	0.3520	0.3483
−0.2	0.4207	0.4168	0.4129	0.4090	0.4052	0.4013	0.3974	0.3936	0.3807	0.3859
−0.1	0.4602	0.4562	0.4522	0.4483	0.4443	0.4404	0.4364	0.4325	0.4286	0.4247
−0.0	0.5000	0.4960	0.4920	0.4880	0.4840	0.4801	0.4761	0.4721	0.4681	0.4641

注：$\varphi(u) = 1 - \varphi(-u)$。

附表 2　t 界值表

自由度 ν		概率, P									
	单侧:	0.25	0.20	0.10	0.05	0.025	0.01	0.005	0.0025	0.001	0.0005
	双侧:	0.50	0.40	0.20	0.10	0.05	0.02	0.010	0.0050	0.002	0.0001
1		1.000	1.376	3.078	6.314	12.706	31.821	63.657	127.321	318.309	636.619
2		0.816	1.061	1.886	2.920	4.303	6.965	9.925	14.089	22.327	31.599
3		0.765	0.978	1.638	2.353	3.182	4.540	5.841	7.453	10.215	12.924
4		0.741	0.941	1.533	2.132	2.776	3.747	4.604	5.597	7.173	8.610
5		0.727	0.920	1.476	2.015	2.570	3.365	4.032	4.773	5.893	6.868
6		0.718	0.906	1.440	1.943	2.447	3.143	3.707	4.317	5.208	5.959
7		0.711	0.896	1.415	1.895	2.365	2.998	3.499	4.029	4.785	5.408
8		0.706	0.889	1.397	1.859	2.306	2.896	3.355	3.833	4.501	5.041
9		0.703	0.883	1.383	1.833	2.262	2.821	3.250	3.690	4.297	4.781
10		0.700	0.879	1.372	1.812	2.228	2.764	3.169	3.581	4.144	4.587
11		0.697	0.876	1.363	1.796	2.201	2.718	3.106	3.496	4.025	4.437
12		0.695	0.873	1.356	1.782	2.179	2.681	3.055	3.428	3.930	4.318
13		0.694	0.870	1.350	1.771	2.160	2.650	3.012	3.372	3.852	4.221
14		0.692	0.868	1.345	1.761	2.145	2.624	2.977	3.326	3.787	4.140
15		0.691	0.866	1.341	1.753	2.131	2.602	2.947	3.286	3.733	4.073
16		0.690	0.865	1.337	1.746	2.120	2.583	2.921	3.252	3.686	4.015
17		0.689	0.863	1.333	1.740	2.110	2.567	2.898	3.222	3.646	3.965
18		0.688	0.862	1.330	1.734	2.101	2.552	2.878	3.197	3.610	3.922
19		0.688	0.861	1.328	1.729	2.093	2.539	2.861	3.174	3.579	3.883
20		0.687	0.860	1.325	1.725	2.086	2.528	2.845	3.153	3.552	3.849
21		0.686	0.859	1.323	1.721	2.080	2.518	2.831	3.135	3.527	3.819
22		0.686	0.858	1.321	1.717	2.074	2.508	2.819	3.119	3.505	3.792
23		0.685	0.858	1.319	1.714	2.069	2.500	2.807	3.104	3.485	3.768
24		0.685	0.857	1.318	1.711	2.064	2.492	2.797	3.091	3.467	3.745
25		0.684	0.856	1.316	1.708	2.060	2.485	2.787	3.078	3.450	3.725
26		0.684	0.856	1.315	1.706	2.056	2.479	2.779	3.067	3.435	3.707
27		0.684	0.855	1.314	1.703	2.052	2.473	2.771	3.056	3.421	3.690
28		0.683	0.855	1.313	1.701	2.048	2.467	2.763	3.047	3.408	3.674
29		0.683	0.854	1.311	1.699	2.045	2.462	2.756	3.038	3.396	3.659
30		0.683	0.854	1.310	1.697	2.042	2.457	2.750	3.030	3.385	3.646
31		0.683	0.853	1.309	1.696	2.040	2.453	2.744	3.022	3.375	3.633
32		0.682	0.853	1.309	1.694	2.037	2.449	2.738	3.015	3.365	3.622
33		0.682	0.853	1.308	1.692	2.035	2.445	2.733	3.008	3.356	3.611
34		0.682	0.852	1.307	1.691	2.032	2.441	2.728	3.002	3.348	3.601
35		0.682	0.852	1.306	1.690	2.030	2.438	2.724	2.996	3.340	3.591
36		0.681	0.852	1.306	1.688	2.028	2.434	2.719	2.990	3.332	3.582
37		0.681	0.851	1.305	1.687	2.026	2.431	2.715	2.985	3.325	3.574
38		0.681	0.851	1.304	1.686	2.024	2.429	2.712	2.980	3.319	3.565
39		0.681	0.851	1.304	1.685	2.023	2.426	2.708	2.976	3.313	3.558
40		0.681	0.851	1.303	1.684	2.021	2.423	2.704	2.971	3.307	3.551
50		0.679	0.849	1.299	1.676	2.099	2.403	2.678	2.937	3.261	3.496
60		0.679	0.848	1.296	1.671	2.000	2.390	2.660	2.915	3.232	3.460
70		0.678	0.847	1.294	1.667	1.994	2.381	2.648	2.899	3.211	3.435
80		0.678	0.846	1.292	1.664	1.990	2.374	2.639	2.887	3.195	3.416
90		0.677	0.846	1.291	1.662	1.987	2.368	2.632	2.878	3.183	3.402
100		0.677	0.845	1.290	1.660	1.984	2.364	2.626	2.871	3.174	3.390
200		0.676	0.843	1.286	1.653	1.972	2.345	2.601	2.839	3.131	3.340
500		0.675	0.842	1.283	1.648	1.965	2.334	2.586	2.820	3.107	3.310
1000		0.675	0.842	1.282	1.646	1.962	2.330	2.581	2.813	3.098	3.300
∞		0.6745	0.8416	1.2816	1.6449	1.9600	2.3263	2.5758	2.870	3.0902	3.2905

附表 3.1 F 界值表

方差分析用（单尾）：上行概率 0.05　下行概率 0.01
两样本方差齐性检验用（双尾）：上行概率 0.10

分母的自由度 ν_2	分子的自由度 ν_1											
	1	2	3	4	5	6	7	8	9	10	11	12
1	161	200	216	225	230	234	237	239	241	242	243	224
	4052	4999	5403	5625	5764	5859	5928	5981	6022	6056	6082	6106
2	18.51	19.00	19.16	19.25	19.30	19.33	19.36	19.37	19.38	19.39	19.40	19.41
	98.49	99.00	99.17	99.25	99.30	99.33	99.34	99.36	99.38	99.40	99.41	99.42
3	10.13	9.55	9.28	9.12	9.01	8.94	8.88	8.84	8.81	8.78	8.76	8.74
	34.12	30.82	29.46	28.71	28.24	27.91	27.67	27.49	27.34	27.23	27.13	27.05
4	7.71	6.94	6.59	6.39	6.26	6.16	6.09	6.04	6.00	5.96	5.93	5.91
	21.20	18.00	16.69	15.98	15.52	15.21	14.98	14.80	14.66	14.54	14.45	14.37
5	6.61	5.79	5.41	5.19	5.05	4.95	4.88	4.82	4.78	4.74	4.70	4.68
	16.26	13.27	12.06	11.39	10.97	10.67	10.45	10.27	10.15	10.05	9.96	9.89
6	5.99	5.14	4.76	4.53	4.39	4.28	4.21	4.15	4.10	4.06	4.03	4.00
	13.74	10.92	9.78	9.15	8.75	8.47	8.26	8.10	7.98	7.87	7.79	7.72
7	5.59	4.74	4.35	4.12	3.97	3.87	3.79	3.73	3.68	3.63	3.60	3.57
	12.25	9.55	8.45	7.85	7.46	7.19	7.00	6.84	6.71	6.62	6.54	6.47
8	5.32	4.46	4.07	3.84	3.69	3.58	3.50	3.44	3.39	3.34	3.31	3.28
	11.26	8.65	7.59	7.01	6.63	6.37	6.19	6.03	5.91	5.82	5.74	5.69
9	5.12	4.26	3.86	3.63	3.48	3.37	3.29	3.23	3.18	3.13	3.10	3.97
	10.56	8.02	6.99	6.42	6.06	5.80	5.62	5.47	5.35	5.26	5.18	5.11
10	4.96	4.10	3.71	3.48	3.33	3.22	3.14	3.07	3.02	2.97	2.94	2.91
	10.04	7.56	6.55	5.99	5.64	5.39	5.21	5.06	4.95	4.85	4.78	4.71
11	4.84	3.98	3.59	3.36	3.20	3.09	3.01	2.95	2.90	2.86	2.82	2.76
	9.65	7.20	6.22	5.67	5.32	5.07	4.88	4.74	4.63	4.54	4.46	4.40
12	4.75	3.88	3.49	3.26	3.11	3.00	2.92	2.85	2.80	2.76	2.72	2.69
	9.33	6.93	5.95	5.41	5.06	4.82	4.65	4.50	4.39	4.30	4.22	4.16
13	4.67	3.80	3.41	3.18	3.02	2.92	2.84	2.77	2.72	2.67	2.63	2.60
	9.07	6.70	5.74	5.20	4.86	4.62	4.44	4.30	4.19	4.10	4.02	3.96
14	4.60	3.74	3.34	3.11	2.96	2.85	2.77	2.70	2.65	2.60	2.56	2.53
	8.86	6.51	5.56	5.03	4.69	4.46	4.28	4.14	4.03	3.94	3.86	3.80
15	4.54	3.68	3.29	3.06	2.90	2.79	2.70	2.64	2.59	2.55	2.51	2.48
	8.68	6.36	5.42	4.89	4.56	4.32	4.14	4.00	3.89	3.80	3.73	3.67
16	4.49	3.63	3.24	3.01	2.85	2.74	2.66	2.59	2.54	2.49	2.45	2.42
	8.53	6.23	5.29	4.77	4.44	4.20	4.03	3.89	3.78	3.69	3.61	3.55
17	4.45	3.59	3.20	2.96	2.81	2.70	2.62	2.55	2.50	2.45	2.41	2.38
	8.40	6.11	5.18	4.67	4.34	4.10	3.93	3.79	3.68	3.59	3.52	3.45
18	4.41	3.55	3.16	2.93	2.77	2.66	2.58	2.51	2.46	2.41	2.37	2.34
	8.28	6.01	5.09	4.58	4.25	4.01	3.85	3.71	3.60	3.51	3.44	3.37
19	4.38	3.52	3.13	2.90	2.74	2.63	2.55	2.48	2.43	2.38	2.34	2.31
	8.18	5.93	5.01	4.50	4.17	3.94	3.77	3.63	3.52	3.43	3.36	3.30
20	4.35	3.49	3.10	2.87	2.71	2.60	2.52	2.45	2.40	2.35	2.31	2.28
	8.10	5.85	4.94	4.43	4.10	3.87	3.71	3.56	3.45	3.37	3.30	3.23
21	4.32	3.47	3.07	2.84	2.68	2.57	2.49	2.42	2.37	2.32	2.28	2.25
	8.02	5.78	4.87	4.37	4.04	3.81	3.65	3.51	3.40	3.31	3.24	3.17
22	4.30	3.44	3.05	2.82	2.66	2.55	2.47	2.40	2.35	2.30	2.26	2.23
	7.94	5.72	4.82	4.31	3.99	3.76	3.59	3.45	3.35	3.26	3.18	3.12
23	4.28	3.42	3.03	2.80	2.64	2.53	2.45	2.38	2.32	2.28	2.24	3.20
	7.88	5.66	4.76	4.26	3.94	3.71	3.54	3.41	3.30	3.21	3.14	3.07
24	4.26	3.40	3.01	2.78	2.62	2.51	2.43	2.36	2.30	2.26	2.22	2.18
	7.82	5.61	4.72	4.22	3.90	3.67	3.50	3.36	3.25	3.17	3.09	3.03
25	4.24	3.38	2.99	2.76	2.60	2.49	2.41	2.34	2.28	2.24	2.20	2.16
	7.77	5.57	4.68	4.18	3.86	3.63	3.46	3.32	3.21	3.13	3.05	2.99

附表3.2 F 界值表

分母的自由度 v_2	\multicolumn{12}{c}{分子的自由度 v_1}
	14	16	20	24	30	40	50	75	100	200	500	∞
1	245	246	248	249	250	251	252	263	253	254	254	254
	6142	6169	6208	6234	6258	6286	6302	6323	6334	6352	6361	6366
2	19.42	19.43	19.44	19.45	19.46	19.47	19.47	19.48	19.49	19.49	19.50	19.50
	99.43	99.44	99.45	99.46	99.47	99.48	99.48	99.49	99.49	99.49	99.50	99.50
3	8.71	8.69	8.66	8.64	8.62	8.60	8.58	8.57	8.56	8.54	8.54	8.53
	26.92	26.83	26.69	26.60	26.50	26.41	26.35	26.27	26.23	26.18	26.14	26.12
4	5.87	5.84	5.80	5.77	5.74	5.71	5.70	5.68	5.66	5.65	5.64	5.63
	14.24	14.15	14.02	13.93	13.83	13.74	13.69	13.61	13.57	13.52	13.48	13.46
5	4.64	4.60	4.56	4.53	4.50	4.46	4.44	4.42	4.40	4.38	4.37	4.36
	9.77	9.68	9.55	9.47	9.38	9.29	9.24	9.17	9.13	9.07	9.04	9.02
6	3.96	3.92	3.87	3.84	3.81	3.77	3.75	3.72	3.71	3.69	3.68	3.67
	7.60	7.52	7.39	7.31	7.23	7.14	7.09	7.02	6.99	6.94	6.90	6.88
7	3.52	3.49	3.44	3.41	3.38	3.34	3.32	3.29	3.28	3.25	3.24	3.23
	6.35	6.27	6.15	6.07	5.98	5.90	5.85	5.78	5.75	5.70	5.67	5.65
8	3.23	3.20	3.15	3.12	3.08	3.05	3.03	3.00	2.98	2.96	2.94	2.93
	5.56	5.48	5.36	5.28	5.20	5.11	5.06	5.00	4.96	4.91	4.88	4.86
9	3.02	2.98	2.93	2.90	2.86	2.82	2.80	2.77	2.76	2.73	2.72	2.71
	5.00	4.92	4.80	4.73	4.64	4.56	4.51	4.45	4.41	4.36	4.33	4.31
10	2.86	2.82	2.77	2.74	2.70	2.67	2.64	2.61	2.59	2.56	2.55	2.54
	4.60	4.52	4.41	4.33	4.25	4.17	4.12	4.05	4.01	3.96	3.93	3.91
11	2.74	2.70	2.65	2.61	2.57	2.53	2.50	2.47	2.45	2.42	2.41	2.40
	4.29	4.21	4.10	4.02	3.94	3.86	3.80	3.74	3.70	3.66	3.62	3.60
12	2.64	2.60	2.54	2.50	2.46	2.42	2.40	2.36	2.35	2.32	2.31	2.30
	4.05	3.98	3.86	3.78	3.70	3.61	3.56	3.49	3.46	3.41	3.38	3.36
13	2.55	2.51	2.46	2.42	2.38	2.34	2.32	2.28	2.26	2.24	2.22	2.21
	3.85	3.78	3.67	3.59	3.51	3.42	3.37	3.30	3.27	3.21	3.18	3.16
14	2.48	2.44	2.39	2.35	2.31	2.27	2.24	2.21	2.19	2.16	2.14	2.13
	3.70	3.62	3.51	3.43	3.34	3.26	3.21	3.14	3.11	3.96	3.02	3.00
15	2.43	2.39	2.33	2.29	2.25	2.21	2.18	2.15	2.12	2.10	2.08	2.07
	3.56	3.48	3.36	3.29	3.20	3.12	3.07	3.00	2.97	2.92	2.89	2.87
16	2.37	2.33	2.28	2.24	2.20	2.16	2.13	2.09	2.07	2.04	2.02	2.01
	3.45	3.37	3.25	3.18	3.10	3.01	2.96	2.89	2.86	2.80	2.77	2.75
17	2.33	2.29	2.23	2.19	2.15	2.11	2.08	2.04	2.02	1.99	1.97	1.96
	3.35	3.27	3.16	3.08	3.00	2.92	2.86	2.79	2.76	2.70	2.67	2.65
18	2.29	2.25	2.19	2.15	2.11	2.07	2.04	2.00	1.98	1.95	1.93	1.92
	3.27	3.19	3.07	3.00	2.91	2.83	2.78	2.71	2.68	2.62	2.59	2.57
19	2.26	2.21	2.15	2.11	2.07	2.02	2.00	1.96	1.94	1.91	1.90	1.88
	3.19	3.12	3.00	2.92	2.84	2.76	2.70	2.63	2.60	2.54	2.51	2.49
20	2.23	2.18	2.12	2.08	2.04	1.99	1.96	1.92	1.90	1.87	1.85	1.84
	3.13	3.05	2.94	2.86	2.77	2.69	2.63	2.56	2.53	2.47	2.44	2.42
21	2.20	2.15	2.09	2.05	2.00	1.96	1.93	1.89	1.87	1.84	1.82	1.81
	3.07	2.99	2.88	2.80	2.72	2.63	2.58	2.51	2.47	2.42	2.38	2.36
22	2.18	2.13	2.07	2.03	1.98	1.93	1.91	1.87	1.84	1.81	1.80	1.78
	3.02	2.94	2.83	2.75	2.67	2.58	2.53	2.46	2.42	2.37	2.33	2.31
23	2.14	2.10	2.04	2.00	1.96	1.91	1.88	1.84	1.82	1.79	1.77	1.76
	2.97	2.89	2.78	2.70	2.62	2.53	2.48	2.41	2.37	2.32	2.28	2.26
24	2.13	2.09	2.02	1.98	1.94	1.89	1.86	1.82	1.80	1.76	1.74	1.73
	2.93	2.85	2.74	2.66	2.58	2.49	2.44	2.36	2.33	2.27	2.23	2.21
25	2.11	2.06	2.00	1.96	1.92	1.87	1.84	1.80	1.77	1.74	1.72	1.71
	2.89	2.81	2.70	2.62	2.54	2.45	2.40	2.32	2.29	2.23	2.19	2.17

附表3.3 F界值表

分母的自由度 v_2	分子的自由度 v_1											
	1	2	3	4	5	6	7	8	9	10	11	12
26	4.22	3.37	2.98	2.74	2.59	2.47	2.39	2.32	2.27	2.22	2.18	2.15
	7.72	5.53	4.64	4.14	3.82	3.59	3.42	3.29	3.17	3.09	3.02	2.96
27	4.21	3.35	2.96	2.73	2.57	2.46	2.37	2.30	2.25	2.20	2.16	2.13
	7.68	5.49	4.60	4.11	3.79	3.56	3.39	3.26	3.14	3.06	2.98	2.93
28	4.20	3.34	2.95	2.71	2.56	2.44	2.36	2.29	2.24	2.19	2.15	2.12
	7.64	5.45	4.57	4.09	3.76	3.53	3.36	3.23	3.11	3.03	2.95	2.90
29	4.18	3.33	2.93	2.70	2.54	2.43	2.35	2.28	2.22	2.18	2.14	2.10
	7.60	5.42	4.54	4.04	3.73	3.50	3.33	3.20	3.08	3.00	2.92	2.87
30	4.17	3.32	2.92	2.69	2.53	2.42	2.34	2.27	2.21	2.16	2.12	2.09
	7.56	5.39	4.51	4.02	3.70	3.47	3.30	3.17	3.06	2.98	2.90	2.84
32	4.15	3.30	2.90	2.67	2.51	2.40	2.32	2.25	2.19	2.14	2.10	2.07
	7.50	5.34	4.46	3.97	3.66	3.42	3.25	3.12	3.01	2.94	2.86	2.80
34	4.13	3.28	2.88	2.65	2.49	2.38	2.30	2.23	2.17	2.12	2.08	2.05
	7.44	5.29	4.42	3.93	3.61	3.38	3.21	3.08	2.97	2.89	2.82	2.76
36	4.11	3.26	2.86	2.63	2.48	2.36	2.28	2.21	2.15	2.10	2.06	2.03
	7.39	5.25	4.38	3.89	3.58	3.35	3.18	3.04	2.94	2.86	2.78	2.72
38	4.10	3.25	2.85	2.62	2.46	2.35	2.26	2.19	2.14	2.09	2.05	2.02
	7.35	5.21	4.34	3.86	3.54	3.32	3.15	3.02	2.91	2.82	2.75	2.69
40	4.08	3.23	2.84	2.61	2.45	2.34	2.25	2.18	2.12	2.07	2.04	2.00
	7.31	5.18	4.31	3.83	3.51	3.29	3.12	2.99	2.88	2.80	2.73	2.66
42	4.07	3.22	2.83	2.59	2.44	2.32	2.24	2.17	2.11	2.06	2.02	1.99
	7.27	5.15	4.29	3.80	3.49	3.26	3.10	2.96	2.86	2.77	2.70	2.64
44	4.06	3.21	2.82	2.58	2.43	2.31	2.23	2.16	2.10	2.05	2.01	1.98
	7.24	5.12	4.26	3.78	3.46	3.24	3.07	2.94	2.84	2.75	2.68	2.62
46	4.05	3.20	2.81	2.57	2.42	2.30	2.22	2.14	2.09	2.04	2.00	1.97
	7.21	5.10	4.24	3.76	3.44	3.22	3.05	2.92	2.82	2.73	2.66	2.60
48	4.04	3.19	2.80	2.56	2.41	2.30	2.21	2.14	2.08	2.03	1.99	1.96
	7.19	5.08	4.22	3.74	3.42	3.20	3.04	2.90	2.80	2.71	2.64	2.58
50	4.03	3.18	2.79	2.56	2.40	2.29	2.20	2.13	2.07	2.02	1.98	1.95
	7.17	5.06	4.20	3.72	3.41	3.18	3.02	2.88	2.78	2.70	2.62	2.56
60	4.00	3.15	2.76	2.52	2.37	2.25	2.17	2.10	2.04	1.99	1.05	1.92
	7.08	4.98	4.13	3.65	3.34	3.12	2.95	2.82	2.72	2.63	2.56	2.50
70	3.98	3.13	2.74	2.50	2.35	2.23	2.14	2.07	2.01	1.97	1.93	1.89
	7.01	4.92	4.08	3.60	3.29	3.07	2.91	2.77	2.67	2.59	2.51	2.45
80	3.96	3.11	2.72	2.48	2.33	2.21	2.12	2.05	1.99	1.95	1.91	1.88
	6.96	4.88	4.04	3.56	3.25	3.04	2.87	2.74	2.64	2.55	2.48	2.41
100	3.94	3.09	2.70	2.46	2.30	2.19	2.10	2.03	1.97	1.92	1.88	1.85
	6.90	4.82	3.98	3.51	3.20	2.99	2.82	2.69	2.59	2.51	2.43	2.36
125	3.92	3.07	2.68	2.44	2.29	2.17	2.08	2.01	1.95	1.90	1.86	1.83
	6.84	4.78	3.94	3.47	3.17	2.95	2.79	2.65	2.56	2.47	2.40	2.33
150	3.91	3.06	2.67	2.43	2.27	2.16	2.07	2.00	1.94	1.89	1.85	1.82
	6.81	4.75	3.91	3.44	3.14	2.92	2.76	2.62	2.53	2.44	2.37	2.30
200	3.89	3.04	2.65	2.41	2.26	2.14	2.05	1.98	1.92	1.87	1.83	1.80
	6.76	4.71	3.88	3.41	3.11	2.90	2.73	2.60	2.50	2.41	2.34	2.28
400	3.86	3.02	2.62	2.39	2.23	2.12	2.03	1.96	1.90	1.85	1.81	1.78
	6.70	4.66	3.83	3.36	3.06	2.85	2.69	2.55	2.46	2.37	2.29	2.23
1000	3.85	3.00	2.61	2.38	2.22	2.10	2.02	1.95	1.89	1.84	1.80	1.76
	6.66	4.62	3.80	3.34	3.04	2.82	2.66	2.53	2.43	2.34	2.26	2.20
∞	3.84	2.99	2.60	2.37	2.21	2.09	2.01	1.94	1.88	1.83	1.79	1.75
	6.64	4.60	3.78	3.32	3.02	2.80	2.64	2.51	2.41	2.32	2.24	2.18

附表3.4 F界值表

分母的自由度 ν_2	分子的自由度 ν_1											
	14	16	20	24	30	40	50	75	100	200	500	∞
26	2.10	2.05	1.99	1.95	1.90	1.85	1.82	1.78	1.76	1.72	1.70	1.69
	2.86	2.77	2.66	2.58	2.50	2.41	2.36	2.28	2.25	2.19	2.15	2.13
27	2.08	2.03	1.97	1.93	1.88	1.84	1.80	1.76	1.74	1.71	1.68	1.67
	2.83	2.74	2.63	2.55	2.47	2.38	2.33	2.25	2.21	2.16	2.12	2.10
28	2.96	2.02	1.96	1.91	1.87	1.81	1.98	1.75	1.72	1.69	1.67	1.65
	2.80	2.71	2.60	2.52	2.44	2.35	2.30	2.22	2.18	2.13	2.09	2.06
29	2.05	2.00	1.94	1.90	1.85	1.90	1.77	1.73	1.71	1.68	1.65	1.64
	2.77	2.68	2.57	2.49	2.41	2.32	2.27	2.19	2.15	2.10	2.06	2.03
30	2.04	1.99	1.93	1.80	1.84	1.79	1.76	1.72	1.69	1.66	1.64	1.62
	2.74	2.66	2.55	2.47	2.38	2.20	2.24	2.16	2.13	2.07	2.03	2.01
32	2.02	1.97	1.91	1.86	1.82	1.6	1.74	1.69	1.67	1.64	1.61	1.59
	2.70	2.62	2.51	2.42	2.34	2.25	2.20	2.12	2.08	2.02	1.98	1.96
34	2.00	1.95	1.89	1.84	1.80	1.74	1.71	1.67	1.64	1.61	1.59	1.57
	2.66	2.58	2.47	2.38	2.30	2.21	2.15	2.08	2.04	1.98	1.94	1.91
36	1.98	1.93	1.87	1.82	1.78	1.72	1.69	1.65	1.62	1.59	1.56	1.55
	2.62	2.54	2.43	2.35	2.26	2.17	2.12	2.04	2.00	1.94	1.90	1.87
38	1.96	1.92	1.85	1.80	1.76	1.71	1.67	1.63	1.60	1.57	1.54	1.53
	2.59	2.51	2.40	2.32	2.22	2.14	2.08	2.00	1.97	1.90	1.86	1.84
40	1.95	1.90	1.84	1.79	1.74	1.69	1.66	1.61	1.59	1.55	1.53	1.51
	2.56	2.49	2.37	2.29	2.20	2.11	2.05	1.97	1.94	1.88	1.84	1.81
42	1.94	1.89	1.82	1.78	1.73	1.68	1.64	1.60	1.57	1.54	1.51	1.49
	2.54	2.46	2.35	2.26	2.17	2.08	2.02	1.94	1.91	1.85	1.80	1.78
44	1.92	1.88	1.81	1.76	1.72	1.66	1.63	1.58	1.96	1.52	1.50	1.43
	2.52	2.44	2.32	2.24	2.15	2.96	2.00	1.92	1.88	1.82	1.78	1.75
46	1.91	1.87	1.80	1.75	1.71	1.65	1.62	1.57	1.54	1.51	1.48	1.46
	2.50	2.42	2.30	2.22	2.13	2.04	1.98	1.90	1.86	1.80	1.76	1.72
48	1.90	1.86	1.79	1.74	1.70	1.64	1.61	1.56	1.53	1.50	1.47	1.45
	2.48	2.40	2.28	2.20	2.11	2.02	1.96	1.88	1.84	1.78	1.73	1.70
50	1.90	1.85	1.78	1.74	1.69	1.63	1.60	1.55	1.52	1.48	1.46	1.44
	2.46	2.39	2.26	2.18	2.10	2.00	1.94	1.86	1.82	1.76	1.71	1.68
60	1.86	1.81	1.75	1.70	1.65	1.59	1.56	1.50	1.48	1.44	1.41	1.39
	2.40	2.32	2.20	2.12	2.03	1.93	1.87	1.79	1.74	1.68	1.63	1.60
70	1.84	1.79	1.72	1.67	1.62	1.56	1.53	1.47	1.45	1.40	1.37	1.35
	2.35	2.28	2.15	2.07	1.98	1.88	1.82	1.74	1.69	1.62	1.56	1.53
80	1.82	1.77	1.70	1.65	1.60	1.54	1.51	1.45	1.42	1.38	1.35	1.32
	2.32	2.24	2.11	2.03	1.94	1.84	1.78	1.70	1.65	1.57	1.52	1.49
100	1.79	1.75	1.68	1.63	1.57	1.51	1.48	1.42	1.39	1.34	1.30	1.28
	2.26	2.19	2.06	1.98	1.89	1.79	1.73	1.64	1.59	1.51	1.46	1.43
125	1.77	1.72	1.65	1.60	1.55	1.49	1.45	1.39	1.36	1.31	1.27	1.25
	2.23	2.15	2.03	1.94	1.85	1.75	1.68	1.59	1.54	1.46	1.40	1.37
150	1.76	1.71	1.64	1.59	1.54	1.47	1.44	1.37	1.34	1.29	1.25	1.22
	2.20	2.12	2.00	1.9	1.83	1.72	1.66	1.56	1.51	1.43	1.37	1.33
200	1.74	1.69	1.62	1.57	1.52	1.45	1.42	1.35	1.32	1.26	1.22	1.19
	2.17	2.09	1.97	1.88	1.79	1.69	1.62	1.53	1.48	1.39	1.33	1.28
400	1.72	1.67	1.60	1.54	1.49	1.42	1.38	1.32	1.28	1.22	1.16	1.13
	2.12	2.04	1.92	1.84	1.74	1.64	1.57	1.47	1.42	1.32	1.24	1.19
1000	1.70	1.65	1.58	1.53	1.47	1.41	1.36	1.30	1.26	1.19	1.13	1.08
	2.09	2.01	1.89	1.81	1.71	1.61	1.54	1.44	1.38	1.28	1.19	1.11
∞	1.69	1.64	1.57	1.52	1.46	1.40	1.35	1.28	1.24	1.17	1.11	1.00
	2.07	1.99	1.87	1.79	1.69	1.59	1.52	1.41	1.36	1.25	1.15	1.00

附表4 q 界值表

上行：$P=0.05$ 下行：$P=0.01$

ν	组数 a								
	2	3	4	5	6	7	8	9	10
5	3.64	4.60	5.22	5.67	6.03	6.33	6.58	6.80	6.99
	5.70	6.98	7.80	8.42	8.91	9.32	9.67	9.97	10.24
6	3.46	4.34	4.90	5.30	5.63	5.90	6.12	6.32	6.49
	5.24	6.33	7.03	7.56	7.97	8.32	8.61	8.87	9.10
7	3.34	4.16	4.68	5.06	5.36	5.61	5.82	6.00	6.16
	4.95	5.92	6.54	7.01	7.37	7.68	7.94	8.17	8.37
8	3.26	4.04	4.53	4.89	5.17	5.40	5.60	5.77	5.92
	4.75	5.64	6.20	6.62	6.96	7.24	7.47	7.68	7.86
9	3.20	3.95	4.41	4.76	5.02	5.24	5.43	5.59	5.74
	4.60	5.43	5.96	6.35	6.66	6.91	7.13	7.33	7.49
10	3.15	3.88	4.33	4.65	4.91	5.12	5.30	5.46	5.60
	4.48	5.27	5.77	6.14	6.43	6.67	6.87	7.05	7.21
12	3.08	3.77	4.20	4.51	4.75	4.95	5.12	5.27	5.39
	4.32	5.05	5.50	5.84	6.10	6.32	6.51	6.67	6.81
14	3.03	3.70	4.11	4.41	4.64	4.83	4.99	5.13	5.25
	4.21	4.89	5.32	5.63	5.88	6.08	6.26	6.41	6.54
16	3.00	3.65	4.05	4.33	4.56	4.74	4.90	5.03	5.15
	4.13	4.79	5.19	5.49	5.72	5.92	6.08	6.22	6.35
18	2.97	3.61	4.00	4.28	4.49	4.67	4.82	4.96	5.07
	4.07	4.70	5.09	5.38	5.60	5.79	5.94	6.08	6.20
20	2.95	3.58	3.96	4.23	4.45	4.62	4.77	4.90	5.01
	4.02	4.64	5.02	5.29	5.51	5.69	5.84	5.97	6.09
30	2.89	3.49	3.85	4.10	4.30	4.46	4.60	4.72	4.82
	3.89	4.45	4.80	5.05	5.24	5.40	5.54	5.65	5.76
40	2.86	3.44	3.79	4.04	4.23	4.39	4.52	4.63	4.73
	3.82	4.37	4.70	4.93	5.11	5.26	5.39	5.50	5.60
60	2.83	3.40	3.74	3.98	4.16	4.31	4.44	4.55	4.65
	3.76	4.28	4.59	4.82	4.99	5.13	5.25	5.36	5.45
120	2.80	3.36	3.68	3.92	4.10	4.24	4.36	4.47	4.56
	3.70	4.20	4.50	4.71	4.87	5.01	5.12	5.21	5.30
∞	2.77	3.31	3.63	3.86	4.03	4.17	4.29	4.39	4.47
	3.64	4.12	4.40	4.60	4.76	4.88	4.99	5.08	5.16

附表 5 χ^2 界值表

自由度 ν	概率 P												
	0.995	0.990	0.975	0.950	0.900	0.750	0.500	0.250	0.100	0.050	0.025	0.010	0.005
1						0.02	0.10	0.45	1.32	2.71	3.84	5.02	6.63	7.88
2	0.01	0.02	0.05	0.10	0.21	0.58	1.39	2.77	4.61	5.99	7.38	9.21	10.60
3	0.07	0.11	0.22	0.35	0.55	1.21	2.37	4.11	6.25	7.81	9.35	11.34	12.84
4	0.21	0.30	0.48	0.71	1.06	1.92	3.36	5.39	7.78	9.49	11.14	13.28	14.86
5	0.41	0.55	0.83	1.15	1.61	2.67	4.35	6.63	9.24	11.07	12.83	15.09	16.75
6	0.68	0.87	1.24	1.64	2.20	3.45	5.35	7.84	10.64	12.59	14.45	16.81	18.55
7	0.99	1.24	1.69	2.17	2.83	4.25	6.35	9.04	12.02	14.07	16.01	18.48	20.28
8	1.34	1.65	2.18	2.73	3.49	5.07	7.34	10.22	13.36	15.51	17.53	20.09	21.95
9	1.73	2.09	2.70	3.33	4.17	5.90	8.34	11.39	14.68	16.92	19.02	21.67	23.59
10	1.16	1.56	3.25	3.94	4.17	6.74	9.34	12.55	15.99	18.31	20.48	23.21	25.19
11	2.60	3.05	3.82	4.57	5.58	7.58	10.34	13.70	17.28	19.68	21.92	24.72	26.76
12	3.07	3.57	4.40	5.23	6.30	8.44	11.34	14.85	18.55	21.03	23.34	26.22	28.30
13	3.57	4.11	5.01	5.89	7.04	9.30	12.34	15.98	19.81	22.36	24.74	27.69	29.82
14	4.07	4.66	5.63	6.57	7.79	10.17	13.34	17.12	21.06	23.68	26.12	29.14	31.32
15	4.60	5.23	6.26	7.26	8.55	11.04	14.34	18.25	22.31	25.00	27.49	30.58	32.80
16	5.14	5.81	6.91	7.96	9.31	11.91	15.34	19.37	23.54	26.30	28.85	32.00	34.27
17	5.70	6.41	7.56	8.67	10.09	12.79	16.34	20.49	24.77	27.59	30.19	33.41	35.72
18	6.26	7.01	8.23	9.39	10.86	13.68	17.34	21.60	25.99	28.87	31.53	34.81	37.16
19	6.84	7.63	8.91	10.12	11.65	14.56	18.34	22.72	27.20	30.14	32.85	36.19	38.58
20	7.43	8.26	9.59	10.85	12.44	15.45	19.34	23.83	28.41	31.41	34.17	37.57	40.00
21	8.03	8.90	10.25	11.59	13.24	16.34	20.34	24.93	29.62	32.67	35.48	38.93	41.40
22	8.64	9.54	10.98	12.34	14.04	17.24	21.34	26.04	30.81	33.92	36.78	40.29	42.80
23	9.26	10.20	11.69	13.09	14.85	18.14	22.34	27.14	32.01	35.17	38.08	41.64	44.18
24	9.89	10.86	12.40	13.85	15.66	19.04	23.34	28.24	33.20	36.42	39.36	42.98	45.56
25	10.52	11.52	13.12	14.61	16.47	19.94	24.34	29.34	34.38	37.65	40.65	44.31	46.93
26	11.16	12.20	13.84	15.38	17.29	20.84	25.34	30.43	35.56	38.89	41.92	45.64	48.29
27	11.81	12.88	14.57	16.15	18.11	21.75	26.34	31.53	36.74	40.11	43.19	46.96	49.64
28	12.46	13.56	15.31	16.93	18.94	22.66	27.34	32.62	37.92	41.34	44.46	48.28	50.99
29	13.12	14.26	16.05	17.71	19.77	23.57	28.34	33.71	39.09	42.56	45.72	49.59	52.34
30	13.79	14.95	16.79	18.49	20.60	24.48	29.34	34.80	40.26	43.77	46.98	50.89	53.67
40	20.71	22.16	24.43	26.51	29.05	33.66	39.34	45.62	51.81	55.76	59.34	63.69	66.77
50	27.99	29.71	32.36	34.76	27.69	42.94	49.33	56.33	63.17	67.50	71.42	76.15	79.49
60	35.53	37.48	40.48	43.19	46.46	52.29	59.33	66.98	74.40	79.08	83.30	88.38	91.95
70	43.28	45.44	48.76	51.74	55.33	61.70	69.33	77.58	85.53	90.53	95.02	100.42	104.22
80	51.17	53.54	57.15	60.39	64.28	71.14	79.33	88.13	96.58	101.88	106.63	112.33	116.32
90	59.20	61.75	65.65	69.13	73.29	80.62	89.33	98.65	107.56	113.14	118.14	124.12	128.30
100	67.33	70.06	74.22	77.93	82.36	90.13	99.33	109.14	118.50	124.34	129.56	135.81	140.17

附表6 T界值表（配对比较的符号秩和检验用）

N	单侧：0.05 双侧：0.10	0.025 0.05	0.01 0.02	0.005 0.010
5	0—15	.—	.—	.—
6	2—19	0—21	.—	.—
7	3—25	2—26	0—28	.—
8	5—31	3—33	1—35	0—36
9	8—37	5—40	3—42	1—44
10	10—45	8—47	5—50	3—52
11	13—53	10—56	7—59	5—61
12	17—61	13—65	9—69	7—71
13	21—70	17—74	12—79	9—82
14	25—80	21—84	15—90	12—93
15	30—90	25—95	19—101	15—105
16	35—101	29—107	23—113	19—117
17	41—112	34—119	27—126	23—130
18	47—124	40—131	32—139	27—144
19	53—137	46—144	37—153	32—158
20	60—150	52—158	43—167	37—173
21	67—164	58—173	49—182	42—189
22	75—178	65—188	55—198	48—205
23	83—193	73—203	62—214	54—222
24	91—209	81—219	69—231	61—239
25	100—225	89—236	76—249	68—257
26	110—241	98—253	84—267	75—276
27	119—259	107—271	92—286	83—295
28	130—276	116—290	101—305	91—315
29	140—295	126—309	110—325	100—335
30	151—314	137—328	120—345	109—356
31	163—333	147—349	130—366	118—378
32	175—353	159—369	140—388	128—400
33	187—374	170—391	151—410	138—423
34	200—395	182—413	162—433	148—447
35	213—417	195—435	173—457	159—471
36	227—439	208—458	185—481	171—495
37	241—462	221—482	198—505	182—521
38	256—485	235—506	211—530	194—547
39	271—509	249—531	224—556	207—573
40	286—534	264—556	238—582	220—600
41	302—559	279—582	252—609	233—628
42	319—584	294—609	266—637	247—656
43	336—610	310—636	281—665	261—685
44	353—637	327—663	296—694	276—714
45	371—664	343—692	312—723	291—744
46	389—692	361—720	328—753	307—774
47	407—721	378—750	345—783	322—806
48	426—750	396—780	362—814	339—837
49	446—779	415—810	379—846	355—870
50	466—809	434—841	397—878	373—902

附表7 T界值表（两样本比较的秩和检验用）

	单侧	双侧		单侧	双侧
1行	$P=0.05$	$P=0.10$	2行	$P=0.025$	$P=0.05$
3行	$P=0.01$	$P=0.02$	4行	$P=0.005$	$P=0.01$

N_1（较小n）	\multicolumn{11}{c}{n_2-n_1}
	0	1	2	3	4	5	6	7	8	9	10
2				3—13	3—15	3—17	4—18	4—20	4—22	4—24	5—25
							3—19	3—21	3—23	3—25	4—26
3	6—15	6—18	7—20	8—22	8—25	9—27	10—29	10—32	11—34	11—37	12—39
			6—21	7—23	7—26	8—28	8—31	9—33	6—36	10—38	10—41
					6—27	6—30	7—32	7—35	7—38	8—40	8—43
							6—33	6—36	6—39	7—41	7—44
4	11—25	12—28	13—31	14—34	15—37	16—40	17—43	18—46	19—49	20—52	21—55
	10—26	11—29	12—32	13—35	14—38	14—42	15—45	16—48	17—51	18—54	19—57
			10—30	11—33	11—37	12—40	13—43	13—47	14—50	15—53	15—57	16—60
			10—34	10—38	11—41	11—45	12—48	12—52	13—55	13—59	14—62
5	19—36	20—40	21—44	23—47	24—51	26—54	27—58	28—62	30—65	31—69	33—72
	17—38	18—42	20—45	21—49	22—53	23—57	24—61	26—64	27—68	28—72	29—76
	16—39	17—43	18—47	19—51	20—55	21—59	22—63	23—67	24—71	25—75	26—79
	15—40	16—44	16—49	17—53	18—57	19—61	20—65	21—69	22—73	22—78	23—82
6	28—50	29—55	31—59	33—63	35—67	37—71	38—76	40—80	42—84	44—88	46—92
	26—52	27—57	29—61	31—65	32—70	34—74	35—79	37—83	38—88	40—92	42—96
	24—54	25—59	27—63	28—68	29—73	30—78	32—82	33—87	34—92	36—96	37—101
	23—55	24—60	25—65	26—70	27—75	28—80	30—84	31—89	32—94	33—99	34—104
7	39—66	41—71	43—76	45—81	47—86	49—91	52—95	54—100	56—105	58—110	61—114
	36—69	38—74	40—79	42—84	44—89	46—94	48—99	50—104	52—109	54—114	56—119
	34—71	35—77	37—82	39—87	40—93	42—98	44—103	45—109	47—114	49—119	51—124
	32—73	34—78	35—84	37—89	38—95	40—100	41—106	43—111	44—117	45—122	47—128
8	51—85	54—90	56—96	59—101	62—106	64—112	67—117	69—123	72—128	75—133	77—139
	49—87	51—93	53—99	55—105	58—110	60—116	62—122	65—127	67—133	70—138	72—144
	45—91	47—97	49—103	51—109	53—115	56—120	58—126	60—132	62—138	64—144	66—150
	43—93	45—99	47—105	49—111	51—117	53—123	54—130	56—136	58—142	60—148	62—154
9	66—105	69—111	72—117	75—123	78—129	81—135	84—141	87—147	90—153	93—159	96—165
	62—109	65—115	68—121	71—127	73—134	76—140	79—146	82—152	84—159	87—165	90—171
	59—112	61—119	63—126	66—132	68—139	71—145	73—152	76—158	78—165	81—171	83—178
	56—115	58—122	61—128	63—135	65—142	67—149	69—156	72—162	74—169	76—176	78—183
10	82—128	86—134	89—141	92—148	96—154	99—161	103—167	106—174	110—180	113—187	117—193
	78—132	81—139	84—146	88—152	91—159	94—166	97—173	100—180	103—187	107—193	110—200
	74—136	77—143	79—151	82—158	85—165	88—172	91—179	93—187	96—194	99—201	102—208
	71—139	73—147	76—154	79—161	81—169	84—176	86—184	89—191	92—198	94—206	97—213

附表 8 相关系数 r 界值表

ν	双侧: 单侧:	P 0.10 0.05	0.05 0.025	0.02 0.01	0.01 0.005	ν	双侧: 单侧:	P 0.10 0.05	0.05 0.025	0.02 0.01	0.01 0.005
1		0.988	0.997	1.000	1.000	62		0.207	0.246	0.290	0.320
2		0.900	0.950	0.980	0.990	64		0.204	0.242	0.286	0.315
3		0.805	0.878	0.934	0.959	66		0.201	0.239	0.282	0.310
4		0.729	0.811	0.882	0.917	68		0.198	0.235	0.278	0.306
5		0.669	0.755	0.833	0.875	70		0.195	0.232	0.274	0.302
6		0.621	0.707	0.789	0.834	72		0.193	0.229	0.270	0.298
7		0.582	0.666	0.750	0.798	74		0.190	0.226	0.266	0.294
8		0.549	0.632	0.715	0.765	76		0.188	0.223	0.263	0.290
9		0.521	0.602	0.685	0.735	78		0.185	0.220	0.260	0.286
10		0.497	0.576	0.658	0.708	80		0.183	0.217	0.257	0.283
11		0.476	0.553	0.634	0.684	82		0.181	0.215	0.253	0.280
12		0.457	0.532	0.612	0.661	84		0.179	0.212	0.251	0.276
13		0.441	0.514	0.592	0.641	86		0.177	0.210	0.248	0.273
14		0.426	0.497	0.574	0.623	88		0.174	0.207	0.245	0.270
15		0.412	0.482	0.558	0.606	90		0.173	0.205	0.242	0.267
16		0.400	0.468	0.542	0.590	92		0.171	0.203	0.240	0.264
17		0.389	0.456	0.529	0.575	94		0.169	0.201	0.237	0.262
18		0.378	0.444	0.515	0.561	96		0.167	0.199	0.235	0.259
19		0.369	0.433	0.503	0.549	98		0.165	0.197	0.232	0.256
20		0.360	0.423	0.492	0.537	100		0.164	0.195	0.230	0.254
21		0.352	0.413	0.482	0.526	105		0.160	0.190	0.225	0.248
22		0.344	0.404	0.472	0.515	110		0.156	0.186	0.220	0.242
23		0.337	0.396	0.462	0.505	115		0.153	0.182	0.215	0.237
24		0.330	0.388	0.453	0.496	120		0.150	0.178	0.210	0.232
25		0.323	0.381	0.445	0.487	125		0.147	0.174	0.206	0.228
26		0.317	0.374	0.437	0.479	130		0.144	0.171	0.202	0.223
27		0.311	0.367	0.430	0.471	135		0.141	0.168	0.199	0.219
28		0.306	0.361	0.423	0.463	140		0.139	0.165	0.195	0.215
29		0.301	0.355	0.416	0.456	145		0.136	0.162	0.192	0.212
30		0.296	0.349	0.409	0.449	150		0.134	0.159	0.189	0.208
31		0.291	0.344	0.403	0.442	160		0.130	0.154	0.183	0.202
32		0.287	0.339	0.397	0.436	170		0.126	0.150	0.177	0.196
33		0.283	0.334	0.392	0.430	180		0.122	0.145	0.172	0.190
34		0.279	0.329	0.386	0.424	190		0.119	0.142	0.168	0.185
35		0.275	0.325	0.381	0.418	200		0.116	0.138	0.164	0.181
36		0.271	0.320	0.376	0.413	250		0.104	0.124	0.146	0.162
37		0.267	0.316	0.371	0.408	300		0.095	0.113	0.134	0.148
38		0.264	0.312	0.367	0.403	350		0.088	0.105	0.124	0.137
39		0.261	0.308	0.362	0.398	400		0.082	0.098	0.116	0.128
40		0.257	0.304	0.358	0.393	450		0.077	0.092	0.109	0.121
41		0.254	0.301	0.354	0.389	500		0.074	0.088	0.104	0.115
42		0.251	0.297	0.350	0.384	600		0.067	0.080	0.095	0.105
43		0.248	0.294	0.346	0.380	700		0.062	0.074	0.088	0.097
44		0.246	0.291	0.342	0.376	800		0.058	0.069	0.082	0.091
45		0.243	0.288	0.338	0.372	900		0.055	0.065	0.077	0.086
46		0.240	0.285	0.335	0.368	100		0.052	0.062	0.073	0.081
47		0.238	0.282	0.331	0.365						
48		0.235	0.279	0.328	0.361						
49		0.233	0.276	0.325	0.358						
50		0.231	0.273	0.322	0.354						
52		0.226	0.268	0.316	0.348						
54		0.222	0.263	0.310	0.341						
56		0.218	0.259	0.305	0.336						
58		0.214	0.254	0.300	0.330						
60		0.211	0.250	0.295	0.325						

附表9 Spearman 秩相关系数 r_s 界值表

n	概率P								
	单侧：0.25	0.10	0.05	0.025	0.01	0.005	0.0025	0.001	0.0005
	双侧：0.50	0.20	0.10	0.05	0.02	0.01	0.005	0.002	0.001
4	0.600	1.000	1.000						
5	0.500	0.800	0.900	1.000	1.000				
6	0.371	0.657	0.829	0.886	0.943	1.000	1.000		
7	0.321	0.571	0.714	0.786	0.893	0.929	0.964	1.000	1.000
8	0.310	0.524	0.643	0.738	0.833	0.881	0.905	0.952	0.976
9	0.267	0.483	0.600	0.700	0.783	0.833	0.867	0.917	0.933
10	0.248	0.455	0.564	0.648	0.745	0.794	0.830	0.879	0.903
11	0.236	0.427	0.536	0.618	0.709	0.755	0.800	0.845	0.873
12	0.217	0.406	0.503	0.587	0.678	0.727	0.769	0.818	0.846
13	0.209	0.385	0.484	0.560	0.648	0.703	0.747	0.791	0.824
14	0.200	0.367	0.464	0.538	0.626	0.679	0.723	0.771	0.802
15	0.189	0.354	0.446	0.521	0.604	0.654	0.700	0.750	0.779
16	0.182	0.341	0.429	0.503	0.582	0.635	0.679	0.729	0.762
17	0.176	0.328	0.414	0.485	0.566	0.615	0.662	0.713	0.748
18	0.170	0.317	0.401	0.472	0.550	0.600	0.643	0.695	0.728
19	0.165	0.309	0.391	0.460	0.535	0.584	0.628	0.677	0.712
20	0.161	0.299	0.380	0.447	0.520	0.570	0.612	0.662	0.696
21	0.156	0.292	0.370	0.435	0.508	0.556	0.599	0.648	0.681
22	0.152	0.284	0.361	0.425	0.496	0.544	0.586	0.634	0.667
23	0.148	0.278	0.353	0.415	0.486	0.532	0.573	0.622	0.654
24	0.144	0.271	0.344	0.406	0.476	0.521	0.562	0.610	0.642
25	0.142	0.265	0.337	0.398	0.466	0.511	0.551	0.598	0.630
26	0.138	0.259	0.331	0.390	0.457	0.501	0.541	0.587	0.619
27	0.136	0.255	0.324	0.382	0.448	0.491	0.531	0.577	0.608
28	0.133	0.250	0.317	0.375	0.440	0.483	0.522	0.567	0.598
29	0.130	0.245	0.312	0.368	0.433	0.475	0.513	0.558	0.589
30	0.128	0.240	0.306	0.362	0.425	0.467	0.504	0.549	0.580
31	0.126	0.236	0.301	0.356	0.418	0.459	0.496	0.541	0.571
32	0.124	0.232	0.296	0.350	0.412	0.452	0.489	0.533	0.563
33	0.121	0.229	0.291	0.345	0.405	0.446	0.482	0.525	0.554
34	0.120	0.225	0.287	0.340	0.399	0.439	0.475	0.517	0.547
35	0.118	0.222	0.283	0.335	0.394	0.433	0.468	0.510	0.539
36	0.116	0.219	0.279	0.330	0.388	0.427	0.462	0.504	0.533
37	0.114	0.216	0.275	0.325	0.382	0.421	0.456	0.497	0.526
38	0.113	0.212	0.271	0.321	0.378	0.415	0.450	0.491	0.519
39	0.111	0.210	0.267	0.317	0.373	0.410	0.444	0.485	0.513
40	0.110	0.207	0.264	0.313	0.368	0.405	0.439	0.479	0.507
41	0.108	0.204	0.261	0.309	0.364	0.400	0.433	0.473	0.501
42	0.107	0.202	0.257	0.305	0.359	0.395	0.428	0.468	0.495
43	0.105	0.199	0.254	0.301	0.355	0.391	0.423	0.463	0.490
44	0.104	0.197	0.251	0.298	0.351	0.386	0.419	0.458	0.484
45	0.103	0.194	0.248	0.294	0.347	0.382	0.414	0.453	0.479
46	0.102	0.192	0.246	0.291	0.343	0.378	0.410	0.448	0.474
47	0.101	0.190	0.243	0.288	0.340	0.374	0.405	0.443	0.469
48	0.100	0.188	0.240	0.285	0.336	0.370	0.401	0.439	0.465
49	0.098	0.186	0.238	0.282	0.333	0.366	0.397	0.434	0.460
50	0.097	0.184	0.235	0.279	0.329	0.363	0.393	0.430	0.456

附表10 随机排列表 ($n=20$)

编号	1	2	3	4	5	6	7	8	9	10	11	12	13	14	15	16	17	18	19	20	r_k
1	8	6	19	13	5	18	12	1	4	3	9	2	17	14	11	7	16	15	10	0	−0.632
2	8	19	7	6	11	14	2	13	5	17	9	12	0	16	15	1	4	10	18	3	−0.0632
3	18	1	10	13	17	2	0	3	8	15	7	4	19	12	5	14	9	11	6	16	0.1053
4	6	19	1	5	18	12	4	0	13	10	16	17	7	14	11	15	8	3	9	2	−0.0842
5	1	2	7	4	18	0	15	13	5	12	19	10	9	14	16	8	6	11	3	17	0.2000
6	11	19	2	15	14	10	8	12	1	17	4	3	0	9	16	6	13	7	18	5	−0.1053
7	14	3	16	7	9	2	15	12	11	4	13	19	8	1	18	6	0	5	17	10	−0.0526
8	3	2	16	6	1	13	17	19	8	14	0	15	9	18	11	5	4	10	7	12	0.0526
9	16	9	10	3	15	0	11	2	1	5	18	8	19	13	6	12	17	4	7	14	0.0947
10	4	11	18	6	0	8	12	16	17	3	2	9	5	7	19	10	15	13	14	1	0.0947
11	5	15	18	13	7	3	10	14	16	1	8	2	17	6	9	4	0	12	19	11	−0.0526
12	0	18	10	15	11	12	3	13	14	1	17	2	6	9	16	4	7	8	19	5	−0.0105
13	10	9	14	18	12	17	15	3	5	2	11	19	8	0	1	4	7	13	6	16	−0.1579
14	11	9	13	10	14	0	12	18	7	2	10	4	17	19	6	5	8	3	15	1	16	−0.0526
15	17	1	0	16	9	12	2	4	5	18	14	15	7	19	6	8	11	3	10	13	0.1053
16	17	1	5	2	8	12	15	13	19	14	7	16	6	3	9	10	4	11	0	18	0.0105
17	5	16	15	7	18	10	12	9	11	6	13	17	14	1	0	4	3	2	19	8	−0.2000
18	16	19	0	8	6	10	13	17	4	3	15	18	11	1	12	9	5	7	2	14	−0.1368
19	13	9	17	12	15	4	3	1	16	2	10	18	8	6	7	19	14	11	0	5	−0.1263
20	11	12	8	16	3	19	14	17	9	7	4	1	10	0	18	15	6	5	13	2	−0.2105
21	19	12	13	8	4	15	16	7	0	11	1	5	14	18	3	6	10	9	2	17	−0.1368
22	2	18	8	14	6	11	1	9	15	0	17	10	4	7	13	3	12	5	16	19	0.1158
23	9	16	17	18	5	7	12	2	4	10	0	13	8	3	14	15	6	11	1	19	−0.0632
24	15	0	14	6	1	2	9	8	17	4	10	17	3	12	16	11	19	13	7	5	0.1789
25	14	0	9	18	6	16	10	4	5	1	6	2	12	3	11	13	7	8	17	15	0.0526

附表 11 随机数字表

2	17	68	65	81	8	95	23	92	35	7	02	22	57	51	1	09	43	95	06	8	24	82	03	47
9	36	27	59	46	3	79	93	37	55	9	77	32	77	09	5	52	05	30	62	7	83	51	62	74
6	77	23	02	77	9	61	87	25	21	8	06	24	25	93	6	71	13	59	78	3	05	47	47	25
8	43	76	71	61	0	44	90	32	64	7	67	63	99	61	6	38	03	93	22	9	81	21	99	21
3	28	28	26	08	3	37	32	04	05	9	30	16	09	05	8	69	58	28	99	5	07	44	75	47
3	22	53	64	39	7	10	63	76	35	7	03	04	79	88	8	13	13	85	51	5	34	57	72	69
8	76	58	54	74	2	38	70	96	92	2	06	79	79	45	2	63	18	27	44	9	66	92	19	09
3	68	35	26	00	9	53	93	61	28	2	70	05	48	34	6	65	05	61	86	0	92	10	70	80
5	39	25	70	99	3	86	52	77	65	5	33	59	05	28	2	87	26	07	47	6	96	98	29	06
8	71	96	30	24	8	46	23	34	27	5	13	99	24	44	9	18	09	79	49	4	16	32	23	02
7	35	27	33	72	4	53	63	94	09	1	10	76	47	91	4	04	95	49	66	9	60	04	59	81
8	50	86	54	48	2	06	34	72	52	2	21	15	65	20	3	29	94	71	11	5	91	29	12	03
1	96	48	95	03	7	16	39	33	66	8	56	10	56	79	7	21	30	27	12	0	49	22	23	62
6	93	89	41	26	9	70	83	63	51	9	74	20	52	36	7	09	41	15	09	8	60	16	03	03
8	87	00	42	31	7	90	12	02	07	3	47	37	17	31	4	08	01	88	63	9	41	88	92	10
8	56	53	27	59	3	35	72	67	47	7	34	55	45	70	8	18	27	38	90	6	95	86	70	75
9	72	95	84	29	9	41	31	06	70	2	38	06	45	18	4	84	73	31	65	2	53	37	97	15
2	96	88	17	31	5	19	69	02	83	0	75	86	90	68	4	64	19	35	51	6	61	87	39	12
5	94	57	24	16	2	09	84	38	76	2	00	27	69	85	9	81	94	78	70	1	94	47	90	12
8	64	43	59	98	8	77	87	68	07	1	51	67	62	44	0	98	05	93	78	3	32	65	41	18
3	44	09	42	72	0	41	86	79	79	8	47	22	00	20	5	55	31	51	51	0	83	63	22	55
0	76	66	26	84	7	99	99	90	37	6	63	32	08	58	7	40	13	68	97	7	64	81	07	83
2	17	79	18	05	2	59	52	57	02	2	07	90	47	03	8	14	11	30	79	0	69	22	40	98
5	17	82	06	53	1	51	10	96	46	2	06	88	07	77	6	11	50	81	69	0	23	72	51	39
5	76	22	42	92	6	11	83	44	80	4	68	35	48	77	3	42	40	90	60	3	96	53	97	86
6	29	31	56	41	5	47	04	66	08	4	72	57	59	13	2	43	80	46	15	8	26	61	70	04
7	80	20	75	82	2	82	32	99	90	3	95	73	76	63	9	73	44	99	05	8	67	26	43	18
6	40	66	44	52	1	36	74	43	53	0	82	13	54	00	8	45	63	98	35	5	03	36	67	68
7	56	08	18	09	7	53	84	46	47	1	91	18	95	58	4	16	74	11	53	4	10	13	85	57
1	65	61	68	66	7	27	47	39	19	4	83	70	07	48	3	21	40	06	71	5	06	79	88	54
3	43	69	64	07	4	18	04	52	35	6	27	09	24	86	1	85	53	83	45	9	90	70	99	00
1	96	60	12	99	1	20	99	45	18	8	13	95	55	34	8	37	79	49	90	5	97	38	20	46
5	20	47	97	97	7	37	83	28	71	0	06	41	41	74	5	89	00	39	84	1	67	11	52	49
7	86	21	78	73	0	65	81	92	59	8	76	17	14	97	4	76	62	16	17	7	95	70	46	80
9	92	06	34	13	9	71	74	17	32	7	55	10	24	19	3	71	82	13	74	3	52	52	01	41
4	31	17	21	56	3	73	99	19	87	6	72	39	27	67	3	77	57	68	93	0	61	97	22	61
1	06	98	03	91	7	14	77	43	96	3	00	65	98	50	5	60	33	01	07	8	99	46	50	47
5	93	85	86	88	2	87	08	62	40	6	06	10	89	20	3	21	34	74	97	6	38	03	29	63
1	74	32	47	45	3	96	07	94	52	9	65	90	77	47	5	76	16	19	33	3	05	70	53	30
5	69	53	82	80	9	96	23	83	10	5	39	07	16	29	5	33	02	43	70	2	87	40	41	45
2	89	06	04	49	0	21	14	68	86	7	63	93	05	17	1	29	01	95	80	5	14	97	35	33
7	18	15	89	79	5	43	01	72	73	8	61	74	51	69	9	74	39	92	15	4	51	33	41	67
8	83	71	94	22	9	97	50	99	52	8	52	85	08	40	7	80	61	65	31	1	51	80	32	44
0	08	58	21	66	2	68	49	29	31	9	85	84	46	06	9	73	19	85	23	5	09	29	75	63
7	90	56	10	08	8	02	84	27	83	2	29	72	23	19	6	56	45	65	79	0	71	53	20	25
2	85	61	68	90	9	64	92	85	44	6	40	12	89	88	0	14	49	81	06	1	82	77	45	12
7	80	43	79	33	2	83	11	41	16	5	58	19	68	70	7	02	54	00	52	3	43	37	15	26
7	62	50	96	72	9	44	61	40	15	6	53	40	65	39	7	31	58	50	28	1	39	03	34	25
3	78	80	87	15	8	30	06	38	21	4	47	47	07	26	4	96	87	53	32	0	36	40	96	76
3	13	92	66	99	7	24	49	57	74	2	25	43	62	17	0	97	11	69	84	9	63	22	32	98

第二篇

流行病学原理和方法

第10章 流行病学概述

流行病学（epidemiology）是人类在与疾病长期斗争中不断形成的一个独立学科，是预防医学的主干课程。流行病学在形成和发展过程中始终把对人群生命和健康危害最大的疾病作为主要目标。历史上，传染性疾病曾经是人类生命的头号杀手，因此，早期的流行病学主要研究传染性疾病的流行规律和预防控制措施，为人类消灭和控制传染性疾病做出了不可磨灭的贡献。之后的近100年，随着人群疾病谱的变化，非传染性疾病，如心血管疾病、肿瘤和糖尿病等对人群生命和健康威胁越来越大，成为人群的主要死因。流行病学又在这些疾病的防治中发挥着不可替代的作用，被大家公认为现代医学的重要基础学科。

第一节 流行病学的概念

一、流行病学的定义

自从1927年流行病学的定义首次出现以来，几经修改，目前被大多数学者接受的定义是："流行病学是研究人群中健康相关状况和事件的分布及其影响因素，并把这些研究的成果用于卫生学问题控制的学科"。我国的学者在多年实践的基础上，结合国际流行病学发展的趋势，凝练出来的流行病学定义为："流行病学是研究疾病和健康状态在人群中的分布及其影响因素，以制定和评价预防、控制和消灭疾病及促进健康的策略和措施的科学"。

二、定义的解析

流行病学的英文——epidemiology中的"epi"意为"在……之中，在……之上"，"demo"意为"人群"；"logy"意为"学科、学问、学"。在学习流行病学的概念时，要特别注意以下几个问题：①必须建立人群的概念，因为流行病学的所有研究都是在人群中进行的，不管使用的是社会人群、职业人群、患者人群还是特定的人群，如研究高血压患病率时可能在30岁以上人群中进行等。因为流行病学的原理是根据人群中某种疾病或健康状况发生概率的大小来进行推断、分析、试验或干预。流行病学研究离不开人群。②理解流行病学的概念还要注意"疾病、伤害、健康"三个层次的内容。根据医学模式的改变和人群疾病谱的变化，流行病学研究的领域已经不仅限于人群的疾病，不但研究疾病为什么发生，还要研究如何保持人群的健康，同时也要研究当前对人群生命和健康影响最大的卫生学问题，如伤害。③理解流行病学的概念，还要注意流行病学研究的逻辑关系。流行病学研究总是遵循"揭示现象、找出原因、提供措施"三个阶段的逻辑关系，辅以"描述、分析、试验或干预"三个范畴的研究方法。流行病学总是由"分布"入手，然后"分析"造成分布上差异的原因，排除偏倚对结果的影响之后，提出干预的措施，用"实验"的方法来验证研究的假设，之后将成果用于疾病控制，最后对疾病控制项目的效果进行评价，再上升到理论，使流行病学取得进一步的升华和发展。

第二节 流行病学简史

流行病学是人类在与疾病斗争的漫长岁月中，适应社会的进步和发展而逐渐发展起来的一个学科。与其他学科的发展一样，从发展历程上，可以将其分为学科产生的萌芽期、学科形成期和学科发展期三个阶段。学科的萌芽期，经历了自人类有文明史以来直到18世纪的漫长的历史时期。该时期解决了一个重要的认识论问题，人们认识到疾病的发生不是由"神"来决定，而是与人类生存的环境和社会有关。学科形成期为18世纪—20世纪30年代，经历了200多年，尤其在19世纪中叶，以认识了霍乱的传播方式为标志，流行病学取得了长足的进步。从研究传染病的发生、发展和控制实践中，流行病学学科开始形成。因此这个时期，流行病学以研究传染性疾病的人群现象为主，形成了流行病学的理论框架，认识到传染性疾病流行过程的三个环节，同时解决了传染性疾病研究的方法学问题。学科发展期大约从20世纪40年代至今。这个时期流行病学的研究领域不断扩大，理论体系和研究的方法日臻完善。因为流行病学是研究疾病和健康状况人群现象的学科，任何影响人群生命和健康状况的问题都应纳入流行病学的研究领域。

流行病学在人群重大公共卫生问题、疾病的预防、控制和干预方面发挥了巨大的作用，而且越来越受到医学界的广泛关注。20世纪，全球公共卫生十大成就的取得，无一不与流行病学的发展和作用有关。因此，流行病学的研究领域已经不单单限于人群中疾病的预防控制和人群健康促进，还涉及几乎所有的重大公共卫生问题，涉及医学各个学科，也涉及医学边缘学科乃至非医学学科。学习流行病学不但要掌握流行病学的基本原理和方法，还要注意人文和哲学的思考。由于流行病学是一门相对较新的学科，大家对流行病研究方法发展的关注较多，而对在公共卫生和卫生保健方面如何有效使用流行病学的原则注意不够。流行病学总是从群体的观念看待疾病或健康问题。

任何学科都是适应社会发展的需要应运而生，同时也离不开社会实践得以充实和提高，从实践到理论，再从理论到实践，遵循总结、升华、实践、再总结、再升华、再实践的螺旋式发展和提高的发展轨迹。学科的萌芽期，还没有形成完整认识疾病的理论体系，只是星星点点、支离破碎的对实践的总结和描述。因此，难免有对疾病预防和控制认识的片面性。学科形成期，各国的学者在与疾病的斗争中，不但注意到疾病发生的事实和规律，更重要的是思考疾病在人群中发生的原因。在快速发展期，流行病学已经注意到学科之间的联系，疾病病因的复杂性已经不单单限于医学学科，各国的学者都在注意使用其他学科的方法来预防和控制疾病。学科成熟期的重要标志是流行病学已经形成描述、分析、实验和理论流行病学一整套理论体系，并且有相应的研究方法。相关内容将在有关章节详述。

第三节 流行病学的研究方法

流行病学研究的基本原理是群体中某种疾病或健康状况发生的概率是否高于理论概率。流行病学的思维逻辑是首先"描述"疾病或健康状况的"分布"情况，进而提出问题，建立研究的假设。即疾病为什么在这些时间、这些地点和这些人群中发生？原因是什么？如何采取干预措施使疾病不发生或少发生？流行病学研究总是遵循提出问题、分析问题和解决问题的基本规律。理解了这些问题就可以对流行病学的研究方法有更深刻的认识。不管流行病学的研究方法如何分类，都离不开这些基本原则。流行病学研究方法的分类方法有多种，目前被多数学者接受的如图10-1所示。

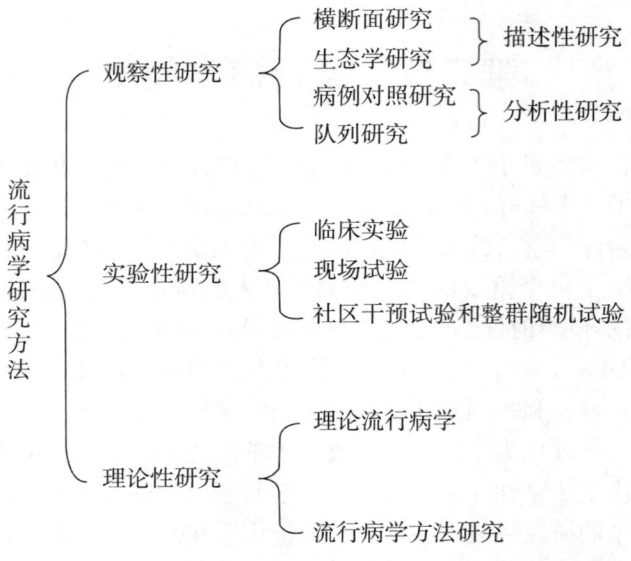

图 10-1　流行病学研究方法分类

一、观察性研究

流行病学研究是在人群中进行的。流行病学总是先从观察疾病或健康状况在人群中的"分布"入手，如实描述疾病或健康状况在没有人为干预情况下的实际状况。描述疾病在哪些人群发生，在什么时间发生，在什么地点发生。进而比较不同人群、不同时间和不同地点疾病发生发展状况的差异，找出原因，为下一步采取人为干预、预防和控制疾病的发生、促进人群的健康提供依据。这种研究被称为观察性研究（observational study），其最主要的特点是没有人为的干预，即非实验研究（non-experimental study）。观察性研究包括描述性研究（描述疾病的频率和模式）以及分析性研究（研究疾病的决定因素和危险性）。观察法是流行病学研究的基本方法，常用的研究包括以下几种。

1. 横断面研究（cross-sectional study）　横断面研究为一个时间断面上的研究，研究对象包括确定的人群中所有的个体或这个人群的一个代表性的样本，暴露信息和疾病信息通常同时确定，是一个时点上人群疾病与暴露情况的"快照"。如在不同时间点进行相同的研究则称为重复横断面研究。根据同时存在的暴露和疾病情况将人群分类是横断面研究方法的本质。横断面研究的资料一般归纳为表 10-1 的形式。

表 10-1　横断面研究资料归纳表

	疾病	非疾病	合计
暴露	a	b	$a+b$
未暴露	c	d	$c+d$
合计	$a+c$	$b+d$	$N=a+b+c+d$

横断面研究的资料就是将 $a/(a+b)$ 和 $c/(c+d)$ 以及 $a/(a+c)$ 和 $b/(b+d)$ 进行比较，即暴露组与非暴露组患病率的比较，以及患病组与非患病组暴露比例的比较。横断面研究具备以下特点：①暴露和疾病是某个时点同时存在的状况；②不能确定暴露与疾病的时间联系；③不能计算发病率；④如果不同人群某个主要混杂变量的分布不均衡，则不能直接比较。

2. 生态学研究（ecological study）　生态学研究是描述性研究的一种类型。它是在群体的水平上研究某种因素与疾病之间的关联，以群体为观察和分析的单位，通过描述不同人群中某因素的暴露情况与疾病的频率，分析该暴露因素与疾病之间的关系。根据研究目的不同，生态学研究又分为生态比较研究（ecological comparison study）和生态趋势研究（ecological trend study）。前者是比较不同人群中某疾病或健康状况的差别，以了解某疾病或健康状态在不同人群中的分布有无异同点，找到值得进一步研究的线索。后者是指连续观察同一人群中某种疾病或健康状态的发生率或死亡率，了解其变动趋势，为卫生决策和病因学研究提供依据。生态学研究的人群组可以是学校的班级、工厂、城镇，甚至国家的整个人群。唯一的要求是要有所研究人群暴露和疾病的两类信息，借以比较各组人群中暴露与疾病是否相关，因此又叫相关性研究（correlation study）。

3. 病例对照研究（case-control study） 病例对照研究的方法是选择一定数量的某病病例为病例组，另选一定数量的非该病病例为对照组，调查病例组与对照组中某些可疑因素出现的频率并进行比较，来分析这些因素与疾病的联系。根据病例与对照的匹配方式不同，将病例对照研究分为两种类型，即病例与对照不匹配、病例与对照匹配。

病例与对照不匹配的病例对照研究中，在设计所规定的病例和对照人群中，分别抽取一定量的研究对象，一般对照数目应等于或大于病例的人数。对病例和对照不做任何限制和规定。

匹配的病例对照研究方法中，根据匹配的方式不同，又分为成组匹配（category matching，又称频数匹配，frequency matching），以及个体匹配（individual matching）两种。在个体匹配中，根据每个病例使用的对照数不同，又分为1∶1、1∶2、1∶3、……、1∶M病例对照研究。1∶1匹配，即每个病例匹配一个相应的对照。1∶2病例对照研究，即每个病例匹配2个相应的对照，以此类推。但在实际工作中，使用的对照数一般控制在4个以内。

由于病例对照研究特别适用于罕见疾病，而且省时、省力、省钱，便于组织和实施，不仅可应用于探讨病因，还可应用于疫苗免疫学效果评价等其他方面，所以备受流行病学学者的推崇，在流行病学研究中应用较广泛。

4. 队列研究（cohort study） 队列研究又称随访研究（follow-up study）或前瞻性研究（prospective study），是将研究对象按可疑病因因素的有无或暴露程度分为若干组，前瞻性追踪观察一定期限，比较各组某病发病率或死亡率有无明显差别，从而判断暴露因素与疾病关系的研究方法。

"队列"在流行病学中指有相同经历或相同状况的人群。根据队列的性质又可分为出生队列（birth cohort）和暴露队列。出生队列是指出生年代或时间相同的人群，暴露队列是指有共同暴露的队列。暴露队列的特点是共同暴露于某种危险因素，年龄可以不同。根据队列中的成员是否变动，又可分为固定队列（fixed cohort）和动态人群（dynamic population）。

根据队列研究的观察起点，又可将队列研究分为三种类型，即前瞻性队列研究（prospective cohort study）、回顾性队列研究（retrospective cohort study，又称历史性队列研究（historical cohort study），和双向队列研究（ambispective cohort study）。

二、实验性研究

实验性研究（experimental study）的基本性质是研究者在一定程度上掌握着实验的条件，在控制一定条件的基础上，主动给予研究对象某种人为的干预。因此，实验性研究又称干预试验（interventional trial）。根据实验研究的对象和目的，实验性研究又可以分为以下几种：

1. 临床试验（clinical trial） 临床试验是以病人为研究对象，评价某种疾病的疗法或发现某种预防疾病结局如死亡或残疾的方法。临床试验的研究对象必须是诊断为患有所研究的疾病并且诊断后很快进入研究，以便及时地安排治疗。临床试验多采用随机对照试验（randomized controlled trial，RCT）设计，即必须遵循随机、对照和盲法的原则。实验的对象必须采用随机分组，确保每一个研究的对象都有同等的机会被分配到实验组或对照组。设立对照组是临床随机对照试验的一个必备要素，对照包括空白对照、历史对照、安慰剂对照等。盲法观察一般采用双盲法，最大限度地克服观察偏倚。由于随机对照临床试验具备随机分组、前瞻性观察、设立对照和盲法观察的要素，是最理想和最可靠的方法，因此，也是实验研究中要求设计最严格的方法，以及最不容易开展的研究。

2. 现场试验（field trial） 现场试验也叫人群预防试验，是以未患病的健康人或高危人群为研究对象进行干预试验。现场试验也是将研究对象随机分为两组，试验组施加干预措施，另一组不施加，观察和比较两组的干预效应。此研究中接受处理或某种预防措施的单位是个人，而不是群体或亚人群。现场试验通常比临床试验需要更多的研究对象，耗资也比较大。由于研究对象不是病人，因此必须到"现场"（工作场所、家庭或学校等）进行调查或建立研究中心并敦促研究对象去报告，这些特点增加了研究的费用。现场试验花费高，因此限制了它只能应用于常见病和严重疾病的预防研究。

3. 社区干预试验和整群随机试验（community intervention and cluster randomized trial） 社区干预试验又叫社区为基础的公共卫生试验（community-based public health trial）。社区干预试验和整群随机试验都是以社区为基础的现场干预试验的扩展。二者概念上的区别在于干预的单位是个人还是群组。如疫苗是给个人的，但水加氟预防龋齿则不然，后者是针对每个水源内的全体人群而不是个人。因此水加氟预防龋齿应采用社区干预试验，选择整个社区进行试验，在社区基础上指定暴露。

某些干预试验选择比社区小的研究人群更为方便。饮食干预通过家庭或生活在一个家庭的人员研究比较方便，环境干预可能影响整个办公场所、工厂或居民楼保护性的运动设备可能必须分配给全运动队。干预人群可能是军队单位、班级、车间或任何其他人群，其成员同时暴露于该干预。用这种干预进行试验的科学基础与社区干预试验是一样的。这些试验不用通常的现场试验是因为干预分配给人群组比个人更容易。

随机地把干预分配给参加的各人群组的现场试验叫作整群随机试验。被随机的人群的大小相对于整个研究人群来说，比例越大，可能越不容易进行随机分配。如果研究只包含两个社区，一个接受干预，另一个不接受干预，如 Newburgh-Kingston 的水加氟化物试验，不考虑接受氟化物的社区是否是随机分配的，因为不管什么分配方法，两个社区基线特征的差别大小都一样，只是差别的方向不同，只要随机分配到每种干预的人群数很大，则随机化就可能使各干预组间基线特征有类似的分布。

4. 类实验（quasi-experiment，semi-experiment） 一个完整的现场研究应具备实验性研究的四个基本特点，即设立对照、随机分组、人为干预、前瞻追踪。如果一项实验研究缺少其中一个或几个特征，这种实验就称为类实验。实际工作中的类实验多指不能满足随机分配的原则时进行的实验研究，如临床上的干预试验，由于伦理和赫尔辛基宣言要求的需要，有时患者不能采用随机分组的原则（如是否手术），这时类试验可能是唯一的选择。

三、理论性研究

1. 理论流行病学 理论流行病学（theoretical epidemiology）也叫数学流行病学（mathematical epidemiology），是利用流行病学调查所得到的资料，根据疾病流行的规律和已经掌握的生物学知识，建立有关的数学模型或用计算机仿真，进行理论研究。

2. 方法学研究 为流行病学本身的理论与方法的研究，因为流行病学本身也需要不断地发展与完善。例如，20世纪70年代之后，由于多因素研究方法的迅猛发展，流行病学需要统计学方法的支持，同时如何控制混杂因素也是必须解决的技术问题，此时分层分析和 logistic 模型便应运而生。

第四节 流行病学的研究领域

为制定预防和控制疾病的策略和措施提供科学依据和方法是流行病学研究的主要目的之一。流行病学在疾病预防的策略规划及防制效果评价方面也起主导作用。流行病学的主要研究内容包括:
1. 描述人群中疾病和健康状况的分布。
2. 探讨影响人群中疾病发生、发展和转归的因素并提出防治策略。
3. 完整揭示疾病的自然史。
4. 探讨原因不明疾病的病因及其防治措施。
5. 预防、减少或消灭疾病,促进健康。
6. 预防措施和防治策略效果评价。

第五节 流行病学研究和应用的进展

流行病学的研究领域随着学科的发展和进步,也在不断调整和发展,其研究范围甚至超出了医学的领域,如全球气候变暖、厄尔尼诺现象等对健康的影响等等。而且流行病学越来越注重应用。以下几个方面的研究近年来受到了各国流行病学者的广泛关注:
1. 探讨影响健康的病原、宿主和环境因素,以便为疾病和损伤的预防和健康促进奠定科学基础。
2. 确定疾病、残疾和死亡原因的相对重要性,以便确立研究和实践的重点。
3. 发现和确定特定疾病的高危人群,以便使采取的措施更为有效和直接。
4. 对提供卫生服务和科学研究的项目进行评价。

上述四个方面,强调流行病学在促进人群总体健康方面的应用,之前的流行病学定义对此方面强调不够,这也是流行病学发展的重要标志。当代流行病学的研究和应用主要包括病因学研究、确定医疗卫生工作的重点、卫生项目的评价、卫生政策和提供卫生服务等10个重点领域。

一、注意应用分子生物学的先进理论和技术

分子流行病学的基础就是将以人群为基础的流行病学原则与实验室的技术相结合。分子流行病学不仅仅是流行病学的一个分支,而且是通过分子生物学技术的应用,增强对暴露、疗效和敏感性的测量。例如,DNA测序技术是确定分子结构的有力工具,可应用此技术来确定某些对特定疾病或者特定环境暴露敏感的个体。分子流行病学在确定对致癌物易感性方面有独特的作用,应用此方法可以筛检因为有某种遗传特征、患某种癌症危险性明显增加的个体。根据这些理论,可以使用这些新的分子生物学技术,开展新的研究领域。例如筛检某些对于某种环境暴露敏感的个体,或者对某种疾病敏感的个体,以便采取针对性的预防或干预措施等。在现场调查中,通过对病毒或细菌分子结构的测序,可以确切地确定传染病暴发的共同来源,追查传染源。

分子流行病学的进展,很有可能引导对疾病预防、早期诊断和治疗的革命性机遇,也可能开辟种族学研究的新领域。例如,已经发现17q12-21基因突变的妇女患乳腺癌的危险性明显增加。有 *BRCA1* 位点基因突变的妇女,一生中患乳腺癌的危险性比正常人高80%~90%。目前,基因突变测量技术已经达到900种,其中许多技术已经可以用于大规模的人群调查,这些

技术的出现，使得开展某些新的重要研究领域成为可能，如环境危险因素与基因突变关系研究等。

分子生物学技术的发展，也使得使用遗传标记物进行某些道德和伦理方面的研究成为可能，包括：

1. 如果有些资料对研究对象的健康有巨大影响，这些资料是否向他们提供？
2. 如何保证自信心不受影响？
3. 如果已经确定某些人的明显的遗传缺陷会对他在某种条件下的能力有影响，那么，还能否聘用他？能否上保险（医疗保险，人寿险）等？
4. 这些检查如何进入临床或公共卫生现实之中？
5. 由谁来界定是否使用这些检查项目？

二、不能只停留在探讨危险因素，而应同时考虑如何改变它

在过去的半个多世纪里，流行病学在探讨对人群的生命和健康有重大影响的疾病的危险因素方面取得的成绩令世人瞩目。即，所谓的"危险因素流行病学"，包括个体水平、家系或遗传的多因素分析。这些研究把重点放在了如何发现危险因素上，某种程度上忽略了疾病的多水平环境因素的综合作用，因此，会失去干预的机会。

如果从另一个角度讲，我们的最终目的是为了增强公众的健康，就有必要在如何解释和利用这些流行病学研究结果上下些功夫，将流行病学研究的结果付诸预防医学的实际。有人曾经对12种公共卫生杂志上发表的1210篇文章进行了分析，分析所有文章将已确定为有效的干预应用于实际的程度，结果发现：89%仍停留在基础研究和发展阶段（包括流行病学研究），5%属于创新性发展类，不到1%是处在研究结果的转化阶段，5%属于转化阶段。这些资料表明，即使已经确定为有效的干预措施，也没有将这些转化为预防的实际，应当强调和大力倡导将流行病学的研究结果尽快变成有效的干预项目，付诸实际。

三、重视因素与疾病之间存在微弱联系的研究

从定量的角度，微弱联系（weak association）是指估计的相对危险度（通常以比值比 OR 表示）小于2。微弱联系是因果关系的可能性不大，但是根据大规模人群调查得出的归因危险度，如果测量的暴露比较普遍，即使数值较小，也应当特别慎重对待，不能轻易视为微弱联系，它可能有重要的公共卫生应用前景。如何正确认识微弱联系，并正确解释它的意义和应用前景，是现代流行病学面临的挑战之一。

流行病学在确定多种重大公共卫生问题的病因及其危害程度上做出了突出贡献，如确定吸烟与肺癌的关系，石棉与肺间皮肉瘤的关系，饮酒与肝硬化的关系等。对于上述几种联系，估计的相对危险度一般都在5~20之间，这样确定为因果关系或推论研究的结果就比较容易，遗憾的是，目前进行的多数危险因素的研究，得出的相对危险度数值都比较小，因为没有确切的证据，确定因果关系就相当困难。一般地说，测量到的相对危险度数值越是固定，用方法学不足解释的可能性就越大，如混杂因素、错分及其他来源的偏倚等。

客观地评价和宣传流行病学的研究结果是另一挑战。当今社会，似乎公众都患有"健康恐惧症"。主要的原因是，常常可以在权威性的杂志上看到有煽动性的结论，其他媒体也推波助澜。似乎有些研究人员将根据一次或小样本研究的结果过分渲染，加上媒体炒作已经形成了趋势，这样将研究的结果传达到公众时就会造成混乱，使公众无所适从。

任何单一的疾病危险因素，或者一项医疗技术都有其双重性。例如，中等量饮酒可以增加患乳腺癌的危险性，但是可以降低患冠心病的危险性。这时，内科医生或卫生学专家是否向中

年妇女推荐适量饮酒,还是不要饮酒就非常关键。医务人员或卫生学专家对研究结果的评价越客观、越全面,大众越容易正确理解和接受。在介绍这方面的知识时,有两个关键问题要把握好,一是定量的描述,让大众知道某因素的危险性有多大;另一种是定性描述,让大众知道医务人员和大众使用的术语含义是否一致。

四、对卫生保健的质量和结果进行评估

世界上公认美国在疾病预防和控制上的投入比其他任何国家都要多,以 2000 年为例,美国这方面的投入占到了 GDP 的 13%。可能是考虑到卫生经费的增长,美国的卫生保健服务系统正在发生巨大的变化,这些变化可能会对今后几十年的流行病学研究和实践产生影响。美国保健机构的从业人员从 1976 年的 600 万人增加到 2002 年的 7600 万。大多数的美国公民可以从各种渠道获得卫生保健服务。

流行病学用于规范和评价保健系统转变的工作日益加强,卫生官员已经逐渐认识到只有通过基于人群的观察,才能获得耗-效效益最佳的决策,而其中流行病学的作用至关重要。是否推行某种保健服务,取决于流行病学对其价值的评估。

在现代保健服务机构和领域,流行病学有广泛的用武之地,主要包括:①通过知名人士的努力,联络国家或者区域的政策制定;②从战略的角度提供新的服务项目,或对已有的服务提出改进的意见;③发掘为人群提供保健服务的资源;④根据病人的疗效和项目进展情况,实施适时监管;⑤检测卫生服务部门之间或系统内部,在增进人群健康方面是否协调。

保健系统的变化,对提供服务的机构和人员提出了新的要求。必须掌握新的技能和知识,主要包括:评价人群保健服务的需求;开展新的干预项目;对干预项目的消耗、效益和效果进行评价。面对新的机遇,流行病学工作者,包括从事管理流行病学的医务人员都必须加强训练和培训,以适应保健机构的需要。

五、确定卫生工作的重点并跟踪进展

在卫生资源有限的情况下,确定卫生工作的重点并非易事。流行病学可以通过跟踪项目的进展,随时调整技术路线来实现预期目标。流行病学已经成为确定卫生工作重点的重要工具。卫生工作的重点和目标的确定必须建立在大量流行病学研究的基础之上,同时也需要观念的转变。第二次世界大战以后,确定卫生工作的目标时改变了既往的做法,特别注重目标的量化和明确的时间限制,以此作为行动的基础。例如,1966 年,世界卫生组织提出了到 1976 年在全球范围内阻断天花传播的目标。由于在全球范围内开展了消灭天花的运动,到 1976 年底,基本上实现了上述的目标。最后一例天花病例是 1977 年 10 月在索马里报告的,1978 年,英国报告了两例实验室感染的病例。

20 世纪 70 年代以后,随着慢性疾病对人群健康的威胁越来越大,各国政府不但制定了传染性疾病的控制目标,也对非传染性疾病的控制提出了明确的目标。我国政府在"十五"和"十一五"期间都制定了明确的重大传染病的防治目标。根据传染性疾病对人群健康的危害程度和死因顺位,将病毒性肝炎、结核病和 AIDS 作为重点控制的三大传染病,并提出了明确的目标。我国政府还在 1978 年就提出了到 2010 年基本消灭矽肺的目标。

美国政府制定了两项 2010 年宏观卫生学目标,即,提高健康生活的年限和质量,减少不公。为达此目标,决定开展 28 项行动和项目,见表 10-2。这些目标和行动的确立,离不开过去几十年流行病学研究的基础。28 项重点项目确立的依据是疾病的危险因素可以控制,控制这些因素,可以降低人群的疾病负担。

表 10-2 2010 年人民健康（healthy people）卫生工作重点领域（美国）

1. 接受高质量的卫生服务	15. 预防暴力和外伤
2. 眼科、耳鼻喉、慢性锥体疾病	16. 妇幼和儿童健康
3. 癌症	17. 医疗产品安全
4. 慢性肾疾患	18. 大脑健康和大脑疾患
5. 糖尿病	19. 营养和体重
6. 残疾和继发疾病	20. 职业卫生和安全
7. 教育和社区为基础的项目	21. 口腔健康
8. 环境卫生	22. 公共卫生的组织结构
9. 计划生育	23. 体育锻炼与健身
10. 食品安全	24. 呼吸系统疾病
11. 健康交流	25. 性传播疾病
12. 心脏病和卒中	26. 滥用毒品
13. HIV	27. 吸烟
14. 传染性疾病和免疫	28. 听力损失

六、突发公共卫生事件调查

开展传染病的暴发调查，研究环境暴露对健康的潜在危害和对职业危险因素暴露进行评价，是公共卫生领域经常性的工作之一，即通常所说的"现场调查"。对暴发进行调查是公共卫生机构首当其冲的任务。

流行病学将特定时间、特定地理范围内某种疾病或卫生事件的数量明显高于平常的状况称为暴发（outbreak）或者聚集（cluster）。一般地说，暴发多指对健康有急性影响的传染性疾病，如急性沙门菌食物中毒。聚集则指时间较长慢性病或状况，如生活在电厂附近是否会增加儿童时期患白血病危险性等。

现场调查，不管是传染性疾病的暴发调查，还是非传染性疾病的聚集调查，共同的特点是时间紧，系统资料不足，对健康的影响突然。都是要求在有限的时间内、有限的资料前提下快速做出决策。因此，对调查人员的要求比其他调查高，既是机遇，更是挑战。在此情况下，很难进行周密的设计，进行系统的资料收集。例如，急性食物中毒，开始一般病例数较少，甚至仅有几例，有时甚至取不到可疑食物的样本。加上发病的病例会因各种原因提供有偏的信息，常常会给调查带来很多困难。总之，现场调查的性质属于"自然实验"，要求有特殊的方法和知识，以后相关章节将详细介绍，这里不再赘述。

七、慢性病和"当代流行病"的预防

在过去的几十年，人群的疾病谱和死因构成发生了明显的改变，从过去传染性疾病为主要威胁向非传染病为主转变。因此引起的卫生投入也发生了相应变化。20 世纪 50 年代以前，急性传染病位居死因构成的第 2 位，从 20 世纪 70 年代起已经降至第 10 位。2016 年我国公布的城乡居民死因构成的前 3 位分别是恶性肿瘤、心脏病和脑血管病，前 10 位疾病占全部死亡的 96.05%，传染性疾病（含呼吸道结核）仅占 1.09%。见表 10-3。在美国，20 世纪 90 年代早期，肺炎、结核和胃炎位居死因的前 3 位，占全部死亡的 31%。美国公布的 2016 年全美前 10 位死因的死亡数和死因构成见表 10-4。

表 10-3　2016年我国城乡居民前10位死因的死亡率及其构成

疾病名称	死亡率（1/10万）	构成（%）	位次
恶性肿瘤	164.35	26.44	1
心脏病	136.61	21.98	2
脑血管病	128.23	20.63	3
呼吸系统疾病	73.36	11.80	4
损伤和中毒外部原因	37.63	6.05	5
内分泌，营养和代谢疾病	19.25	3.10	6
消化系统疾病	14.27	2.30	7
神经系统疾病	6.90	1.11	8
传染病（含呼吸道结核）	6.78	1.09	9
泌尿生殖系统疾病	6.52	1.05	10
其他	16.02	2.86	—

表 10-4　2015—2016年美国居民前10位死因的死亡率及其构成

疾病名称	死亡人数	构成（%）	位次
全死因	2744248	100	
心脏病	635260	23.1	1
恶性肿瘤	598038	21.8	2
意外事故（意外伤害）	161374	5.9	3
慢性下呼吸道疾病	154596	5.6	4
脑血管病	142142	5.2	5
阿尔茨海默病	116103	4.2	6
糖尿病	80058	2.9	7
流感和肺炎	51537	1.8	8
肾炎、肾病综合征和肾病	50046	1.09	9
故意杀人（自杀）	44965	1.6	10

在讨论慢性病控制的流行病学时，非常有必要回顾一下"流行"（epidemic）和"地方病"（endemics）的概念。前者是指在特定社区或区域病例数、健康有关的行为或健康有关事件明显比平常高。而后者则指特定地理区域或人群内病例或者传染性疾病持续出现。上述讨论的疾病负担的转变，扩大了"流行"的内涵，因为慢性病的发展需要很多年，并且发病率在相当长的时间内保持稳定，可以认为是地方性疾病。言外之意是不一定马上采取防治措施。这种认识很多情况下是不正确的，因为有些危险因素已经非常明确，并且可以很好地去控制，如吸烟与肺癌，如果采取禁烟措施，发病率在若干年后肯定下降。所以，对于慢性病的干预，即使发病率水平表现为"地方病"流行的水平，也不应当有错误认识，及时采取措施也非常值得。

其他现代流行病，如意外伤害（包括自杀和其他暴力行为）和HIV感染导致的艾滋病。

当今社会的暴力问题，某种程度上说明了现代"流行病"的复杂性。据分析，美国在过去几十年内暴力一直呈上升的趋势，受害人群主要是年轻女性、妇女儿童、非洲裔美国人和贫穷阶层。暴力的预防涉及一系列复杂因素，包括社会因素，如改变社会的大环境、改变个人的知识和态度。图 10-2 有利于理解公共卫生问题的预防和控制，其中流行病学的作用无可替代。

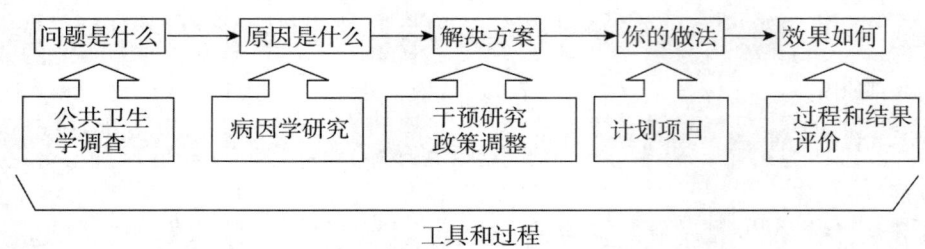

图 10-2　公共卫生特定预防项目的工作框架图

八、基于社区的危险因素及其干预的评价

研究人员越来越清楚地认识到社区是开展卫生学干预的最佳和最有效的单元，这里所说的社区（community）可以是一个县、一个乡、城市的一个区、一所学校甚至一个工厂。社区是了解卫生需求、制定卫生政策时的重要要素。对于流行病学工作者而言，基于社区的测量和干预，有两个方面与流行病学关系最密切。首先，除了平常基于个体水平的危险因素研究之外，"邻居效应"的研究，有助于确定基于社区水平的危险因素。其次是干预项目的实施过程中，流行病学工作者可以发挥关键的作用。流行病学工作者所关心的是不但要去除个体水平的危险因素，更重要的是在此基础上能更好理解社区水平上危险因素的相互联系、危险因素之间的相互影响。更加关注社会因素对人群健康的影响，如邻里关系、居住环境对个体的行为影响等。计算机及其分析软件的发展，使同时进行多因素分析变成了现实。

对以社区为基础的干预项目进行评价时，因为资料是以个体为单位收集的，尤其是用自填式调查表调查的资料，一定要分析资料的可信性和真实性。还要注意社区、卫生防疫部门和学校之间的密切合作。

九、制定公共卫生政策

卫生决策与流行病学之间的密切关系越来越受到各国学者的关注。卫生决策离不开流行病学，流行病学研究是卫生决策的基础已经成了普遍接受的共识。因为地方和中央政府的卫生资金有限是永恒的话题，因此，也有人提出，政策干预是提高整个人群的健康水平，减少人群疾病负担的最有效干预手段之一。

进行政策干预时，必须以流行病学的研究为基础。首先，流行病学的病因学研究，可以提供一级预防的干预因素。人群疾病负担分析，可确定各种危险因素对人群疾病负担的影响大小。其次是流行病学工作者可以与社会医学、行为学的专家密切合作，设计干预和评价的指标。其次就是在干预项目的具体实施过程中，流行病学可以帮助制定政策的人员对干预的效果进行适时评价，进行必要的补充和完善。制定卫生政策常用的方法包括：荟萃分析（meta-analysis）、决策分析和耗-效分析等。今后，循证决策在政策制定领域将有可能成为主流。

十、在预防工作实践中发挥流行病学的作用

流行病学在公共卫生和预防医学领域的作用越来越受到人们的重视，位居首位。但是也存在令人担忧的问题，主要表现在两个方面：一是流行病学的队伍不能适应我国疾病预防与控制的实际。首先是从事流行病学专业的人员数量不足，据不完全统计，我国专职从事流行病学专业的人员不足1万人。虽然国际上还没有按人口比例设置从事流行病学专业的人员比例，但与先进国家相比，我国在数量上仍存在着很大的差距。美国从事流行病学专业的人员估计在12万，是我国的12倍。但美国的人口只有我国的1/5。其次，诸如非典等突发公共卫生事件中暴露出来的流行病学人员极度匮乏的现实，说明问题已经到了非常严重的地步。流行病学队伍存在的另一个问题是专业技术人员的学历层次低。高层专业人员知识结构不能适应疾病预防与控制实际的矛盾已经非常突出。更令人担忧的是，高层人员中，受过良好流行病学训练的人员比例不足20%，大多是公共卫生专业本科基础。其中改行从事流行病学专业的也大有人在。另外我国的公共卫生本科基础教育中重理论轻实际、课程设置不合理、知识结构不合理的矛盾日益突出。总体说来，传统的流行病学理论比重过大，联系实际的能力和创新意识培养不够。从知识结构方面，传授符合疾病预防和控制实际的知识结构不合理，疾病分布、病因研究、偏倚控制等传统内容篇幅过大，而卫生法规、健康教育、健康促进、社区干预、现场调查、卫生决策等知识欠缺。诸如此类的问题，需要对我国的流行病学教学和人才培养模式实行改革。认真研究人才培养的知识结构、培养模式，尽快培养符合我国疾病预防和控制实际的人才。

第六节 流行病学研究的重要观点

流行病学研究范围不断扩大，研究方法与技术不断发展与完善。主要表现在：①从单因素研究发展为多因素研究；②从单学科研究发展为多学科或跨学科研究，遗传、生化和分子生物学的技术广泛应用于流行病学研究，促进了流行病学向更精细、深入的方向发展；③计算机技术和统计分析方法的飞速进展，对流行病学发展起着巨大的推动作用；④从定性研究向定量研究发展。因此学习和运用流行病学应当树立以下几个基本观点：

一、群体观点

流行病学研究的基本原理是群体中某种疾病或健康状况发生的概率与理论值比较，然后分析原因，提出措施。因此，流行病学是从宏观的角度认识疾病和健康状态，研究疾病的发生及动态分布。从群体角度宏观观察事物的动态变化是流行病学区别于其他医学学科的最显著的特点之一。群体和分布是流行病学中两个最基本的概念。流行病学的研究结果是"群体诊断"，是对人群疾病和健康状态的概括，发现群体中存在的主要公共卫生问题，或发生某一公共卫生事件的原因，从而"对症下药"，提出预防对策或公共卫生服务计划。这里所说的群体（population）指的是：①一个国家或地区的全体居民；②在抽样研究中，研究的单位可以不是个体，而是一个学校的学生或一个工厂内的所有人。

二、社会医学和生态学的观点

流行病学认为，人类的健康和疾病与环境因素有着密不可分的关系。人不仅具有生物属性，同时具有社会属性。人类的疾病和健康状态不仅是人体自身的问题，同时也与生态环境有关。近来有人在"生物-心理-社会医学模式"的基础上又提出了"生物-社会-心理-生态环境

模式",提醒我们在进行流行病学研究时要树立社会医学和生态学的观点。生态环境与人类的健康密切相关。生态环境包括生物性环境和社会环境。生物性环境包括大气、水、土壤、生物和各种矿产资源,它是人类赖以生存和发展的物质基础。社会环境是社会政治、经济、文化、教育、家庭等的综合,包括社会制度、经济体制、风俗习惯等,它是人类赖以生产和生活的必需条件。人体的健康与疾病不仅受自然环境的影响,也受社会环境的制约。

人类的健康或疾病主要是环境因素和机体内在的遗传因素相互作用的结果。人类生活在环境中,不断地征服环境,但反过来,环境又不断地作用于人类。因此,人类与环境长期处于相互依存、相互制约的辩证关系中。人类的主观能动作用,不断地改造和适应环境,而环境中的有利和不利因素又作用于机体,从而使人类与环境处在一个辩证统一的整体中。

三、比较的观点

在科学上,交流信息和达成共识最根本的环节是观察测量和定量描述。对多组观察值进行比较,是科学方法的精髓。流行病学分析的核心是比较,设立对照是比较的基本形式。必须通过严密的逻辑思维推论过程来完成。有比较才有鉴别。即使是一般的描述结果也必须和相应的人群、时间和地点的结果相比较才能说明问题,才有意义。例如一个人群的高血压患病率为5%,当与其他人群比较后才可以对该人群做出诊断,高血压患病率是高还是低。病例对照研究等类型的研究本身就贯穿着对比观察和分析的观点和方法。严密的逻辑思维推理能力是流行病学工作者的基本素质要求。

四、多病因论的观点

任何疾病的病因都不是单一的,而是多种因素综合作用的结果,是遗传因素与环境因素及其相互作用的结果,只不过对于不同的疾病,遗传因素与各种环境因素各自作用的大小有所不同而已。一群人同时暴露于某种病原微生物,其结果并不是所有的人都患病。这里,病原微生物是必需病因,其他如年龄、性别、营养状况和免疫状况等是疾病发生的辅助因素,二者缺一不可。

五、概率论的观点

流行病学尤其重视定量描述和分析,常常关注各种率的计算和计算时"分母"的含义。流行病学中得到的危险度及各种率,实际上是对相应问题的概率参数的估计值,而不是确定值。例如,人们不能看到某个吸烟的人已经活到了100岁但未患肺癌,而否认吸烟是肺癌的一个重要病因,而应当从概率论的角度认识吸烟的人比不吸烟的人患肺癌的危险要高出很多倍。

第七节 学习流行病学应当注意的几个问题

一、关注流行病学现场和人群研究的结果

在发病因素、危险因素和发病机制的研究中,各个医学学科都可以提供科学依据。但是,在病因学研究中,流行病学现场和人群研究的结果比任何学科提供的结果都重要。原因是人群现场研究能反映在没有人为干预下的自然条件,各个危险因素独立及其相互之间的作用。实验室研究则不然,都是控制了一定条件下的结果,很难反映综合因素及其相互作用,只是实验室控制的条件下,某单一因素与疾病的关系。其次,流行病学现场和人群研究的对象是人。它的

结果比以动物为研究对象的结果要可信得多,尤其在病因学研究中,动物试验提供的病因因素在人群则未必就是病因因素。近些年来,由于现场流行病学研究费时、费力,且研究的实施难度大,要求设计难度大,在我国开展得越来越少,应当引起高度注意。在尽可能的条件下应当鼓励和提倡现场流行病学研究。

二、学习流行病学要深刻理解"健康"的概念

流行病学经常进行病因学研究,因此对健康的概念必须要深刻地理解。健康这个概念是动态性概念。不同的历史时期有不同理解和认识,不同历史时期,人们给它赋予的内涵不同。生物医学模式中的"健康"是指机体没有生物学改变的疾病。它的依据是可测量的生物学变量。而生物-心理-社会医学模式中给健康的定义是:"健康是身体上、精神上和社会适应上的完好状态,而不仅仅是没有疾病和虚弱"。因此,只有在躯体健康、心理健康、社会适应良好和道德良好几方面都具备,才是完全的健康。

三、树立大预防医学观的观念

1988年,世界卫生组织(World Health Organization,WHO)、联合国儿童基金会(United Nations International Children's Emergency Fund,UNICEF)和联合国开发计划署在英国联合召开了世界医学教育会议,发布了"爱丁堡宣言"。其第一句话就是"医学教育的目的是培养促进全体人民健康的医生"。学好预防医学,尤其是它的观点是将来工作之必需。

四、掌握循证医学的知识

20世纪90年代初兴起的循证医学(evidence-based medicine,EBM)正在强劲地推动着全球临床医学从经验医学向循证医学的转变。当今合格的医生必须掌握循证医学的知识,成为循证医学的模范实践者。有关循证医学的内容将有专章另述。

五、正确理解流行病学与其他学科的关系

流行病学研究的最终目的是揭示暴露因素与疾病或健康之间的关系。从而制定合理的干预和预防措施,提高人群的健康水平、减少疾病。但用什么方法或手段去探讨是一个重要问题。流行病学不排除在基于人群的研究中使用其他学科最先进的方法和手段研究因素和疾病之间的关系。例如,使用分子生物学PCR方法,蛋白组学、基因组学和代谢组学的方法研究暴露和肿瘤之间的关系,但是流行病学永远相信基于人群研究的结论。流行病学使用这些方法和手段,仅仅是为了发现暴露与疾病之间的真实联系。

(袁聚祥)

第11章 描述性研究

1854年8月，伦敦宽街暴发霍乱，10天内死去500多人。当时霍乱病原体尚未发现。英国著名的内科医生约翰·斯诺（John Snow）调查了发生疫情的地点和死亡病例，发现所有死亡病例都发生于离宽街不远的地方，而且他们都饮用宽街供水站供应的水，并发现该水井被附近一个下水道污染。根据这些发现，Snow提出霍乱病原存在于肠道，随粪便排出污染饮水，人喝被污染的水而感染发病。经封闭水井，霍乱暴发即告停止。其后30年霍乱弧菌才被从粪便中分离得到。Snow关于霍乱的调查，正是运用了流行病学描述性研究的方法，分析了霍乱的人群分布现象、地区差异等情况，根据霍乱的分布特点，提出霍乱暴发与宽街供水站有关这一假设，对控制霍乱流行起到了关键作用。

描述性研究（descriptive study）又称描述性流行病学，是流行病学研究方法中最基本的类型，是利用常规监测或已有的资料或通过专门调查所获的数据，描述疾病或健康状况在不同地区、不同时间和不同人群中的分布特点，进而获得病因线索，提出病因假设。描述性研究还可以用来确定高危人群，评价公共卫生措施的效果等。

第一节 疾病的分布

疾病的分布（distribution of disease）是指通过观察疾病在人群中的发生、发展和消退，描述疾病在不同地区（空间）、不同时间（时间）和不同人群（人间）中的频率分布现象。对疾病的分布特点进行研究，既是医学工作者研究疾病流行规律、探讨病因和提出防制保健对策的基础，也是树立大卫生观、群体观和概率论观的具体体现。

掌握疾病分布的规律具有重要意义。首先，通过揭示疾病的分布规律可以为制定疾病防治策略和措施提供科学依据。其次，疾病分布的描述是各种流行病学研究的基础，对影响疾病分布因素的描述性研究可以发现病因线索，为进一步的医学研究指明方向。

一、疾病的地区分布

多数疾病的分布都有一定的地区特征，这与一定地域的自然环境、社会环境等因素密切相关。所以，研究疾病的地区分布特征可了解疾病在当地的流行特点，有助于解释疾病的病因等。

（一）疾病在国家间和国家内的分布

疾病在世界各地的分布均存在差别。有些疾病只发生在一定地区，如黄热病多发于南美洲和非洲，登革热则多发于热带、亚热带。有些疾病遍布全世界，但其分布并不均衡，肿瘤发病在世界各地存在明显差别。比如，肝癌主要分布在东南亚、东南非，而欧美则少见。前列腺癌、皮肤癌在欧洲和北美多见。欧美各国脑卒中的死亡率高于日本，而心脏病的死亡率却居于末位。

疾病在一个国家内不同地区之间的分布也均存在明显差别。例如血吸虫病流行于我国长江以南地区。克山病在我国自东北向西南呈一宽带状分布。食管癌在我国北方多于南方。鼻咽癌多见于华南各省，以广东发病率最高，而胃癌则高发于华北、东北和西北地区。

（二）疾病在城乡的分布

许多疾病在地区分布亦表现出城乡差异。在城市，呼吸道传染病（如流行性感冒、流行性腮腺炎）、突发急性传染病（如人禽流感、SARS）等容易传播、流行；在偏僻的农村和山区，人口密度较低、居住分散、交通不便，人口流动性小，呼吸道传染病往往不易发生流行。若一旦有患者或携带者传入，也可以引起疾病流行。农村因卫生习惯、饮水条件等原因，儿童肠道传染病发病率高于城市。慢性病在城乡间的分布也有差异，如恶性肿瘤中肺癌、乳腺癌、大肠癌等一般城市多于农村，而食管癌、肝癌、宫颈癌等则农村多于城市。

（三）疾病的地方性

由于自然环境或社会因素的影响，一些疾病常在某一地区呈现发病率增高或只在该地区存在，这种现象称为疾病的地方性。疾病的地方性有以下三种类型：

1. 统计地方性 因为一些地区居民文化及卫生设施水平低，或存在一些特殊条件及风俗习惯，而使一些传染病长期存在，如伤寒、痢疾等。这些病的发病率只是在统计上经常高于其他地方，与当地自然条件无关，称为统计地方性疾病。

2. 自然疫源性 一些病原体依靠自然界的野生动物绵延繁殖，而在一定条件下可传染给人，这种情况称自然疫源性，这些疾病称自然疫源性疾病，如森林脑炎、鼠疫、地方性斑疹伤寒等，这类地区称自然疫源地。

3. 自然地方性 某些疾病受自然环境的影响只在某一特定地区存在，包括两种情况：①该地区有适合于某种病原体生长发育的传播媒介生存的自然环境，使该病只在这一地区存在，如血吸虫病和丝虫病；②是由于该地区的自然地理环境中缺乏或过多存在一些微量元素造成的，如地方性甲状腺肿、克山病、地方性氟中毒等。

判断一种疾病是否属于地方性疾病的依据是：

（1）该地区的各类居民发病率均高，且一般随年龄增长而上升；

（2）其他地区居住的相似人群发病率均低，甚至不发病；

（3）外来的健康人迁入该地区一段时间后，其发病率和当地居民一致；

（4）迁出该地区后，发病率下降，患病症状减轻或自愈；

（5）当地的易感动物也可发生类似的疾病。

此外，在本国没有而从国外传入的疾病，称为输入性疾病，如20世纪80年代，在我国最初发生的艾滋病，是由国外传入我国的。

二、疾病的时间分布

疾病的时间分布是指按照时间的变化对某种疾病进行描述。疾病频率随着时间的推移呈现动态变化。通过研究疾病的时间分布特征，可以了解疾病的流行规律，并能为疾病的研究提供病因线索，同时还可以根据疾病防治措施实施前后相应疾病频率的变化来评价其效果等。疾病的时间分布特征可从短期波动、季节性、周期性、长期变异等方面来描述。

（一）短期波动

指在一集体单位或固定人群中，于短时间内，即该病的最长潜伏期内，某病的病例数突然增多，称为短期波动（rapid fluctuation）。多半是由同一致病因子或相同的传播途径所引起，如食物中毒、伤寒、痢疾等疾病的暴发和流行。自然灾害、环境污染等因素也可导致疾病的短期波动。

（二）季节性

疾病每年在一定季节内呈现发病率升高的现象称为季节性（seasonal variation, seasonality）。

季节性有两种表现形式:

1. 季节性升高 是指疾病一年四季均发生,但在一定季节发病率升高。如肠道传染病和呼吸道传染病全年均发病,但肠道传染病在夏秋季高发,而呼吸道传染病在冬春季多见。

2. 严格的季节性 指在一定地区内,某些虫媒传染病和一些自然疫源性疾病的发生常集中在一年中的少数几个月内,其余月份没有病例。如我国北方地区流行性乙型脑炎只在夏秋季发病,其他季节无病例出现,表现出严格的季节性。

此外,非传染性疾病也有季节性,如急性心肌梗死出现在11月~次年1月和3~4月两个高峰。脑卒中一般在冬季多发、夏季低发,特别是出血性脑卒中更明显。

(三) 周期性

周期性(cyclic variation, periodicity)是指疾病频率按照一定的时间间隔,有规律的起伏波动,每隔若干年出现一个流行高峰的现象。多见于呼吸道传染病,如流行性感冒、麻疹、百日咳、白喉等疾病。

(四) 长期趋势

长期趋势(secular trend, secular change)也称长期变异,是指疾病的发病率、死亡率、临床表现、病原体种类及宿主等在一个较长时期的变化趋势。如麻疹过去以婴幼儿为高发人群,在广泛进行麻疹减毒活疫苗的接种后,其发病年龄向大年龄组推移;流行性脑脊髓膜炎过去在一些城市中一般每8~10年出现一次流行高峰,但在普遍实施预防接种以后,这种周期性特点基本消失。

三、疾病的人群分布

人群的一些固有特征如年龄、性别等常与疾病的发生有密切关系,研究这些特征可为探索疾病病因、制定卫生决策与应对措施提供科学依据。

(一) 年龄

年龄是人群分布中最重要的因素,几乎所有疾病和健康状况都与年龄有关,这与机体不同年龄阶段的免疫水平与暴露机会等因素有关。一般来说,慢性病有随着年龄增长而上升的趋势,如恶性肿瘤、心脑血管疾病等;而急性传染病有随着年龄的增长而下降的趋势,如麻疹、百日咳、腮腺炎等;某些特殊暴露因素所致的传染病以青壮年居多,如艾滋病、钩端螺旋体病、流行性出血热、血吸虫病等,主要是由于该年龄段的人群暴露于病原体的机会较多所致。

研究疾病的年龄分布可用横断面分析法(cross sectional analysis)或出生队列分析法(birth cohort analysis)。

1. 横断面分析 主要描述同一时期不同年龄组人群某种疾病的发病率、患病率或死亡率的变化,适用于某些急性传染病或潜伏期较短的疾病的年龄分析,说明同一时期不同年龄死亡率变化或不同年代各年龄组死亡率变化。

2. 出生队列分析 同一时期出生的一组人群称为出生队列,对其随访若干年,以观察某种疾病的发病情况。该方法利用出生队列资料将疾病年龄分布和时间分布的特征结合起来描述,在评价疾病的长期变化趋势及提供病因线索等方面具有重要意义。

(二) 性别

多数疾病的分布存在性别差异,这与暴露机会或生理解剖特点及内分泌代谢不同等因素有关。例如:血吸虫病、钩端螺旋体病、森林脑炎等皆可因机体接触病原体的机会不同而致男女两性发病率不同;乳腺癌、地方性甲状腺肿、胆囊癌等疾病以女性发病为主,而肺癌、肝癌、食管癌等表现为男性发病率高于女性,主要与男女性别的生理解剖特点不同有关。

(三) 职业

许多疾病的发生与职业因素有关。机体所处工作环境如职业性精神紧张程度、物理、化学因素等均可导致疾病分布的不同。如煤矿工人易患尘肺,接触化学物品联苯胺的工人易患膀胱癌,镍矿工人易患肺癌,教师易患静脉曲张等。

(四) 种族和民族

不同种族和民族的人群发生疾病的种类和频率均存在差异,这与不同种族人群的遗传背景、宗教信仰、地理环境、生活习惯、文化素质等多种因素有关。例如,亚洲人群原发性肝癌的发病率高于美国和西欧国家人群;马来西亚有三种民族,马来人患淋巴瘤较多,印度人患口腔癌多,而中国人以鼻咽癌和肝癌居多。

(五) 行为生活方式

大多数疾病都与不良的行为生活方式有关。据 WHO 报告,在发达国家和部分发展中国家,危害人类健康和生命的主要疾病如恶性肿瘤、冠心病、脑卒中、糖尿病等慢性非传染性疾病,60%~70%是由社会因素和不健康的行为生活方式造成的。大量研究证实,吸烟是肺癌的主要病因。酗酒、吸毒、不洁性行为、缺乏体育锻炼等对人类健康的影响越来越明显。

(六) 婚姻与家庭

婚姻、家庭因素对人群的健康状况有一定的影响。研究证实,近亲婚配使先天畸形、遗传性疾病等疾病的发生率增加,已婚妇女罹患宫颈癌的风险高于单身女性。此外,由于生活习惯、遗传背景相似等因素,某些疾病呈现家庭聚集性现象,如糖尿病、高血压、肝癌等。

四、疾病的地区、时间和人群分布的综合描述

前面分别叙述了疾病的地区、时间、人群分布的有关问题。但在实际流行病学研究中,对一个疾病的描述往往是综合进行的。只有综合描述,才能获得有关病因线索和丰富的流行因素信息,移民流行病学就是一个典型的例子。

移民流行病学(migrant epidemiology)是通过观察某种疾病在移民人群、移居国当地人群及原居住地人群的发病率或死亡率差异,从而探索疾病的发生与遗传和环境因素的关系。它是利用移民人群研究疾病的分布,从而找出疾病原因的一种研究方法。移民流行病学常用于肿瘤、慢性病及某些遗传病的病因研究。

移民流行病学研究常应用于以下原则,但是具体应用时,应考虑移民人群生活条件改变的程度及原居住国和移居国的医疗卫生水平。

1. 若某病发病率或死亡率的差别主要是由环境因素作用造成的,则该病在移民人群中的发病率或死亡率与原居住国(地区)人群不同,而接近移居国(地区)当地人群的发病率或死亡率。

2. 若该病发病率或死亡率的差别主要与遗传因素有关,则移民人群与原居住国(地区)人群的发病率或死亡率近似,而不同于移居国(地区)当地人群。

日本为胃癌高发区,而美国为低发区。胃癌的移民流行病学研究结果显示,如以日本人胃癌死亡率为100%,则非美国出生的日本移民为55%,在美国出生的日本移民为48%,而美国白人为18%。日本移民胃癌死亡率高于美国白人,而低于原居住国日本人,说明环境因素对胃癌的发生影响较大。

中国是鼻咽癌的高发区。鼻咽癌的移民流行病学研究结果显示,在夏威夷非美国出生的华人鼻咽癌发病率为54/10万,在美国出生的华人为12.1/10万,而夏威夷本地居民仅为1.8/10万。中国人移居美国后,环境发生了变化,但鼻咽癌高发特征仍保留至下一代提示遗传因素对中国人鼻咽癌的发生影响较大。

第二节　疾病频率常用的测量指标

一、发病指标

(一) 发病率

发病率 (incidence rate) 表示在一定期间 (通常为 1 年) 内特定人群中某病新病例出现的频率。

$$发病率 = \frac{一定时期内某人群中某病新病例数}{同时期该人群暴露人口数} \times K \quad (式11-1)$$

式中，$K = 100\%$, $1000‰$, $10\,000/万$, $100\,000/10万$，一般以保留 1~2 位整数为宜。

分子是一定期间内的新发病例数。若在观察期间内一个人多次患病时，则应多次计为新发病例数，如流感、腹泻等。对发病时间难确定的一些慢性疾病如恶性肿瘤、高血压等疾病，可将初次诊断时间作为发病时间。分母中所确定的暴露人口是指可能会发生该病的人群，对那些不可能患该病的人，不应计入分母。但在实际工作中，描述某地区的某病发病率时，分母多用该地区观察期内的平均人口数。

发病率是描述疾病流行强度的指标，反映疾病对人群健康的影响程度。某种疾病发病率高，意味着该疾病对人群健康危害性大。通过比较某病不同人群的发病率来探讨发病因素，提出病因假说，评价防制措施的效果。

(二) 罹患率

罹患率 (attack rate) 与发病率一样是测量新发病例的指标，主要用于衡量小范围人群在较短期间内某病新发病例的发生频率。观察时间可以日、周、月为单位，也可以一个流行期为阶段，使用比较灵活。

$$罹患率 = \frac{观察期间某病新病例数}{同期暴露人口数} \times K \quad (式11-2)$$

$K = 100\%$ 或 $1000‰$。

此率的计算应注意暴露人口的实质含义应是同期受该病威胁的人口数，故不应包括非易感者，如已经感染过该疾病或注射了疫苗并获得永久免疫力者。在探讨暴发或流行的病因时经常用到该指标。

二、患病指标

(一) 患病率

患病率 (prevalence rate) 也称现患率或流行率，是指某特定时间内被观察总人口中某病新旧病例所占的比例。

$$患病率 = \frac{特定时间内某人群中某病新旧病例数}{同期观察人口数} \times K \quad (式11-3)$$

$K = 100\%$, $1000‰$, $10\,000/万$, $100\,000/10万$……

患病率升高的因素包括：病程延长，未治愈者的寿命延长，新病例增加，病例迁入，健康者迁出，诊断水平提高，报告率提高。

患病率降低的因素包括：病程缩短，病死率增高，新病例减少，病例迁出，健康者迁入，治愈率提高。

发病率与患病率的区别如表 11-1 所示。

表 11-1 发病率与患病率的区别

比较内容	发病率	患病率
分子	观察期间新发病例数	观察期间总病例数（新、旧病例）
分母	暴露人口数或平均人口数	调查人数或平均人口数
用途	疾病流行强度	疾病现患状况或慢性病流行情况
资料来源	疾病报告、疾病监测、队列研究	现况调查
适用疾病	各种疾病	慢性病或病程较长的疾病
性质	动态频率	静态比例
影响因素	危险因素暴露、诊断水平、疾病报告质量等	影响发病率变动的因素，病后死亡或痊愈及康复情况以及患者病程等

当某地某病的发病率和该病的病程在相当长时间内保持稳定时，患病率、发病率和病程的关系为：患病率=发病率×病程，即 $P=ID$。

患病率通常用来反映病程较长的慢性疾病的发生或流行情况及其对人群健康的影响程度，还可为医疗质量的评估、卫生设施及人力的需要量、医疗费用的规划等提供科学依据。

（二）感染率

感染率（infection rate）是指在调查时受检查的人群中某病的现有感染人数所占的比例，通常用百分率表示。

$$某病感染率=\frac{受检者感染人数}{受检总人数}\times 100\% \quad (式\ 11-4)$$

感染率常广泛应用于研究传染病或寄生虫病的感染情况和评价防制工作的效果，特别是对那些隐性感染、病原携带者及轻型和不典型病例的调查。

三、死亡与生存指标

（一）死亡率

死亡率（mortality rate）是指某人群在一定期间（一般为 1 年）内的死亡人数在该人群中所占比例。按其分子的构成情况，又分为粗死亡率和死亡专率（某病死亡率）。

死于所有原因的死亡率是一种未经过调整的率，也称粗死亡率（crude death rate），是指在一定期间内，某人群中总死亡人数在该人群中所占比例。观察时间常以年为单位。

$$粗死亡率=\frac{某人群某年总死亡人数}{该人群同年平均人口数}\times K \quad (式\ 11-5)$$

死亡率还可根据不同人口学特征（如年龄、性别、职业等）分别计算，此称死亡专率。不同地区死亡率进行比较时，要考虑不同地区人口构成（如年龄分布）不同对比较结果的影响，需计算标化死亡率后方可进行比较。

死亡率是反映一个人群总死亡水平的指标，用以衡量某一时期、某一地区人群死亡危险性的大小。它既可反映一个地区不同时期人群的健康状况和卫生保健工作的水平，也可为该地区卫生保健工作的需求和规划提供科学依据。

（二）病死率

病死率（fatality rate）表示一定时期内（一般为 1 年）患某病的全部病人中因该病而死亡的频率。

$$某病病死率=\frac{某时期因某病死亡人数}{同期患某病人数}\times 100\% \quad (式\ 11-6)$$

若某病的发病率和死亡率相对稳定，则病死率可用下式计算：

$$某病病死率=\frac{该病死亡率}{该病发病率}\times100\% \qquad (式11-7)$$

该指标表示确诊疾病的死亡概率,它可表明疾病的严重程度,也可反映医疗水平和诊断能力,常用于急性传染病,较少用于慢性病。

(三)生存率

生存率(survival rate)是指在接受某种治疗的病人或患某病的人中,经若干年随访(通常为1、3、5年)后,尚存活的病例数占观察总例数的百分比。

$$n年生存率=\frac{随访满n年尚存活的病例数}{随访满n年的病例数}\times100\% \qquad (式11-8)$$

该指标反映了疾病对生命的危害程度,可用于评价某些病程较长疾病的远期疗效。在某些慢性病如癌症、心血管疾病等的研究中常常用到。应用该指标时,应确定随访开始日期和截止日期。

第三节 疾病流行强度的描述

疾病流行强度指在一定时期内,某种疾病在某地区某人群中,发病数量的变化以及各病例之间的联系程度,常用散发、流行、暴发、大流行表示。

一、散发

散发(sporadic)是指发病率呈历年的一般水平,各病例间在发病时间和地点上无明显联系。确定散发时应与当地近三年该病的发病率进行比较,如果当年发病率未显著超过既往一般发病率,则称为散发。疾病散发常见于如下情况:①病后免疫力持久的疾病,或因预防接种使人群维持一定免疫水平的疾病常呈散发,如麻疹;②以隐性感染为主的疾病,如脊髓灰质炎、乙型脑炎等;③传播机制不容易实现的传染病,如斑疹伤寒、炭疽等;④长潜伏期的疾病,如麻风。

二、流行

流行(epidemic)是指某地区某病的发病率显著超过该病历年发病率水平。流行出现时各病例之间呈现明显的时间和空间联系。如2009年H_1N_1流感发生流行时,表现出明显的人传人关系以及地域间的播散特征。当某地出现某种疾病的流行时,提示当地可能存在促使发病率升高的因素。

三、暴发

暴发(outbreak)是指在一个局部地区或集体单位中,短时间内突然发生很多症状相同的患者。如麻疹、手足口病、腮腺炎等容易在学校、托幼机构等暴发流行。传染病暴发时的患者多有相同的传染源或传播途径,大多数患者常同时出现在该病的最短和最长潜伏期之间。

四、大流行

大流行(pandemic)是指某疾病传播迅速,涉及地区广,人口比例大,在短时间内可跨越省界、国界,甚至洲界。如2003年的SARS流行,几个月的时间就波及32个国家和地区。流行性感冒、霍乱等传染病曾发生过多次世界性大流行。

第四节 描述性研究的种类

描述性研究主要包括个例调查、病例报告、病例系列分析、现况调查和生态学研究。

一、个例调查

个例调查（case investigation）是在新发病例发生时，到发病现场调查病例的发病经过、暴露史、接触者以及病例家庭及周围环境。对于传染病，又可称为疫源地调查。当发生新发疾病、重要传染病、重要监测疾病、医院感染及疾病暴发时，需要对病例进行个例调查。

二、病例报告

病例报告（case report）是指对临床上某种罕见病的单个病例或少数病例的病情、诊断及治疗情况的详细介绍。它是发现罕见疾病的常用方式，提供疾病的一些少见表现，常引起医学界注意。病例报告通常针对临床实践中某一个或几个特殊病例或个别现象进行探讨。病例报告有时也可用于探索疾病发生的原因，为研究者提供分析和决策的线索。判断一个病例是否为罕见病例则需要进行全面的文献检索。扫描二维码 11-1 查看病例报告的特点及基本格式。

病例报告的特点及基本格式

三、病例系列分析

病例系列分析（case series analysis）是对一组（可以是几例至几千例等）相同疾病的临床资料进行整理、统计、分析、总结并得出结论。病例系列分析常用于分析某种疾病的临床表现特征，评价疾病预防、治疗措施的效果。病例系列分析可以发现以往工作中存在的问题，为进一步研究提供线索，并能显示某些病变的自然进程的规律性，提示研究的重点和方向。

四、现况调查

现况调查（prevalence survey）是对某特定时点或时期内特定范围内的人群中某些疾病或健康状况以及相关因素进行调查的一种方法。它通过描述所研究的疾病或健康状况以及相关因素在该调查人群中的分布，并按不同因素的暴露特征或疾病状态进行比较分析，从而为建立病因假设提供证据。有关现况调查的介绍详见本章第五节。

五、生态学研究

生态学研究（ecological study）又称相关性研究（correlational study），是指以群体为基本单位，通过收集不同的几组人群中某因素的存在情况与疾病发生频率的信息，分析该因素与疾病或健康状况是否相关。生态学研究可应用于提供病因线索，评估人群干预措施的效果。

第五节 现况调查

一、概述

(一) 概念

现况调查 (prevalence survey) 又称横断面研究 (cross-sectional study),是对特定时间与特定范围内人群的某种疾病或健康状况以及相关因素进行调查的一种流行病学研究方法。现况调查通过描述所调查疾病或健康状况以及相关因素在该调查人群中的分布特征,分析相关因素与疾病或健康状况的关系,从而提供病因线索。由于这种研究所得到的频率指标一般为特定时间内调查群体的患病频率,故也称为患病率研究或现患研究 (prevalence study)。

(二) 特点

现况调查具有不同于其他流行病学研究方法的特点:

1. 在设计阶段一般不设立对照组 现况调查在设计、实施阶段不设立对照组,它根据研究目的选择研究对象,然后收集研究对象有关疾病和暴露(特征)状况的资料,最后在资料处理和分析阶段,才根据被调查个体的暴露状态或疾病状态来分组比较所调查疾病和暴露状态的关系。

2. 调查的特定时间 现况调查是在某一特定时间调查某人群中暴露与疾病的关系,一般来说这个特定时间越集中越好,最长不能超过6个月。

3. 在确定因果联系时受到限制 一般来说,现况调查所揭示的暴露与疾病的关联为统计学关联,仅为因果关联提供线索,不能以此做因果推断。例如人们多次发现低社会阶层的人比高社会阶层的人精神紊乱患病率高。然而,到底是低社会阶层的人易发生精神疾患,还是精神疾患者易落入低社会阶层呢,这还值得研究。因此,现况调查的资料一般只能提供病因线索,而不能据此判断因果关系。

4. 对研究人群固有的特征可以做因果推断 诸如性别、血型、种族、基因型等这类特征在疾病发生之前就存在,且不会因为是否患病而改变。在这种情况下,现况调查的结果可以做因果推断。

5. 一般不用于病程比较短的疾病 现况调查对于病程短的疾病不能充分发现因素与疾病的关联,对于急性非致死性或迅速致死的疾病都难以提供正确的分布情况。所以现况调查主要用于慢性病的研究。

(三) 应用

1. 描述疾病或健康状况的三间分布 通过对特定时间与特定范围内人群的某种疾病或健康状况开展现况调查,描述疾病或健康状况在时间、地点、人群的分布特征。例如,通过2010年对我国糖尿病流行病学的抽样调查,可以了解我国糖尿病的总患病率,以及糖尿病在各地区、城乡、年龄、性别中的分布情况。

2. 发现病因线索 描述某些因素与疾病或健康状况之间的关系,提出病因假设,为分析流行病学研究提供线索。例如,在头颈部肿瘤的现况调查中发现头颈部肿瘤患者中有人乳头瘤病毒 (HPV) 感染、吸烟、饮酒等因素的比例明显高于健康人群,从而提出HPV、吸烟、饮酒等因素可能是头颈部肿瘤病因的假设。

3. 评价防治措施的效果 定期在某一人群中进行现况调查,收集有关暴露与疾病的资料,通过这种类似前瞻性研究的研究结果,可评价某些疾病防治措施的效果。例如,对某地区儿童进行卡介苗接种前后的肺结核患病率调查,通过比较可以评价接种效果。

4. 发现高危人群 发现高危人群是疾病预防中的一项重要措施。某些人群由于具有某种暴露特征而使他们容易罹患某种疾病,这些人群称为高危人群。比如吸烟的人发生肺癌的危险性比不吸烟的人大,吸烟的人群则为肺癌的高危人群;原发性高血压患者罹患冠心病的风险比正常血压的人大,则原发性高血压患者是冠心病的高危人群。通过开展现况调查,可以发现这些高危人群。

5. 用于疾病监测 在某一特定人群中长期进行疾病监测,可了解所监测疾病的分布规律和长期变化趋势。

二、研究类型

根据研究对象的范围,现况调查分为普查和抽样调查。

(一) 普查

1. 概念 普查(census)指为了了解某病的患病率或健康状况,在特定时点对特定范围内的人群中每一成员所做的调查或检查。特定时间应当较短,甚至指某时点,一般为1~2天或1~2周,最长不宜超过3个月。时间过长,人群中的疾病或健康状况会有所变动,从而影响普查的质量。特定范围指某个地区或具有某种特征的人群,如≥30岁妇女的宫颈癌普查。

2. 目的 ①早期发现和诊断疾病,如40岁以上人群的高血压普查;②寻找某病的全部病例,如肺结核流行时,找出人群中该病的全部病例,以隔离传染源;③了解疾病和健康状况的分布,前者如了解血吸虫病、高血压病、糖尿病等的分布;后者如对儿童发育、营养的调查等。

3. 优缺点

(1) 优点:①由于是调查某一人群的所有成员,所以在确定调查对象上比较简单;②能发现全部病例,较全面地描述疾病的分布与特征,普及医学卫生知识;③能提供疾病分布情况和流行因素或病因线索。

(2) 缺点:①由于工作量大难以做得细致,诊断可能不够准确;②普查对象难免有遗漏,不适宜患病率很低、无简便易行诊断手段的疾病;③此种调查消耗人力物力大,成本高;④如果仪器设备及人力等不足,会影响检查的速度与精确性;⑤只能获得患病率而不能获得发病率的资料。

(二) 抽样调查

1. 概念 抽样调查(sampling survey)指在特定时点、特定范围内的某人群总体中,按照一定的方法随机抽取有代表性的部分样本进行调查,从样本获得的信息来推断总体情况。它是以小测大,以部分估计总体特征的调查研究方法。

2. 目的 抽样调查在流行病学研究和实际工作中具有重要地位。用途主要有:①描述疾病的分布情况;②研究影响疾病与健康的因素;③衡量人群总体的健康水平;④检查与衡量资料的质量;⑤研究卫生措施与防治措施的效果。

3. 优缺点 优点:节省人力物力,可以较快得出结果,由于调查范围小,工作易于做得细致。缺点:抽样调查设计及数据处理较为复杂,重复和遗漏不易发现,对于变异过大的资料和需要普查普治的情况则不适用抽样调查;患病率太低的疾病也不适合抽样调查,当需扩大样本到近于总体的75%时,则不如进行普查。

抽样调查的基本要求是能从样本获得的结果推论到整个人群(总体)。为此,抽样必须随机化,样本含量要足够,且调查对象的分布要均匀。

4. 随机抽样的方法

目前在流行病学调查中常用的随机抽样方法有单纯随机抽样、系统抽样、分层抽样、整群抽样和多阶段抽样。

(1) 单纯随机抽样(simple random sampling):也称简单随机抽样,是最基本的抽样方法,也是其他抽样方法的基础。即先将被研究对象编号,再用随机数字表或用电子计算机产生随机数字,根据随机数字大小选号,直到选够预期的样本量为止。也可采用抽签、摸球、抓阄等随机方法选号。单纯随机抽样适用于总体和样本均不太大的小型调查或用于实验室研究时的抽样。

例如,从500名大学生中随机抽查200名检查视力情况。自随机数字表中,取出500个四位数并记录在学生卡片上,按随机数字大小将卡片按次序排列,以开头200张,或者序列中任何一个起点起至第200张,或者末尾200张卡片的学生选入样本。

(2) 系统抽样(systematic sampling):又称机械抽样,是按照一定的顺序,机械地每间隔若干单位抽取一个单位的抽样方法。

具体抽样方法如下:设总体单位数为N,需要调查的样本数为n,则抽样比为n/N,抽样间隔为$K=N/n$。将每K个单位为一组,然后用随机方法在第一组确定一个起始号,从此起点开始每隔K个单位抽取一个作为研究对象。

如某街区有1000户,拟抽100户,则抽样比为$100/1\,000=1/10$;$K=1\,000/100=10$。以随机数字方法确定第一组被抽到的户号,假如为3,以后则每隔10户抽取一户,组成的样本为3,13,23,…,993等序号的居民户。

(3) 分层抽样(stratified sampling):即先将研究对象按某个特征(如性别、年龄、文化水平、疾病的严重程度等)划分为若干层,然后再在各层中采取单纯随机抽样或系统抽样方法抽取一个随机样本,最后合成为总体的一个样本。分层抽样分为两类,一类为按比例分配分层抽样,即各层的抽样比例相同;另一类为最优分配分层抽样,即各层的抽样比例不同,内部变异小的层抽样比例小,内部变异大的层抽样比例大,此时获得的样本均数或样本率的方差最小。

分层可以提高总体指标估计值的精确度,它可以将一个内部变异很大的总体分成一些内部变异较小的层(次总体)。每一层内个体变异越小越好,层间变异则越大越好。一般分层抽样比前两种方法的抽样误差小。

(4) 整群抽样(cluster sampling):当总体是由若干个相似的群体(如县、乡、村、学校、家庭等)组成,可以随机抽取其中部分群体作为样本,这种抽样方法称为整群抽样。若被抽到的群体中的全部个体均作为调查对象,称为单纯整群抽样(simple cluster sampling);若调查部分个体,称为二阶段抽样(two stages sampling)。用此法抽样时,抽到的不是个体,而是由个体所组成的集体(群体)。优点是便于组织、实施方便,节约人力、物力,多用于大规模调查;如群体间差异越小,抽取的群体越多,则精密度越好。缺点是抽样误差较大,故样本量比其他方法要增加1/2,分析工作量也较大。

(5) 多级抽样(multistage sampling):又称多阶段抽样。在大型流行病学调查中,常常结合使用上面几种抽样方法。常把抽样过程分为不同阶段,即先从总体中抽取范围较大的单元,称为一级抽样单元(省、自治区、直辖市),再从每个抽得的一级单元中抽取范围较小的二级单元(县、乡、镇、街道),以此类推,最后抽取其中范围更小的单元(村、居委会)作为调查单位。

三、设计与实施

现况调查的设计涉及资料的收集、整理和分析全过程,其目的是使调查所获得的资料符合统计学要求,使结果更可靠。

(一) 明确调查目的和类型

这是设计的重要步骤,首先应根据研究所提出的问题,明确该次调查所要达到的目的,如是为了了解某疾病的人群分布情况还是开展群体健康检查,然后根据具体的研究目的来确定采用普查还是抽样调查。

(二) 确定调查对象

应根据调查目的和实际情况来选择调查对象。如果是普查，在设计时可以将调查对象规定为某个区域内的全部居民，或其中的一部分，如对某个地区进行 2 型糖尿病普查，可以规定调查对象为该地区所有 35 岁以上的居民，如宫颈癌普查可以规定调查对象为该地区所有 30 岁以上的妇女。如果是抽样调查，则首先要明确该抽样研究的总体是什么，其次要确定采用何种抽样方法及其抽取多大的样本等。

(三) 样本含量

抽样调查需要有一定的样本含量，样本过大或过小都不恰当，过大不仅浪费人力、物力，而且工作量过大，容易因调查不够仔细造成偏倚，增加系统误差；样本过小，抽样误差大，使样本的代表性差。

样本大小主要取决于以下两个因素：①预期的现患率（P），如某病的现患率低，则样本量要大，现患率越靠近 50%，样本含量就越小；②对调查结果精确性要求，即允许误差（d）越大，所需样本就越小。

1. 若抽样调查的分析指标是计数资料，其样本含量可用式 11-9 来估计：

$$n = \frac{t_\alpha^2 \cdot PQ}{d^2} \qquad (式 11-9)$$

式中，n 为样本含量，P 为估计现患率，$Q=1-P$，d 为允许误差，t_α 为显著性检验的统计量。通常取 $\alpha=0.05$ 水平，则 $t_\alpha=1.96$，近似取值为 2。

当容许误差 $d=0.1P$ 时，则用公式 11-10：

$$n = \frac{2^2 \cdot PQ}{(0.1P)^2} = \frac{4PQ}{0.01P^2} = 400 \times \frac{Q}{P} \qquad (式 11-10)$$

也可采用查表法直接得到所需样本量（参考有关书籍）。

2. 若抽样调查的分析指标为计量资料，则应按式 11-11 来计算：

$$n = \frac{4s^2}{d^2} \qquad (式 11-11)$$

式中，n 为样本含量，d 为允许误差，S 为总体标准差的估计值。

(四) 资料的收集和分析

现况调查可采用现场询问、电话、信函、体格检查或实验检查等方式收集相关资料。其中最关键的是要编制一份切实可行、易于操作的调查问卷，做到简单明了、措辞准确、表达明确具体、易被调查对象所理解。调查内容根据研究目的确定，但问卷的项目设置应严密、科学，同时还要考虑各项目间的内在联系和逻辑关系。

调查所要收集的基本内容是调查对象的疾病和健康情况以及一些基本特征和变量，以便于分组和控制混淆因子的作用。对于分析性的现况调查，还要调查某些可疑病因的暴露情况。收集内容可分为下列几类：

1. 基本情况　包括姓名、性别、年龄、民族、职业、文化程度、家庭及经济状况等。

2. 疾病史　既往或现患疾病的病名、诊断依据、发病时间及有关治疗情况等。

3. 生活习惯　行为生活方式，饮食习惯等资料。

4. 环境资料　包括中治和环境有关资料。

5. 人口资料　所研究的特定人群在抽样调查时也需收集其总体人口数及分组人口数（如不同性别、年龄组、职业组等人口数），以便计算各种率。

对现况调查所获得的资料，首先要仔细检查这些原始资料的完整性、准确性，对各种出现的问题如漏项、错项等予以纠正，对某种疾病或健康状态按已明确好的标准进行核实、归类，描述疾病或健康状态的三间分布特征，并可进一步分析各暴露因素与疾病或健康状态的关系，提供病因线索。

第六节 暴发调查

暴发调查（outbreak survey）是指对某特定人群短时间内发生多例同种疾病所进行的调查。暴发有传染病的暴发和非传染病的暴发。传染病的暴发有集中、同时的暴发，也有连续、蔓延的暴发。前者如呼吸道传染病、食物中毒的暴发；后者如痢疾、伤寒、甲型病毒性肝炎的暴发等。非传染病的暴发，如出血性疾病暴发，急性皮炎暴发等，其表现形式多种多样。对非传染病暴发调查的思路、方法及步骤与对传染病的暴发调查大同小异。

暴发调查的目的主要是确认暴发的存在，调查暴发的原因，包括病因、传染源、传播途径，了解暴发累及的地区与人群，提出控制暴发的措施。暴发调查并非一种专门的流行病学调查研究方法，而是针对现实生活中疾病的暴发所进行的一项综合性调查。在开展暴发调查时，需综合应用各种流行病学研究方法。当发生疾病暴发流行时，应立即组织有关人员前往调查，迅速查明暴发原因，采取有效的预防措施，尽早控制疫情发展，并总结经验教训，防止类似事件再次发生。

一、步骤及方法

（一）准备和组织

实施疾病暴发调查前，精心准备和组织将使现场调查工作事半功倍。可以从以下几个方面组织现场调查：

1. 调查人员的选择 一般包括组织带队者以及流行病学、临床医学、实验室、消毒杀虫等方面的专业人员。

2. 区域的确定与划分 明确调查范围，并将其划分为多个区域，对每个区域派遣一支调查队。

3. 技术支持 携带疾病相关的应急预案、应急处置技术方案、监测方案与调查表等。

4. 物资准备与后勤保障 必须在最短时间内获得必要的物资与持续稳定的后勤供应。所需物资主要有交通工具、冷链系统、救护装备、生活用品、防护设备（如防护服、手套、口罩、呼吸器等）、消毒器械、标本采集装置、各种药物等。

5. 实验室支持 事先与实验室取得联系并获得支持，便于现场采样与检测工作。

（二）确定疾病暴发的存在

疾病暴发时，先接触患者的医疗部门已对疾病有初步的诊断，对患者的发生情况有初步的了解，所以到达现场时，首先应听取当地医疗卫生部门关于暴发疫情的汇报，查阅有关病史记录、传染病登记、检验报告，了解最初病例是如何发生的，疫情的发展过程，现在的状况如何等等，以便尽快地初步了解暴发事件的全貌。

根据对疾病发生概况的了解，判断是否发生了暴发。在确定是否为暴发时，一方面要考虑病例发生的多少，同时要注意该病在当地以往的发生情况。一般来说，当对确诊的病例做出初步统计，如发病率显著高于当地历年一般发病率水平即可认为暴发或流行。同时，还要初步判断疫情的严重程度，以决定控制该疫情所要投入的人力和物力。

（三）核实诊断

在暴发调查中对疾病的准确诊断尤为重要，这是采取正确措施、控制疾病蔓延的科学依据。调查人员在了解一般情况的基础上，应根据病人的病史、临床症状和体征、实验室检验结果、流行病学资料等，尽快对疾病做出诊断，所有病例是否为同种疾病，再结合病例发生的地区范围、时间分布和人群分布特点，判断是否为一次暴发流行，这不仅是为了识别暴发或流行的疾病，而且还可能明确传播机制和控制手段。在做出临床诊断的同时，还可以采集生物标本，应用微生物学、免疫学和分子生物学等方法进行病原体的培养、分离、鉴定，确定引起本次暴发的病原体及其型别，所有病例是否由同种病原体引起。尽早确定病原（病因）不但关系到疾病诊断，亦关系到疾病的控制对策和措施。

（四）病例定义

制定病例定义是确定病例统一的标准。病理学定义一般可分为：疑似病例、临床诊断病例（可能病例）与实验室确诊病例。

暴发调查中的病例定义一般包括流行病学信息、临床信息与实验室检查信息。其中流行病学信息包括疾病的三间分布等；临床信息包括患者的症状、体征、体格检查、临床检查和治疗效果等信息；实验室检查包括抗原抗体检测、核酸检测和病原体分离培养等。

（五）收集病例

收集病例的要求是快速、准确和不遗漏。除利用登记报告系统对病例进行监测以外，有时为了发现可疑病例还需要应用多种途径，例如询问医师、查阅门诊日志和住院病历、电话咨询、病原体分离与培养及血清学调查等。发现病例后要开展对病例的个案调查，目的是调查暴发的起因，了解病例是如何被传染的。

（六）描述疾病的三间分布

在暴发调查中，通过描述疾病的三间分布，从而发现高危人群以及疾病预防控制的侧重点。

1. 人群分布 可依据人群的不同特征分组，比较不同年龄、性别、职业及某些特殊暴露等人群的罹患率，从而分析导致暴发的因素。如某职业人群的罹患率高，则危险因素暴露可能与该职业有关。

2. 时间分布 以发病时间为横坐标、发病例数为纵坐标，可将病例发生的时间分布绘成直方图或线图，称为流行图或流行曲线（epidemic curve）。流行曲线可以提供大量的有关流行的信息，包括疾病的潜伏期、可疑暴露日期、流行强度及发展趋势。

（1）暴露日期的推算：确定暴露日期对于缩小调查范围，尽快查明暴发原因有重要意义，所以是至关重要的。暴露日期推算的依据是潜伏期。如果病原已知，同源性暴发的暴露时间推算方法有两种：一是从中位数病例的发病日期（或流行曲线的高峰处）向前推一个平均潜伏期，即为同源暴露的近似日期。图11-1示一次同源暴露的伤寒流行曲线。83例病例的第42例为中位病例，于3月29日发病，向前推一个平均潜伏期14天，3月15日便是共同暴露的近似日期。另一种方法是从第一例发病日期向前推一个最短潜伏期7天，再从最后一个病例发病日期向前推一个最长潜伏期21天，这两个时点之间，即3月14日至17日之间的某个时间可能是同源暴露的时间。

（2）暴发类型：由于导致暴发的因素、传播方式及易感人群不同，流行曲线形状各异。可根据暴发因素的来源分为同源性和非同源性暴发。

1）同源性暴发：某易感人群暴露于某一共同的致病因素而引起暴发。表现为：①同源一次暴露引起的暴发：易感人群在同一时间暴露某一共同的致病因素，所以流行曲线突起突落，呈单峰型，全部病例均发生在一个潜伏期全距内，如一次聚餐后引起的食物中毒暴发。②同源多次暴露引起的暴发：易感人群在不同时间多次暴露某一共同的致病因素，病例分批出现，所以流行曲线呈多峰。

2）非同源性暴发：某易感人群经多种途径暴露于某一致病因素而引起的暴发。导致发病者的因素并非同一来源，可能是多种传播途径，也可能是间接接触。例如，甲肝的暴发，可由多种食物传播，也可经接触传播。这类暴发，持续时间较长，流行曲线表现多样，可单峰（峰

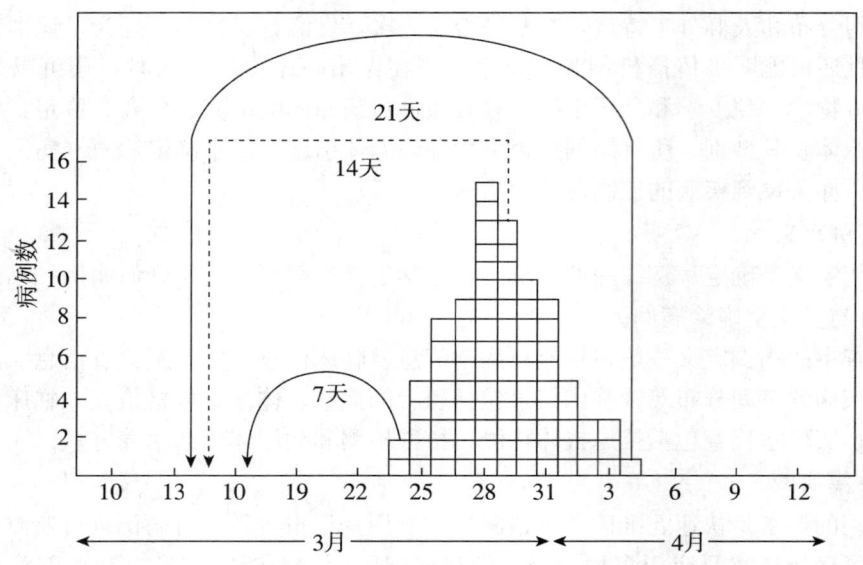

图 11-1　在一次伤寒同源暴发中估计可能的暴露日期

宽），也可多峰。

3. 地区分布　按病例发生地点（家庭、宿舍、街区等）分组计算疾病的发病率，并按病例的发生地区绘制标点地图，同时标明各病例的发病日期，病例分布是否与水源、公路、铁路线有关。对病例的地区分布进行聚集性分析。

（七）建立假设及验证假设

1. 初步分析，提出假设　在初步了解暴发的基本情况、与疾病有关的流动人口情况、疾病暴发地区大致的人口学、卫生学资料后，对发病资料按地区、时间、人群的不同特征进行分组、比较，根据调查得出的结果进行初步分析，提出可能的病因或传播途径的假设。提出病因假设后要尽快依据它来采取相应的疾病控制措施。

2. 进一步调查，验证假设　根据有关暴发原因的假设，设计调查表，收集发病者及未发病者在可疑暴露时间内的有关暴露情况，主要是关于可疑传播因素的暴露情况，然后综合性地应用病例对照研究、队列研究、实验研究等流行病学研究方法，分析各种可疑暴露因素与发病的联系，判断引起此次暴发的原因。应当能证明：①所有病例、实验室资料和流行病学证据与初步假设是一致的；②没有其他假设与该资料相符；③暴露程度越大（或假设的致病原的剂量越高）疾病的发生率越高。

为使现场调查更加完善，需要进行更加详细的调查，用多种方法调查高危人群，以期发现更多的病例。

（八）采取措施控制暴发

现场调查的最终目的是为了采取预防控制措施，控制暴发蔓延，并防止疾病的发生与再流行。发生非传染病时应消除可疑的致病因素或可促进疾病发生或加重的因素，对可疑的环境因素和现场标本进行必要的实验室检测；发生传染病时应根据传染病防治法进行疫区处理，包括隔离患者、对易感接触者采取措施（留验或医学观察）、切断传播途径（进行消毒、杀虫、灭鼠等）、对易感人群预防接种或药物预防。发生鼠疫、霍乱等严重传染病时要进行疫区封锁，对引起疾病的可疑因素采集样本（如患者的呕吐物、排泄物等）并进行检验。工作人员到达现场后，应尽早开展此项工作。此外，不可因样品化验结果呈阴性，就轻易否定流行病学调查资料。

通过对暴发疫情的进一步调查及资料的处理分析，验证假设，识别暴发的原因，并根据调查的结果，进一步采取或完善预防暴发再次发生的措施。

（九）总结报告

调查结束后，调查者应尽快将调查过程整理成书面报告，包括暴发经过、如何开展调查、采取的控制措施及其效果，并分析此次调查成功的经验、值得借鉴之处或存在的问题等。调查总结报告要实事求是、全面和准确。

二、调查注意事项

1. 迅速到达现场，边调查边防制　暴发调查的同时，必须自始至终地同步进行暴发控制，暴发控制才是现场行动的真正目的。

2. 要做好预防控制疾病的宣传教育工作，取得当地领导和群众的支持、配合。

3. 暴发调查既应运用法律的武器，获得法律支持，又应接受法律的制约和限制。法律赋予了流行病工作者调查疾病暴发的权利和义务。

4. 在暴发调查进行过程中，还应不断向上级卫生行政和业务部门汇报疫情。不时地解答群众的疑虑，消除群众的误解。

5. 暴发调查的初级阶段提出的暴发原因的假设可能不一定准确，在调查中需要根据积累起来的各种资料，不断对假设进行检验和修正。

（刘立亚）

第12章 队列研究

20世纪50年代,英国的Doll和Hill以信函(调查表)为调查方式,用队列设计的方法研究吸烟与肺癌的关系,该研究持续了20年,到1976年和1980年Doll和Peto发表了关于英国医生吸烟和肺癌及其他疾病发病风险关系的文章,成为历史上经典的队列研究范例,他们的工作被誉为是当代流行病学的开端。队列研究是一种重要的流行病学研究方法,20世纪中期以来,人们利用前瞻性队列研究探索了恶性肿瘤、心血管疾病等重大疾病的病因,为解决现代医学的一些迫切问题做出了重要贡献。队列研究在临床科研领域也是一种重要的方法,作为一名医学生应该对其原理有所了解,这对于医学思维能力的锻炼也是大有裨益的。

第一节 概 述

队列研究(cohort study)又称前瞻性研究(prospective study)或随访研究(follow-up study),是分析性研究方法的一种,可以直接观察人群暴露于病因的情况及结局,从而确定危险因素与疾病的因果关系。大多数慢性病都是历时多年而形成,在此期间所发生的许多事件都可能起致病作用。在人群中若某种疾病尚未明显发生前,利用队列研究对影响该疾病的某个(或某些)因素进行随访监测,是一种由因观果的研究方法。

一、概念

1. 队列研究 是选定一个范围明确的人群,按是否暴露于某种可疑因素及其暴露程度分为不同的亚组,追踪其各自的结局,比较不同亚组之间结局的差异,从而判断暴露因素与结局有无因果关联及关联大小的一种观察性研究方法。见图12-1。

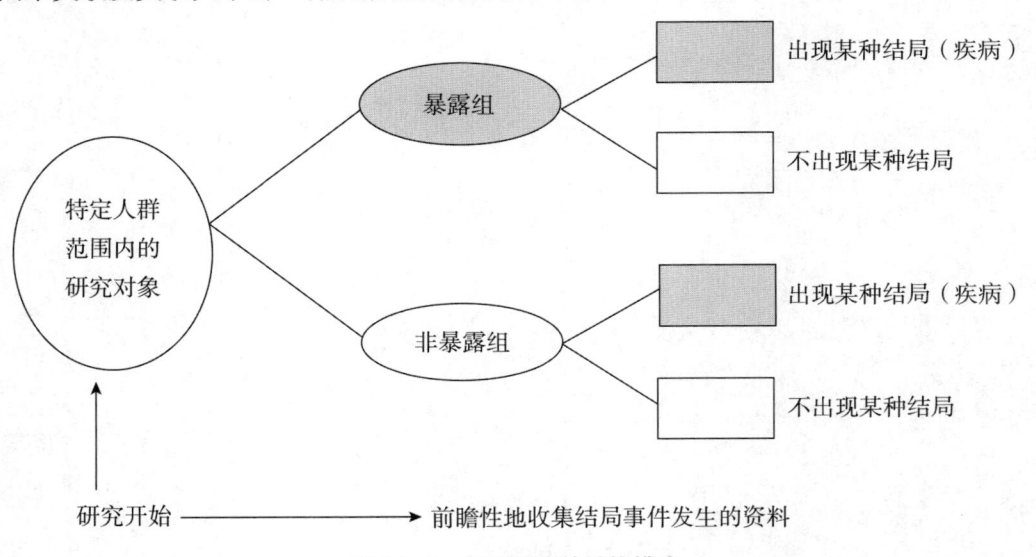

图12-1 队列研究的结构模式

2. 队列 (cohort) 原意是罗马军队中的一个分队，流行病学借用该词代表具有某种共同特征的人群。

(1) 根据研究的特定条件不同分两类。其一是暴露队列，指暴露于某事物或某种因素、具有共同特征的一组人群，比如某个时期进入某工厂工作的一组人群，他们有共同的入厂时间；其二是出生队列，指特定时期内出生的一组人群，如1990年出生的人群。

(2) 根据人群进入队列的时间不同，也可以分两类。其一为固定队列，指人群都是在研究初的某一固定时间或一个短时间内进入队列，之后对他们进行随访观察，直到研究结束，该人群没有因为结局事件以外的其他原因退出研究，整个过程也不再加入其他新的成员，即指在观察期内队列保持相对固定；其二是动态队列，指队列研究开始后，研究人群的原队列成员可以退出，新的观察对象也可以随时加入，即指在观察期内，队列人群处于动态状态。

3. 暴露 (exposure) 是流行病学常用的术语，研究过程中所关心的任何因素都可以称为暴露因素。例如研究对象具备某种待研究的特征（职业、性别及遗传等），在环境中接触某种待研究的物质（铅、氟化物等）或处于的某种行为（吸烟），这些特征、物质、行为状态都可以是暴露因素。流行病学研究中暴露因素对人体可以是有害的，也可以是积极有益的。

二、特点

1. 属于观察性研究方法 队列研究按照研究对象进入研究开始时期的原始暴露状态分组，暴露与否不是人为给予，而是在研究开始之前就已经客观存在的，整个研究过程是在自然状态下随访研究对象进行的，不同于实验性研究方法。

2. 设立对照 与描述性流行病学研究方法不同，队列研究设立单独的、由未暴露人群组成的对照组，用来与暴露组进行比较，观察各自的结局。对照组人群可以与暴露组来自一个人群，也可以来自不同的人群。

3. 研究方向由"因"至"果" 研究之初，队列研究就按照研究对象是否暴露于某种因素分组，再分别观察比较两组人群因为暴露状况的不同出现结局的差异，以探求暴露因素与疾病的关系，整个研究方向是纵向的、前瞻性的。

4. 证实暴露与结局的因果关系 队列研究是前瞻性的研究方法，能发现暴露对结局发生的作用，并且是暴露在前，结局出现在后，所以可以证实暴露与结局之间的因果关系。

三、种类

队列研究依据研究对象进入队列时间及观察终止的时间不同，分为前瞻性队列研究、历史性队列研究和双向性队列研究，见图12-2。

(一) 前瞻性队列研究

1. 定义 前瞻性队列研究（prospective cohort study）亦称为同时性或即时性队列研究（concurrent cohort study）。研究对象的确定和分组是根据研究开始时研究对象的暴露状况而决定，此时研究结局还没有出现，需要前瞻追踪观察一段时间才能获得。

2. 优缺点 可以直接获得暴露与结局的第一手资料，因而产生的偏倚较小，结果可信；但是该研究所需观察的人群样本大，观察时间长，花费人力物力大，影响实际应用的可行性。

3. 进行前瞻性队列研究需考虑 ①研究之初有明确的检验目的。②研究结局比如疾病的发病率或死亡率较高，一般不低于千分之五。③应有把握获得足够的观察对象；明确规定暴露因素，并且在研究随访过程中，有把握获得观察对象的暴露资料；明确规定结局变量，如发病或死亡，并且保证有简便、可靠的手段确定研究结局。④观察人群应能长期随访下去，并可以取得完整可靠的资料。整个研究过程应有足够的人力、财力和物力支持。

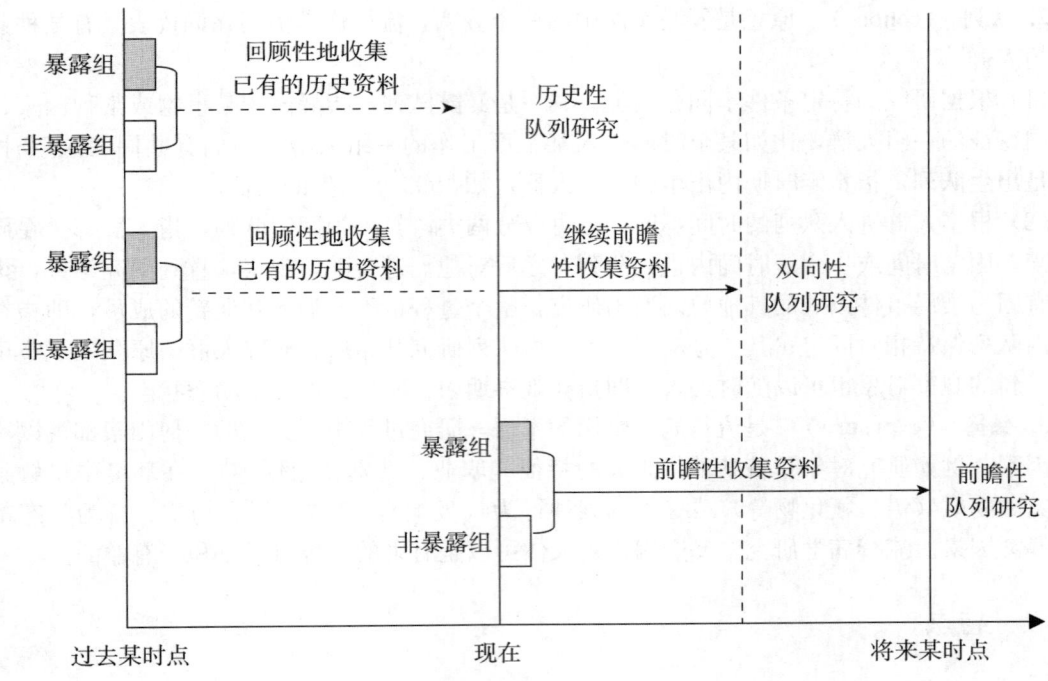

图 12-2 队列研究类型示意图

(二) 历史性队列研究

1. 定义 历史性队列研究 (historical cohort study) 亦称为非同时性队列研究 (non-concurrent cohort study) 或回顾性队列研究 (retrospective cohort study)。研究对象的分组是根据研究开始时研究者已掌握的有关研究对象在过去某个时点暴露状况的历史资料做出的；研究开始时结局已经出现，资料搜集及分析可以在短时间内完成，整个研究过程仍属于由因到果的研究。

2. 优缺点 该方法可以在短时间内完成需要数年或数十年的观察和资料收集工作，研究时间短，节省人力和物力，出结果快；但是该方法往往因资料积累时未受到研究者的控制，内容未必符合要求而不能实施。

3. 进行历史性队列研究需考虑 ①研究之初有明确的研究目的。②所研究疾病的发病率或死亡率应较高，一般不低于千分之五。③应有把握获得足够的观察对象；明确规定暴露因素，并且在研究随访过程中，有把握获得观察对象的暴露资料；明确规定结局变量，如发病或死亡，并且保证有简便、可靠的手段确定研究结局。④是否有足够数量的完整可靠的过去某段时间内有关研究对象的暴露和结局的历史记录或档案材料，如工厂和车间的各种记录，住院病人的医疗档案。

(三) 双向性队列研究

双向性队列研究 (ambispective cohort study) 亦称为混合型队列研究，即在历史性队列研究的基础上，继续前瞻性观察研究对象一段时间。这种方法是将前瞻性队列研究和历史性队列研究结合起来的一种方法，兼有前瞻性队列研究和历史性队列研究的优点，并且在一定程度上弥补它们的不足。

四、用途

1. 检验病因假设 队列研究的研究方向是由因到果的研究，根据是否暴露于某种可疑危险因素分为暴露组和非暴露组，经过一段时间的随访，若暴露组发病率或死亡率高于对照组，则可疑因素与疾病有因果关系。它的用途是探讨某种因素与某种疾病或多种疾病的关联,即检验一个或多个病因假设。例如观察吸烟与肺癌关系的队列研究,也可同时研究吸烟与其他疾病或健康状态的关系。

2. 评价自发的预防效果 在现实生活中,有时人群会自动发生由暴露状态改为非暴露状态,如有部分吸烟者自动戒烟,对他们进行队列研究时,发现戒烟人群的肺癌发病率相对于吸烟人群的肺癌发病率有所下降,说明戒烟对预防肺癌有效,由于这种预防作用不是人为因素控制而是自发出现的,在队列研究中能观察到这种现象,并可以评价其预防效果。

3. 描述疾病自然史 队列研究可以观察和描述暴露于某种病因的人群从发病、发展至结局的自然发展过程,补充个体疾病自然史,弥补临床观察的不足。如对 HbsAg 阳性者人群中肝癌发生情况的追踪观察。

第二节 设计和实施

队列研究的设计过程应包括在研究目的确定的前提下,确定研究因素及选定观察结局、选择研究对象、估计样本含量、资料的收集和分析。

一、确定研究因素

队列研究中研究因素常称为暴露因素或暴露变量,该因素通常是在描述性研究或病例对照研究的基础上确定的。人们把导致疾病或卫生事件升高的暴露因素称为危险因素或致病因素,把导致疾病或卫生事件降低的暴露因素称为保护性因素。队列研究中的暴露因素可以是致病因素,也可以是保护因素,还可以是另一个暴露因素所产生的后果,即另一种疾病。例如高血压是冠心病的暴露因素,但它可能是其他暴露因素产生的结果,所以研究因素的确定需要根据研究目的和研究者对暴露因素的认识水平而定。

研究因素在调查研究前就应该做出明确的规定,尽可能采用国内外统一的标准。如暴露的定性标准和定量标准,也可将暴露水平分级,如轻度、中度、重度等。另外,有时还需要考虑暴露时间的长度、暴露是否连续以及暴露的不同形式等。如调查吸烟与肺癌的关系,吸烟为暴露因素,对象是否吸烟是定性测量;吸纸烟、雪茄或自种烟叶则是不同的暴露形式;坚持十年吸烟行为则为长期暴露。

还应确定需同时收集的其他资料,如各种可疑的混杂因素及研究对象的人口学特征。

二、确定研究结局

结局变量(outcome variable)亦称为结果变量,简称结局,指随访观察中将出现的预期结果事件,结局是队列研究的观察终点,但不是研究观察期的终止。如研究吸烟与发生冠心病的关联时,冠心病的发生即为该研究对象出现了结局。要明确指出,该研究中出现其他疾病比如糖尿病,并非是观察到了结局。另外结局不仅限于发病,还可以是死亡或各种检查指标、生理特征的变化。如血清抗体滴度、血脂、尿糖达到一定水平等。若一个研究对象研究过程中出现了结局即可结束对其的观察。

结局变量的确定应尽量采用国际或国内统一的标准,还可以按照研究目的自定结局标准加以判断,以便收集各类结局信息。但要考虑到疾病的不同类型、不同临床表现等,应注意记录下其他可疑的症状或现象以备以后详细分析。

除确定主要研究结局外,可考虑同时收集多种可能与暴露有关的结局。

三、研究方法的选择

队列研究往往需要大量的人力、物力，观察时间长，实施起来比较复杂，研究的难度大，因此进行队列研究之前要考虑有无选择该研究的条件和必要，以及选择具体的研究方法。

（一）前瞻性队列研究

1. 研究目的明确，暴露因素经过病因假设验证。
2. 待研究的疾病发病率或死亡率一般不低于 5‰。
3. 明确规定了暴露因素和结局变量，并可以获得完整可靠的结局资料。
4. 有足够数量的观察人群可以分为暴露组和非暴露组。
5. 有足够的经费、人力、物力和时间支持队列研究的顺利进行。

（二）历史性队列研究

要求有足够数量的完整可靠的医学记录或档案资料，这是实施历史性队列研究最重要的前提，因为历史性队列研究完全依赖于有关暴露、疾病和生死状况的完整真实的历史记录。另外要充分考虑上述前瞻性队列研究的内容，只是资料收集和分析可以在短时间内完成。必须明确历史性队列研究中虽然暴露资料的收集和结局的判断在同时完成，但其性质属于前瞻性。相比之下，如果以往暴露资料完整真实，历史性队列研究难度相对小些，在现场调查中比前瞻性队列研究更实用。

（三）双向性队列研究

在历史性队列研究的基础上，再继续前瞻性随访，整个研究方法称为双向性队列研究或混合型队列研究。以过去某个时间为起点，收集研究对象的暴露情况，此阶段为历史性队列研究，继续追踪随访研究人群到将来某个时间点，此阶段为前瞻性队列研究。该研究方法是前瞻性队列研究和历史性队列研究方法的结合，弥补了彼此不足。

四、研究对象的选择

队列研究最基本的工作是选择暴露组和非暴露组对象，而研究对象所来自的地点即研究现场是首先应该考虑的。研究现场的选择既要考虑人口的代表性，同时还要考虑现场的配合程度。因为队列研究是一个需要长时间随访的研究，如果没有良好的配合，研究将会因为大量观察对象的失访而不能保证收集资料的可靠性和完整性。所以研究现场的选定除应有足够数量的符合条件的研究对象外，还应考虑当地领导是否重视；有较高水平的医疗保健机构，有较高效率的登记报告系统；群众能够理解和配合调查，有可能、有能力提供可靠的资料；观察人群相对稳定等基本条件。

（一）暴露人群的选择

暴露人群指的是那些处在某种暴露因素中或已经具有某种特殊暴露经历，能提供可靠的暴露资料，并且方便研究者追踪观察的人群。通常选择暴露人群有以下几种方式：

1. 特殊暴露人群　选择由于特殊原因暴露于特殊因素的人群作为研究对象。例如，暴露于核爆炸的人群，暴露于污染饮用水的居民，暴露于病毒感染的婴幼儿。特殊暴露人群不仅暴露经历特殊和明显，而且病例出现的频率远高于一般人群。选择他们作为研究对象，不但所需要的人数较少，而且较易发现暴露与疾病之间的关联。

职业人群常作为队列研究中特殊暴露人群的首选对象。因为在某些职业中常存在特殊暴露因子，如研究石棉与石棉肺的关系，选择石棉作业工人作为暴露组对象。而像接受过放射线治疗的人群或从事放射治疗工作的医务人员，可作为研究放射线与白血病的关系的暴露人群。职业人群暴露史记录较为全面真实可靠，常用于历史性队列研究。

2. 一般人群 选择一般人群即某地区的全部人口中的暴露者作为研究对象主要是因为：首先所研究的因素与疾病是人群中常见的；其次研究目的是希望观察一般人群该疾病的发病情况，特别是关心环境因素与疾病的关系，从而对一般人群进行防治。这种情况不需要选择特殊暴露人群作为研究对象，适合在一般人群中进行队列研究。一般人群有详细可靠的医疗与保健记录，有利于追踪观察。

3. 有组织的人群团体 可以看作一般人群的特殊形式。如选择医学会会员、学生、工会会员、部队士兵等中的暴露者作为研究对象。选择这样的人群优点是利用组织系统有效地收集随访资料，研究对象配合程度高，失访率较低；还可节省人力、物力，提高结果的真实性和可靠性。如英国医生 Doll 和 Hill 在研究吸烟与肺癌的关系时，选择了所有登记注册的开业医生中的吸烟人群作为他们的暴露研究对象。因为他们的职业和经历是相同的，可增加暴露组与非暴露组的可比性。

（二）非暴露人群的选择

非暴露人群是指没有受到暴露因素影响的人群。它的设立是为了与暴露人群进行比较，这是分析性流行病学研究的共性之一。非暴露人群作为对照组，要注意与暴露人群的可比性，即对照人群除未暴露于所研究的因素外，其他各种因素或人群特征如年龄、性别、职业、民族、文化程度等应尽可能地与暴露人群相似。另外在资料收集完成进行分析时，需要做两组可比性的均衡性检验。非暴露人群的重要性丝毫不亚于暴露人群，可以说，队列研究的真实性依赖于是否正确地选择了非暴露人群。非暴露人群的选择通常有以下几种方式：

1. 内对照 在同一研究人群中，选择暴露于研究因素的作为暴露组，非暴露的或暴露水平最低的人群作为非暴露组（或对照组）。如英国医生 Doll 和 Hill 在研究吸烟与肺癌的关系时，选择所有登记注册的开业医生中的吸烟人群作为暴露组，不吸烟人群作为对照组（内对照）研究对象。选择该对照的好处是省事，可从总体上了解研究对象的发病率情况。

2. 外对照 在某一人群中选择有暴露的人群作为暴露组，在另一人群中选择对照组，要求对照组与暴露组成员除研究因素外，其他方面尽可能保持可比性，诸如在年龄、性别、住址、民族等各方面。例如以放射科医生作为研究放射线致病的暴露人群，则可以选择不接触射线或接触射线较少的五官科医生作为外对照。

3. 总人口对照 这种对照可以认为是外对照的一种，也可以认为不设对照。它实际上并未与暴露组平行地设立一个对照组，而是利用整个地区现成的发病或死亡统计资料，即以全人口率作为对照。例如利用全国或某省（区）、市的人口统计资料做比较。因为总人口人群的发病率或死亡率比较稳定，资料也容易获得，可以节省大量的经费和时间。但是需要注意的是选择总人口做对照得到的资料比较粗糙，人群可比性差，结果不十分精确或缺乏要比较的项目。另外，在利用总人口做对照时，尽量应用与暴露人群在时间、地区及人群构成上相近的总人群作为对照，以减少偏倚。

选择该人群做对照，优点是对比资料容易得到；缺点是资料比较粗糙，可比性差，比较项目的精细程度低，对照中包含有暴露人群。在实际应用时，暴露组与总人口率做比较前需要采用标准化法，具体内容见第一篇相关章节。但是，统计学标准化法能均衡两组可比性的能力是有限的，因而在选择对照组人群时要慎重用总人口人群作为对照组。

4. 多重对照 或叫多种对照，即用上述两种或两种以上的形式同时做对照，从而减少只用一种对照带来的偏倚，增强结果的可靠性。

五、样本含量的估计

队列研究很难将全部人群都包括在队列研究中，往往需要从实际人群中抽取一定数量的样本进行研究，抽样方法同现况研究。暴露组与非暴露组的比例，一般是非暴露组的样本量不宜少于暴露组的样本量。样本含量的大小，决定研究结果的真实性和准确性。

(一) 样本含量的决定因素

1. 非暴露组中所研究疾病的发病率 即一般人群中的疾病发病率（p_0）。p_0 越接近 0.5，所需要的样本含量越大。

2. 暴露组与对照组的发病率之差 （$d=p_1-p_0$） d 越小，所需要的样本含量越大。暴露组的发病率（p_1）在实际工作中如果不能获得，可以用相对危险度（RR）通过公式 $p_1=RR \times p_0$ 估算 p_1。

3. 显著性水平 即假设检验的第一类错误（假阳性错误）α 值。假阳性错误出现的概率越小，所需要的样本量越大。通常 α 取 0.05 或 0.01。

4. 效力（power） 即 $1-\beta$，β 为检验假设时出现第 II 类错误的概率，而 $1-\beta$ 为检验假设时能够避免假阴性错误的能力。β 值越小，即 $1-\beta$ 越大，所需要的样本量也越大。通常 β 取 0.10 或 0.20。

(二) 样本含量的计算公式

$$n=\frac{(u_\alpha \sqrt{2\bar{p}\bar{q}}+u_\beta \sqrt{p_1q_1+p_0q_0})^2}{(p_1-p_0)^2} \quad (式 12-1)$$

式中 p_0 和 p_1 分别为非暴露组和暴露组的结局发生率，$\bar{p}=(p_1+p_0)/2$，$\bar{q}=1-\bar{p}$。

(三) 查表法

如果已知 p_0、RR、α 和 β 四个基本参数时，可以采用简便的查表法，查阅专业流行病学书籍中的队列研究样本量表或者通过计算机软件程序获得。

(四) 失访率

队列研究往往需要追踪观察较长时间，在此期间研究对象的失访是不可避免的。考虑队列研究失访的可能性，尚需在计算获得的样本量再加 10% 作为实际需要的样本量。

六、资料的收集

(一) 基线资料的收集

基线资料（baseline information）：又称基线信息，指每个研究对象在研究开始时的基本情况，包括暴露的资料及个体的其他信息。选定研究对象之后，必须详细收集每个研究对象的基本情况，研究对象暴露于某研究因素的情况是最重要的基线资料，另外基线资料还包括研究对象的年龄、性别、职业、文化程度、民族、疾病与健康状况、家庭环境、生活行为习惯及家族疾病史等情况。此外，基线资料还要获得与判断结局有关的资料，如观察的结局是糖尿病，则全部队列成员在进入队列研究前都要测尿糖和空腹血糖，以排除其中的糖尿病患者。还要收集与患病危险有关的其他暴露资料如吸烟、饮食习惯、生活习惯等，以便在资料分析时调整他们在发病上的作用。

获取基线资料的方式一般有下列四种：①查阅常规登记和报告系统，如医院病历、传染病报告、公安部门的死亡登记、职工人事档案等。②访问调查对象或知情人，进行定期随访或定期体检。通常采用调查表方式由调查员询问填写或通信调查，另外也可以采用由调查对象自行完成的自评问卷方式调查。③对研究对象进行体格检查和实验室检查。有些研究因素属于研究对象的生理特征和生理指标，必须通过实验室检查或检验来获得数据，如血糖、血脂、尿蛋白等。④收集环境调查及检测资料，以确定研究对象的暴露情况。环境资料包括家庭环境、居住环境、工作环境等。如对研究现场当地的水质、土壤进行化验，确定当地的环境污染、食物成分等。

收集的基线资料应该保证客观真实，尽量做到有据可查。同时，对照组资料的收集标准、方式、内容、过程等同暴露组的完全一样。

(二) 随访

研究对象的随访是队列研究中十分复杂又至关重要的工作。随访的对象、内容、方法、时间、随访者都直接与研究工作的质量相关。

1. 观察终点和终止时间　观察终点（end point）指研究对象出现了预期的结局，到此为止就不再对该研究对象继续随访。如规定发生冠心病或肺癌死亡是队列研究的终点，则观察对象患有糖尿病不应视为达到观察终点，应继续随访。但是如果某研究对象在未出现冠心病之前死于车祸，尽管已不能对其继续随访，也仍不能按到达随访终点对待，而应当看作一种失访。观察终点通常指疾病的发生和死亡，但也可以是某些指标的变化。如尿糖转阳，血清抗体的出现等。

观察终止时间指全部观察工作的截止时间，也可以说此时整个研究工作到达了终点，收集的资料可以获得预期的结论。终止时间应该以暴露因素作用于人体产生结局的一般潜伏期作为确定随访期限的依据，但实际上一般根据收集的资料能否获得结论而确定随访期限。随访期限短可以节省人力、物力，减少失访，但是观察时间过短，得不到预期结果；随访期限越长，失访率越高，消耗越大，结果也受到影响。

随访间隔与次数由研究结局变化速度、研究的人力、物力等条件而定。慢性病的随访时间一般为1~2年。

2. 随访对象　所有被选定的研究对象，不论是暴露组还是对照组都一律同等地同时间进行随访，并且都应坚持追踪到观察终止时间。研究对象失访过多，研究的真实性就会受到怀疑。所以有时还需要对失访者进行补访，以便分析失访原因。保证随访成功是队列研究成功的关键之一。

3. 随访内容和方法　随访内容一般与基线资料的内容一致，但更注重结局变量的收集。具体项目根据研究目的或研究设计来定。

随访方法包括对研究对象的面对面询问、电话访问、自填问卷、定期体检、环境与疾病的监测、医院病历档案、工作单位的出勤记录的收集等。对暴露组和对照组应采取相同的随访方法，并且在整个随访过程中，随访方法保持不变，追踪至观察终止期。失访者要补访，并分析失访原因，比较失访者与继续观察者基线资料，估计有无偏差。

(三) 质量控制

队列研究样本量大，追踪随访时间长，容易出现质量问题。需要在整个研究中，特别是资料收集过程中采取措施保证研究工作的质量标准。

1. 培训调查员　参与研究的调查员要具备严谨的工作作风和科学态度，对工作认真负责。培训调查员时要强调开展科学研究工作的意义，统一调查方式和方法，帮助调查员获得调查技巧和技术。制定调查员培训手册，内容包括随访过程中的注意事项及调查问卷的完整说明。

2. 制定相应的规章制度　为了保证调查质量，要制定相应的工作制度，明确分工，如调查员回收上来的原始资料的核查；同时可以应用制度来减少失访，如规定不能以其他人代替既定的观察对象。

3. 盲法　当用盲法获取信息时，不能由研究者自己进行随访追踪，因为研究者易于带来主观偏倚，反而不如不知情的局外人能够获得更客观的信息，这样可以增强信息的真实性与准确性。

第三节　资料的整理和分析

随访结束后，对收集的研究对象资料进行整理、验收、归类，在此基础上，运用统计学方法对资料做出统计描述和推断。

一、统计描述

描述研究对象的人口学特征如研究对象的年龄、性别、职业、暴露类型、观察结局的确定等,阐明研究人群的代表性和比较两组之间的均衡性及资料的可靠性,随访时间,介绍研究对象的失访情况等。

二、统计推断

(一) 资料的基本整理

队列研究关心的是暴露因素导致疾病的强度即发病率,有时也常以死亡率来反映暴露因素的致病强度。根据统计分析的要求,队列研究的资料整理表格见表12-1。

表 12-1 队列研究资料整理表

组别	病例	非病例	合计	发病率
暴露组	a	b	$a+b=n_1$	a/n_1
非暴露组	c	d	$c+d=n_0$	c/n_0
合计	$a+c=m_1$	$b+d=m_0$	$a+b+c+d=n$	

(二) 率的计算

1. 累积发病率 (cumulative incidence, CI) 当队列研究中观察对象的数量比较稳定,并且在较长一段时间内变动不大,资料比较整齐时,可以以观察开始时的人口数为分母,整个观察期间内某病发病例数作为分子计算累积发病率。也就是一般所说的发病率。计算公式如下:

$$累积发病率 = \frac{观察期间发病例数(n)}{观察开始时的人数(N)} \times K \qquad (式12-2)$$

适用范围:研究人群流动性较小、样本量又足够大,资料比较整齐。

特点:公式不显示时间,报告时要报告时间。

取值范围:0~1。

2. 发病密度 (incidence density, ID) 若队列研究过程中,观察对象人口不稳定,人群变动较大(迁移、死于他病、中途加入、失访等)时,应将变动的人群转变为观察人时数代替观察人数作分母,分子为观察期间发病人数,这种发病率叫发病密度。计算公式如下:

$$发病密度 = \frac{观察期间发病例数}{观察人时数} \qquad (式12-3)$$

适用范围:观察的人口不稳定,每个观察对象随访的时间不同。

特点:公式本身含有单位概念。

取值范围:$0 \sim \infty$。

计算人时的时间单位可长可短,周、月、年皆可。常用的观察单位是观察人年(暴露人年)。例如,1人观察了5年为5人年,5人观察了1年也是5人年。

观察人时的计算方法有以下三种:

(1) 精确法:该方法以个人为单位计算人时,先计算出每个人实际随访人年数,再将每个人的随访人年数相加计算总人年数。本方法结果精确,但耗费时间。如样本不太大时,可以采用此法。以某研究中3例研究对象为例来说明其计算方法,见表12-2和12-3。

表12-2 3例研究对象的出生日期与进出研究时间

编号	出生日期	进入研究时间	退出研究时间
1	1958.05.15	1995.06.20	2000.10.15（失访）
2	1967.10.11	1996.05.14	2005.11.02（出现观察终点）
3	1970.05.12	1994.01.08	2007.02.08（观察终止时间）

根据表12-2的资料，计算3例观察对象的总人年数。

表12-3 3例研究对象的人年计算

年龄组（岁）	对象1 1958年5月15日出生	对象2 1967年10月11日出生	对象3 1970年05月12日出生	暴露人年
20~			1994.01.08—1995.05.11 共1年4月4天 合1.34人年	1.34
25~		1996.05.14—1997.10.10 共1年4月27天 合1.41人年	1995.05.12—2000.05.11 共5人年	6.41
30~		1997.10.11—2002.10.10 共5人年	2000.05.12—2005.05.11 共5人年	10
35~	1995.06.20—1998.05.14 共2年10个月25天 合2.90人年	2002.10.11—2005.11.02 共3年23天 合3.06人年	2005.05.12—2007.02.08 共1年8月28天 合1.74人年	7.7
40~	1998.5.15—2000.10.15 共2年5个月 合2.42人年			2.42
合计	1995.06.20—1998.05.14 共5.32人年	1996.05.14—2005.11.02 共9.47人年	1994.01.08—2007.02.08 共13.08人年	27.87

（2）近似法：如果研究样本太大，不清楚每个观察对象进入与退出队列的具体情况，不能采用精确法计算，可以用平均人数乘以观察时间得到总人口数。平均人数一般取相邻两年年初人口的平均数或年终人口数。该方法计算简单，但精确性较差。如果对暴露人年计算的精确性要求不高时，可以采用此法。

假设某队列研究从2008年7月14日开始，开始观察人数为30290人，至2011年1月14日结束，结束时的人数为30246人，资料详列于表12-4，说明其计算方法。

表中30岁年龄组的人年数=（9857+9868）/2+（9868+9878）/2+（9878+9846）/2×6/12=24667（人年），其余类推。

表12-4 近似人年数计算法

年龄（岁）	观察人数				观察人年数
	2008.7.14	2009.7.14	2010.7.14	2011.1.14	
30~	9857	9868	9878	9846	24667
40~	12598	12567	12578	12566	31441
50~59	7835	7846	7854	7835	19613
合计	30290	30281	30310	30246	75721

(3) 寿命表法：当观察对象人数较多，而且又要求有一定的精确性时，可采用寿命表法。该方法规定将观察当年（当月、当周）进入的个人视为观察了 1/2 个人年，失访或出现终点结局的个人也作 1/2 个人年计算。该方法的计算过程比精确法简单，计算结果比近似法精确。计算公式如下：

$$L_x = I_x + (N_x - D_x - W_x)/2 \quad \text{（式 12-4）}$$

$$I_{x+1} = I_x + N_x - D_x - W_x \quad \text{（式 12-5）}$$

式中 L_x 为 x 时间内的暴露人年数，I_x 为 x 时间开始时的观察人数，N_x 为 x 时间内进入队列的人数，D_x 为 x 时间内出现终点结局的人数，W_x 为 x 时间内失访的人数。以表 12-5 的资料为例说明其计算方法。

表 12-5 寿命表法计算人年实例

观察时间（第 x 年）	年初人数 I_x	年内进入人数 N_x	年内发病人数 D_x	年内失访人数 W_x	暴露人年数 L_x
1	2979	157	9	64	3021
2	3063	136	7	75	3090
合计	—		16		6111

第一年的暴露人年数：

$L_1 = I_1 + (N_1 - D_1 - W_1)/2 = 2979 + (157 - 9 - 64)/2 = 3021$ 人年

第二年的暴露人年数：

$I_2 = I_1 + N_1 - D_1 - W_1 = 2979 + 157 - 9 - 64 = 3063$

$L_2 = I_2 + (N_2 - D_2 - W_2)/2 = 3063 + (136 - 7 - 75)/2 = 3090$ 人年

两年合计暴露人年数为 6111 人年。

3. 标准化死亡比（standardized mortality ratio, SMR） 当观察对象数目较少，结局事件的发生率比较低时，无论观察期长短都不宜直接计算率，而应该以全人口发病率（死亡率）作为标准，计算该观察人群的理论发病（死亡）数即预期发病（死亡）人数，再统计该观察人群的实际发病（死亡）人数。标准化死亡比（简称标化比）实际不是率，是实际死亡人数与预期死亡人数之比，是一个率的替代指标，以该指标衡量发病的强度。

例如某橡胶厂 40～50 岁年龄组工人有 2000 名，2010 年有 8 人死于肺癌，已知该年全人口 40～50 岁组肺癌的死亡率 2‰，求其 SMR。

已知实际死亡数=8，预期死亡数=2000×2‰=4

$$SMR = \frac{观察人群中实际死亡数}{全人口预期死亡数} = \frac{8}{4} = 2$$

该橡胶厂 40～50 岁年龄组工人死于肺癌的危险性达到相应一般人群的 2 倍。

（三）率的差异显著性检验

队列研究一般是抽样研究，当发现暴露组与非暴露组率有差别时，首先要考虑抽样误差的可能性，对组间率的差异进行统计学检验。当观察的样本量较大时，样本率的频数分布近似为正态分布，此时可应用正态分布的原理进行率的显著性检验，采用 u 检验的方法；如果样本量较小、样本率低时可采用二项分布、泊松分布的原理进行率的显著性检验。差异显著性检验还可以采用四格表 χ^2 检验。具体检验方法及公式见有关统计专业书籍。

若两组差异有显著性，说明暴露因素与疾病的关联不是由抽样误差引起的，而是确实存在关联，应进一步确定暴露因素与疾病的关联强度。

(四) 估计暴露与发病的关联强度

队列研究可直接计算研究对象的发病率（或死亡率），并以此估计暴露与疾病之间的关联强度。常用的反映暴露与疾病关联强度的指标有以下几个：

1. 相对危险度（relative risk, RR） 又叫危险比（risk ratio）或率比（rate ratio），指暴露组的发病率（或死亡率）与非暴露组发病率（或死亡率）的比值，反映暴露与发病或死亡关联强度的指标。

$$RR = \frac{I_e}{I_0} = \frac{a/n_1}{c/n_0} \tag{式 12-6}$$

式中 I_e 与 I_0 分别是暴露组和非暴露组的发病率或死亡率。RR 表示暴露组发病或死亡是非暴露组的多少倍。RR 越大，表明暴露的效应越大，暴露与结局的关联强度越大。RR 与实际关联的强弱应视 RR 的可信区间和显著性检验的结果并结合研究的实际情况来判断。其数值的意义为：$RR>1$，说明暴露因素与疾病有"正"关联，暴露越多，发病越多，暴露因素是致病的危险因素；$RR=1$，说明暴露因素与疾病无关联；$RR<1$，说明暴露因素与疾病有"负"关联，暴露越多，致病的危险性越小，暴露因素是结局的保护因素。表 12-6 列出常用的相对危险度与关联强度的判断标准。

表 12-6 相对危险度与关联的强度

RR		关联的强度
0.9~1.0	1.0~1.1	无
0.7~0.8	1.2~1.4	弱
0.4~0.6	1.5~2.9	中
0.1~0.3	3.0~9.9	强
<0.1	10~	很强

表中 RR 值是对暴露与疾病关联强度的一个点值计算，若要估计 RR 值的总体范围，需计算其可信区间（confidence interval, CI），一般用 95% 的可信区间。采用 Miettinen 法计算：

$$RR95\%CI = RR^{(1\pm 1.96/\sqrt{\chi^2})} \tag{式 12-7}$$

RR 可信区间的计算除了估计变异范围的大小外，还有助于检验 RR 的意义，如果可信区间范围跨越 1，则暴露因素与疾病无关联，其意义与统计学假设检验差异无显著性的结果相同。

2. 归因危险度（attributive risk, AR） 又叫特异危险度或率差（rate difference, RD），指暴露组与非暴露组发病率（或死亡率）的差值，说明由于暴露增加或减少的率的大小。

$$AR = I_e - I_0 = (a/n_1) - (c/n_0) \tag{式 12-8}$$

因为 $RR = I_e/I_0$，$I_e = RR \times I_0$，所以公式 12-8 可以简化为：

$$AR = RR \times I_0 - I_0 = I_0(RR-1) \tag{式 12-9}$$

AR 表示在暴露人群中因为暴露于该因素而增加或减少的发病率（或死亡率），对暴露人群而言，消除这个暴露因素即可减少该数量的发病率（或死亡率），也即暴露人群与非暴露人群比较，所增加的疾病发生数量。

相对危险度和归因危险度的意义：RR 和 AR 都是表示关联强度的指标，彼此联系紧密，但其流行病学意义不同。RR 针对个体来说，说明个体在暴露情况下，比非暴露情况下增加暴露因素所致相应疾病的危险程度的倍数，具有病因学意义；AR 是对人群来说，在暴露情况下比非暴露情况下所增加的疾病发生数量，如果消除暴露因素，就可以减少这一数量的疾病，具有疾病预防和公共卫生学意义。以表 12-6 资料为例说明两个指标的区别。

表 12-7　吸烟者和非吸烟者死于不同疾病的 RR 与 AR

疾病	发病密度（1/10 万人年）		RR	AR
	吸烟者	非吸烟者		（1/10 万人年）
肺癌	51.27	4.76	10.77	46.51
心血管疾病	298.61	167.35	1.78	131.26

由表 12-7 可见，吸烟者死于肺癌的危险性是非吸烟者的 10.77 倍，而吸烟者死于心血管疾病的危险性是非吸烟者的 1.78 倍，吸烟与肺癌的关联强度远大于与心血管疾病的关联强度，RR 具有病因学意义；但是从整个人群来看，因为心血管疾病的死亡率远高于肺癌，吸烟人群若不吸烟就可减少 131.26/10 万人年的心血管疾病的死亡率，但只能减少 46.51/10 万人年的肺癌死亡率，AR 更具有公共卫生学意义。

3. 归因危险度百分比（attributable risk percent，$AR\%$ 或 ARP） 又称病因分值（etiologic fraction，EF），指暴露人群中的发病或死亡完全归因于暴露因素占暴露组发病或死亡率的百分比。该指标反映某因素的暴露者中，单纯由于该因素引起发病或死亡的危险占整个病因的比例。

$$AR\% = \frac{I_e - I_o}{I_e} \times 100\% \quad （式 12-10）$$

4. 人群归因危险度（population attributable risk，PAR） 是全人群中某病发病率（或死亡率）与非暴露组人群该病发病率（或死亡率）的差值即全人群中因暴露于某因素而增加（或减少）的发病率（或死亡率），PAR 指在全人群中疾病危险特异地归因于暴露因素的率。

$$PAR = I_t - I_0 \quad （式 12-11）$$

式中 I_t 为全人群的率，I_0 为非暴露组的率。

5. 全人群归因危险度百分比（$PAR\%$） 指总人群因暴露于某因素而导致的某病发病或死亡占总人群该病全部发病或死亡的百分比。

$$PAR\% = \frac{I_t - I_0}{I_t} \times 100\% \quad （式 12-12）$$

用估计的人群暴露率和已知的 RR，也可计算 $PAR\%$：

$$PAR\% = \frac{P_e(RR-1)}{P_e(RR-1)+1} \times 100\% \quad （式 12-13）$$

式中 P_e 是总人群对某因素的暴露率。

RR 和 AR 特指暴露因素对暴露者的影响，PAR 和 $PAR\%$ 则说明暴露因素对一个具体人群的影响程度，以及消除这个因素后可能使结局指标减少的程度。PAR 和 $PAR\%$ 既与 RR 和 AR 有关，也与总人群的暴露率有关。

第四节　队列研究常见的偏倚及其优缺点

一、常见的偏倚

偏倚是指在研究设计、实施和分析阶段出现的系统误差。队列研究中常出现几种偏倚：

1. 选择偏倚 选择偏倚（selection bias）指选入的研究对象与未选入的源人群之间存在差异，导致研究结果中的暴露因素与疾病之间的联系与真实联系情况出现偏差。队列研究常见的选择偏倚包括志愿者偏倚、失访偏倚。选择偏倚常发生于研究设计阶段，失访偏倚是队列研究不可避免的偏倚。失访从本质上破坏了样本的代表性，一项研究的失访率最好不超过 10%。

2. 信息偏倚 信息偏倚（information bias）指在研究的实施阶段通过研究对象获取信息时所产生的系统误差。队列研究中常见的信息偏倚包括测量偏倚、诊断怀疑偏倚、错误分类偏倚。信息偏倚一旦发生，既难发现，也不好处理。可以通过采用统一、公认的标准、精确稳定的测量方法、调准仪器、严格试验操作规程、同等对待研究对象，以控制信息偏倚。

二、队列研究的优缺点

（一）优点

1. 比较适用于常见病，样本量大，结果稳定。
2. 可以直接获得暴露组与非暴露组的发病率（或死亡率），能计算相对危险度和特异危险度等反映暴露和疾病关联强度的指标，充分直接地分析暴露因素的致病作用。
3. 研究工作符合暴露在前，发生疾病在后的时间顺序，可以直接获得暴露和疾病的第一手资料，收集的资料偏倚小，论证因果关系的能力较强，所得结果真实可靠。
4. 队列研究的过程能全面描述疾病的自然史、病程的发展。
5. 一次调查可观察多种结局，如调查吸烟与肺癌的关系时，可同时调查吸烟与支气管炎、冠心病等的关系。

（二）缺点

1. 队列研究不适用于人群中发病率很低疾病的病因研究，否则需要较大数量的研究对象，现实工作中难以实施。
2. 长期的观察，随访时间长，容易产生失访偏倚。
3. 队列研究要求样本量大，跨度时间长，需要花费大量的时间、人力、物力，所以对研究设计要求更严密，实施过程比较复杂。
4. 每次研究只能研究一个或一组暴露因素。

（武 英）

第13章 病例对照研究

病例对照研究（case-control study）是最常用、最基本的分析流行病学研究方法之一，主要用于探索疾病的病因或危险因素和检验病因假设。相比队列研究，病例对照研究具有省时、省力、出结果快的优点，特别适用于罕见病的病因或危险因素探讨与研究，在临床与基础研究中应用更为广泛。

第一节 概 述

一、基本原理

病例对照研究是选择一组当前已确诊患有某特定疾病的病人作为病例组，以不患有该病但具有可比性的一组人群作为对照组，收集两组人群过去某些因素暴露的有无和（或）暴露程度（通过询问、实验室检查或复查病史），测量并比较两组暴露率的差异，以推断该疾病与因素有无统计学关联及关联程度的一种观察性研究。

病例对照研究又称为回顾性研究（retrospective study），是在疾病发生后去追溯假定病因因素的方法，由结果探索病因。病例组和对照组有关因素的暴露情况往往通过研究对象的回忆或从病史记录中获得，故病例对照研究得到的疾病与因素之间的联系并不一定是因果联系，因为即使排除随机误差和系统误差，还可能有一些未知因素影响。其基本原理如图13-1所示。

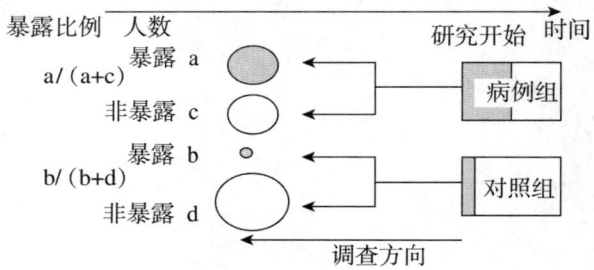

图13-1 病例对照研究示意图

注：阴影区域代表暴露于所研究的危险因素的研究对象

病例组对某一因素的暴露率为 $a/(a+c)$，对照组的暴露率为 $b/(b+d)$。如果两组暴露率的差别有统计学意义，研究中又不存在明显的偏倚，则说明暴露与疾病或事件可能有关。如果 $a/(a+c)$ 大于 $b/(b+d)$，则说明该暴露因素可能是该疾病或事件的危险因素；如果 $a/(a+c)$ 小于 $b/(b+d)$，则可以认为该暴露因素可能是该疾病或事件的保护因素。

二、基本特点

根据基本原理可归纳出病例对照研究的基本特点：

1. 观察性研究 客观地收集研究对象的暴露情况,收集的暴露因素是自然存在而非人为控制的,故病例对照研究属于观察性研究。

2. 研究对象的分组 按发病与否分成病例组与对照组。

3. 由"果"推"因" 病例对照研究是在疾病或事件发生之后追溯可能原因的方法,即由果推因的研究方法。

4. 因果联系的论证强度相对较弱 病例对照研究不能观察到由因到果的发展过程,也不能证实暴露因素与疾病之间的因果联系,故因果联系的论证强度不及队列研究。

三、类型

病例对照研究有多种分类方法。实际工作中通常采用匹配设计和非匹配设计两种方法。匹配(matching)或称配比,是选择对照的一种方法,指对照在某些因素和特征上与病例一致。这些用来匹配的因素或特征则称为匹配变量(matching variable)或匹配条件,例如性别、年龄、职业、居住地等。根据选择对照是否有这种限制可将病例对照研究分为非匹配病例对照研究和匹配病例对照研究两种基本类型。随着流行病学研究的发展,特别是分子生物学技术的引入,又产生了多种改进的、非上述传统意义的病例对照研究的衍生类型。

(一)非匹配病例对照研究

即在设计所规定的病例和对照人群中,分别抽取一定数量的研究对象,对照的数量应大于或等于病例的数量。病例组和对照组来自同一个源人群。这种方法较匹配法更容易实施,而且丢失的信息较少,但此方法控制混杂因素的能力较弱,需在统计分析中予以弥补。例如,欲探索某社区50岁以上人群冠心病发生的危险因素,可选取该社区50岁以上全部冠心病病人和非病人或其随机样本进行研究,并没有要求病人和非病人在性别、年龄、职业等方面的相似或一致。

(二)匹配病例对照研究

即根据研究设计的要求,按照匹配条件选择对照,目的是使匹配因素在病例组与对照组之间保持均衡,从而在进行两组比较分析时去除这些匹配因素对研究结果的干扰,更准确地说明所研究因素与疾病的关系,提高研究效率。但此方法在选择对照时较复杂,并且资料整理与分析时较麻烦。根据匹配的方式不同,可分为成组匹配(category matching)和个体匹配(individual matching)两种形式。

1. 成组匹配(frequency matching) 又称频数匹配,是指对照组具有某些因素(特征)者所占的比例与病例组一致或相似,即病例组与对照组某因素的分布一致。如病例组男女各半,50岁以上占1/3,职业相同,则对照组中也应如此。

2. 个体匹配(individual matching) 是指以个体为单位使病例和对照在某些因素(特征)方面一致或相似。1个病例可以匹配1个对照,这种情况叫配对(pair matching),也可以1个病例匹配多个对照,如1∶2、1∶3、……、1∶R配比。不建议采用超过1∶4的匹配,可能增加工作量。

(三)主要衍生类型

1. 巢式病例对照研究(nested case-control study) 这是一种在队列研究基础上的病例对照研究,是队列研究与病例对照研究相结合的设计形式。其基本原理:在队列研究的基础上,随访一定的时间,当所研究疾病的新发病例累积到一定数量,则可将全部病例集中组成"病例组";在同一队列未发病者中,按一定配比条件随机选择"对照组",然后抽取病例与对照的基线资料并检测收集的生物学标本,按匹配病例对照研究的方法进行资料的统计分析及推断。"巢式"即病例、对照均来自同一特定队列。

2. 病例-队列研究(case-cohort study) 这也是一种队列研究与病例对照研究相结合的设

计形式。其基本原理：队列研究开始时，在队列中按一定比例随机抽样选出一个有代表性的样本作为对照组，观察结束时，将队列中出现的所研究疾病的全部病例作为病例组，与上述随机对照组进行比较。病例-队列研究与巢式病例对照研究的不同之处在于：①对照是在基线队列中随机选取的，不与病例进行配比。②随机对照组中的成员如发生被研究的疾病，则既作为对照，同时又作为病例。由于病例和对照组的重叠，如果想达到同样的统计效力，病例-队列研究通常需要比同样病例数的病例对照研究选择更多的对照。当然，如果疾病是不常见的，病例-队列研究需要的额外对照数将很少。③可以同时研究几种疾病，不同的疾病有不同的病例组，但对照组都是同一组随机样本。

巢式病例对照研究与病例-队列研究都是按队列研究设计进行，资料收集与生物标本采取均在发病前，故因果关系清楚，资料可靠，论证强度高；而资料处理与分析又按病例对照研究的方式进行，即选择较小样本，节省人力、物力、财力，但所获结果与全队列研究结果无重要差异，兼有病例对照研究与队列研究之优点，特别适合于精确性好但所需费用高的分子流行病学研究。

四、用途

1. 广泛探索影响因素 病例对照研究中的"病例"可以是患有所研究疾病的患者。病例对照研究最常被用于疾病病因或危险因素的研究，尤其适合于研究那些病因不明疾病、潜伏期长及罕见疾病病因的广泛探索，从众多的可疑因素中，筛选相关因素。

在流行病学史上有大量的这方面的研究实例：如第二次世界大战后应用病例对照研究先后阐明了包皮过长与阴茎癌、输血与乙型肝炎、吸烟与肺癌的关系。另外一些研究如：妊娠期母亲吸烟与胎儿先天畸形的关系、体力活动与冠心病猝死的关系、单纯疱疹病毒与面神经麻痹的关系、高龄初产与乳腺癌的关系、酒精消耗量与食管癌的关系也是病例对照研究的经典实例。

2. 深入检验病因假设 在描述性研究或探索性病例对照研究已初步形成病因假设的基础上，可进一步应用病例对照研究检验假设。

3. 健康及相关事件影响因素的研究 该方法不仅可用于疾病的研究，还可用于某些健康状态或社会问题的研究。病例对照研究中的"病例"，也可以是发生某事件（如车祸、自杀等）或具有某特征（如肥胖）的个体，这就在很大程度上扩大了病例对照研究的应用范围。如进行意外伤害、老年人生活质量、长寿、肥胖与超重等相关因素研究。可采用病例对照研究方法对与健康相关的上述医学事件或公共卫生问题的影响因素进行研究，为制定相应卫生决策提供依据。

4. 疾病预后因素的研究 病例对照研究也可用于筛选和评价影响疾病预后的因素。同一疾病会有不同的结局（如死亡与痊愈或并发症的有无）。将发生某结局者作为"病例组"和未发生某结局者作为"对照组"，做回顾性调查，追溯产生结局的可能因素（如曾经接受的各种治疗方法、病期、病情、年龄及社会经济水平等因素），分析产生不同结局的有关因素，指导临床实践。

5. 临床疗效影响因素的研究 将发生和未发生某种临床疗效者分别作为病例组和对照组进行病例对照研究，可以分析不同疗效的影响因素。

病例对照研究历史

扫描二维码13-1查看病例对照研究历史。

第二节 研究设计与实施

在病例对照研究的设计与实施中，制定严谨科学的研究方案最重要，包括以下内容。

一、确定研究目的

根据本专业特点,结合临床工作中需要解决的问题,通过查阅相关文献资料,了解关注课题的研究现状,提出病因假设,确定研究目的,即本次研究要解决什么样的具体问题。

二、确定研究因素

应根据研究目的,确定研究因素(或变量)。除了包括与病因假设有关的变量外,还需包括与主要变量有关的混杂因素的确定。研究因素不是越多越好,以满足研究目的的需要为原则,即需要分析的内容越详细越好,与研究目的无关的内容则不要列入。可通过描述性研究、不同地区和人群中进行的病例对照研究、临床观察或其他学科领域提出的研究线索帮助确定研究因素,并且尽可能采取国际或国内统一的标准对每项研究因素的暴露与否或暴露水平做出明确的规定,以便参考和比较。如研究因素既往暴露情况的测量,应包括暴露的时间和强度。时间包括开始暴露时间、持续时间以及终止时间;暴露强度要包括不同时期暴露的剂量或水平、总剂量或水平。其测量指标尽量选用定量或半定量指标。也可按明确的标准进行定性测定。将所确定的研究因素归纳于调查表中,便于收集。

三、确定研究对象

(一)病例的选择

1. 选择病例的原则

(1)良好的代表性:即选择的病例要足以代表某人群总体或产生这组病人的人群即源人群(source population)的全部病例。

(2)明确的诊断标准:病例对照研究中"病例"要考虑两条标准,其一是要符合所研究疾病的诊断标准;首先病例应符合统一的、明确的疾病诊断标准。尽量使用国际或国内统一的诊断标准,以便与他人的研究结果比较。尽可能使用金标准,例如癌症病例,尽可能应用病理诊断。其次是要符合适用于本次研究的病例标准,而适用于本次研究的病例标准主要与研究目的有关。可以根据研究的需要制定诊断标准。例如研究者为了某个特殊的目的,可选一些特殊的病例群体,如老年病例、女性病例、重症病例等。

2. 病例的类型 病例的类型一般包括新发病例、现患病例和死亡病例。

(1)新发病例:在病例对照研究中,如条件允许尽可能首选的病例类型是新发病例。选择新发病例的优点在于:患者患病时间较短,对有关暴露的回忆比较清晰、准确,且不受各种预后因素的影响而产生选择偏倚,病历资料容易获得。缺点:病例数在一定范围或一定时间内较难收集到,发病率低的疾病更是如此。

(2)现患病例:应用现患病例则可能弥补上述缺陷,在较小范围或较短的时间内得到足够的病例数。但是,现患病例患病时间较长,对暴露史回忆的准确度要差,难以区分暴露与疾病发生的时间顺序,而且容易掺入疾病迁延和存活因素的影响。因此,在应用现患病例时,要尽量选择被诊断时间距离调查的时间间隔较短的病例。

(3)死亡病例:一般来说,不提倡应用死亡病例。因为死亡病例的暴露信息主要由其家属提供,准确性较差。但是,有些危险因素可能是重要的预后因素,如果排除死亡病例就会使调查结果产生偏倚。此时如果掌握有关暴露因素的详细历史资料(如病案记录等),可采用死亡病例作为研究对象。至于发病率低而死亡率很高的疾病则不得不应用死亡病例进行调查。

3. 病例的来源 病例的来源主要有两种:一种是从医院选择病例,可以是住院或门诊病人，也可以是出院和死亡病例；然而对疾病总人群的代表性差，会产生选择偏倚。尽管如此，对于罕见病有时是唯一可行的方法。为减少偏倚，病例应尽量选自总体人群中不同地区、不同层次、不同种类的医院。即从一所或几所医院甚至某个地理区域全部医院的住院或门诊确诊病例中选择一个时期内符合要求的连续病例。另一种是从社区人群中选择病例，即选择某一地区某一时期内某种疾病的全部病例或其中的一个随机样本作为研究对象。可以从疾病监测资料或居民健康档案中选择所需病例，或可以进行普查和抽样调查发现病例。其优点是选择偏倚较小，病例的代表性好，结果推及到该人群的可信度较高。但不易得到，调查工作量较大，难度也较大。

（二）对照的选择

在病例对照研究中，尤其是对照的选择是病例对照研究成败的关键之一。实际上对照的选择往往比病例的选择更复杂、更困难。对照必须是按诊断标准判定为未患所研究疾病的人。

1. 选择对照的原则

（1）代表性：对照应能代表目标人群的暴露情况，最好是全人群的一个无偏样本。

（2）可比性（comparability）：是指除研究因素（暴露因素）以外，其他有关因素如年龄、性别等在病例组与对照组间分布应一致。因此，在选择对照时应遵循与病例来自同源人群和随机选择的原则，即产生病例的靶人群中全体未患所研究疾病的人群的一个随机样本。

2. 对照的来源 对照组原则上应与病例同源。

（1）同一或多个医疗机构中其他疾病的患者：实际工作中常采用这种对照。其优点为易于选取，比较合作，且可利用档案资料，但代表性较差，容易产生偏倚。为避免偏倚，应尽可能选择多个医院、多科室、多病种的病人作对照。同时还应注意，对照一般不应患有与所研究疾病有已知共同病因的疾病，例如研究胃癌的病因时，不能以慢性胃炎病人为对照。

（2）社区人口或团体人群中非该疾病病例或健康人：其最大优点是代表性强，但实施难度大，费用高，所选对照不易配合。

（3）病例的邻居或同一住宅区内的健康人或非该病病人：邻居对照有助于控制社会经济地位的混杂作用。

（4）病例的配偶、同胞、亲戚、同学或同事等：这种对照易选且比较合作，但代表性较差。当考虑到排除某些环境或遗传因素对结果的影响时，这种对照不失为一种可取方法，如同胞对照有助于控制早期环境影响和遗传因素的混杂作用，配偶对照则可控制某些环境因素对结果的干扰。但研究某职业病的危险因素时，一般不可选择同事作对照。

不同的对照各有优缺点，在实际工作中，可以选择多重对照，比如同时选择社区和医院对照，以弥补各自的不足。

3. 选择对照的方法 主要采取匹配与非匹配两种方法选择对照。一般而言，如果研究目的是广泛探索某种疾病的危险因素时，采用非匹配或成组匹配病例对照研究设计即可满足要求。病例与对照的比例，需要根据研究的具体情况而定。一般情况下，如果病例和对照的来源都较充分，那么1∶1配对可提供最满意的统计学功效。而如果所研究的是罕见病或所能获得的合格病例数很少，而对照相对容易获得时，为了达到较满意的统计学功效，可采用一个病例匹配多个对照的方法，则可按1∶2、1∶3或1∶4配比。

匹配的目的主要是排除混杂因素的影响，用较少的样本获得较高的研究效率。匹配的变量必须是已知的混杂因素。因为一旦病例和对照按照混杂因素配比，就使得病例与对照在这些因素方面一致，也就不能分析这些因素与疾病的关系了。常用的混杂因素有年龄、性别、居住地、出生地、民族等。但在研究中，有一种情况称为匹配过度（over-matching）就是不应该选择很多的匹配因素，因为匹配变量越多，选择合格的对照就越困难；而且，匹配的因素过多，试图使对照组和病例组在各方面都一致，结果导致所研究的因素也趋于一致，低估联系强度。

另外，不符合混杂因素特征的变量不应用来匹配。例如，在研究吸烟与心血管疾病关系的病例对照研究中，血脂是吸烟与心血管疾病因果链上的中间环节，而吸烟对血脂有影响，血脂与心血管疾病又有病因联系，按血脂水平将病例与对照匹配，则吸烟与心血管疾病的关联将被低估或消失。

四、估计样本含量

（一）影响样本量因素

病例对照研究中影响样本大小的主要因素有：①所研究因素在人群中估计的暴露率（P_0），在一般情况下，用对照组的暴露率代替；②研究因素与疾病关联强度的估计值，即相对危险度（relative risk，RR），或暴露的比值比（odds ratio，OR）；③假设检验的显著性水平，Ⅰ类错误（α）（即假阳性）的概率；④假设性检验的把握度（$1-\beta$），Ⅱ类错误（即假阴性）的概率（β）。

实际工作中，α 和 β 是由研究设计所要求的精确度和把握度来决定，一般取 $\alpha=0.05$，$\beta=0.1$；P_1、P_0 或 OR 则可通过查阅文献或预调查获得。

一般而言，α 或 β 越小，样本含量越大；α、β 和 P_0 一定，OR 或 RR 的估计值越远离 1，因素对疾病的作用越强，样本含量越小；P_0 对样本含量的影响要结合 P_1（病例组的暴露率），两者差值越大，样本含量越小。

（二）样本大小估计方法

样本含量估计只有相对意义，并非绝对精确的数值。因为样本含量估计是有条件的，而这种条件在重复研究中不是一成不变的。实际研究中往往同时探索几个因素，而每个因素都有其各自的 OR 及 P_0，因此，样本含量常以最小的 OR 和最适合的 P_0 为准进行估计，使所有的因素都能获得较高的检验效率。样本含量不是越大越好，因为样本含量过大，调查者的负担重，耗时长，会影响调查工作的质量。总样本量不变，病例组和对照组样本含量相等时，研究效率最高。不同研究设计，样本含量大小的计算方法不同。

1. 非匹配（或成组）病例对照研究的样本含量估计　非匹配（或成组）病例对照研究的样本含量（n）可按下式计算。

$$n=\frac{\left[Z_\alpha\sqrt{2\overline{P}(1-\overline{P})}+Z_\beta\sqrt{P_1(1-P_1)+P_0(1-P_0)}\right]^2}{(P_1-P_0)^2} \qquad (式13-1)$$

其中，n 为病例组或对照组人数，Z_α、Z_β 分别为 α 与 β 对应的标准正态分布临界值，可查表得出；P_0 与 P_1 分别为对照组与病例组估计的某因素暴露率，$\overline{P}=\dfrac{(P_1+P_0)}{2}$；$P_1$ 也可根据 P_0 与 OR 推算，即：

$$P_1=\frac{OR\times P_0}{1-P_0+OR\times P_0} \qquad (式13-2)$$

例 13.1　拟进行一项吸烟与肺癌关系的病例对照研究，通过查阅文献得到人群吸烟率为 20%，即 $P_0=0.20$，预期吸烟者的比值比（OR）为 2，要求 $\alpha=0.05$（双侧检验），$\beta=0.10$，求样本含量 N。

利用上述公式计算结果如下：

$P_1=\dfrac{2\times 0.20}{1-0.20+2\times 0.20}=0.333$

$1-P_1=1-0.333=0.667$

$1-P_0=1-0.20=0.80$

$\overline{P}=\dfrac{(0.20+0.333)}{2}=0.267$

$1-\overline{P}=1-0.267=0.733$

查表得 $Z_{0.05}=1.96$；$Z_{0.10}=1.28$。

将上述各项数值代入公式 13-1，求得：

$$n=\frac{(1.96\times\sqrt{2\times 0.267\times 0.733}+1.28\times\sqrt{0.20\times 0.80+0.333\times 0.667})^2}{(0.333-0.20)^2}$$

$$=230.1\approx 230$$

即病例组与对照组分别约需 230 人。

2. 匹配病例对照研究的样本含量估计 匹配设计的病例对照研究需用匹配设计的样本含量估计方法。

(1) 1∶1 配对病例对照研究样本含量的估计：个体配对时，病例与对照暴露状态不一致的对子对于所研究的问题才有意义，故样本含量也就建立在这个基础之上。Schlesselman 曾提出了 1∶1 配对设计的病例对照研究样本含量的估计公式，具体做法是先求病例与对照暴露状态不一致的对子数（m）：

$$m=\frac{[Z_\alpha/2+Z_\beta\sqrt{P(1-P)}]^2}{(P-0.5)^2} \quad\text{（式 13-3）}$$

式中：

$$P=\frac{OR}{1+OR}\approx\frac{RR}{1+RR} \quad\text{（式 13-4）}$$

再按下式求需要调查的总对子数（M）：

$$M=\frac{m}{P_0(1-P_1)+P_1(1-P_0)} \quad\text{（式 13-5）}$$

P_0、P_1 分别代表源人群中对照组和病例组的估计暴露率。

例 13.2 欲研究口服避孕药与先天性心脏病的关系。已知人群中口服避孕药的暴露率为 30%，暴露造成的相对危险度为 2。若进行 1∶1 配对病例对照研究，试问病例和对照各需观察多少例（$\alpha=0.05$，$\beta=0.10$，单侧检验）？

本例为单侧检验，查表得 $Z_{0.05}=1.64$，$Z_{0.10}=1.28$。又 $OR=2$，$P_0=0.3$，利用公式 13-4 及 13-3 求得：

$$P=\frac{2}{1+2}=0.667$$

$$m=\frac{(1.64/2+1.28\times\sqrt{0.667\times 0.333})^2}{(0.667-0.5)^2}=72.63\approx 73$$

再利用公式 13-2，求得：

$$P_1=\frac{2\times 0.3}{1-0.3+2\times 0.3}=0.46$$

则按公式 13-5 得：

$$M=\frac{73}{0.3\times(1-0.46)+0.46\times(1-0.3)}=150.83\approx 151$$

即需要调查的对子数至少为 151 对，即病例和对照至少各需调查 151 例。

(2) 1∶R 配比病例对照研究样本含量的估计：如前所述，病例对照研究中病例与对照之比是 1∶1 时比较的效率最高。但是，当病例来源有限时，为了提高把握度，可以增加病例与对照比达 1∶R。增加 R 倍的对照时病例数可减少为原来的 $(R+1)/2R$，但可得到相同的把握度。可用以下公式计算病例数与对照数不等时病例对照研究所需的病例数（n），对照数为 Rn。

$$n=\left[Z_\alpha\sqrt{(1+1/r)\overline{P}(1-\overline{P})}+Z_\beta\sqrt{P_1(1-P_1)/r+P_0(1-P_0)}\right]^2/(P_1-P_0)^2$$

（式 13-6）

$$P_1=\frac{OR\times P_0}{1-P_0+OR\times P_0}$$

$$\overline{P} = (P_1 + rP_0)/(1+r) \qquad (式13-7)$$

例 13.3 某学者欲研究再生障碍性贫血的危险因素,以 1∶4 配比进行病例对照研究,假设对照组某种危险因素暴露率为 20.1%,$OR=5$,试问病例与对照各需多少例?($\alpha=0.05$,$\beta=0.10$,单侧检验)

本例 $Z_{0.05}=1.64$,$Z_{0.10}=1.28$,$r=4$,$OR=5$,$P_0=0.201$,则:

$$P_1 = \frac{5 \times 0.201}{1-0.201+5 \times 0.201} = 0.5571$$

$$\overline{P} = (0.5571 + 4 \times 0.201)/(1+4) = 0.2722$$

代入公式 13-6 得:

$$n = [1.64 \times \sqrt{(1+1/4) \times 0.2722\ (1-0.2722)} + 1.28 \times \sqrt{0.5571\ (1-0.5571)/4 + 0.201\ (1-0.201)}]^2/(0.5571-0.201)^2$$
$$= 15.89 \approx 16$$

即病例需 16 例,对照例数为 64 例。

五、资料收集和质量控制

获取暴露(研究因素)资料的方法包括面访、信访、电话采访、计算机辅助询问、自填调查表;也可查阅各种登记,如出生、疾病、死亡登记资料;有时需要现场观察和实际测量一些指标,如机体或环境的测量,血清或其他生物标本的测量。收集的资料是否准确可靠关系到研究结果和结论的真实性。要注意病例和对照的调查方法、资料来源应一致,资料的准确性要可比,以保证最佳的检验效率。因此,对调查员要进行培训,对调查工作做好监督和检查,做好质量控制,抽取一定量的研究对象进行复查,比较一致性。

第三节 资料整理与分析

首先要对所收集的原始资料进行核查,确保资料的正确性和完整性,然后对原始资料进行分组、归纳或编码后输入计算机,建立数据库。在此基础上进行描述性分析和推断性分析。

一、描述性分析

1. 研究对象的一般特征描述 即对病例组和对照组的一般特征,如年龄、性别、职业、居住地、疾病临床类型等分布情况进行描述,常用均数和构成比描述。

2. 均衡性检验 即比较病例组与对照组的基本特征是否相似或齐同,目的是检验两组的可比性。可用 t 检验、χ^2 检验、方差分析等方法。如果两组在某些基本特征方面不可比,则在推断性分析时应考虑到其对研究结果的影响并加以控制。

二、推断性分析

通过推断性分析,主要分析暴露与疾病有无关联以及关联的强度。

(一)非匹配或成组匹配资料的分析

病例对照分析开始时,可将调查中病例组和对照组按暴露因素的暴露有无整理成四格表(即 2×2 表)形式(表 13-1)。

表 13-1　非匹配或成组匹配病例对照研究资料整理表

暴露史	病例组	对照组	合计
有	a	b	$a+b=m_1$
无	c	d	$c+d=m_0$
合计	$a+c=n_1$	$b+d=n_0$	$N=a+b+c+d$

例 13.4　Doll 和 Hill 于 1948—1952 年进行的吸烟与肺癌关系的病例对照研究资料。病例组为 709 例肺癌病人，对照组为来自于同一医院、同性别、同年龄组的 709 例非肿瘤病人，具体分析步骤如下，见表 13-2。

表 13-2　吸烟与肺癌病例对照研究资料整理表

吸烟史	病例	对照	合计
有	688	650	1338
无	21	59	80
合计	709	709	1418

(Doll & Hill, 1956)

1. 暴露与疾病关联性分析　检验病例组某因素的暴露率或暴露比例（a/n_1）与对照组暴露率或暴露比例（b/n_0）是否有统计学差异，如果两组暴露率差异有统计学意义，则说明该暴露与疾病存在统计学关联。可用四格表的 χ^2 检验检验此假设（式 13-8）。

$$\chi^2 = \frac{(ad-bc)^2 N}{(a+b)(c+d)(a+c)(b+d)} \quad \text{(式 13-8)}$$

本例：$\chi^2 = \dfrac{(688\times 59 - 650 \times 21)^2 \times 1418}{1338 \times 80 \times 709 \times 709} = 19.13$

根据计算出的 χ^2 值，查 χ^2 界值表，可得 P 值，$\nu=(2-1)(2-1)=1$。本例，χ^2 值为 19.13>6.63，则 $P<0.01$，说明病例组吸烟率与对照组吸烟率的差异有统计学意义，提示吸烟与肺癌有关。

当四格表中一个格子的理论数>1 但<5，总例数>40 时，用 χ^2 检验的连续校正公式（式 13-9）

$$\chi^2_{\text{校正}} = \frac{(|ad-bc|-N/2)^2 N}{(a+b)(c+d)(a+c)(b+d)} \quad \text{(式 13-9)}$$

2. 暴露与疾病关联强度的分析　关联强度是分析暴露因素与疾病关联的密切程度的，我们进行病因学分析的核心就是计算关联强度。描述暴露与疾病关联强度的最常用的指标是相对危险度（RR），是暴露组发病率或死亡率与非暴露组发病率或死亡率之比。表明暴露组发病或死亡危险是非暴露组的多少倍。但是，病例对照研究中不能计算发病率或死亡率，因为根本没有暴露组和非暴露组的观察人数，因此不能直接计算 RR，但可用比值比（OR）来近似估计 RR。

比值比（OR）又称比数比、优势比等。OR 定义为病例组与对照组两组暴露比值之比。所谓比值或比数（odds）是指某事物发生的可能性与不发生的可能性之比。病例组和对照组的暴露比值分别为：

$$\frac{a}{a+c} \bigg/ \frac{c}{a+c} \text{ 和 } \frac{b}{b+d} \bigg/ \frac{d}{b+d}$$

因此，比值比 $OR = \dfrac{\dfrac{a}{a+c}\bigg/\dfrac{c}{a+c}}{\dfrac{b}{b+d}\bigg/\dfrac{d}{b+d}} = \dfrac{ad}{bc}$

即：
$$OR = \frac{ad}{bc} \tag{式 13-10}$$

在不同的发病率和患病率下，OR 与 RR 是有差别的。通常，"所研究疾病的发病率较低"，"所选择的研究病例和对照代表性好"，则 OR 接近 RR。据报道，当发病率低于 5% 时，OR 可以较好地反映 RR。

OR 恰好是四格表中两条对角线上的四个数字的交叉乘积 ad 与 bc 之比，故 OR 又称为交叉乘积比。OR 的含义与 RR 相同，均指暴露组的疾病（或死亡）危险性是非暴露组的多少倍。$OR>1$ 说明暴露与疾病呈"正"联系，暴露因素是疾病的危险因素，数值越大，该因素为危险因素的可能性越大；$OR<1$ 说明暴露与疾病呈"负"联系，暴露因素是疾病的保护因素，数值越小，该因素为保护因素的可能性越大；$OR=1$，则表明暴露因素与疾病之间无关联。

例 13.4 中：$OR = \frac{688 \times 59}{650 \times 21} = 2.97$

结果表明有吸烟史者患肺癌的危险性为无吸烟史者的 2.97 倍，提示吸烟与肺癌呈正联系关系，吸烟是肺癌的一个危险因素。

3. OR 的 95% 可信区间（$OR\ 95\%CI$）的计算 上面的 OR 值是用一次病例对照研究资料（样本人群）计算而来，即是一个样本的点估计值，不能反映总体 OR 值。需用样本 OR 推测总体 OR 所在范围。由于存在抽样误差，应按一定概率也称为可信度，通常为 95% 来估计总体人群或源人群的 OR 范围，即 OR 的可信区间（confidence interval，CI）。

OR 的 95% 可信区间（$OR\ 95\%CI$）的估计方法有两种：

(1) Miettinen 氏卡方值法：主要利用计算的 χ^2 值来估计 $OR\ 95\%\ CI$，计算公式为：
$$OR\ \text{的}\ 95\%CI = OR^{(1 \pm 1.96/\sqrt{\chi^2})} \tag{式 13-11}$$

式中 χ^2 常为不作连续性校正的 χ^2 值，也可用 χ^2_{MH}（Mantel-Haenszel 的校正卡方值）。

例 13.4 中：OR 的 $95\%CI = 2.97^{(1 \pm 1.96/\sqrt{19.13})} = (1.82, 4.84)$，表明吸烟者患肺癌的 $OR\ 95\%CI$ 在 1.82～4.84 之间。

(2) Woolf 氏自然对数转换法：是建立在方差的基础上的，计算公式为：

Var（lnOR）为 OR 的自然对数的方差：
$$Var(\ln OR) = \frac{1}{a} + \frac{1}{b} + \frac{1}{c} + \frac{1}{d} \tag{式 13-12}$$

当四格表中某一格的数值为 0 时，可在每格的数值上各加 0.5，再求出它的倒数之和。
lnOR 的 95% 可信区间为：
$$\ln OR\ 95\%CI = \ln OR \pm 1.96 \times \sqrt{Var(\ln OR)} \tag{式 13-13}$$

取 ln$OR\ 95\%CI$ 的反对数即 $OR\ 95\%CI$：
$$\exp[\ln OR \pm 1.96 \sqrt{Var(\ln OR)}] \tag{式 13-14}$$

例 13.4 中：$Var(\ln OR) = \frac{1}{688} + \frac{1}{59} + \frac{1}{650} + \frac{1}{21} = 0.0676$

$\ln OR\ 95\%CI = \ln 2.97 \pm 1.96 \sqrt{0.0676} = (0.5790, 1.5982)$

$\exp(0.5790, 1.5982) = (1.78, 4.94)$

即 $OR\ 95\%CI$（OR 的 95% 可信区间）为 1.78～4.94。

可见上述两种方法计算结果基本一致，Miettinen 法较 Woolf 法计算的可信区间范围窄，且计算方法简单，较常用。

OR 可信区间计算的意义在于不但能用样本 OR 估计总体 OR 的范围，也可用 OR 的可信区间是否包括 1 来推断暴露因素与疾病间关联强度的可靠性。如果 $OR\ 95\%CI$ 不包括 1，（$OR>1$ 或 $OR<1$）说明如果进行多次病例对照研究，有 95% 的可能 OR 不等于 1，该项研究 OR 不等

于1并非抽样误差所致,可认为研究因素与研究疾病有关联;如果OR 95%CI包括1,说明如果进行多次病例对照研究,可能有95%的研究其OR值等于1或接近1,即研究因素与研究疾病无关联。

本例,两种方法所得OR 95%CI均不包括1,且大于1,提示该项研究$OR=2.97$不是抽样误差造成,吸烟是肺癌的危险因素。

4. 估计$AR\%$和$PAR\%$ 在一定条件下,病例对照研究也可计算出这两个指标。

在病例对照研究中一般不能获得发病率和RR,只能获得OR,前述,当满足"所研究疾病的发病率较低",且"所选择的病例和对照代表性好"两个条件时,$OR \approx RR$,故可用OR来代替RR估计$AR\%$,其计算公式可写成:

$$AR\% = \frac{OR-1}{OR} \times 100\% \quad\quad\quad (式 13-15)$$

例13.4中:$AR\% = \frac{2.97-1}{2.97} \times 100\% = 66.33\%$,表示在吸烟人群中由吸烟引起的肺癌发病占全部肺癌发病的66.33%。

用OR代表RR,用对照组的暴露率代表人群暴露率Pe,则:

$$PAR\% = \frac{Pe(OR-1)}{Pe(OR-1)+1} \times 100\% \quad\quad\quad (式 13-16)$$

例13.4中:对照组的吸烟率为$\left(\frac{650}{709} \times 100\%\right) = 91.68\%$,

$PAR\% = \frac{0.9168 \times (2.97-1)}{0.9168 \times (2.97-1)+1} \times 100\% = 64.36\%$,表示在全人群中由于吸烟引起的肺癌发病占全部肺癌发病的64.36%。

(二)个体匹配资料的分析

病例对照研究中,1:1个体匹配资料可整理成表13-3的形式。注意表内的数字a、b、c、d是病例与对照的对子数。

表13-3 1:1配对病例对照研究资料整理表

对照	病例		合计
	有暴露史	无暴露史	
有暴露史	a	b	$a+b$
无暴露史	c	d	$c+d$
合计	$a+c$	$b+d$	$N=a+b+c+d$

1. 暴露与疾病关联分析 用McNemar χ^2检验,公式如下:

$$\chi^2 = \frac{(b-c)^2}{(b+c)} \quad\quad\quad (式 13-17)$$

此公式适用于较大样本。当$(b+c)<40$时,或有理论数小于5但大于1时用以下连续性校正公式,计算校正的χ^2值。

$$校正\ \chi^2 = \frac{(|b-c|-1)^2}{b+c} \quad\quad\quad (式 13-18)$$

2. 计算OR

$$OR = \frac{c}{b} \quad (b \neq 0) \quad\quad\quad (式 13-19)$$

3. 计算OR的95%CI 仍用Miettinen法,OR的95%$CI = OR^{(1 \pm 1.96/\sqrt{\chi^2})}$,式中$\chi^2$为不连续性校正的$\chi^2$值,其计算同(式13-11)或Woolf氏自然对数转换法(式13-12)。

4. 计算 AR% 和 PAR% 方法同非匹配病例对照研究资料，即：同（式 13-15）和（式 13-16）

$$AR\% = \frac{OR-1}{OR} \times 100\% \qquad PAR\% = \frac{Pe(OR-1)}{Pe(OR-1)+1} \times 100\%$$

例 13.5 1976 年 Mack 等报告的外源性雌激素与子宫内膜癌关系的病例对照研究资料见表 13-4。以此为例，介绍配对病例对照研究资料分析步骤。

表 13-4 外源性雌激素与子宫内膜癌关系的配对病例对照研究资料

对照	病例		合计
	有暴露史	无暴露史	
有暴露史	27	3	30
无暴露史	29	4	33
合计	56	7	63

1. 暴露与疾病关联分析 校正 $\chi^2 = \frac{(|3-29|-1)^2}{3+29} = 19.53$

$\nu=1$，$P<0.005$，外源性雌激素与子宫内膜癌之间有关联。

2. $OR = 29/3 = 9.67$ 结果表明有外源性雌激素者患子宫内膜癌的危险性为没有外源性雌激素者的 2.97 倍，提示外源性雌激素与子宫内膜癌呈正联系关系，外源性雌激素是子宫内膜癌的一个危险因素。

3. OR 的 95% $CI = 9.67^{(1\pm1.96/\sqrt{21.13})} = (3.67, 25.44)$，结果表明：外源性雌激素的使用是子宫内膜癌发生的危险因素。

4. 计算 AR% 和 PAR% 方法同非匹配病例对照研究资料，即：

$$AR\% = \frac{OR-1}{OR} \times 100\% = \frac{9.67-1}{9.67} \times 100\% = 89.66\%$$

$$PAR\% = \frac{Pe(OR-1)}{Pe(OR-1)+1} \times 100\% = \frac{[(27+29)/63] \times (9.67-1)}{[(27+29/63)] \times (9.67-1)+1} \times 100\%$$

$= 88.51\%$

只是这里 $OR = c/b$，$Pe = (a+c)/N$。本例结果表明，在暴露人群和一般人群中所研究疾病可归因于暴露的百分比分别为 89.66% 和 88.51%。

（三）成组资料的分层分析

病例对照研究中的混杂因素可以用配比设计加以控制，但未被配比的混杂因素，需用分层分析（stratification analysis）的方法去识别，并估计其作用大小。分层分析是根据潜在混杂因素的有无或程度将研究对象分为不同的层次，然后在各层中比较病例组和对照组暴露因素的分布情况。如可按某一混杂因素分成若干亚层（如 i 层，见表 13-5）后，分别计算各层的 OR_i，并进行齐性检验（homogeneity test）。如果齐性检验结果显示各层的 OR 值差别没有统计学意义，说明各层资料是同质的，可按照 1959 年由 Mantel 和 Heanszel 提出的方法，计算总的 OR 即 Mantel-Heanszel OR（简称 OR_{MH}），这是对混杂因素校正（或调整）后的合并 OR。如果齐性检验结果各层的 OR 值的差异有统计学意义，提示各层资料不同质，不宜再计算合并 OR 值，而应进一步分析分层因素与暴露因素间的交互作用（interaction）。

表 13-5 病例对照研究分层分析模式（第 i 层）

暴露史	病例组	对照组	合计
有	a_i	b_i	m_{1i}
无	c_i	d_i	m_{0i}
合计	n_{1i}	n_{0i}	n_i

例 13.6 口服避孕药与心肌梗死关系的病例对照研究资料见表 13-6。以此为例，说明分层分析的一般步骤及方法。

表 13-6 口服避孕药（OC）与心肌梗死（MI）关系的病例对照研究资料

口服 OC 史	<40 岁			≥40 岁			合计		
	MI	对照	小计	MI	对照	小计	MI	对照	小计
有	21	26	47	18	88	106	39	114	153
无	17	59	76	7	95	102	24	154	178
总计	38	85	123	25	183	208	63	268	331

分层分析步骤：

1. 计算各层资料的 OR 利用式 13-8 计算各层的比值比 OR_i：

不考虑年龄的影响时，$OR = \dfrac{39 \times 154}{114 \times 24} = 2.20$。

按年龄分层后，

<40 岁：$OR_1 = \dfrac{21 \times 59}{26 \times 17} = 2.80$

≥40 岁：$OR_2 = \dfrac{18 \times 95}{88 \times 7} = 2.78$

可见，两层的 OR_i 均较不分层时的 OR 大，说明年龄起了一定的混杂作用。由于按年龄分层后，两层的 OR_i 接近，齐性检验（具体方法请参照有关书籍）结果显示两层 OR 的差异无统计学意义，说明各层资料是同质的，可计算 χ^2_{MH} 值和 OR_{MH} 值。

2. 计算 χ^2_{MH} 用以下公式计算 χ^2_{MH}：

$$\chi^2_{MH} = \dfrac{[|\sum_{i=1}^{I} a_i - \sum_{i=1}^{I} E(a_i)|]^2}{\sum_{i=1}^{I} V(a_i)} \quad \text{（式 13-20）}$$

式中，$E(a_i)$ 为 a_i 的期望值或理论值：

$$\sum_{i=1}^{2} E(a_i) = \sum_{i=1}^{2} \dfrac{m_{1i} n_{1i}}{n_i} \quad \text{（式 13-21）}$$

$V(a_i)$ 为 a_i 的方差：$\sum_{i=1}^{I} V(a_i) = \sum_{i=1}^{I} \dfrac{m_{1i} m_{0i} n_{1i} n_{0i}}{n_i^2 (n_i - 1)}$ （式 13-22）

如果四格表中某一格子的理论数小于 5，则用下列校正公式：

校正 $\chi^2_{MH} = \dfrac{[|\sum_{i=1}^{I} a_i - \sum_{i=1}^{I} E(a_i)| - 0.5]^2}{\sum_{i=1}^{I} V(a_i)}$ （式 13-23）

例 13.6 中：$\sum_{i=1}^{2} E(a_i) = \dfrac{38 \times 47}{123} + \dfrac{25 \times 106}{208} = 27.26$

$$\sum_{i=1}^{2}V(a_i) = \frac{38\times 85\times 47\times 76}{123^2\times(123-1)} + \frac{25\times 183\times 106\times 102}{208^2\times(208-1)} = 11.77$$

$$\chi_{MH}^2 = \frac{(39-27.26)^2}{11.77} = 11.71$$

$\nu=$ 处理组数$-1=4-1=3$，查 χ^2 界值表得 $P<0.01$。

3. 计算 OR_{MH} 及其 $95\%CI$

$$OR_{MH} = \frac{\sum_{i=1}^{I}(a_id_i/n_i)}{\sum_{i=1}^{I}(b_ic_i/n_i)} \quad\quad (式 13-24)$$

例 13.6 中：$OR_{MH} = \dfrac{(21\times 59/123)+(18\times 95/208)}{(26\times 17/123)+(88\times 7/208)} = 2.79$

OR_{MH} 的 $95\%CI$ 可用 Miettinen 法计算，即：

$$OR_{MH}^{(1\pm 1.96/\sqrt{\chi_{MH}^2})}$$

例 13.6 中：OR_{MH} 的 $95\%CI$ 为：$2.79^{(1\pm 1.96/\sqrt{11.71})} = (1.55, 5.02)$。

总结，按年龄分层后的 $OR_{MH}=2.79$ 高于不分层时的 $OR=2.20$，说明由于年龄这个混杂因素的作用，减弱了口服避孕药与心肌梗死的关联强度。

分层分析虽能分析一个以上因素，但当混杂因素很多时，分层较多，每层内研究样本可能会较少，不能满足统计分析的需要，故应用上受到一定限制。随着流行病学理论及方法及计算机技术的发展，许多多因素分析模型如多元线性回归、Logistic 回归等被广泛应用于病例对照研究的资料分析，以探讨多个因素与疾病间的关系及控制混杂因素，简单、可靠。

（四）分级分析（剂量反应关系的分析）

上述方法都是建立在 2×2 表的基础上。虽然可以同时调整几个混杂因素，每个混杂因素也可分为若干个水平，但暴露因素只能分为两个水平。

在病例对照研究中，通常能够获得某些暴露因素不同暴露水平的资料（也称分级资料），还可分析这些暴露与疾病之间的剂量反应关系（dose-response relationship），以增加因果关系推断的依据。

分级分析是按暴露水平由小到大或由大到小分成不同的等级，不同暴露水平分别与无暴露或最低暴露水平比较，来分析暴露与疾病是否存在剂量反应关系。

分级资料的分析方法如下：

1. 将资料整理归纳成 2×k 列联表形式，如表 13-7。

表 13-7 病例对照研究分级资料整理表

组别	暴露水平						
	χ_0	χ_1	χ_2	χ_3	χ_4	……	合计
病例	a_0 (c)	a_1	a_2	a_3	a_4	……	n_1
对照	b_0 (d)	b_1	b_2	b_3	b_4	……	n_0
合计	m_0	m_1	m_2	m_3	m_4	……	N

可见，表 13-7 中的 a_0 和 b_0 分别相当于前面四格表中的 c 和 d。

例 13.7 1956 年 Doll 和 Hill 发表的男性吸烟与肺癌关系的病例对照研究资料见表 13-8。

表 13-8 男性每日吸烟的支数与肺癌的关系

组别	每日吸烟支数				
	0	1～	5～	15～	合计
病例	2(c)	33(a_1)	250(a_2)	364(a_3)	649(n_1)
对照	27(d)	55(b_1)	293(b_2)	274(b_3)	649(n_0)
合计	29(m_0)	88(m_1)	543(m_2)	638(m_3)	1298(N)
χ^2	—	9.74	17.17	28.18	—
OR	1.00	8.10	11.52	17.93	
$OR 95\% CI$		2.18～30.13	3.62～36.68	6.00～48.90	—

2. 进行列联表资料的 χ^2 检验 用下面的卡方检验公式计算 χ^2 值。

即
$$\chi^2 = \sum_{i=1}^{I} \frac{(Ai - Ti)^2}{N} \tag{式 13-25}$$

表 13-8 中的 a_i 和 b_i 为实际值（A_i），病例和对照所对应的理论值（T_i）分别为（$n_1 m_i / N$）和（$n_0 m_i / N$）。本例得：

$$\chi^2 = \frac{(2 - 649 \times 29/1298)^2}{649 \times 29/1298} + \frac{(33 - 649 \times 88/1298)^2}{649 \times 88/1298} + \frac{(250 - 649 \times 543/1298)^2}{649 \times 543/1298}$$
$$+ \frac{(364 - 649 \times 638/1298)^2}{649 \times 638/1298} + \frac{(27 - 649 \times 29/1298)^2}{649 \times 29/1298} + \frac{(55 - 649 \times 88/1298)^2}{649 \times 88/1298}$$
$$+ \frac{(293 - 649 \times 543/1298)^2}{649 \times 543/1298} + \frac{(274 - 649 \times 638/1298)^2}{649 \times 638/1298}$$
$$= 43.15$$

$\nu = 3$，$P < 0.001$，说明男性肺癌组和对照组吸烟量分布的差别有统计学意义。

3. 计算各暴露水平的 OR 值 各暴露水平组分别与不暴露或最低水平的暴露组进行比较，计算各组的 OR 值。本例中，与不吸烟组比较，每日吸烟支数为 1～，5～，15～三组的 OR 值分别为 8.10、11.52 和 17.93，即随着吸烟量的增加而递增，呈现明显的剂量反应关系。但还需经 χ^2 趋势检验来判断该剂量反应关系是否有统计学意义。

4. χ^2 趋势检验 用下列公式计算 χ^2 值。

$$\chi^2 = [T_1 - (n_1 T_2 / n)]^2 / V \tag{式 13-26}$$

式中 V 为方差，其计算公式为：

$$V = n_1 n_0 (n T_3 - T_2^2) / [n^2 (n-1)] \tag{式 13-27}$$

式中 T_1、T_2、T_3 的计算公式分别为：

$$T_1 = \sum_{i=0}^{i} a_i x_i \tag{式 13-28}$$

$$T_2 = \sum_{i=0}^{i} m_i x_i \tag{式 13-29}$$

$$T_3 = \sum_{i=0}^{i} m_i x_i^2 \tag{式 13-30}$$

式中第 i 暴露水平的 $\chi_i = i$。χ_i 也可以取每个暴露水平的中点值。

例 13.7 中：$T_1 = \sum_{i=0}^{i} a_i x_i = 33 \times 1 + 250 \times 2 + 364 \times 3 = 1625$

$T_2 = \sum_{i=0}^{i} m_i x_i = 88 \times 1 + 543 \times 2 + 638 \times 3 = 3088$

$T_3 = \sum_{i=0}^{i} m_i x_i^2 = 88 \times 1^2 + 543 \times 2^2 + 638 \times 3^2 = 8002$

则： $V = 649 \times 649 \times (1298 \times 8002 - 3088^2) / [1298^2 \times (1298-1)] = 164.00$

$\chi^2 = [1625 - (649 \times 3088/1298)]^2 / 164.00 = 40.01$

$\nu = 3$，$P < 0.001$

上述结果说明吸烟量与肺癌危险性之间存在明显的剂量反应关系，即随着吸烟量的增加发生肺癌危险性（OR）递增，且该剂量反应关系有统计学意义。

扫描二维码 13-2 查看病例对照研究实例。

病例对照研究实例

第四节　优点与局限性

一、优点

1. 所需样本小，研究时间短，节省人力、物力和财力，并且较易组织实施。
2. 适用于罕见病、潜伏期长疾病的研究。
3. 可同时研究多个暴露与一种疾病的关系。
4. 不仅用于病因探讨，也可用于药物不良反应及健康事件的原因分析。

二、局限性

1. 不适于研究人群中暴露比例很低的因素的研究。
2. 容易发生各种偏倚，尤其是回忆偏倚和选择偏倚。
3. 难以确定暴露与疾病的时间顺序，验证因果关系的确证程度不如队列研究。
4. 不能直接计算暴露组和非暴露组的发病率，不能直接分析 RR，只能用 OR 来估计 RR。

（程　然）

第14章 实验性研究

流行病学研究方法包括实验性研究、观察性研究以及理论性研究。其中,实验性研究以随机分组、人为施加干预措施为特征而区别于其他流行病学研究方法。实验性研究方法常用于评价预防措施或治疗措施对疾病或健康的影响,也可用于验证病因假设。

第一节 概 述

一、实验性研究的概念

流行病学实验(epidemiological experiment)又称实验流行病学(experimental epidemiology)或干预试验(interventional trial),是指根据研究目的及制订的研究方案将研究对象随机分为实验组和对照组,对实验组施加干预措施,对对照组采取对照措施,通过随访,观察结局,并比较两组对象某种健康相关结局(如发病率、死亡率、治愈率等)的差异,从而判断干预措施的效果。在实验性研究中,如果以人作为研究对象,我们通常称为临床试验(clinic trial),以区别于以动物或是体外细胞为研究对象的实验性研究。基本原理如图14-1所示。

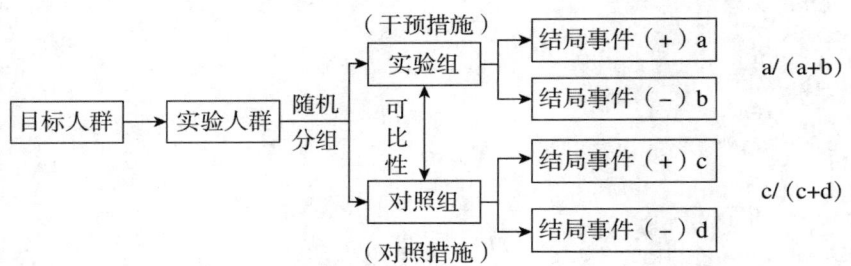

图14-1 流行病学实验性研究原理示意图

二、实验性研究的主要特征

流行病学实验是分别对实验组和对照组施加不同的干预,随访观察,然后比较各组某种结局的发生情况,所以流行病学实验具有以下几个基本特征:

1. 属于前瞻性研究 干预在前,效应在后,是从"因"到"果"的研究。

2. 有人为施加的干预措施 这是与观察性研究的根本不同点。干预措施是人为施加的,可以是治疗某病的药物或预防某种传染病的疫苗等。

3. 随机分组 研究对象必须是总体人群的随机样本,并随机分配到实验组和对照组。

4. 具有均衡可比的对照组 实验性研究中的对象均来自同一总体人群,其基本特征、自然暴露因素和预后因素是相似的。

此外,与观察性研究相比,流行病学实验检验病因假设的能力更强,往往被作为一系列假设检验的最终确证手段,从而得出肯定性的结论。

三、实验性研究的分类

根据不同研究目的和研究对象，流行病学实验分为临床试验、现场试验和社区试验三种类型。

1. 临床试验（clinical trial） 是以某种疾病的患者作为研究对象，以某种新药物或治疗方法作为干预措施，主要通过观察和比较试验组和对照组的临床疗效，评价临床治疗措施的效果和安全性。以个体为干预单位。

2. 现场试验（field trial） 是在人群现场（社区、学校、家庭等）以未患所研究疾病的人群或高危人群作为研究对象，给试验组施加一种或多种预防措施，随访并比较两组人群效应上的差异，从而评价预防措施的效果。其接受干预措施的单位为健康个体，如在母亲HBsAg阳性者的婴儿中进行乙型病毒性肝炎疫苗效果的研究。

3. 社区试验（community trial） 又称社区干预试验（community intervention trial）或社区干预项目（community intervention program，CIP），是以社区人群为基本干预单位，以人群作为整体对某种预防措施进行考核或评价的实验研究，常用于对那些不方便落实到个人的干预措施的效果评价。如饮水加氟预防龋齿、食盐加碘预防地方性甲状腺肿等的实验研究。

四、实验性研究的应用

1. 验证病因假设 在分析性流行病学研究的基础上，在人群中以实验的手段针对病因施加干预，并观察相应的干预效果，以验证病因假设。

2. 评价疾病预防措施、保健措施或卫生服务措施等的效果 例如接种乙型病毒性肝炎疫苗对乙型肝炎预防效果评价，应用降血脂药物治疗来预防冠状动脉粥样硬化、急性心肌梗死的发生等。

3. 评价某种新药、疗法的效果 如新药临床试验以及不同药物或治疗方案的效果评价。

第二节 研究设计与实施

任何一项实验性研究实施前都要根据研究目的及实际条件做出科学、严谨的设计，工作实施也严格遵循计划执行。研究设计方案是指导实施各项工作的指南，也是提交医学伦理委员会说明实验合理性的文书。

一、明确研究目的

首先，应在大量文献资料的基础上阐述研究背景，确定具体的研究目标。例如，研究是为了评价某项预防或治疗措施的效果，还是验证病因？目标要具体，如考核治疗效果时，是降低某病的病死率，还是提高有效率？最好把效应指标作量化估计。阐明研究的背景是为了指出研究的科学意义，而明确研究目的是制订研究计划的重要前提。

二、确定研究现场和研究对象

1. 确定研究现场 根据研究目的选择实验现场。例如，要评价临床药物的疗效，可以选择医院作为研究现场；评价疫苗接种效果，可以选择学校作为研究现场；评价心血管病预防策略的效果，可选择一定数量的社区人群作为研究现场。选择实验现场通常应考虑以下几个方面的因素：

(1) 人口相对稳定，现场代表性较好。
(2) 预期结局事件发生率较高且稳定。
(3) 医疗、预防、保健等卫生条件较好。
(4) 政府支持，领导重视，社会关注，群众理解与支持。

2. 确定研究对象 研究对象的选择应有统一的纳入标准（inclusion criteria）和排除标准（exclusion criteria）。凡对干预措施有禁忌者、无法追踪者、可能失访者、拒绝参加实验者以及不符合纳入标准者均应排除；但是，排除这些研究对象会在一定程度上影响实验结果的外推性。选择研究对象主要依据以下原则：

(1) 选择对干预措施有效的人群，如评价水痘疫苗的效果时应选择水痘易感儿童作为研究对象。
(2) 研究对象的代表性，即样本应代表源人群，如性别、年龄、种族等特征要与总体一致。
(3) 选择预期结局事件发生率较高的人群，如评价疫苗流行病学效果，选择相应传染病高发地区人群。
(4) 选择容易随访的人群，如某单位或组织的人群。
(5) 选择干预措施对其有益或至少无害的人群。
(6) 选择依从性好的人群，即研究对象配合和支持实验的安排，若研究对象的依从性不好，可影响结果的真实性。

三、确定干预措施

流行病学实验最显著的特点是对研究对象施加干预措施，实验应明确干预措施的具体内容，如药物或疫苗的名称、来源、剂型、剂量、用法等。此外，要求说明干预措施的具体实施方法和实验观察期限等。干预措施的施加应符合以下条件：

1. 安全 干预措施应首先保证对人安全、无害。

2. 符合伦理原则 研究必须有科学的理论支撑及动物实验基础；研究计划必须提交伦理委员会审查；研究对象能从中受益；研究对象有权同意或拒绝参加研究，并需签订知情同意书。

3. 可接受性 应考虑研究对象对干预因素的可接受性，包括措施的副作用、研究人员的态度、随访时间、研究对象的认知等。

4. 经济、简便易行 实验性研究可受干预措施、经费、时间等的限制，因此，要求样本不宜过多、措施简便易行。

四、确定研究结局

根据研究目的，确定实验可能会出现的预期结局事件，即研究结局。研究结局的确定应全面、具体、客观，结局变量应具有较高的特异性或相关性，能最大程度地反映干预措施的效应。

实验性研究中，一项干预措施的实施可能产生的结局是多样的，有主要结局（如发病、死亡或痊愈）和中间结局（如抗体阳转率、"知信行"的改变），结局变量可以是定性的，也可以是定量的。结局指标要有较高的特异性和相关性，即所选择结局指标能最大限度地反映研究目的和干预措施的效应，如评价乙肝疫苗的效果，选择的主要结局指标为乙肝的发病率，中间结局指标是抗-HBs阳转率或抗体滴度。结局变量的测定要依据统一的方法和标准。结局指标要用客观方法进行测量，同时，测量方法应有较高的灵敏度、特异度和可接受性。

值得注意的是，要全面评价干预措施的效果还要选择干预措施可能的副作用发生率及其严重性的相关指标并进行监测。

五、样本量的估计

(一) 影响样本量的因素

实验研究样本含量主要取决于以下几个因素:

1. 用于比较的各组发生结局事件总体参数差值 (δ) δ越小,所需样本量越大;反之亦然。

2. 结局指标的变异程度 结局观察指标为计量资料,指标在个体间的差异(即方差或标准差)越大,所需的样本量越大;结局观察指标为计数资料,总体概率越接近50%,变异越大,所需样本越多。

3. 第I类错误出现的概率 α 即假设检验的显著性水平α。α越小,所需的样本量越大。α通常取0.05或0.01。当α相同时,双侧检验比单侧检验所需样本量大。

4. 第II类错误出现的概率 β 或检验效能 ($1-\beta$) β越小,检验效能越高,所需的样本量越大,反之所需样本量越小。β水平由研究者自行决定,通常取β为0.2、0.1或0.05。

(二) 样本量的估计方法

1. 计数资料样本量的估计 如果结局变量为计数资料,如发病率、感染率、死亡率、病死率、治愈率等,实验组和对照组之间比较时可按下列公式估算样本大小:

$$N=\frac{\left[Z_\alpha \sqrt{2\bar{p}(1-\bar{p})}+Z_\beta \sqrt{p_1(1-p_1)+p_2(1-p_2)}\right]^2}{(p_1-p_2)^2} \quad (\text{式}14-1)$$

式中,N为一个组的样本量,p_1为对照组结局事件发生率,p_2为实验组结局事件发生率,$\bar{p}=(p_1+p_2)/2$,Z_α、Z_β分别为α与β对应的标准正态分布临界值,可查表得出。

例14.1 某项疾病预防措施效果的研究中,对照组的发病率为30%,给予干预措施后发病率下降到15%才有推广使用价值,规定α水平为0.01,β水平为0.05,则把握度为0.95,本研究为双侧检验,问两组要观察多少人?

已知$p_1=30\%$,$p_2=15\%$,Z_α和Z_β可查表得到,双侧检验时$Z_\alpha=2.58$,$Z_\beta=1.64$,$\bar{p}=(0.30+0.15)/2=0.225$

$$N=\frac{\left[2.58\sqrt{2\times 0.225\times 0.775}+1.64\times\sqrt{0.30\times 0.70+0.15\times 0.85}\right]^2}{(0.30-0.15)^2}$$

$$=\frac{[1.524+0.953]^2}{0.0225}=\frac{6.134}{0.0225}\approx 273$$

由计算可知,实验组和对照组各约需观察273例。

2. 计量资料样本量的估计 如果结局变量为计量资料,如身高、体重、血压、血脂和胆固醇等,实验组和对照组之间进行样本均数比较时,可按下列公式估算样本大小:

$$N=\frac{2(Z_\alpha+Z_\beta)^2 S^2}{d^2} \quad (\text{式}14-2)$$

式中,S为估计的标准差,d为两组连续变量均值之差,Z_α和Z_β和N所示意义同上述计数资料的计算公式。以上公式适用于$N\geqslant 30$的情况。

例14.2 要进行一种降血脂药物临床实验,根据文献资料可知,药物干预实验组血清总胆固醇水平比对照组降低14mg/dl,根据文献资料,标准差约为26mg/dl,本研究为双侧检验,$\alpha=0.05$,$\beta=0.1$,计算每组样本数。

本例S为26,d为14,查表得$Z_\alpha=1.960$,$Z_\beta=1.282$,代入公式,得样本量:

$$N=\frac{2\times(1.960+1.282)^2\times 26^2}{14^2}\approx 73$$

计算可得,实验组和对照组各约需观察73例。

上述方法适用于简单随机分组、以个体为干预单位的实验研究。特殊研究设计类型或以群组为干预单位的研究的样本量估算方法有所不同，可参考相关的统计学专著。

六、对照组的设置

在实验性研究中，存在着影响研究效应的因素。研究对象的生理、心理状态如年龄、性别、遗传因素、免疫状态、精神心理状态等因素都会影响研究效应的评估。此外，有些疾病患者，即使治疗措施无效，其症状、体征都有向正常靠近的倾向，我们称为向均数回归。有的研究对象当意识到自己被纳入研究，可能会改变自己行为，这种改变与干预措施的特异作用无关，但会干扰对研究结果的评价，称为霍桑效应。以上都会影响到对实验效果评价的真实性。因此，实验性研究时进行适当的比较就显得尤为重要，目的是抵消非实验因素的干扰和影响。实验研究中常见的对照类型主要有：

1. 标准对照（standard control） 或称阳性对照（positive control），是临床上最常用的一种对照方法，即以常规或现行的最好方法（药物或手术）作对照。

2. 安慰剂对照（placebo control） 或称阴性对照（negative control）。药物常具有特异和非特异效应，为了排除非特异效应的干扰，常用安慰剂作对照。安慰剂（placebo）是一种"模拟药物"，其物理特性如外观、大小、颜色、剂型、重量、味道和气味都与试验药物相同，但不含有试验药的有效成分和作用，如含乳糖或淀粉的片剂或生理盐水注射剂等。

3. 相互对照（mutual control） 如果同时研究几种药物或治疗方法时，可以不设专门的对照，分析结果时，各组之间互为对照，从中选出疗效最好的药物或疗法。

4. 自身对照（self control） 是指研究对象自身在前、后两个阶段，分别接受不同干预措施，比较干预措施效果。

5. 交叉对照（crossover control） 用于药物配伍或应用顺序的疗效评价。即在实验过程中将研究人群随机分为两组，一组人群给予干预措施，另一组人群为对照组，干预结束后，经过一定的洗脱期，两组对换干预措施。

此外，还有历史对照（historical control）、空白对照等，由于其设计的非均衡性，缺乏可比性，一般不建议采用。

七、随机分组原则与方法

（一）随机分组原则

随机分组的原则是使实验组和对照组中的潜在混杂因素均衡分布，消除来自研究对象或研究者的主观或客观因素的影响，以提高两组的可比性，使研究结论更加可靠。

（二）随机分组方法

常用的随机分组方法有：

1. 简单随机（simple randomization） 利用随机数字表、随机排列表、抽签或抛硬币等方法都可以实现。简单随机法操作简单，但如果所分配的组间样本差异较大，则需要再次调整分组。

2. 区组随机（block randomization） 是将条件相近的对象归到一个区组，再按照简单随机分配法将区组内的对象进行分组。在研究对象例数少、影响实验结果因素多、简单随机分组难以提高组间可比性的情况下，区组随机化法是可考虑的选择。

3. 分层随机（stratified randomization） 根据对干预措施效果影响较大的因素（如性别、年龄、疾病分型等）进行分层，再采用简单随机分配法，分别将各层中的研究对象随机地分配到对照组和实验组。

八、盲法试验

盲法（blind method）是指使研究对象或研究者不知道研究的分组情况。盲法观察可以有效地减少或消除由于研究者和研究对象主观因素对结果产生的偏倚。盲法有以下几种类型，应用时可根据具体情况加以选择。

1. 单盲（single blind） 指研究对象不知道自己的分组和所接受处理情况，但观察者和资料收集分析者知道。它的优点是研究者可以更好地观察研究对象，在必需时可以及时采取方案允许的措施处理可能发生的意外情况，对受试者的健康和安全有利。主要根据研究对象的主诉来决定干预措施效应的实验可用单盲法，可消除受试者的心理偏性，但不能避免观察者主观因素引起的偏倚。

2. 双盲（double blind） 指研究对象和研究者均不知道研究对象属于哪组，接受何种干预措施，而是由研究设计者来安排和控制整个实验。这种方法多用于临床疗效研究。优点是可以避免来自研究者和研究对象主观因素所造成的偏倚。缺点是设计方案复杂，往往较难实施，需要制订严格的管理制度，由设计者预先制订出停止盲法的指标和条件，以便于观察者执行。

在实验过程中，双盲状态常常可因种种原因遭到破坏，因此应注意以下问题：①试验制剂应防止破盲，试验制剂和安慰剂的颜色、气味、大小、外形要相同，甚至容器和外包装也要一样，一般常用胶囊制剂；②保证研究对象的安全，当医生发现患者出现了严重的副作用、治疗无效或病情加重时，必须立即停止盲法治疗，并公开该患者所用的真实药物，避免给患者带来不良影响或严重后果；③双盲试验不适用于危重患者，具有管理上缺乏灵活性的缺点。

3. 三盲（triple blind） 指不但研究者和研究对象不了解分组情况，而且负责资料收集和分析的人员也不了解分组情况。其优缺点基本上同双盲，从理论上讲该法更合理，但实际实施起来很困难。

与盲法相对应的是非盲法，又称开放试验（open trial），即研究者和研究对象均知道分组和接受的处理情况，试验公开进行。多用于有客观指标的试验研究。开放试验的优点是易于设计和实施，易发现试验过程中出现的问题，并能及时处理。其主要缺点是易受主观因素干扰，产生偏倚。

如果研究的观察期限较短，在随访终止时一次搜集资料即可，否则，往往需要在整个观察期内分几次随访，随访间隔周期的长短和次数主要视干预时间、结局变量出现时间和变异情况而定。随访观察的内容主要有三方面：①干预措施的执行状况；②结局变量；③有关结局影响因素的信息。

第三节 资料整理与分析

科学严谨的设计和周密的实验实施过程是获得研究真实结果的前提，对于收集到的数据资料，我们还需要进行系统的整理，根据资料特征运用恰当的统计方法进行分析才能最终得出正确的结论。

一、数据的整理

对收集到的数据进行整理是资料分析的第一步。整理数据是根据研究目的和制订的计划对资料的完整性、规范性和真实性进行核实，并录入计算机。数据的整理是对收集到的所有研究对象的资料进行整理，而不能仅仅选择与预期相符合的资料而舍弃与预期不符的资料。此外，还要对退出者和缺失数据情况进行说明。在整理数据过程中要特别注意核实和区别以下三类人员的资料：

1. 不合格（ineligibility） 将研究对象不符合纳入标准、从未接受干预措施的从研究人群中剔除。研究者往往对实验组观察更仔细，因此实验组中的不合格者更容易被发现，导致实验组剔除人数多于对照组。此外，研究者对某些研究对象效应的观察与判断可能具有倾向性。例如，对效果差的更关注，更易于发现其不符合标准并将其剔除，留在组内的是效果较好的，由此得出的评价高估了实际效果。针对上述情况，可在各组内根据纳入标准将研究对象分为"合格"和"不合格"两个亚组，分别比较亚组的结局发生情况，在亚组间结果不一致时应充分考虑其影响。

2. 不依从（noncompliance） 指随机分组后，由于干预措施的副作用、对实验不感兴趣或病情加重等原因，研究对象不再遵守实验的要求。实验组成员不遵守实验干预规程或对照组成员不遵守对照规程都会对研究的真实性造成影响。因此，为使信息更全面，结果更合理，评价随机对照实验时要同时使用意向性分析、遵循研究方案分析、结束干预措施分析。

3. 失访（loss to follow-up） 指研究对象因迁移或因与本病无关的其他疾病死亡而退出的情况。在随访过程中失访往往是难免的，一般要求失访率不超过10%。

在评价随机对照试验研究的效应时，单独采用上述任何一种方法进行分析均存在一定的局限性。同时使用上述三种分析方法，可以获得更全面的信息，使结果的解释更为合理。

二、资料分析的思路

（一）对资料进行统计分析前处理

首先对资料的基本情况进行描述，针对本节第一部分指出的三种情况进行分析，尽量避免上述情况影响研究结果的真实性。不合格者、不依从者、失访者都可能导致样本量不足，破坏随机化分组，降低工作效率。如三种情况在实验组和对照组分配不均衡，更会对研究结果的真实性产生影响。因此，需采用以下方法分别进行分析。

1. 分析不合格者在被剔除过程可能产生的影响 在实验组和对照组内，根据纳入标准将研究对象分为"合格"和"不合格"两个亚组，分别比较亚组的结局发生情况，如在实验组中（或对照组）两亚组结果不一致则对象剔除过程会对结果造成影响。

2. 依从性分组与分析 不依从会影响实验研究的真实效应，在评价随机对照实验效应时，建议同时运用以下三种分析方法：

（1）意向性分析（intention-to-treat analysis）：直接比较实验组与对照组的效应，它反映了原来实验意向干预的效果。如果实验干预措施确实有效，这种分析往往会低估其效果。

（2）符合研究方案分析（per-protocol analysis）：只对实验依从者进行分析，能反映实验干预措施的效应，但由于剔除了不依从者，可能高估了干预的效果。

（3）接受干预措施分析：对实际接受的干预措施者进行分析。但由于比较的研究对象非随机分组，可能存在选择偏倚。

3. 失访的分析 在分析资料时要充分考虑失访率的差异。实验组与对照组失访率不同，可能会影响分析结果；即使相同，失访原因或失访者的特征分布不均衡都会造成组间效应差异。

在评价随机对照试验研究的效应时，单独采用上述任何一种方法进行分析均存在一定的局限性。同时使用上述三种分析方法，可以获得更全面的信息，使结果的解释更为合理。

（二）统计分析思路

经过资料前处理，掌握了所收集资料不同类型数据的基本特征，了解了资料分析过程可能的影响因素。根据统计学知识、数据类型及特征，选择恰当的最优统计方法及模型，避免或尽量减少干扰因素对结果的影响，得到最接近实验真实效应的结果。

二、实验效应的评价

评价实验效应,要根据研究目的选择合适的反映干预措施效果的指标。

(一)临床试验效应评价

临床试验评价某种药物或治疗方法的疗效,常用指标有:有效率、治愈率、病死率、不良事件发生率、生存率等。

1. 有效率 (effective rate)

$$\text{有效率} = \frac{\text{治疗有效例数}}{\text{治疗总例数}} \times 100\% \quad \text{(式 14-3)}$$

2. 治愈率 (cure rate)

$$\text{治愈率} = \frac{\text{治愈例数}}{\text{治疗总人数}} \times 100\% \quad \text{(式 14-4)}$$

3. 病死率 (case fatality rate)

$$\text{病死率} = \frac{\text{某时期因某病死亡人数}}{\text{同期某病患病人数}} \times 100\% \quad \text{(式 14-5)}$$

4. 不良事件发生率 (adverse event rate)

$$\text{不良事件发生率} = \frac{\text{发生不良事件病例数}}{\text{可供评价不良事件的总病例数}} \times 100\% \quad \text{(式 14-6)}$$

5. 生存率 (survival rate)

$$N \text{ 年生存率} = \frac{N \text{ 年随访存活的病例数}}{\text{随访开始的病例数}} \times 100\% \quad \text{(式 14-7)}$$

(二)现场试验和社区试验

现场试验和社区试验常用于评价干预措施对一般人群疾病预防和控制的效果,常用的指标有:保护率、效果指数和抗体阳性率等。

1. 保护率 (protective rate, PR)

$$\text{保护率} = \frac{\text{对照组发病(死亡)率} - \text{实验组发病(死亡)率}}{\text{对照组发病(死亡)率}} \times 100\% \quad \text{(式 14-8)}$$

2. 效果指数 (index of effectiveness, IE)

$$\text{效果指数} = \frac{\text{对照组发病(死亡)率}}{\text{实验组发病(死亡)率}} \quad \text{(式 14-9)}$$

3. 抗体阳转率 (antibody positive conversion rate)

$$\text{抗体阳转率} = \frac{\text{抗体阳性人数}}{\text{疫苗接种人数}} \times 100\% \quad \text{(式 14-10)}$$

此外,在评价治疗或疾病预防措施效果的实验中,评价指标还有相对危险度降低、绝对危险度降低和需治疗人数等。

4. 相对危险度降低 (relative risk reduction, RRR)

$$RRR = \frac{\text{对照组事件发生率} - \text{实验组实验发生率}}{\text{对照组事件发生率}} \quad \text{(式 14-11)}$$

5. 绝对危险度降低 (absolute risk reduction, ARR)

$$ARR = \text{对照组事件发生率} - \text{实验组事件发生率} \quad \text{(式 14-12)}$$

6. 需治疗人数 (number needed to treat, NNT)

$$NNT = \frac{1}{ARR} \quad \text{(式 14-13)}$$

在评价治疗或预防疾病措施效果的实验研究中,NNT 表示在特定时间内,为防止 1 例某种不良结局或获得 1 例某种有利结局,需要用该种干预方法处理的人数。NNT 值越小越好。

如 NNT 为负数，表示在特定时间内，用该种干预引起 1 例某种不良事件所需要的人数（number needed harm，NNH）。NNH 用于评价干预造成的有害效应，NNH 越大越好。

此外，还可采用卫生经济学指标进行评价，如成本效果比、成本效益比、成果效用比等。

第四节 临床试验设计

一、临床试验的概念

（一）什么是临床试验？

临床试验是以某种疾病的患者为研究对象，按随机化原则分组，以临床治疗措施（新药物或方法）作为干预措施，通过观察和比较，评价各种临床治疗措施的有效性和安全性的一种前瞻性研究方法。简而言之，临床试验是针对人体实施的，有计划的实验、探索和验证同类病人更好的治疗措施的科研方法。

（二）临床试验的意义

根据研究目的，临床试验主要分为两类，新药上市前临床试验和现存的治疗措施疗效评价临床试验。前者主要是在新开发药物取得认证前通过各期临床试验确定新药的适应证、疗效和安全性等。后者主要是对医疗行业正在应用的药物或方法进行疗效评价，从中找出最有效的药物或方法。临床试验可为临床实践中选择更有效的药物和治疗方案提供决策支持，从而提高治愈率和缓解率，降低致残率和病死率，延长病人的寿命和提高病人的生命质量。

（三）临床试验分期

新药临床试验根据研究不同阶段和深入程度，分为以下四期：

Ⅰ期临床试验 是在 10~30 例病人身上进行药理学和安全性评价，确定安全剂量范围，观察药物的副作用，为制定给药方案提供依据。Ⅰ期临床试验的开展必须经过动物实验确证安全有效并经过有关部门批准。

Ⅱ期 以 100~200 例病人作为研究对象，按照随机、对照、盲法原则实施，评价药物的有效性、适应证和不良反应，推荐用药剂量。

Ⅲ期 为多中心的随机对照试验，以 1000~3000 例病人为研究对象，进一步确定药物有效性、适应证及药物的相互作用，监测副作用，与标准疗法比较。

Ⅳ期 指新药上市后的追踪研究，为开放试验或队列研究，检测和观察药物对不同人群疗效、产生的适应证及药物间配伍，同时观察药物远期不良反应。

二、临床试验设计分类

临床试验根据对照的不同，其设计类型包括：随机对照临床试验、历史对照临床试验、自身对照临床试验、交叉设计对照临床试验、同期非随机对照临床试验等。本节就以下几个设计类型进行简要介绍。

（一）随机对照临床试验

随机对照临床试验（randomized controlled clinical trial or randomized controlled trial，RCT）又称随机对照平行试验，是将试验研究对象随机分组，同时分别施加欲比较的临床治疗措施，通过同期平行观察，比较各组临床措施疗效的前瞻性研究。RCT 是严格按照实验性研究原则设计的类型，是临床试验中结果可靠性最好、最受认可的一种设计方法。临床试验常见对照方式有：

1. 标准对照 判断新药或疗法是否优于现行药物或疗法。

2. 安慰剂对照 要求在研究的疾病尚无有效的治疗措施,使用安慰剂对研究对象的病情或健康无影响时才使用。

3. 相互对照 不专门设对照,各组之间互为对照。

(二) 历史对照临床试验

对于已被证实是当前最优的药物或疗法,有时需进一步研究它临床应用的疗程、剂量、剂型、副作用等。若采用 RCT 的方法,对照组的患者将得不到最佳治疗,尤其对于致死性疾病,对照组可能失去延长生存期的机会。历史对照设计将接受新疗法的患者作为试验组,过去某时期接受其他疗法患者作为对照组,比较两组评价新疗法的效应。因此,历史对照省去了对照组随访的投入,也解决了伦理道德的问题。但是,历史对照是一种非随机、非同期的对照类型,可导致组间临床特征、预后因素分布差异而影响真实疗效评价。

(三) 自身对照临床试验

自身对照临床试验不另外设立对照组,而是将研究对象试验前后的观察指标进行比较,以此说明临床治疗措施效果。自身对照不仅避免了研究对象个体差异对疗效的影响,也减少了纳入研究对象的例数。自身对照仅适用于研究病程长且病情稳定的疾病,而不适用于病情不稳定或病程短而不足以延续到观察结束的疾病。对于皮肤科、眼科疾病的治疗,可以在身体不同侧位置分别给予试验措施和对照措施。

(四) 交叉设计对照临床试验

交叉设计对照临床试验也称自身交叉设计临床试验,是将研究对象随机分为两组,分别接受试验措施和对照措施,一个疗程后,经过一个洗脱期,两组交换治疗措施,经过一个疗程,比较治疗措施效果。实施过程简要示意如图 14-2。

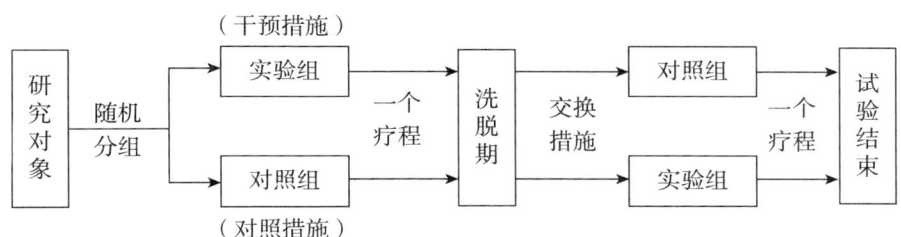

图 14-2 交叉设计对照临床试验示意图

(五) 同期非随机对照临床试验

同期非随机对照临床试验也称非随机对照平行试验。随机化分组可使不同组的患者分布于同一个病房或病区,会增加盲法实施难度。而同期非随机对照临床试验设计时,实验组和对照组都是事前指定,除了未随机化分组,其他设计与 RCT 都是相同的。例如,A 病区的病人纳入在试验组,那么 B 病区的病人纳入在对照组,以此保证盲法的实施。这种方法可避免患者相互干扰产生的偏倚,但不同病区或病房收治的病人其临床特征和预后因素分布的不均衡也可使研究结果产生偏倚。

三、临床试验的特点

临床试验的目的在于确证某种措施疗效,它包括对药物、治疗方法、一套完整治疗方案的临床疗效进行评价。科学客观的临床试验证据可为临床治疗提供有效的决策支持,因而临床试验研究设计及实施具有高标准。临床试验的特点主要有以下几个方面:

(一) 具有实验性研究的特点

临床试验属于实验性研究的分支学科,因而试验的设计实施要严格遵循以下几个原则:

1. 对照原则 研究对象具有的某种特征或功能可能成为研究的干扰或混杂因素;恰当的对照,能较好地控制这些非措施因素对试验结果的影响,使真实疗效显现出来。例如,研究某药物对上呼吸道感染的疗效,由于人体上呼吸道感染有一定的自愈能力,若不设立对照,即使该药物本身没有疗效或疗效甚微,也可能得出药物有效或夸大疗效的结论。因此,设立正确的对照,排除非措施因素的干扰,是保证临床试验的结果客观、真实可靠的重要前提。

2. 随机化原则 指采用随机的方式,使每个研究对象分配到各个组的机会均等。通过随机化处理,使大量难以控制的非干预因素在组间分布均衡,提高组间的可比性,使研究结果更具真实性。

3. 盲法原则 若研究对象或研究者事先知道分组情况,其主观心理因素会对研究结果产生影响。通过盲法处理,可以减少或避免因主观心理因素对试验造成的影响,使试验结果更具客观性。临床试验中单盲和双盲法使用较多,三盲法由于实施难度很大,监督作用减弱,安全性得不到保障等因素而使用很少。

4. 重复原则 是指在相同的实验条件下进行重复试验的过程。临床试验要获得研究因素的真实效应,除遵循以上原则提高研究结果的真实性,重复原则是消除非试验因素影响的又一个重要手段。

(二)研究对象的特殊性

临床试验的研究对象是某病患者,个体差异的存在可导致同一疾病的不同个体临床表现不尽相同。而由于个体之间的生理和心理状态、文化水平、所处的自然和社会环境不同,以及疾病的严重程度、病变部位、病变范围等情况的不同,不同个体对治疗措施的反应也不尽相同。研究对象的特殊性使临床试验研究具有复杂性,因此,为保证研究结果的真实性,在试验实施过程中除了使用随机方法选择研究对象和进行分组、盲法观察结果,还要采取必要措施保证研究对象的依从性。

(三)涉及医学伦理学问题

临床试验研究对象是人,因此必须遵守伦理道德原则。《赫尔辛基宣言》中倡导的人体医学研究的伦理准则指出,开展人群试验研究之前,必须有充分的科学依据,即要先通过动物实验,初步验证药物等措施效果良好、无毒无害后方可被人群采用和推广。在试验设计及准备阶段,应将试验方案提交给伦理委员会审核,经批准后才可实施。试验实施过程中,一旦发现危害性超过所得健康收益,应该立即终止研究。受试者必须是自愿参加,并且对研究项目有知情权,并且签署知情同意书。要尊重受试者自身保护的权利,尊重受试者的隐私权,尽可能采取措施对受试者的资料做好保密。

(四)要科学评价临床疗效

研究人员对临床治疗效果的评价要实事求是,科学评价包括试验的真实性、重复性以及实用性等三个方面。

四、临床试验实施

下面就临床试验实施流程关键环节做简要介绍:

(一)确定研究目的

即明确本研究要解决的问题是什么。在拟定临床试验计划方案前,研究人员应根据已具备的前期研究基础以及查阅的大量的文献资料,确定开展临床试验的预期目标,使后续工作开展具有方向性和侧重点。

(二)制订试验计划

临床试验实施前必须制订科学、严谨的计划,主要包括:

1. 明确试验对象的具体要求,使用统一的诊断标准;明确研究对象来源。

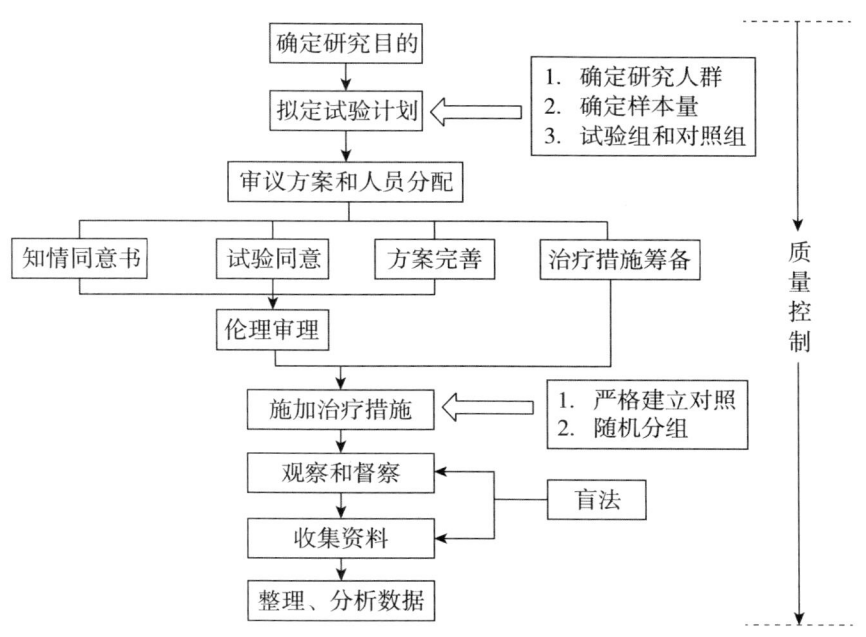

图 14-3 临床试验实施流程图

2. 明确规定研究因素，如给药剂量、方式及时间等。
3. 明确反应治疗措施效果的观察指标，最好是客观、定量的指标。
4. 确定随访时间和资料收集方法。
5. 拟定资料整理以及统计分析方法。

（三）**确定研究人群**

研究人群是指符合入选标准的人群，分为试验组和对照组。研究对象的纳入应注意以下几个方面的内容：

1. 对象的选择必须使用统一的纳入和排除标准。
2. 参与试验的对象可以在疾病治疗方面受益。
3. 尽可能选择已明确诊断或临床症状和体征明显的病人。
4. 尽量不要以孕妇作为研究对象。

（四）**确定样本含量**

制定试验方案时，计数资料和计量资料应分别根据相关参数及计算公式确定所需的最小样本含量（单组样本 N）。实际应用样本量应考虑失访的情况，需在计算样本量基础上增加10%～15%。

（五）**设立严格的对照**

有对照才有比较，临床试验研究中，要正确评估治疗措施的效果，必须要设计严格、合理的对照，由此来控制可能发生的偏倚，使研究结果更加真实可靠。

（六）**随机分组**

在设立对照的基础上，研究者要将研究对象随机分配到试验组和对照组。随机分组是为了保证组间的可比性，减少偏倚，提高研究结果的真实性。

（七）**盲法的应用**

临床试验的研究对象、观察者、资料整理人员都是人，都存在主观心理，因此，为了消除临床试验参与人员的主观心理因素对研究结果干扰作用，需要用盲法观察和收集临床疗效数据。

（八）**资料的收集、整理和分析**

1. 收集资料　是指填写调查表、记录和收集体检或实验室检查结果的过程。

2. 整理资料　是根据研究目的和设计对研究资料的完整性、规范性和真实性进行核实，并进一步录入计算机和归纳,使其更加系统化、条理化,便于进一步分析。

3. 分析资料 指采用统计学方法处理数据,计算相关指标,反映数据的综合特征,阐明事物之间的联系与规律。

五、临床试验的质量控制

(一)研究人员培训

临床试验实施前,应对所有参与试验的工作人员进行培训,使他们掌握统一的诊断标准、测量方法和操作技术。不能分别安排人员对试验组、对照组单独进行观察,而应该单人同时参与对两组研究对象的观察。

(二)测量的要求

临床试验测量误差可来自于测量人员、被测量者以及测量的客观条件。如被测量者不配合,测量者经验及技术水平的差异,测量过程环境条件不利、测量仪器不准、试剂批号不同,这些因素都可导致测量误差。因此,质量控制应贯穿试验全过程。

(三)一致性检验

在多中心临床试验中,涉及的工作人员很多,即使试验前进行了严格的培训,对于测量量表或疗效评定仍需要做一致性检验以保证评分的一致性。此外,一致性检验提供了误差的大小值,以此可以推测疗效结果判断的真实性。

(四)研究对象选择中应注意的问题

选择研究对象时必须列出明确的纳入和排除标准以供研究人员一一核对,减少不符合标准的病人进入试验的比例。同时,要详细阐明研究内容,完善、优化试验流程以提高病人的依从性。要尽量减少数据缺失。

(五)数据缺失值的处理

临床研究中,各种原因导致信息缺失或收集的数据不全是很常见的,尤其在随访研究和大样本研究中,数据缺失问题更突出。数据分析时,若不对缺失值进行适当的处理,数据缺失在组间分布不均则可导致疗效评价失真。因此,在实际工作中,在处理缺失值时要格外谨慎。

(六)临床试验的优点与局限性。

临床试验的优点与局限性见表 14-1。

表 14-1 临床试验优点与局限性

优点	局限性
1. 研究者可根据设计,对研究对象的条件、暴露、干预措施和结果分析等进行标准化	1. 设计和实施较为复杂。整个实验设计和实施条件要求高、控制严,难度较大
2. 随机分组,将研究对象随机地分配到实验组和对照组,使混杂因素在组间均衡分布,提高了组间可比性,减少了混杂偏倚	2. 受干预措施适用范围的约束,所选择的研究对象代表性往往较差,影响实验结果的外推
3. 为前瞻性研究,实验过程中,随访观察贯穿给予治疗措施到发生结局,实验组和对照组研究时间同步,外来因素的干扰对两组同时起作用,因果论证强度高	3. 研究人群数量较大,实验计划实施要求严格,随访时间长,因此依从性不易做得很好,影响实验效应的评价
4. 有助于了解疾病的自然史	4. 一般较观察性研究费用高
5. 可以获得一种干预措施与多种结局的关系	5. 干预因素是研究者为实现某种研究目的而施加的,因此容易涉及伦理道德问题

(贾 红)

筛检试验与诊断试验

第15章

疾病的诊断和处理是临床医疗服务的基本任务。对临床诊断的基本要求，一是正确诊断，二是早期诊断。临床诊断是借助于对患者病史、症状的了解，并依据体格检查、实验室检查和各种辅助检查结果而做出的，诊断试验结果的真实性和可靠性直接关系到临床诊断的正确性。筛检则是早期发现病人或高危个体的有效手段。

第一节 概 述

一、筛检试验与诊断试验的概念

1957年世界卫生组织接受了美国慢性病委员会在1951年提出的关于筛检（screening）的定义："通过快速的筛检试验（screening test）或其他检查措施，从健康的人群中去发现那些未被识别的病人或有缺陷的人，筛检试验不是诊断试验，仅是一个初步检查，对筛检试验阳性者必须进一步确诊，对确诊病人采取必要的治疗措施。"从上述定义可以看出，筛检不仅仅是早期发现可疑病人，而且必须对筛检阳性者做进一步的确诊和处理。用于筛检的试验或检查方法统称为筛检试验（screening test）。如单位或社区人群的健康体检，高血压、糖尿病等疾病的普查、普治等。

诊断试验（diagnostic test）是指通过对观察对象的健康状况加以识别，从而确定或排除疾病的试验或检查方法。包括各种实验室检查、影像诊断或特殊仪器检查，广义的诊断试验还包括病史、症状及体格检查所获得的各种临床资料。

二、筛检试验与诊断试验的应用

筛检试验的目的主要有三方面：
1. 实现疾病的二级预防：慢性病的"三早"预防，早发现、早诊断、早治疗。
2. 发现高危人群。
3. 识别疾病的早期阶段，了解疾病的自然史。

诊断试验的应用主要包括：
1. 对病人和可疑病人进行确诊，以便给予相应的治疗。
2. 对病例进行随访，确定疾病的转归、判断疗效、估计预后以及监测治疗的副作用。

三、筛检试验与诊断试验的区别与联系

筛检试验与诊断试验都是运用一些试验或检查方法来识别和判断观察对象健康状况，筛检试验与诊断实验两者既有区别也有联系。通过筛检出来的可疑患者需要进一步通过诊断试验进一步确证，详见图15-1、表15-1。

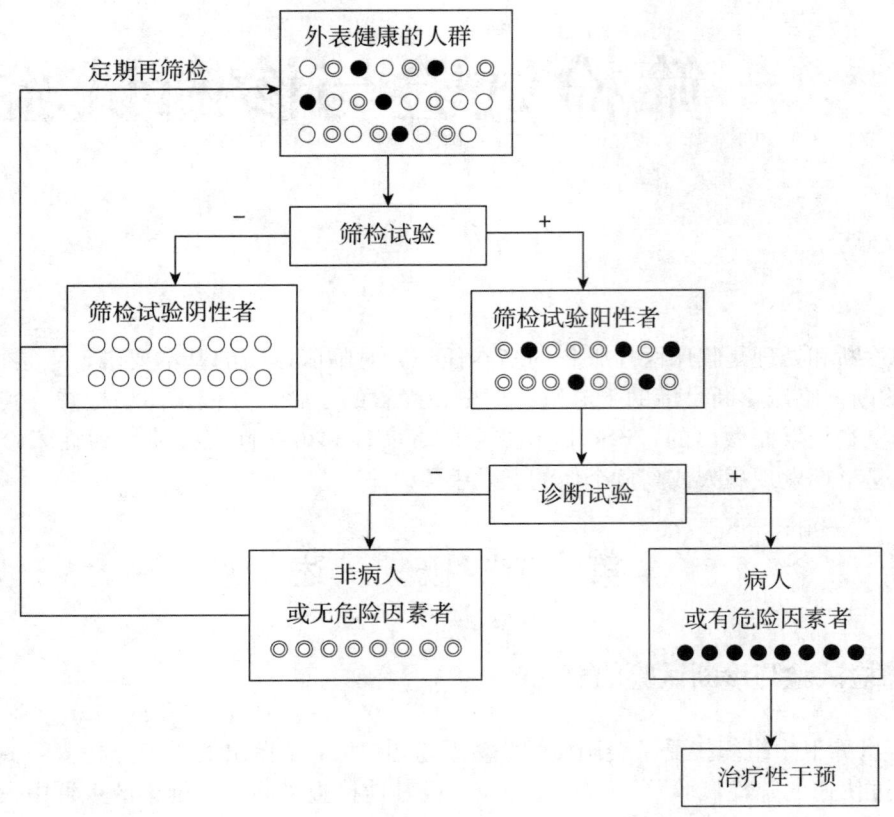

图 15-1 筛检与诊断的流程示意图

表 15-1 筛检试验与诊断试验的比较

比较项目	筛检试验	诊断试验
对象	外表健康的人群（非病人及无症状的病人）	可疑病人或筛检阳性者
目的	早发现、早诊断、早干预	临床诊断（确诊或排除）
要求	简便、快速、安全、廉价、灵敏度高	特异度、准确性和权威性高，花费相对较高
结果处理	阳性者需进一步确诊后再做处理	阳性者需临床观察和及时治疗

第二节　筛检试验与诊断试验的评价

筛检试验与诊断试验的评价是将待评价的试验与"金标准"比较，从试验的真实性、可靠性和效益三个方面进行评价。

一、试验评价的设计

（一）确定"金标准"

试验的评价是指将待评价的试验结果与"金标准"（gold standard）判断结果进行同步盲法比较而得出，以判定该诊断试验的真实性和可靠性。所谓"金标准"是目前临床医学界普遍公认的真实性最好的诊断方法或诊断标准，可以是单项诊断试验，也可以采用多项试验的结果进行综合判断，通常采用病理学诊断（活检或尸解）、外科手术发现、特殊影像诊断（如冠状动脉造影）或公认的综合临床诊断标准作为金标准。使用金标准的目的是为明确受试对象是否为某病患者。

（二）确定研究对象

试验的研究对象由该试验目的而定。试验的研究对象包括病例组和对照组，人群的选择应采用随机化原则，确保样本的代表性和试验结果对研究总体的可推论性。

1. 病例的选择 病例是用"金标准"诊断为"有病"的某病患者。病例组应包括不同临床类型、不同病程阶段、不同病情严重程度、已治疗和尚未治疗的病人，使得病例组对该病有较好的代表性。报告评价结果时应说明研究对象中各个类别病人的构成情况，必要时需分析该诊断试验对不同类别病人的诊断准确度。

2. 对照的选择 对照是用"金标准"诊断为"无病"者，即未患所研究疾病的人或其他病人。对照组应从病例组所来自的人群中选择，例如，病例组选自某医院的就诊者，对照组也应从该医院同期的就诊者中选择。此外，病例组与对照组应在性别、年龄、某些生理状况等可能的混杂因素上尽量保持一致，以提高组间可比性。

（三）样本量估计

试验评价的主要目的是确定该试验用于特定人群时的真实性，包括灵敏度和特异度。由于研究对象间存在变异，必须有足够的样本量，根据统计学原理，将抽样误差导致研究结论出现错误的概率控制在一定水准（α）之下。

确定样本量估算所需参数，包括：①待评价试验的灵敏度和特异度（p）；②显著性检验水平（α）；③评价结果与真实情况的容许误差（δ）。当灵敏度和特异度均接近50%时，可按照下列公式进行样本量的估计：

$$n = \frac{\mu_\alpha^2 p(1-p)}{\delta^2} \quad \text{（式 15-1）}$$

式中 n 为各组所需样本量；μ 为标准正态离差，μ_α 即标准正态分布双侧累积概率为 α 时的 μ 值，如 $\mu_{0.05/2}=1.96$；δ 为通过评价试验结果计算得到灵敏度或特异度与真实值之间的容许误差，通常取 0.1 或 0.01；p 为待评价试验方法的灵敏度或特异度，通常用灵敏度估计病例组的样本量，用特异度估计对照组的样本量。

式 15-1 适用于样本率近似服从正态分布的情况，如果待评价诊断试验的灵敏度或特异度 >80% 时，样本率的分布不服从正态分布，需要对率进行平方根反正弦函数转换，并按式 15-2 估计样本量。

$$n = \left[\frac{57.3\mu_\alpha}{\sin^{-1}(\delta\sqrt{p(1-p)})} \right]^2 \quad \text{（式 15-2）}$$

例 15.1 待评价的诊断试验的估计灵敏度为 86%，特异度为 92%，设 α 为 0.05，δ 为 0.05，试计算病例组和对照组所需样本量。

本例设 $\alpha=0.05$，$\mu_\alpha=1.96$，估计灵敏度或特异度 $P>80\%$，按式 15-2 计算得病例组所需样本量为：

$$n = \left[\frac{57.3 \times 1.96}{\sin^{-1}(0.05/\sqrt{0.86(1-0.86)})} \right]^2 = 183.77 \approx 184 \text{（例）}$$

对照组所需样本量为：

$$n = \left[\frac{57.3 \times 1.96}{\sin^{-1}(0.05/\sqrt{0.92(1-0.92)})} \right]^2 = 111.83 \approx 112 \text{（例）}$$

二、试验评价的实施及数据整理

按既定纳入标准和选择方法确定病例组和对照组，采用金标准和待评价试验对所有研究对象进行同步双盲检测，并记录测试结果。采用同步双盲法以便避免研究对象和测试人员的偏倚。将试验的测试结果与金标准的结果进行比较，对同一批受试者分别按照"金标准"分为"有病"和"无病"，按照待评价的试验结果分为"阳性"和"阴性"，二者判定结果可能一致也可能不同，有四种可能性，结果通常归纳为一个配对四格表。在按照金标准判定有病的研究对象中，如果待评价的诊断试验结果也判定为阳性，则为"真阳性"，如果判定为阴性，则为"假阴性"；在按金标准判定为非病人的研究对象中，如果待评价的试验结果也判定为阴性，则为"真阴性"，如果判定为阳性，则为"假阳性"。见表 15-2。

表 15-2 待评价的试验与金标准判定结果比较

诊断试验	金标准		合计
	有病	无病	
阳性	a（真阳性）	b（假阳性）	$a+b$
阴性	c（假阴性）	d（真阴性）	$c+d$
合计	$a+c$	$b+d$	n

三、评价指标

（一）真实性评价指标

真实性（validity）即效度，指测量值与实际值的符合程度。诊断试验的真实性是指试验结果能真实反映实际情况的程度。真实性包括两个方面：正确识别病人的能力和正确识别非病人的能力。用于评价真实性的指标有以下几项：

1. 灵敏度（sensitivity，Se） 又称敏感性或真阳性率（true positive rate，TPR），指在实际有病的受试者中，被该诊断试验判断为阳性者所占的百分比。

$$灵敏度（\%）=\frac{a}{a+c}\times100\% \quad （式15-3）$$

2. 漏诊率 又称假阴性率（false negative rate，FNR），指在实际有病的受试者中，被该诊断试验错误地判断为阴性者所占的百分比。

$$漏诊率（\%）=\frac{c}{a+c}\times100\% \quad （式15-4）$$

灵敏度与漏诊率都是反映该诊断试验正确识别患病者能力的指标，二者之和等于1，灵敏度越高，漏诊率越低，反之亦然。

3. 特异度（specificity，Sp） 又称特异性或真阴性率（true negative rate，TNR），指在未患病的受试者中，被该诊断试验正确判断为阴性者所占的百分比。

$$特异度（\%）=\frac{d}{b+d}\times100\% \quad （式15-5）$$

4. 误诊率 又称假阳性率（false positive rate，FPR），是指在未患病的受试者中，被该诊断试验错误地判断为阳性者所占的百分比。

$$误诊率（\%）=\frac{b}{b+d}\times100\% \quad （式15-6）$$

特异度与误诊率都是反映该诊断试验正确识别非患病者的能力的指标，特异度和误诊率之和等于1，特异度越高，误诊率越低，反之亦然。

灵敏度和特异度相对应，误诊率和漏诊率相对应。灵敏度和特异度越大越好，误诊率和漏诊率越小越好。以上4项评价诊断试验真实性的基本指标都是反映了该诊断试验对病人或非病人识别能力的单一方面，要想全面评价这两个方面的能力则需采用似然比、符合率或正确诊断指数等综合性评价指标。

5. 似然比（likelihood ratio, LR） 是指有病者中得出某诊断试验结果的概率与无病者得出这一概率的比值，属同时反映灵敏度和特异度的综合指标，该指标非常稳定，不受患病率的影响。因检验结果有阳性与阴性之分，又分为阳性似然比（positive likelihood ratio, +LR）和阴性似然比（negative likelihood ratio, −LR），分别按下列公式计算。

$$+LR = \frac{真阳性率}{假阳性率} = \frac{灵敏度}{1-特异度} \quad \text{（式 15-7）}$$

$$-LR = \frac{假阴性率}{真阴性率} = \frac{1-灵敏度}{特异度} \quad \text{（式 15-8）}$$

阳性似然比反映了诊断试验正确判断为阳性的可能性是错误判断为阳性可能性的倍数，比值越大越好；阴性似然比则反映了诊断试验错误判断为阴性的可能性是正确判断为阴性可能性的倍数，比值越小越好。阳性似然比越大或阴性似然比越小，诊断试验的价值越高。

6. 一致率（consistency rate） 又称符合率（agreement ratio, AR），是指诊断试验结果与"金标准"判断结果相一致的程度，分为粗符合率、阳性符合率和阴性符合率，分别按下列公式计算：

$$粗符合率（\%）= \frac{a+d}{a+b+c+d} \times 100\% \quad \text{（式 15-9）}$$

$$阳性符合率（\%）= \frac{a}{a+b+c} \times 100\% \quad \text{（式 15-10）}$$

$$阴性符合率（\%）= \frac{d}{b+c+d} \times 100\% \quad \text{（式 15-11）}$$

符合率越大越好，反映诊断试验的结果与"金标准"相一致的程度越高，诊断试验的价值越高。

7. 正确诊断指数 又称约登指数（Youden's index），是灵敏度与特异度之和再减去 1，反映了诊断试验发现真正病人与无病者的总能力，可按下列公式计算：

$$正确诊断指数 =（灵敏度 + 特异度）- 1 = 1 -（假阴性率 + 假阳性率） \quad \text{（式 15-12）}$$

正确诊断指数的范围介于 0～1 之间，可用于不同诊断方法之间的比较，正确诊断指数越大，说明诊断试验真实性越高。

例 15.2 某医院共收治 350 名疑似原发性肝癌患者，经临床及病理组织活检等检查后，确诊 240 名原发性肝癌患者，又对每个疑似患者检测血清甲胎蛋白（AFP）含量，检测结果见表 15-3，试对血清甲胎蛋白诊断原发性肝癌患者进行真实性评价。

表 15-3 血清甲胎蛋白诊断原发性肝癌的真实性

AFP	金标准		合计
	原发性肝癌患者	非原发性肝癌患者	
阳性（≥400μg/L）	225（a）	12（b）	237（a+b）
阴性（<400μg/L）	15（c）	98（d）	113（c+d）
合计	240（a+c）	110（b+d）	350（n）

分别计算各项真实性评价指标如下：

$$灵敏度（\%）= \frac{a}{a+c} \times 100\% = \frac{225}{240} \times 100\% = 93.75\%$$

$$漏诊率（\%）= \frac{c}{a+c} \times 100\% = \frac{15}{240} \times 100\% = 6.25\%$$

$$特异度（\%）=\frac{d}{b+d}\times 100\%=\frac{98}{110}\times 100\%=89.09\%$$

$$误诊率（\%）=\frac{b}{b+d}\times 100\%=\frac{12}{110}\times 100\%=10.91\%$$

$$阳性似然比=\frac{真阳性率}{假阳性率}=\frac{93.75\%}{10.91\%}=8.59$$

$$阴性似然比=\frac{假阴性率}{真阴性率}=\frac{6.25\%}{89.09\%}=0.07$$

$$粗符合率（\%）=\frac{a+d}{a+b+c+d}\times 100\%=\frac{225+98}{350}\times 100\%=89.72\%$$

$$阳性符合率（\%）=\frac{a}{a+b+c}\times 100\%=\frac{225}{225+12+15}\times 100\%=89.29\%$$

$$阴性符合率（\%）=\frac{d}{b+c+d}\times 100\%=\frac{98}{12+15+98}\times 100\%=78.40\%$$

$$正确指数=（灵敏度+特异度）-1=（93.75\%+89.09\%）-1=0.8284$$

（二）可靠性评价指标

可靠性（reliability）即信度，又称重复性（repeatability），是指在相同条件下用某种测量方法多次重复测量同一受试者时获得相同结果的稳定程度。可靠性反映了在一定条件下测量变异的大小，评价诊断试验可靠性常用的指标有：

1. 变异系数（coefficient of variance，CV） 当诊断试验做定量测量时，可采用变异系数反映测量值变异的大小。变异系数为标准差（S）与均数（$\bar{X}$）的比值，可用百分数或小数表示，计算公式为：

$$CV（\%）=\frac{S}{\bar{X}}\times 100\% \qquad (式15-13)$$

变异系数越小，表示可重复性越好、可靠性越高。变异系数为相对比值，不受计量单位的影响，因此可用于比较不同定量指标的可靠性。

Kappa值计算

2. Kappa值 对同一批受试者分别由不同的观察者在相同条件下进行重复观察，不同观察者的判定结果可能相同也可能不同，考虑到相同的判定结果有可能是机会所致，此种情况下的一致性评价宜采用Kappa分析。该分析考虑了机遇因素对观察结果一致性的影响。Kappa值的具体计算步骤请扫描二维码15-1。

3. 影响可靠性的因素 实际工作中，诊断试验可靠性主要受以下三个方面的影响。

（1）受试对象的生物学变异：由于个体差异，在不同的正常生理活动状态下，如进食、运动、睡眠等，不同受试对象的生物学指标会在一定范围内波动，同一受试对象在不同的时间获得的观测值也会有变异。

（2）观察变异：因观察者未能掌握正确的操作方法，操作过程中的失误，未严格按照操作程序进行，未正确掌握判断标准或判断标准不一致等，从而导致诊断结果出现偏差。又分为不同观察者间的变异和同一观察者内的变异。

（3）试验方法或仪器的变异：如试验方法存在缺陷，仪器未校准，试剂有问题（配制不精确、过期失效或被污染），试验条件不满足，环境条件（温度、湿度、电压等）不稳定等均可导致测量值变异，引起测量误差。

（三）诊断试验的价值

诊断试验的价值主要通过预测值进行评价。预测值（predictive value）是指当诊断试验结果为阳性（或阴性）时，受试者为病人（或非病人）的可能性大小。预测值可分为阳性预测值和阴性预测值。

1. 阳性预测值（positive predictive value，PPV） 是指诊断试验结果为阳性时受试者为病人的可能性大小。按表 15-2，PPV 的计算公式为：

$$PPV(\%) = \frac{a}{a+b} \times 100\% \quad \text{(式 15-14)}$$

2. 阴性预测值 (negative predictive value，**NPV**) 是指诊断试验结果为阴性时受试者为非病人的可能性大小。按表 15-2，NPV 的计算公式为：

$$NPV(\%) = \frac{d}{c+d} \times 100\% \quad \text{(式 15-15)}$$

根据表 15-3 的数据，计算该诊断试验的预测值：

$$PPV(\%) = \frac{a}{a+b} \times 100\% = \frac{225}{225+12} \times 100\% = 94.94\%$$

$$NPV(\%) = \frac{d}{c+d} \times 100\% = \frac{98}{15+98} \times 100\% = 86.73\%$$

此外，诊断试验的灵敏度越高，其阴性预测值越高；诊断试验的特异度越高，其阳性预测值越高。

3. 预测值与患病率的关系 预测值除与诊断试验的灵敏度或特异度有关，也与疾病患病率的高低有关。如果已知某诊断试验的灵敏度（SE）和特异度（SP），以及该病在受试人群中的患病率（P），可按下列 Bayes 公式计算预测值：

$$PPV(\%) = \frac{P \times SE}{P \times SE + (1-P)(1-SP)} \times 100\% \quad \text{(式 15-16)}$$

$$NPV(\%) = \frac{(1-P) \times SP}{(1-P) \times SP + P(1-SE)} \times 100\% \quad \text{(式 15-17)}$$

例 15.3 设某试验诊断某病的灵敏度为 90%，特异度为 85%，共计有 200 名受试者，计算不同患病率情况下该试验的预测值，如表 15-4 所示。可见随着患病率的升高，阳性预测值随之增大，而阴性预测值随之减小。

表 15-4 某诊断试验用于不同患病率人群的预测值
（灵敏度＝90%，特异度＝85%，n＝200）

患病率（%）	真阳性人数	真阴性人数	假阳性人数	假阴性人数	PPV（%）	NPV（%）
10	18	153	27	2	40.0	98.7
20	36	136	24	4	60.0	97.1
30	54	119	21	6	72.0	95.2
40	72	102	18	8	80.0	92.7
50	90	85	15	10	85.7	89.5
60	108	68	12	12	90.0	85.0
70	126	51	9	14	93.3	78.5
80	144	34	6	16	96.0	68.0
90	162	17	3	18	98.2	48.6

（四）收益

收益（yield）也称收获量，指经筛检后能使多少原来未发现的病人得到诊断和治疗。可以通过选择一个真实性（特别是灵敏度）较好的筛检试验方法，或尽可能选择患病率高的人群（即高危人群）为筛检对象以及采用联合试验等来提高筛检的效率和收益。筛检试验比诊断试验更加注重收益、生物学效果、社会经济学效益等方面。

四、截断点的选择与 ROC 曲线

(一) 截断点的选择

通常测量值在病人与非病人的分布有一个重叠区域,这与测量值的分布有关。例如,为评价 CA19-9(19 糖原决定簇)诊断胰腺癌的真实性,对胰腺癌病人(均经病理确诊)和非胰腺癌健康对照者检测 CA19-9 值,结果显示胰腺癌病人测量值升高,但也有少数正常对照者测量值较高,测量值在 35~125U 区间既可能是病人,也可能是非病人。如图 15-2。

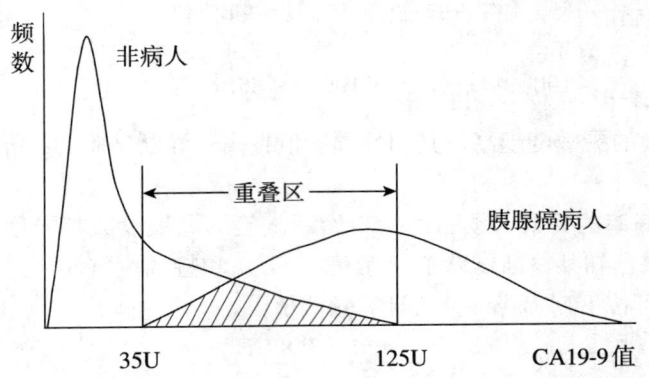

图 15-2　胰腺癌病人和非胰腺癌人群 CA19-9 值的分布

由于病人与非病人的测量值有重叠,此时无论把诊断界值定在何处都不能同时提高灵敏度和特异度。如图 15-3,若把诊断界值定在 A 点,此时灵敏度达到最高,但特异度随之降低,将有较多的非病人被误诊;若把诊断界值定在 B 点,特异度达到最高,但灵敏度会降低,将有较多的病人被漏诊。若主要想提高灵敏度,减少漏诊,就把诊断界值定在 A 点;若主要想提高特异度,减少误诊,就把诊断界值定在 B 点;如果减少漏诊和减少误诊同等重要,就应把诊断界值定在 C 点。因此,确定诊断界值的基本方法常有:

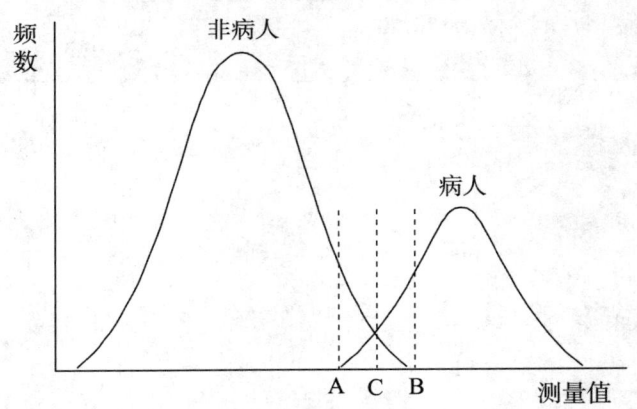

图 15-3　诊断试验测量值在病人与非病人的重叠分布

1. 将普通作为正常:即按照统计学方法,取误诊率为 α,当资料呈正态分布且样本例数较多时,一般采用正态分布法即均数加减 2 倍标准差求得诊断界值;当资料呈偏态分布且样本例数较少时,一般采用百分位数法即 P_{95} 或 P_{99} 作为诊断界值。

2. 与疾病相联系,取真实性最好的测量值为诊断界值:通常取约登指数最大时的测量值作为诊断界值。也可采用受试者工作特征曲线(receiver operating characteristic curve,ROC)分析法,取最靠近左上角的折点值为诊断界值。

3. 根据临床实际，综合考虑治疗方法与技术水平、治疗费用与效益、患者对治疗的需求等多方面因素来制定诊断界值：如果疾病的病死率高，而早期诊断可实施有效的治疗或明显改善预后，漏诊将带来严重后果，可将诊断界值左移，以提高灵敏度；若现有治疗措施不理想，或误诊后会导致诊断对象身心受到伤害及经济上的损失等，可将诊断界值右移，以提高特异度。若灵敏度和特异度同等重要，可将诊断界值定在病人与非病人的分布曲线交界处。

（二）ROC 曲线

ROC 曲线，是在 19 世纪 40 年代电讯工程统计学中发展起来的。当仪器（接收机）输出讯号时，讯号的出现和质量将受到仪器工作特征（如电压等）的影响，不同特征的影响将出现什么情况 ROC 曲线能最好显示，这有助于最佳工作特征的选择。目前，在临床工作中，ROC 曲线是诊断试验评价中常用的一种综合评价方法，可用于诊断试验中最佳界值点的选择，也可通过比较试验的灵敏度和特异度来选择最佳诊断试验。

ROC 曲线是以灵敏度为纵坐标，以 1－特异度（误诊率）为横坐标绘制的，曲线上的任意一点代表诊断试验特定阳性标准值相对应的灵敏度和特异度，且曲线一定通过（0，0）和（1，1）两个点，这两个点分别对应于灵敏度为 0 而特异度为 1 和灵敏度为 1 而特异度为 0。理论上，当诊断试验完全无价值时，有灵敏度等于假阳性率，这条线称为机会线，是一条从原点到右上角的对角线。ROC 曲线一般在机会线的上方，越远离机会线越接近于左上角，表示诊断试验真实性越好，如图 15-4 所示。可计算 ROC 曲线下的面积（A）来反映诊断试验的真实性大小，其面积的取值范围在 0.5～1 之间，当 $A=0.5$ 时诊断试验完全无意义，$A=1$ 时诊断试验完全理想，一般认为 A 在 0.5～0.7 之间为诊断真实性较低，在 0.7～0.9 之间为诊断真实性中等，大于 0.9 为诊断真实性较高。

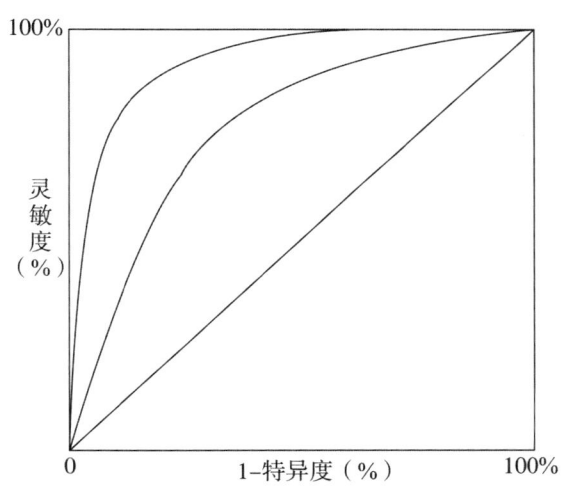

图 15-4 ROC 曲线示意图

例 15.4 为评价血清肌酸磷酸激酶（CPK）诊断心肌梗死（MI）的真实性，分别检测了 230 名 MI 病例和 130 名非 MI 病例血清 CPK（U/L），结果见表 15-5。从测量结果可见，MI 病例的测量值比非病例偏高，大部分非病例测量值较低，但也有少数非病例的测量值偏高，MI 病例与非病例 CPK 测量值的分布有部分重叠。如果以 0 IU 为诊断界值，则灵敏度为 100.00%，特异度为 0.00%；如果以 40 U/L 为诊断界值，则灵敏度为 99.13%，特异度为 67.69%；随着诊断界值的提高，灵敏度逐渐下降，而特异度逐渐提高。正确诊断指数则是随着诊断界值的提高，先逐渐提高，达到最大值后又逐渐下降。当以 80 IU 为诊断界值，则灵敏度为 93.48%，特异度为 87.69%，此时正确诊断指数达到最大，假如不考虑误诊和漏诊哪一个更重要，以 80 IU 为诊断界值真实性最好。

表 15-5　血清肌酸磷酸激酶诊断心肌梗死的正确诊断指数

CPK (IU)	MI 病例	非 MI 病例	灵敏度 (%)	特异度 (%)	1-特异度 (%)	正确诊断指数
0~	2	88	100.00	0.00	100.00	0.0000
40~	13	26	99.13	67.69	32.31	0.6682
80~	30	8	93.48	87.69	12.31	0.8117
120~	30	5	80.43	93.85	6.15	0.7428
160~	21	0	67.39	97.69	2.31	0.6508
200~	19	1	58.26	97.69	2.31	0.5595
240~	18	1	50.00	98.46	1.54	0.4846
280~	13	1	42.17	99.23	0.77	0.4140
320~	19	0	36.52	100.00	0.00	0.3652
360~	15	0	28.26	100.00	0.00	0.2826
400~	7	0	21.74	100.00	0.00	0.2174
440~	8	0	18.70	100.00	0.00	0.1870
480~	35	0	15.22	100.00	0.00	0.1522
合计	230	130	—	—	—	—

五、提高诊断试验效率的方法

（一）尽量选用客观、定量的诊断指标

诊断试验的指标可以分为三类：

1. 主观指标　指由被诊断者的主诉而确定的指标，如不适、头晕、头痛、食欲缺乏、失眠等，这些指标受主观因素影响较大，作为诊断指标往往不可靠。

2. 半客观（或半主观）指标　指需根据诊断者的感觉而加以判断的指标，如肿物的硬度、肺部啰音的多少、脉象弦滑等。

3. 客观指标　指能用仪器客观测量的指标，不依赖或较少依赖诊断者及被诊断者的主观判断，一般较可靠，如用实验室方法或仪器测定某项生化指标等。有些测量指标看似客观，但结果仍需由观察者判断，如超声诊断、X 线检查、内镜及病理组织学检查等影像学、形态学检查，难免会在一定程度上受主观因素的影响，从而导致结果判定不一致。

（二）提高诊断试验结果的预测值

理论上，诊断试验的灵敏度和特异度不受患病率的影响，当诊断试验的灵敏度和特异度不变时，阳性预测值会随患病率的升高而增大，阳性预测值越大，诊断试验的真实性和价值越高。当受试者来源于高患病率的人群时，阳性结果的诊断价值较大，阴性结果的诊断价值较小。例如，某受试者来自高危人群，根据流行病学资料，该人群中某病患病率较高，如检查结果为阳性，则诊断价值较大；如果检查结果为阴性，则诊断价值较小，即该阴性结果很可能是假阴性。此时，不应贸然做出无病的诊断，而应建议进一步做其他检查项目，或建议继续观察一段时间后再做检查。

同理，在基层医院门诊部的就诊者中，分科较粗且未经过初筛，就诊者中某种特定疾病的病人所占比例较小，即患病率较低，阴性结果的诊断价值相对较大。而在上级医院或专科医

院，分科较细且大多已经过粗筛，某种特定疾病在就诊者中的患病率较高，因此，阳性结果的诊断价值相对较大。

（三）进行联合试验

单项诊断试验的结果往往不能把病人和非病人完全分开，为了同时减少漏诊和误诊，可用联合试验来提高诊断试验的真实性。联合试验又称复合试验（multiple test），就是同时进行多项诊断试验，并根据各项试验的结果做出综合判断。

联合试验有下列三种形式：

1. 并联试验（parallel test） 或称平行试验，即多项诊断试验同时进行，只要其中任一项诊断试验的结果为阳性，就判定受试者为阳性。采用并联试验可以提高灵敏度，减少漏诊，但降低了特异度，增加误诊。

2. 串联试验（serial test） 或称系列试验，即多项诊断试验先后进行，只有当所有诊断试验的结果均为阳性，才判定受试者为阳性。只要有任一项诊断试验的结果为阴性，即终止试验，后面的试验不再进行，并判定受试者为阴性。采用串联试验可以提高特异度，减少误诊，但降低了灵敏度，增加漏诊。

当几项诊断试验单独应用特异度较高而灵敏度较低时，应采用并联试验来提高灵敏度，反之，如果几项诊断试验单独应用时灵敏度较高而特异度较低，应采用串联试验来提高特异度。

3. 混合试验 或称并串联试验，如果几项诊断试验单独应用时有些灵敏度较高而特异度较低，有些特异度较高而灵敏度较低，联合应用时则应先把特异度较低的诊断试验串联应用以提高特异度，再与其他特异度较高的诊断试验并联应用来提高灵敏度，见图15-5。

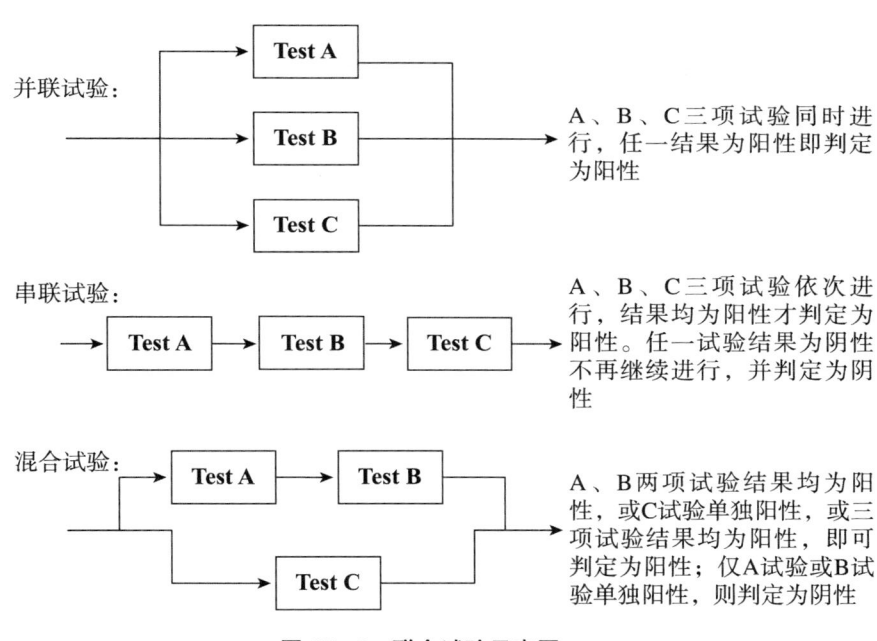

图 15-5 联合试验示意图

设有 A、B 两项诊断试验，单独应用时的灵敏度分别为 SE_A 和 SE_B，特异度分别为 SP_A 和 SP_B，则联合诊断试验的灵敏度和特异度可分别按照下列公式计算：

$$并联试验的灵敏度 = SE_A + (1 - SE_A) \times SE_B \qquad (式15-18)$$
$$并联试验的特异度 = SP_A \times SP_B \qquad (式15-19)$$
$$串联试验的灵敏度 = SE_A \times SE_B \qquad (式15-20)$$
$$串联试验的特异度 = SP_A + (1 - SP_A) \times SP_B \qquad (式15-21)$$

例 15.5 现有 3 项血清酶试验诊断心肌梗死，各试验的灵敏度和特异度见表 15-6。单独应用时血清肌酸磷酸激酶（CPK）和血清谷草转氨酶（SGOT）灵敏度较高、特异度较低，乳酸脱氢酶（LDH）特异度较高、灵敏度较低。若将三项试验联合成串联试验，实测结果特异度提高到95%，但灵敏度下降至78%，正确诊断指数为0.73。采用式15-3和式15-5计算得到的灵敏度与特异度大体上与实测结果接近。若采用混合试验，先将CPK与SGOT串联再与LDH并联，计算得到灵敏度为98%，特异度为81%，正确诊断指数提高到0.89，比单项诊断试验的真实性有明显提高。

表15-6　3项血清酶试验诊断心肌梗死的灵敏度和特异度

诊断试验		灵敏度（%）	特异度（%）	正确诊断指数（r）
单项试验	CPK	96	57	0.53
	SGOT	91	74	0.65
	LDH	87	91	0.78
串联试验	实测	78	95	0.73
	计算	76	99	0.75
混合试验	计算	98	81	0.89

第三节　疾病的筛检

一、筛检的基本原理

疾病的自然史大致可分为易感期、临床前期、临床期和恢复期四个阶段，患者的结局可能是痊愈、残疾或死亡（图15-6）。由于慢性病从疾病发生到出现临床症状要经历一个较长的临床前期，如果在临床前期出现一些可以识别的异常特征，如肿瘤的早期标志物、血压升高、血脂升高等，则可通过一些方法早期发现，并做进一步诊断和治疗，可延缓疾病的发展，改善其预后。筛检的时间必须先于临床诊断的时间，两者的时间之差我们称为领先时间（lead time），且领先时间越多越好。如果在诱导期实施筛检，可以发现高危人群，通过对一些危险因素采取干预措施，可以降低发病风险或延缓发病时间，达到一级预防的目的。

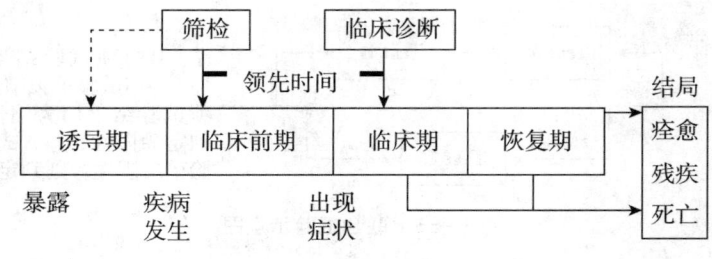

图15-6　慢性病自然史示意图

二、筛检的目的

筛检的目的主要有三个方面：

1. 作为疾病二级预防的措施　筛检最主要的目的是从外表健康的人群中发现可能患病的个体，并进一步确诊和治疗，实现疾病的二级预防。例如，通过尿糖检查来筛检糖尿病患者，可以达到早期诊断与治疗的目的，延缓疾病进程，预防并发症，显著改善疾病预后，提高生命质量。

2. 确定高危人群 从病因学的角度尽早采取措施，降低发病风险，预防或延缓疾病的发生，实现疾病的一级预防。

3. 了解疾病的自然史 慢性疾病从发病（病理改变）到出现临床症状有一个较长的临床前期，通过筛检可以早期识别疾病，从而更全面地了解疾病发生发展的全过程。对于以隐性感染为主的传染病，可以揭示疾病的"冰山现象"，更好地了解传染病在人群中传播流行的全貌，有利于制定有效的疾病防控策略和措施，如对献血者、吸毒者等特定人群实施HIV筛查。

此外，筛检还被用来合理地分配有限的卫生资源。如利用高危评分的方法，筛检出孕妇中的高危产妇，将其安排到条件较好的县市级医院分娩，而危险性低的产妇则就近在当地乡镇卫生院或卫生服务中心（站）等基层医疗机构分娩。

三、筛检的类型

1. 按筛检对象的范围分类

（1）整群筛检（mass screening）：也称疾病普查，是指在某病患病率很高的情况下，对一定范围内的整个人群进行筛检，如对35岁以上妇女做阴道细胞涂片检查筛检宫颈癌患者。

（2）选择性筛检（selective screening）：是指根据疾病的流行特征，选择高危人群进行筛检。如对接触石棉尘的作业工人定期筛检石棉肺、肺癌。

2. 按筛检项目的多少分类

（1）单项筛检（single screening）：是指用一种筛检试验筛检一种疾病。如餐后2h血糖检查筛查糖尿病。

（2）多项筛检（multiple screening）：是指同时使用多项筛检试验筛检一种疾病或几种疾病。如入伍、招工体检及定期常规体检多采用这种方法。

3. 按筛检的目的分类

根据筛检目的分为：

（1）治疗性筛检：如对宫颈癌高危人群的筛检。

（2）预防性筛检：如对糖尿病的筛检。

4. 按筛检的组织方式分类

（1）主动筛检（active screening）：是指通过有组织的宣传介绍，动员群众到筛检服务点进行检查。如某地区动员40岁以上居民到医院进行EB病毒抗体检测以筛检鼻咽癌。

（2）机会性筛检（opportunistic screening）：属被动筛检，是指将日常性的医疗服务与目标疾病的患者筛检联合，在患者就医过程中对高危因素进行筛检。如目前在各级医院门诊中给首诊病人测血压以发现隐匿的高血压患者。

四、实施筛检计划的原则

实施一项筛检计划必须遵循一定的原则。1968年Wilse和Junger提出了实施筛检计划的10条标准，之后WHO也提出了筛检计划成功与否的7条标准，1999年Crossroads提出了全面评价筛检计划的13条原则，以上概括起来主要体现在下列几个方面：

（一）筛检的疾病或高危状态

所筛检的疾病或高危状态应满足下列条件：

1. 应是当前人群中重大的公共卫生问题，即该病在人群中有较高的发生率或流行率，且如果不能早期发现和干预，则可能发生严重的不良结局，对人群健康造成重大影响。

2. 有早期可以识别的特征,且可检出该特征的时间比临床症状或体征出现时间有一个足够长的领先时间。

3. 对该病的自然史比较清楚,能正确评价筛检的效果。

4. 有能力对筛检阳性者进行追踪和处理,有相应的确诊方法和切实有效的预防或治疗措施。

(二)筛检试验

一项好的筛检试验计划是成功实施筛检的基本保障。筛检试验可以是简单的问卷询问或体格检查,或内镜与X线等仪器检查,或血清学、生物化学,甚至是高级分子生物学技术等实验室检验。筛检试验在实际应用前要科学评价其真实性、可靠性和效率,此外一项好的筛检试验应具备以下特征:

1. 简便　易学习、操作,即便是非专业人员经适当的培训也能掌握该方法。

2. 快速　能很快得到结果。

3. 安全　无明显的副作用或健康风险。

4. 廉价　费用低,效益好。

5. 高效　真实性、可靠性较高,能有效检出早期病人或高危状态。

6. 易被目标人群接受　无痛苦、损伤,耗时短,不违背法律或伦理。

(三)筛检计划

筛检计划的制订及实施过程中还要注意以下几个问题:

1. 筛检计划科学可行,并有相应的政策、技术、人员、财力等条件保证其顺利实施。

2. 有相应制度保障筛检对象的知情权、隐私权及自由选择参与与否的权力。

3. 有较好的社会效益和经济效益。

4. 筛检工作必须按计划定期在人群中进行,不能一劳永逸。

五、筛检评价中常见的偏倚

1. 领先时间偏倚（lead time bias）　领先时间是指疾病通过筛检发现比临床诊断发现所提前的时间,筛检的价值和意义就在于赢得了这段宝贵时间以便尽早采取干预措施,因此,领先时间越多越好。由于筛检后诊疗时间提前,即使早期诊断和治疗不能改善预后,通过筛检发现和诊断的病人的生存时间也会比临床诊断的病人延长,这样容易把领先时间错误地解释为因筛检而延长的生存时间。这种表面上延长的生存时间,实际就是筛检导致诊断时间提前所致的偏倚,即领先时间偏移,详见图15-7。

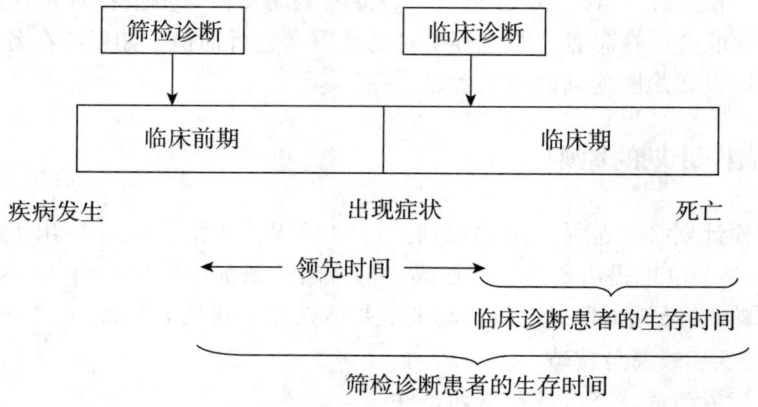

图15-7　领先时间偏倚示意图

2. 病程长短偏倚（length bias） 对于一些恶性肿瘤，恶性程度较低的病人比恶性程度高的病人病程进展慢，相对有较长的临床前期，被筛检发现的机会较大，而恶性程度高的病人临床前期较短，被筛检发现的机会较小。且前者的生存时间通常也比后者长，从而易产生接受筛检者比未筛检者生存时间长的假象。

3. 过度诊断偏倚（over diagnosis bias） 是指用于筛检的疾病临床意义不大，不会发展至临床期，也不会影响受检者寿命。若无筛检就不会被诊断出来，受检者可能会因为其他疾病死亡；但因为筛检，这些受检者被发现并确诊患病而计入患者总体中，导致经筛检发现有较多的生存者或较长的生存时间，从而造成过度诊断偏倚。

4. 志愿者偏倚（volunteer bias） 参加筛检的人员某些特征可能存在差异，使通过筛检发现的病例预后比临床期确诊的病例好。如有些受检者可能有较高的文化程度和卫生保健知识，较少吸烟、饮酒等，对身体出现的异常症状更注意，医疗依从性较高，这些都会影响今后的生存率，从而造成偏倚。

（贾　红）

第16章 病因研究及因果关系的推断

截至目前,人类出现的疾病绝大多数病因是不清楚的。流行病学研究的最终目的是预防疾病,为了达到这个目的,就有必要了解疾病是如何发生的。明确疾病的病因对于疾病的诊断、治疗以及预防都具有非常重要的意义。开展病因研究需要将基础医学、临床医学和预防医学等知识相融合,而敏锐的流行病学现场观察,基于流行病学事实开展的病因流行病学研究,有非常独特的特点和作用。在人类同疾病漫长的斗争中,已经发展形成成熟的对原因未明疾病病因研究的思路和框架,在医学各个领域,各种未明病因疾病的流行病学研究广泛开展,流行病学方法已经成为现代医学研究重要的方法之一。

第一节 病 因

一、病因的定义

(一)病因观的发展过程

随着科学技术的发展,人们对于病因的认识是不断深入和发展的。不同时期由于科学发展水平不同,人们对医学中的一些现象的认识水平也不同,对病因的认识也有着很大的差别。

古代人常将疾病归因于上帝、鬼神和天意,平日求神拜佛,以期消灾除病。公元前5世纪,我国祖先创立了阴阳五行学说,认为疾病的发生与阴阳五行有关。19世纪末,随着显微镜的发明和微生物学的发展,人类发现许多人和动物的疾病是由微生物引起的,不同的微生物可导致不同的疾病,因此提出了特异性病因学说。德国学者Robert Koch等人提出了判定特异性病原体的4条法则,即Koch法则(Koch's postulates):①每一例病人体内都可以通过纯培养分离到该病原体;②在其他疾病患者中没有发现该病原体;③该病原体能够使实验动物引起同样的疾病;④由被接种的动物中也能够分离到该病原体。最初被证实符合这些原则的疾病是炭疽,以后发现另一些传染病也符合这些原则。Koch法则开创了生物性病原的研究,是生物医学模式的组成部分。

在这种单一病因学说的指导下,人们把病因分为:①生物因素,主要是各种病原微生物和有害植物等;②物理因素,如声、光、电、热、辐射等超过正常范围后;③化学因素,如化学药品、农药、各种营养素过量或不足等。

后来人们发现,单一病因常常不足以导致疾病,宿主特征(如年龄、性别、免疫状态、遗传因素等)及环境因素(如自然环境、社会环境等)与疾病的发生也密切相关。在疾病的发生、发展中,除生物因素外,社会因素、心理因素也起着重要作用,这种医学观点的发展渐趋成熟,即现在的生物-心理-社会医学模式。

随着对病因认识的积累,人们认识到多种慢性病,甚至是急性疾病和传染病的病因也并不是单一的。仅有病原体不一定能引起传染病。例如人接触结核分枝杆菌后不一定就发生结核病,但是贫穷、营养不良、居住拥挤以及遗传等因素能使机体对结核杆菌的易感性增高。在这种情况下,暴露于结核分枝杆菌,机体则易受到感染。同样,其他传染病的发生也都不仅仅是病原体这一个因素所能引起的。关于慢性非传染性疾病，则病因更为复杂，可以有许多因素作用而引起一种疾病，如高钠低钾、超重和肥胖、过量饮酒、遗传因素、精神紧张等可以引起高血压；也可以是一种因素与多种疾病有关，如过量饮酒与肝硬化、冠心病和脑卒中均有关。因此随着对病因认识的深入，人们认识到了病因与疾病关系的复杂性，往往是多种因素综合作用引起多种疾病，由此形成了多病因学说。

（二）流行病学的病因定义

不同学科由于研究的出发点不同，观察的角度（细胞分子水平、临床个体水平、群体水平）不同，对病因的理解也不完全一致。流行病学从宏观、群体水平研究病因。需要从多因素角度考虑问题，病因的概念则应该更为广泛，应当从常见的多因素病因以及从可以影响这些因素的预防策略来考虑，这一观点对于疾病的控制具有非常重要的实际意义。

20世纪80年代美国约翰霍普金斯大学流行病学教授Lilienfeld将病因（causation of disease）定义为："那些能使人群发病概率增加的因素，就可以认为有病因关系存在，当它们中的一个或多个不存在时，疾病频率就会下降"。这个概念主要是从公共卫生和预防医学角度提出的关于病因的概念，它能帮助人们冲破以往传统特异的单一病因概念的束缚来研究病因，还可使人们在控制和消灭疾病的实际工作中更有目的地选择目标因素，缩短防治疾病的进程。

目前冠心病的病因研究尚不十分清楚，但一些观察性研究已经证明，有高血压或高血脂者比一般人群较易罹患冠心病。也有流行病学研究表明采取控制人群高血脂发生率的措施及早发现、早治疗人群的高血压，均可以减少冠心病及其并发症的发生概率。

Lilienfeld关于病因概念的阐述具有优越性，有利于人们在诸多病因的链条中，选择那些实际可行的关键环节采取措施，以达到预防和控制疾病的目的。这些措施有的可以是针对外环境中的某些因子，有的可以是改变机体的状况（如疫苗提高免疫力），或改变人们的习惯或行为（如作息时间、吸烟、饮酒、体力活动等）。总之，不管是针对改变机体内的因素还是机体外的因素，只要是采取有效措施，可以降低人群发病概率增加，就视为有效预防措施。流行病学中的病因一般称为危险因素（risk factor），它的含义是使疾病发生概率升高的因素，这里的危险是指不良事件发生的概率。

（三）充分病因和必要病因

1. 充分病因和必要病因的概念　病因可以分为充分病因和必要病因。充分病因（sufficient cause）是指最低限度导致疾病发生的一系列条件、因素和事件，即当诸多因素综合作用后一定引起（或引发）该疾病，这个综合就是充分病因。有该病因存在，必定（概率为100%）导致疾病发生。必要病因（necessary cause）是指某种疾病的发生必须具有的某种因素，这种因素缺乏，疾病就不可能发生。换言之，有相应疾病发生，以前必定（概率为100%）有该病因存在。当缺乏某因素即不会引起该病，这个因素即为必要病因。例如没有霍乱弧菌就不会发生霍乱，没有伤寒杆菌就不会引起伤寒，霍乱弧菌和伤寒杆菌就分别是霍乱和伤寒的必要病因。必要病因的作用在时间上必须在疾病发生之前。

2. 充分和必要病因的局限性　充分病因的概念强调的是多种病因的组合，其意义在于：不管某种疾病有多少种充分病因组合，也不论每种充分病因组合包含哪些具体的组分，只要对其中之一采取控制措施就可以打破这种组合，疾病就不会发生。因此，流行病学的病因研究不可能也不需要追求充分病因，只要能发现其中的组分病因并采取有效措施，同样可以降低疾病的发病概率。另外，传染病的特定病原体常常是其必要病因却不是充分病因，但是对于一般的慢性病，常常既找不到充分病因，又没发现必要病因。例如，肺癌病人大多数有吸烟史，但也有既不吸烟又无被动吸烟的；吸烟（或被动吸烟）者有些发生肺癌，但多数吸烟者并未发生肺癌。因此，吸烟既不是肺癌的必需病因，又不是其充分病因，只是肺癌多病因组分中的一个。

二、病因的分类

按照病因的来源进行病因分类,可分为宿主因素和环境因素两个方面。

(一) 宿主因素

主要有年龄、性别、民族、免疫、心理、行为等先天因素和后天因素。

1. 先天因素 (congenital factors) 包括基因、染色体、性别、表观遗传等的差异。受遗传因素影响的疾病,有的符合孟德尔遗传规律,主要是基因突变和染色体畸变引起。大部分疾病,基本不符合孟德尔遗传规律,但是研究表明,遗传因素或多或少地起到一定的作用,通过遗传流行病学研究,表现出较高的遗传度,如2型糖尿病亲属中的患病率比非糖尿病亲属高4~8倍,遗传度>60%。表观遗传 (epigenetics),是指DNA序列不发生变化,但基因表达却发生了可遗传的改变。这样的改变是细胞内除了遗传信息以外的其他可遗传物质发生的改变,且这种改变在发育和细胞增殖过程中能稳定传递。

2. 后天因素 (acquired factors) 包括免疫状况、发育、营养、心理行为、药物、意外伤害、年龄等。机体的免疫状态与某些疾病的发生密切相关,免疫功能失调可导致机体发生变态反应,也可出现反复感染,如艾滋病患者极易合并其他传染病如结核或丙型肝炎;过敏性鼻炎、支气管哮喘、荨麻疹等变态反应往往出现在接触某些花粉、食物(如虾、牛奶、蛋类等)之后。研究表明:生命早期营养不良与成人高血压有关联;营养不良会导致营养缺乏,如儿童贫血等;心理因素对健康的影响更为明显。尽管躯体是健康的,但心理出现了问题如自闭症、孤独症等现象,社会交往出现了障碍,极大地影响了健康。因各种原因机体出现了不适,在缺乏医生的指导下,乱服药、服多种药物、药物过量、过度医疗等现象在社区人群中时有发生,导致患者出现多种不良反应,甚至危害生命。意外伤害包括高空坠物、车祸、空难、动物咬伤、锐器割伤、磕碰伤、交通事故等等,导致当事人及家庭出现重大损失,影响健康寿命。年龄几乎影响绝大多数疾病的发生,一些慢性病如心脑血管疾病及恶性肿瘤,随着年龄的增加,发病率及死亡率均增加,所以在疾病的发病研究中,年龄因素不可忽视。个人行为因素如吸烟、饮酒、吸毒、不安全的性行为、不健康的饮食、体力活动不足等均与疾病的发生有密切关联。

(二) 环境因素

主要包括生物因素、化学因素、物理因素和社会因素。

1. 生物因素 (biological factors) 包括病原微生物、寄生虫及有害动植物。病原微生物包括细菌、病毒、支原体、立克次体、螺旋体、衣原体、放线菌及真菌等。寄生虫包括人体寄生虫,是指以人作为宿主的寄生虫,可分为内部寄生虫和外部寄生虫两大类。寄生虫学中习惯上把原生动物称为原虫类,把线形动物和扁形动物合称为蠕虫类。有害的动植物如蛇、蝎子、毒蘑菇等。

大多数生物致病因素引起的疾病为感染性疾病和中毒性疾病,目前研究发现,许多慢性病的发生也与病原微生物有关,如幽门螺杆菌引起慢性溃疡性肠炎。

2. 物理因素 (physical factors) 包括气象、噪声、振动、水质、电流、电离辐射等因素。气象因素如气温、气湿、龙卷风等均影响人们的生产或生活,甚至是破坏性或灾难性的影响。核电站的泄漏可导致急性和慢性放射病。长期饮用不达标的致癌物污染的水,人群肿瘤发生率就会增高。

3. 化学因素 (chemical factors) 可分无机和有机化学物质,如汞、铅、砷和苯、甲醇、有机氯、生物毒素等。人体接触这些物质,均可引起急性、慢性中毒或肿瘤等疾病事件。研究表明,某些农药、食品添加剂、化妆品等,本身含有致癌物或在生产过程中污染了致癌物质,危害人类的健康。例如,2008年我国发生的婴幼儿奶粉的安全事故,其发生的原因是在奶粉中非法添加三聚氰胺，婴幼儿服用后导致罹患肾结石，重者甚至发生肾衰竭和死亡。

4. 社会因素（social factors） 社会因素涉及政治、经济、文化、医疗卫生水平、社会地位、收入、劳动条件、宗教、风俗习惯、人口增长及流动、战争等多方面因素。良好社会因素将抑制、减少疾病的发生，比如我们国家控制 AIDS 的政策和策略。但有些因素会大大促进疾病的流行和发生，如流动人口和拥挤将使耐药肺结核在人群广泛流行。

总之，宿主和环境因素对疾病的发生均起到一定程度的作用，一些疾病的发生往往也是这些因素综合作用的结果。这种医学观点着眼于生物、心理及社会因素，因此人们也把这种探讨疾病发生的模式称为生物-心理-社会医学模式。

三、病因模型

病因模型就是用简洁的概念关系图来表达病因与疾病之间的关系。它能提供因果关系的思维框架及分析路径。有代表性的病因模型有以下几种：

（一）三角模型

病因三角模型（triangle model）（图 16-1），也叫流行病学三角（triangle of epidemiology）。该模型是在一个三角形上，病因、宿主及环境各占一角。它认为疾病的发生是宿主、环境、病因三要素共同作用的结果。正常情况下，三者通过相互作用保持动态平衡，人体呈健康状态。一旦三者中的一个因素发生变化，且超过了该三角平衡所能维持的最高限度时，平衡即被破坏，人体将发生疾病。它的主要优点是：充分考虑到了环境

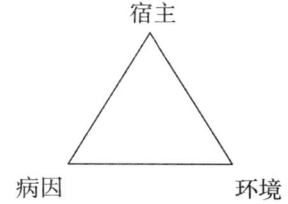

图 16-1 流行病学三角模型

因素在疾病发生中的重要作用，比单一病因论有较大的进步，有助于人们对疾病发生的条件的进一步认识。其缺点是不能很好地解释慢性疾病发生的原因，因为后者是多病因的，且病因、宿主及环境对疾病的发生也并非是同等作用。

（二）轮状模型

轮状模型（wheel model）（图 16-2）。面对慢性非传染性疾病，为了更好地描述病因之间及其与疾病之间的关系，1985 年 Mausner 和 Kramer 提出了病因的轮状模型。该模型强调宿主与环境的密切关系，内环为宿主，外环为环境，环境又分为生物、理化和社会环境。内环与外环具有伸缩性，轮状模型各部分的相对大小可随不同的疾病而有所变化，以遗传为主的疾病，遗传内核可大些，与环境和宿主免疫状况有关的疾病，则外环相应部分可大些。以此来解释遗传及环境对疾病的影响。

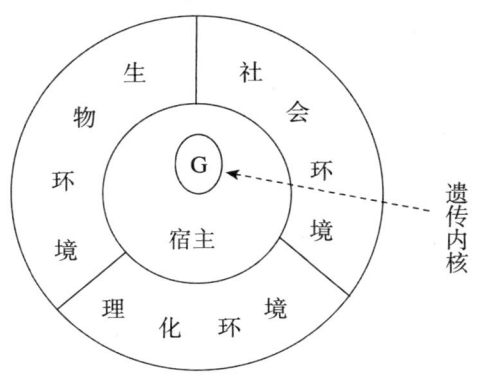

图 16-2 轮状模型

该模型发展了三角模型,用新的方式描述了宿主、致病因素和环境的关系,认为宿主、致病因素和环境并不同等关系,对疾病的作用可能有主次分别,提示了有直接病因及间接病因的存在。同时,明确了更多环境因素可以致病,提示了预防疾病的更多干预靶点。因此,轮状模型较三角模型更接近病因之间以及病因与疾病的实际关系,为复杂的慢性非传染性疾病的病因研究打开了新的视角。

(三)病因链

病因与疾病之间的关系是复杂的。有些因素是原始病因,有些是激发病因,各因素间互为因果,他们相继发生作用,最终导致疾病的发生。时间上先后发生的互为因果的病因之间,这些病因与最后导致的疾病之间可描述为病因链(chain of causation)。如:科技进步→农业发展→粮食产量增加→饮食习惯改变→膳食脂类增加→高胆固醇血症→冠心病的发生。在这个病因链中,科技进步为冠心病的远端因素,饮食习惯改变引起膳食脂类增加为中间因素,而高胆固醇血症为近端因素。

在一个病因链上,去除任何一个病因,就可以切断整个病因链条,达到预防疾病的目的,不需要针对一个病因链上的所有因素进行干预。

一个疾病可能有多个独立作用或相互作用的病因链。比如脑卒中的发生,可以通过高血压、高血脂、糖尿病作为中间病因的病因链发生,三个病因链又可能相互交叉,比如体力活动不足及不良饮食习惯同时为高血压、高血脂、糖尿病的病因,三条病因链均有体力活动不足及不良饮食习惯参与。

(四)病因网模型

疾病的发生往往是多种因素综合作用的结果。这些因素之间可以相互联系、相互作用、互为因果。按时间先后顺序将相关病因连接起来就构成一条病因链,多个病因链交错连接起来就形成病因网(web of causation)。病因网模型可以提供因果关系的完整路径。其优点是表达清晰具体,系统性强,能很好地阐述复杂的因果关系。

四、因果联系的方式

因果联系即一定的原因导致相应的结果。研究因果联系的方式对于研究病因作用方式以及指导疾病预防都有重要意义。因果联系的方式包括:单因单果、单因多果、多因单果、多因多果等。

1. 单因单果 单因单果即一种病因只引起一种疾病,这是传统意义上所指的特异性因果关系,即一种疾病的发生只能由某一因素引起。但是事实上这种情况是不存在的。即便是一些显性遗传病的发生也会受到一些环境因素的影响。而有特异性病原体的传染病的发生除了要有该病原体存在外,还要受到个体抵抗力、免疫力以及环境等因素的影响。所以,在实际工作中应避免用单因单果的模式去研究病因,以免得出片面的结论。

2. 多因单果 多因单果是指多个病因引起一种疾病,例如高钠低钾、超重和肥胖、过量饮酒、遗传因素、精神紧张等可以引起高血压。从疾病的多因性来看,这无疑是正确的。但是这并不意味着这些病因仅仅导致单一的疾病。

3. 单因多果 单因多果是指单一病因引起多种疾病,例如过量饮酒可引起肝硬化、冠心病和脑卒中等。从病因的多效应来看,这无疑是正确的。但是,这并不意味着这些疾病仅仅由过量饮酒引起,还可能有其他病因。因此,多因单果和单因多果都只反映了事物的某个侧面,具有一定的片面性。

4. 多因多果 多因多果指多种病因引起多种疾病,例如高脂膳食、缺乏体力活动、吸烟和饮酒引起冠心病、脑卒中和乳腺癌等。这些疾病的多个病因可能完全共同,也可能是一部分相同。多因多果实际上是将单因多果与多因单果结合在一起,从而全面地反映事物的本来面目。

第二节 病因研究的方法与步骤

一、病因研究的方法

原因未明疾病病因研究是医学领域各学科研究的热点，不同的学科都有各自不同的研究方法。流行病学探讨病因是以疾病的实际分布为依据提出病因假设，然后通过流行病学方法反复检验，验证假设的因素与疾病的因果关系。流行病学原因未明疾病病因研究的基本过程归结为这样一个过程：提出病因假设→检验和验证病因假设→进行病因推断。这个过程需要病因研究的流行病学方法作为支撑。

（一）描述性研究

描述性研究是提出病因假设的主要方法，包括现况研究、生态学研究、病例报告等。现况研究主要是描述疾病在不同时间、不同地区和不同人群中的分布特征，从疾病分布特点寻找病因线索。生态学研究是以群体为观察单位，寻找致病因素与疾病的关系。病例报告则是通过患者的暴露特征而从中获得可能的病因线索。许多重要的流行病学成就都是从描述性研究着手，观察疾病的分布中获得启发的。

（二）分析性研究

分析性研究是针对描述性研究提出的病因假设进行检验的方法，包括病例对照研究和队列研究。病例对照研究是由果找因的回顾性研究，通过病例组与对照组危险因素过去暴露的比较，估计各研究因素暴露所致的患病风险。队列研究从方向上是由因找果的，属于前瞻性的研究方法，比较暴露组与非暴露组的发病或死亡的风险，获取暴露因素所致的相对危险度。

（三）实验性研究

实验性研究是验证病因的方法。根据研究对象不同，如病人、某病的高危人群（血压较正常高人群）或社区人群，实验性研究分为临床试验、现场试验和社区试验。

实验性研究，由于研究对象的精心选择，分组为随机化分组，实施的措施为人为干预的措施，且为前瞻性研究，得出的结果更为可信。目前临床随机化双盲对照研究已经成为评价临床新药疗效的金标准方法。

不同研究方法的因果关系论证强度不同，表16-1进行了概括性总结，供学习和开展研究时参考。

表16-1 不同研究方法的因果关系论证强度

研究类型	论证强度
现场干预实验	强
随机对照试验	强
队列研究	次强
非随机对照试验	中
病例对照研究	中
现况研究	弱
生态学研究	弱
病例报告	弱

二、病因研究的基本步骤

根据上述各种研究结果，对比因果关联的判定标准，对病因是否成立进行综合性的逻辑判断，即完成了病因推断的整个过程。图 16-3 为流行病学病因研究的基本方法步骤。

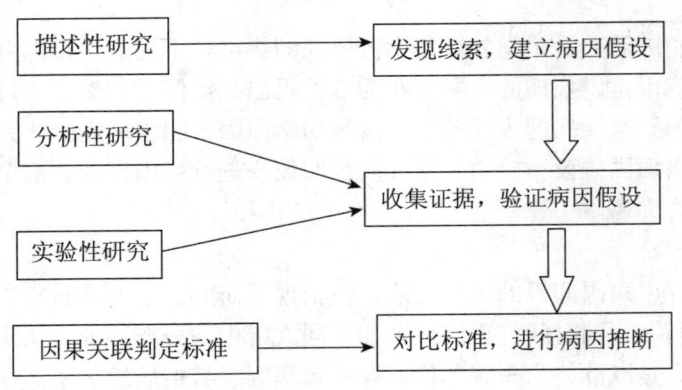

图 16-3　流行病学病因研究的基本方法与步骤

（一）观察疾病的三间分布，建立病因假设

描述性研究是发现病因线索，提出病因假设的主要方法。常用的描述性研究有病例报告、病例系列分析、个案调查、历史资料分析、随访研究、现况调查、生态学研究等。通过描述性研究可以进行疾病三间分布的分析，结合可能利用的临床资料和一些背景资料，仔细研究疾病的分布，找出分布的特点。这是一切流行病学研究的起点，通过分布的特点可以提出关于病因的各种假设。

病因假设是根据疾病分布和医学知识进行推理而建立的，在形成病因假设的过程中，常用到一个逻辑推理的原则，称为 Mill 准则（Mill cannon），它包括以下几种逻辑推理方法：

1. 求同法（method of agreement）　也叫"异中求同法"，指在发生相同事件的不同人群中寻找他们的相同点，这个相同点就很可能是该病的病因。例如在 1988 年上海甲型肝炎流行中，许多年龄、性别、职业、饮用水水源都不完全相同的病人，都有一个共同特点，即生食毛蚶，提示生食毛蚶可能是甲肝病毒感染的危险因素。

2. 求异法（method of difference）　指在某事件发生情况不同的人群中寻找他们的不同点。如果某病的发病率在 A 人群显著高于在 B 人群，在 A 人群中有某因素，在 B 人群没有该因素，则该因素很可能是该病的病因。如乙肝病毒感染者的肝癌发病率显著高于非乙肝病毒感染者，说明乙肝病毒感染可能是肝癌的病因。

3. 共变法（method of concomitant variation）　当某个因素出现的频度或强度发生变化时，该病发生的频率与强度也变化，则该因素很可能是该病的病因。如 Doll 和 Hill 在对吸烟和肺癌的队列研究中发现，随着吸烟剂量的增加，肺癌的死亡率升高，提示吸烟可能为肺癌的病因。

4. 类推法（method of analogy）　当一种疾病的分布与另外一种病因已清楚的疾病的分布相似时，则这两种病可能有共同的病因。如河北省 1963 年流行的"不明热"被判断为钩端螺旋体病，就是根据两者有共同分布特点而做出的病因假设。

5. 排除法　又称为"剩余法"，如果一种疾病有多种可疑的病因，而其中多种已被排除，仅余一种可能时，则此因素是该病的病因的可能性就大大增加。这种方法适用于危险因素较少而且已知的疾病，即除了已知的危险因素外很少有特例。例如，在 1988 年甲肝暴发的例子中，已知甲型肝炎是经饮水和食物传播为主的肠道传染病，所以在排除了饮水污染和其他共同的饮食因素后,只有生食毛蚶没有被排除,因此它就可能是病因了。

(二)收集证据,验证病因假设

在描述性研究的基础上,可以用分析性研究进一步探索和检验病因假设。分析性研究常用的研究方法有两种:病例对照研究和队列研究。用病例对照研究的方法可以回顾性地对可疑致病因素进行筛选,是一种由果找因的研究,初步检验病因假设,得出的只是统计学上可疑因素与疾病有无关联。队列研究是以前瞻性地观察暴露于可疑因素的人群与非暴露人群发病或死亡概率的差异,从而进一步检验该暴露因素与疾病的关系,是一种由因找果的研究。

在分析性研究的基础上,可以采用实验性研究进一步验证病因假设。实验性研究因为随机化分组、设立严格意义上的对照组、人为地施加干预措施,前瞻性地观察结果,其控制干扰因素的能力更强且由因到果地研究,因此验证病因假设的论证强度更高。常用的实验性研究方法有临床试验、现场试验和社区试验,其中随机化对照试验对因果关系的论证强度最高。

第三节 病因推断

一、因果关联的推断步骤

要探讨某因素与疾病是否为因果关系,首先应确定两者有关联(association)或联系。一般来说,经过病例对照研究或队列研究,发现某因素与某疾病有关联时,只是说明两者存在着统计学关联,并不意味着两者一定有因果关系。要确定因果关联,还需要排除虚假的联系及间接的联系。这两种联系是由各种偏倚、混杂(混淆)、机遇(chance)而引起。因此,在推导是否存在因果联系时,必须仔细审察得到有关联结果的研究是否有偏倚(如选择偏倚、测量偏倚、混杂偏倚等),是否由机遇形成。再根据病因推断标准进行综合性的判断。因果关联的推论步骤见图 16-4。

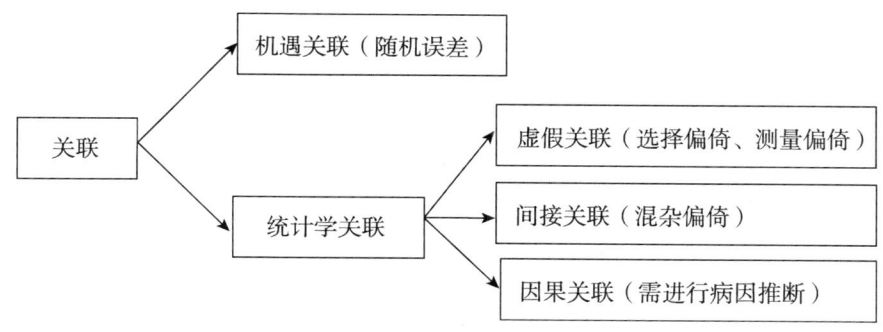

图 16-4 因果关联的推论步骤

(一)统计学关联

统计学关联是判定因果关联的基础和前提。病例对照研究中,当某疾病 D 有某因素 E 的比例,显著高于非该疾病中有 E 的比例,并达到统计学显著水平时,叫有统计学关联。队列研究中,当暴露因素 E 在人群中变动后某疾病 D 的频率或强度也变动,则为二者有关联。

因为绝大多数的病因研究都是抽样研究,需要做统计学的假设检验,以排除由随机抽样误差导致的偶然关联。当经过统计学假设检验达到显著性水平后,可认为 E 与 D 有统计学关联。但是有统计学关联时还有三种可能,即:虚假的联系、间接的联系及因果关联。在判断是否为因果联系前必须排除虚假的联系及间接联系的可能,然后进行病因推断(causal inference)。

（二）虚假的联系

虚假的联系（spurious association）是由于研究过程中产生的偏倚（bias）导致本来没有联系的某个因素和疾病之间表现出统计学上的联系。如研究对象选择不当、测量方法有错误、研究的设计存在问题都可导致虚假的联系。

例如在病例对照研究中，如果调查者对病例和对照的态度不同，对于病例有意无意地诱导性提问，以期得到想要的阳性结果。这种调查偏倚可能导致本来没有联系的某个因素和疾病之间表现出统计学上的联系，而这种联系是虚假的联系，这两个事物实际上不存在联系，是在研究过程中有意或无意（如研究设计的缺陷、调查方法的错误等等偏倚）造成的假象。因此在分析结果时，一定要确定研究设计、实施及资料分析合理，各种偏倚都得到了有效的控制，这样才能排除虚假联系的可能性。

（三）间接的联系

间接的联系（indirect association）也叫继发的联系（secondary association）。当两种疾病（或事件）本身不存在联系，但是它们都与某因素有联系，导致这两种疾病存在统计学上的联系，但是这两种疾病（或事件）的联系是间接的联系。如白发与年龄有关，肿瘤的患病率也随年龄而增加，于是就出现白发的人比非白发的人的肿瘤患病率高，并且有统计学上显著意义，但是事实上白发并不是肿瘤的病因。这种间接联系的出现，是因为年龄与两种疾病都有关，它是一个混杂因素。

（四）因果关联

排除了虚假的联系和间接的联系之后，两事件间的联系才有可能是因果关联（causal association）。但是还不能直接下因果关系的结论，因果联系还要满足一些其他条件，例如原因一定要发生在结果之前，两者要空间上相伴随等。总之，还需要根据因果关联的判定标准进行因果关系的推断。

二、判断因果关联的标准

在排除虚假的联系及间接的联系后，判断两个因素之间是因果联系还必须符合下列几项标准。这几项标准是 1964 年美国卫生署长在判断吸烟与肺癌的联系的性质时，应用的系统研究方法。1965 年 Hill 进一步研究而发展了此步骤，人们称之为 Hill 标准（Hill criteria）。目前流行病学家一般均遵循他们制定的步骤与标准判断因果联系。

（一）关联的时间顺序（temporality of association）

"因"一定要在"果"之前，即接触致病因素在前，疾病发生在后，此条件在判定病因中是必需的。而且对于慢性病，"因"与"果"之间还要有一定的时间间隔。如某可疑病因确实作用于某病发生之后，则可以否定其为该病的病因。这一点在前瞻性研究如队列研究和实验性研究中比较容易判定，而在病例对照研究或横断面研究则常常难于判定。因为是在同时调查可能的病因与结果，特别是慢性病发病时间不明确，常难于判定"因"与"果"两者谁先谁后。

（二）关联的强度（strength of association）

流行病学中评价关联强度的指标主要有相对危险度（RR）和比值比（OR）。某因素与某疾病的关联强度（RR 或 OR 值）越大，说明该因素与该病存在因果联系的可能性越大，而存在虚假联系和间接联系的可能性越小。已知吸烟与多种疾病有联系，吸烟与肺癌的联系的 RR 值远高于与急性心肌梗死的 RR，提示吸烟与肺癌存在因果联系的可能性大于与急性心肌梗死存在因果联系的可能性。弱的关联也可以作为一种因果联系，但要注意弱的联系可能受混杂及偏倚的影响。

（三）关联的一致性（consistency of association）

多次研究得到同样结果叫一致性或可重复性。例如同一暴露因素与疾病的关联，在不同时间、不同地区以及不同的人群中由不同的研究者获得同样的或类似的结果，则说明该关联的可重复性好，更支持其为因果联系的可能。因为，许多研究者犯了同样错误，出现同样偏倚的可能性不大。历史上对于吸烟与肺癌的关系的研究，用病例对照研究、队列研究方法，在多种人群中观察，都得到吸烟与肺癌有联系的结果。这种高度的一致性非常支持这种联系是因果联系。但是，没有取得一致的结果也不能排除因果联系的推论。因为，有时暴露水平不足或其他情况可能在某些研究中减弱了此种联系。

（四）关联的特异性（specificity of association）

指病因与疾病有严格的对应关系，某因素只引起某种特定的疾病，某种疾病只能由某个因素引起。特异性在传染病中比较常见，但是对于多病因的非传染性疾病，则是非必须的条件之一。一般来说，当关联具有特异性时，可加强病因推断的说服力；但是当不存在特异性时，也不能因此排除因果关联的可能性。

（五）剂量反应关系（dose-response relationship）

随着某因素暴露剂量增高（或减低）或时间延长（或缩短）而联系强度（或者人群某病发病率、患病率）也随之升高（或降低），叫作有剂量反应关系。在无偏倚的研究中发现明显的剂量反应关系，则强有力地支持因果联系。吸烟与肺癌则有明显的剂量反应关系，随着吸烟量增多，OR 值显著增加。没有发现剂量反应关系并不能否定因果联系。因为，可能剂量没有达到发生反应的"阈值"，或者已达到饱和。一般仅在一定的剂量范围内才发生剂量反应关系。

（六）关联的合理性（biologic plausibility of association）

即言之有理，指疾病与暴露因素的关联能够用现有的医学和其他自然科学知识进行合理的解释。如果这种联系与其他知识相符合，则为因果联系的可能性就大些。实验室实验发现此暴露因素作用后可引起同样结果，则此暴露因素很可能与结果存在因果联系。但是，一时还找不到合理的解释时，也可能是相关学科知识尚未发展到一定水平，当进一步发展后可能是合理的。所以，目前似乎没有生物学上的合理性，也不要贸然否定其是因果联系。Snow 提出霍乱是由存在于病人粪便中活的致病微生物引起，经饮水传播的，直到 30 年后分离到霍乱弧菌才有了合理的支持。

（七）实验证据（experimental evidence）

指用实验方法证实去除可能的暴露因素后，疾病发生即减少或消灭，则表明二者更可能是因果联系。如戒烟后肺癌死亡率即下降；高血压病人减少食盐摄入量后，血压下降。有些病的病因很快引起不能逆转的变化，不管是否继续暴露（如 HIV 感染），也不能出现逆转。此种情况下，不能以没有逆转而否定其因果联系。

（八）关联的可重复性

一个研究报告的结果，可以在另一个现场（或实验室）得到验证，这就是研究的可重复性。是客观真理，就应该放之四海而皆准。具有重复性的研究，因果关系成立的可能性就大。

病因判定时必须根据已有的证据。在上述标准中，在判定因果关联时，正确的时间顺序是必须满足的。其次关联的强度、可重复性、剂量反应关系及实验证据具有非常重要的意义。其他标准可作为参考，不一定要求全部满足。一般来说，满足的条件越多，因果关联的可能性就越大。

三、病因推断举例

具体内容查看二维码 16-1。

病因推断举例

（赵景波）

第17章 流行病学研究的误差与偏倚

任何一项科学研究，包括流行病学研究，在设计、资料收集、数据分析和结果解释的过程中，由于各种已知或未知因素的影响，可能导致研究结果与真实情况不相符（即存在误差），严重时会使所研究的结果失去真实意义，有时甚至出现相反的结论，使得研究结果不能正确反映人群中暴露因素和疾病的真实联系。误差（error）就是指研究的样本值与总体值、测得值和真实值以及研究结果与真实结果之间的差异。误差可分为随机误差（random error）和系统误差（systematic error）。

第一节 误差和偏倚的基本概念

一、随机误差

随机误差（random error）是指在个体差异存在的前提下，由抽样而造成的样本指标与总体指标之间的差异，是由机遇所致，是客观存在且难以避免的，但可以用统计学方法做出估计并予以控制。

（一）随机误差的来源

由抽样而造成的样本指标与总体指标之间的差异。

（二）随机误差的基本特征

1. 随机误差没有固定的方向性，可能偏大也可能偏小，即可能高估也可能低估真实值，随机误差的范围可用置信区间估计。
2. 可通过增大样本量、采用分层抽样、选取合适的调查单位等措施来减少随机误差。
3. 随机误差是不可避免的，一般呈正态分布，误差的大小可以通过统计学方法估计并加以控制。

在抽样研究中，即便是完全遵循随机化原则来抽样，由于抽样的偶然性，每次所抽取的样本所包含的观察单位都不尽相同。因此，通过所抽取样本计算得到的统计量也不会总是与总体值完全吻合，即所谓抽样误差。与测量中的随机误差一样，多个无偏样本所得到的样本统计量服从以总体值为中心的正态分布，即这些样本统计量的均数趋向于总体值。抽样误差的大小可以通过统计学方法估计，适当增大样本量可以将抽样误差控制在一定范围内。

二、系统误差

系统误差（systematic error）是指在研究或推论过程中所获得的结果系统地偏离其真实值。它是由某些不能准确定量但恒定的因素造成的，使研究结果偏离总体真值的误差。因此，研究者应该尽量避免系统误差的发生，以保证研究结果的真实性。由于系统误差来源纷繁、形式多样，在医学研究，特别是流行病学研究中，应对各类系统误差的影响给予充分的重视及正确的估计。

（一）系统误差的来源

1. 受试者 抽样不随机、受试者本身变异。

2. 观察者 倾向性暗示、个人技术偏差。

3. 仪器、试剂 仪器未校正，使用不当，发生故障，试剂未标准化。

4. 非试验性外环境因素 气象、照明、振动、声响。

（二）系统误差的基本特征

1. 系统误差有固定的方向性。系统误差与随机误差不同，会导致所有的测量值与真实值相比有倾向性地偏大或偏小。例如，对一批观察对象检测某项指标，假如检测方法存在问题，可能导致所有受检者检测结果均偏高或均偏低。因此，系统误差又称为偏性或偏倚（bias）。

2. 系统误差是可以控制甚至避免的，也是必须加以控制的。系统误差可能发生于研究的设计、实施、数据分析等各个阶段。首先必须了解系统误差的各种可能的来源，通过完善设计、规范操作方法、校正仪器试剂、采用恰当的统计学分析方法等措施就可以在一定程度上控制系统误差。

三、随机误差与系统误差的关系

（一）随机误差与系统误差的联系

在研究过程中，所获得的结果与真实的情形存在的差异，是由随机误差和系统误差共同形成，而二者对研究结论的影响有时候并不能完全分清。在研究过程中，我们应尽可能减小系统误差和随机误差，但不能孤立地对待两种误差。通常一个研究的系统误差小，说明准确度高；随机误差小，意味着精密度高或稳定性好。如果一个研究的准确度很差，稳定性也就失去了意义；如果研究的稳定性很差，其准确度也就无从谈起。

当对较大的人群进行研究时，由于研究对象较多，随机误差就很小，所以重点应在如何控制系统误差方面；在实验室的研究由于样本一般较少，因此随机误差一般较大，所以重点应做好随机误差的控制，如随机抽样和随机分组。

（二）随机误差与系统误差的区别

在研究过程中，所获得的结果与真实的情形存在的差异虽然是由随机误差和系统误差共同形成的，但系统误差与随机误差之间又有着本质的区别。主要区别表现在：①随机误差在研究中不可避免，但可以通过在设计、增加样本量和用统计学方法将抽样误差限制在可接受的范围内。②系统误差则是错误，理论上是不容许存在的，其大小一般无法判别，且一旦发生，往往难以控制。③系统误差具有方向性，而随机误差无方向性。如测量视力时，若存在偏倚，不论测量几次，总是高于或者低于真实的视力值；若存在随机误差，在几次测量中既可出现高于真实视力的情况，又可出现低于真实视力的情况。

这里要强调的是，尽管一再强调控制系统误差的重要性，但在实际研究中完全消除系统误差很难做到。理论上，增大样本量可以减少抽样误差，但在实际工作中样本量的大小会受到人力、财力、物力和时间的限制，不可能无限制增大。且随着样本量的增大，非抽样误差（工作中的一些失误或差错）发生的可能性必然会随着工作量的增大而增加，也会增加发生误差的可能。

表 17-1 随机误差与系统误差的区别

项目	随机误差	系统误差
产生原因	个体生物学变异	研究方法的不同
	测量方法本身的随机变异	研究条件的不同
		测量或观察方法不同
	偶然因素	测量工具的不同
		人为因素
大小和方向	无固定的大小和方向	有固定的大小和方向
分布	正态分布	偏态或呈线性分布
是否可消除	否	是
增加样本量的作用	降低	没有作用
评价指标	可靠性或精确度	真实性

第二节 偏 倚

偏倚（bias）是指流行病学研究的设计、实施、数据分析等各个环节中发生的系统误差及结果解释的片面性。偏倚可存在于各种流行病学研究类型中，如现况研究、病例对照研究、队列研究和实验流行病学研究等。

一般根据产生原因将偏倚分为三大类：选择偏倚、信息偏倚和混杂偏倚。

一、选择偏倚

（一）定义

选择偏倚（selection bias）是指在流行病学研究中，当按一定的条件选择研究对象时，未做到随机抽样或无应答等导致研究样本代表性差，这时从所纳入的研究对象中获得的有关暴露因素与疾病的联系系统地偏离了该因素与疾病之间的真实联系，从而可能导致结论错误。

（二）选择偏倚产生的原因

选择偏倚主要发生于设计阶段，也可能发生于实施或数据分析阶段。

设计阶段导致选择偏倚的最直接、最常见的原因是选择研究对象的方法有问题，即非随机抽样，如采用方便抽样、典型抽样或以自愿者为对象等。原则上，凡是以非概率抽样的样本得到的结果，均不能进行统计学推断。如果抽样框架不明确或不恰当，即使（表面上看）采用了随机抽样方法，也不能获得有代表性的样本，如以住院病人为对象导致的偏倚、健康工人效应等。此外，研究对象的纳入或排除标准不当，也可能导致人为的样本偏性。

实施或数据分析阶段未能严格按照既定抽样方案选择研究对象。或者因为研究对象不合作，或在前瞻性研究中出现失访，从而导致最终纳入分析的研究对象只是所选样本的一部分，有可能对样本代表性或组间可比性产生影响。

（三）常见的选择偏倚

1. 入院率偏倚（admission rate bias） 亦有人称为就诊机会偏倚，最早由 J. Berkson 于 1946 年提出，又称伯克森偏倚（Berkson's bias）。所有疾病的患者的入院率都达不到 100%，特别是慢性病患者的入院率更低。当以医院就诊或住院病人作为研究对象时就有可能发生此种偏倚。不同疾病或不同医院的就诊率或住院率往往存在较大差异，其原因是多方面的，如医院的技术水平、疾病的严重程度、患者的经济状况、就诊方便与否等等。因此，在以医院内病人为研究对象时，应注意是否存在入院率偏倚。住院病人未必能反映非住院病人的情况，一家医院的病例未必能代表其他医院病例的情况。

例如，假设在一个50000人口的人群中研究一项高血压和皮肤癌的关系的研究，皮肤癌患者为病例，骨折患者为对照。假设人群中的皮肤癌患者和骨折患者人数各为5000人，高血压的患病率均为10%，即高血压患者各为500人，未患高血压者各为4500人。如表17-2所示，结果显示高血压和皮肤癌没有关联（$OR=1.0$）。

表17-2 人群中高血压、皮肤癌和骨折患者的分布

是否患高血压	皮肤癌患者	骨折患者
患高血压	500	500
未患高血压	4500	4500
合计	5000	5000

$OR=(500\times 4500)/(4500\times 500)=1.0$

假设高血压、皮肤癌和骨折三者的入院率相对独立，分别是50%、10%和60%，则入院患者人数为：骨折患者中患高血压的500人中，因为骨折的入院率为60%，入院为300人；余下的病人中，50%暴露于高血压而入院，入院者为100人，总计入院人数为400人；骨折患者中未患高血压的4500人中，根据骨折的入院率60%，入院者为2700人；同样，皮肤癌患者中患高血压的500人中，入院者为275人；皮肤癌患者中未患高血压的4500人中，入院者为450人。如表17-3所示，结果显示高血压和皮肤癌有关联（$OR=4.13$），而且关联有统计学意义（$P<0.05$）。

表17-3 医院病例样本中高血压、皮肤癌和骨折患者的分布

是否患高血压	皮肤癌患者	骨折患者
患高血压	275	400
未患高血压	450	2700
合计	725	3100

$OR=(275\times 2700)/(450\times 400)=4.13$

表17-2和17-3结果表明，人群中高血压与皮肤癌没有关联，而以医院为病例的研究所得的结果，高血压与皮肤癌之间关联有统计学意义。由此可见，由于研究对象的入院率不同，使本来无关联的高血压与皮肤癌之间出现了强的统计学关联。

2. 现患病例-新发病例偏倚（prevalence-incidence bias） 最早在1955年由Jerzy Neyman提出，也称奈曼偏倚（Neyman bias），是指以现患病例为研究对象进行研究与以新发病例为研究对象时进行比较，因研究对象的特征差异所致的系统误差。

病例对照研究或现况研究往往只纳入现患病例或存活病例，不包括死亡病例、病程短的病例或不典型的病例。这与队列研究中，研究对象多为临床观察到的新发病例相比，其病情、病型、病程和预后等都不尽相同。例如女性患直肠癌的生存时间明显长于男性，如选用现患病例作为研究对象，则病例中的女性患者比例就较新诊断的病例多。此外，某些病人在患病后往往对自身疾病有所了解，有可能会改变其原来的某些因素的暴露状况，导致了对危险因素与疾病关系的低估，由此而产生的偏倚即为现患病例-新病例偏倚。例如，Friedman等曾用病例对照和队列研究方法比较Framingham心脏病中男性的血清胆固醇水平与冠心病的关系，队列研究

的血清胆固醇是第一次基线测量资料,病例对照研究中的血清胆固醇是第六次测量资料(表17-4)。队列研究的结果证实,血清胆固醇升高可以增加发生冠心病的风险($RR=2.40$)。病例对照研究结果显示病例组与对照组在暴露因素上无差异($OR=1.16$,$P>0.05$)。进一步分析发现,队列研究中,冠心病新发病例中,高胆固醇者占42.3%。而病例对照研究中,冠心病现患病例中,高胆固醇者只占25.1%,表明研究对象中长病程的病例大多已接受治疗或因患病而改变危险因素,例如戒烟、低胆固醇饮食、体育锻炼等,降低了血胆固醇的暴露水平,从而低估了暴露与疾病的联系。

表17-4 血清胆固醇与冠心病的关系

血胆固醇 (mmol/L)	队列研究			病例对照研究		
	发病	未发病	合计	病例	对照	合计
≥75	85	462	547	38	34	72
<75	116	1511	1627	113	117	230
合计	201	1973	2174	151	151	302
χ^2		34.504			0.292	
P		0.000			0.589	
RR(OR)		2.40			1.16	

(Friedman CD,1966)

3. 检出症候偏倚(detection signal bias) 又称揭露伪装偏倚(unmasking bias),是指某因素与某疾病在病因学上虽无关联,但由于该因素的存在而引起该疾病症状或体征的出现,从而使患者及早就医,有更多接受检查的机会,导致具有该因素的人群比其他人有较高的疾病检出率,以致得出该因素与该疾病相关联的错误结论。在以医院为基础的病例对照研究中检出症候偏倚的影响尤其明显。例如,1975年Ziel等人进行病例对照研究探讨服用雌激素与发生子宫内膜癌之间关系的研究时发现,病例组服用雌激素的比例显著高于对照组,由此推断服用雌激素与子宫内膜癌发生有关。但后来许多学者认为服用雌激素与子宫内膜癌之间的关联是一种虚假的关联,是由于检出症候偏倚所致。这种联系可能是由于服用雌激素能刺激子宫内膜生长而导致子宫出血,这些病人会因为出血而频繁接受检查,从而增加了子宫内膜癌的检出机会。而未服用雌激素者,由于没有或者很少有子宫出血症状而未能及时就诊接受检查,使患该病者不易及早得到诊断。这使得病例组的暴露比例增高,从而导致二者间的虚假联系或高估了二者间的联系。

4. 无应答偏倚(non respondent bias)或失访偏倚(lost to follow up bias) 在流行病学调查研究中,那些因各种原因不回答或不能回答所调查的问题的人称为无应答者,由于无应答者的患病状况或危险因素的暴露情况与应答者可能不同,由此而产生的偏倚称为无应答偏倚。无应答偏倚在观察性研究或实验性研究中均可发生。造成无应答的原因是多方面的,如身体健康状况、对健康关心程度、对调查内容是否感兴趣、调查内容是否敏感、外出未遇以及调查员的调查方式、方法等均可影响研究对象的应答率。一般要求应答率应达到90%(至少80%)以上,否则很可能导致偏倚。如果无应答率较高,则应进一步分析无应答者与应答者在年龄、性别、职业基本特征上是否有差异,以及病情轻重、干预措施等是否有不同,从而来评估无应答对研究结果的影响大小。

失访是无应答的另一种表现形式,是指在随访性研究中,研究对象迁移、意外死亡或拒绝合作,未能按照计划完成随访,从而导致最终不知道研究对象的结局。失访在队列研究中很容易发生,是此类研究选择偏倚的主要来源之一。例如,一项关于航空公司飞行员飞行时间与噪声引起的听力损伤的回顾性队列研究，调查了从 1985 年到 2000 年 3000 名飞行员的航空公司的档案资料，其中查阅到 1000 人的听力检查和测试记录。在控制了其他听力损伤的原因后，经过统计分析发现飞行时间和听力损伤之间联系有统计学意义。但接下来调查发现，有 75% 的飞行员并没有被记录其整个职业生涯的最大飞行时间（没有记录到最后飞行的时间，出现失访）。由于失访的存在，增强了飞行时间与听力损伤之间的联系，得出错误的结论。

5. 易感性偏倚（susceptibility bias） 有些因素可能直接或间接地影响观察人群对所研究疾病的易感性，如果该类因素在不同组间有差异，就可能导致所研究暴露因素与某疾病或结局之间的联系被歪曲，由此而产生的偏倚称为易感性偏倚。所谓健康工人效应（healthy worker effect）就是易感性偏倚的典型例子。例如，在美国进行的一项研究低剂量核辐射与全死因死亡关系的队列研究中，暴露组选择的是在美国伊利诺伊州北部核电站工作的工人，对照组选择的是性别、年龄和种族与核电站工人一致的伊利诺伊州北部普通居民。因为进入核电站工作需要符合一定的健康标准，经过严格的体检筛选，因此核电站的工人比一般人群健康状况更好，具有比一般人群更低的死亡率，因此这项研究低估了暴露于低剂量核辐射与死亡之间的真实关系。

6. 志愿者偏倚（volunteer bias） 当以志愿者为研究对象，或者由研究对象自身来决定是否接受研究措施或接受哪种措施，就有可能导致错误的结果。例如，美国疾病预防控制中心曾经对参加过原子弹爆炸试验的人员白血病发病情况进行追踪观察，最终追踪到参与试验总人数中的 75% 的试验参与者，其中有 82% 的观察对象是由研究者追踪到的，另 18% 是因为听到相关的宣传后自己主动要求参加的，在两组人群中分别筛查出 4 例白血病患者。显然，主动要求参加的对象中具有更高的检出率，主动参加的原因是因为他们担心自身的健康，这种担心可能源于更高的暴露水平或已出现身体的不适。

选择偏倚是流行病学研究中最常见的一类偏倚，除上述的常见选择偏倚外，如 meta 分析中的发表偏倚（publication bias），疾病筛检评价中的领先时间偏倚（lead time bias）、病程长短偏倚（length bias）、排除偏倚（exclusive bias）等都是选择偏倚。

（四）选择偏倚的控制

如果存在选择偏倚，其对研究结果往往会产生较大影响且难以评估，试图在数据分析阶段采取一定方法来消除或校正也十分困难。因此，控制选择偏倚的最佳方法是充分了解选择偏倚产生的原因及可能的来源，完善研究设计，提高资料收集的质量。特别要注意下列几个方面：

1. 建立和利用健康监测系统信息 通过健全的健康信息系统，掌握全人群有关暴露和疾病的信息，可以从中获得有代表性的样本。例如许多欧美发达国家已经普遍建立起了全民健康信息系统，使得研究人员在进行流行病学研究时能够获得全人群有关疾病发生和死亡的资料，从而最大限度地避免选择偏倚对结果的影响。

2. 采用严格科学的研究设计 在研究设计过程中应明确目标人群和样本人群，根据研究的性质预测样本建立过程中可能产生的各种选择偏倚，并采取相应的措施以减少或控制选择偏倚的发生。病例对照研究中，对照人群应尽可能选择社区样本，若病例组只能从医院选择样本，也应在不同地区、不同等级的医院中随机抽样，也可根据所研究疾病的自然史和其人群分布特点，在不同病情、病程和临床亚型的病例中获取所需样本。队列研究中，可设立多个比较组，可将暴露人群的发病水平与全人群的发病水平相比，或与不同暴露水平或非暴露的其他队列相比。实验研究则应遵循随机对照原则。

3. 加强随访、提高应答率 在队列研究和干预试验的实施过程中，应动态地掌握整个队列的变迁，定期随访、记录队列中有关暴露与疾病的变化，做好研究的宣传和解释工作，减少中途退出和失访。现况调查中应通过各种途径增加对象对研究意义的了解，减少研究给对象带来的不便，对无应答者应尽量获取其有关信息。对无应答或中途退出者与应答或完成随访者做一些基线变量的比较。

二、信息偏倚

(一) 定义

信息偏倚（information bias）又称观察偏倚（observation bias）或测量偏倚（measurement bias），是指研究实施过程中，获取有关暴露或疾病的信息时产生的系统误差。由于信息资料的收集方法存在问题，导致所获得的信息与真实情况不相符，从而导致研究结果出现偏差。信息偏倚在各类流行病学研究中均可发生，可来自研究对象、调查者，也可来自用于测量的仪器、设备、方法等。

信息偏倚也称为错误分类偏倚（misclassification bias），包括暴露因素错分和结局错分。例如，在队列研究中，分组时将非暴露者错分到暴露组，或将暴露者错分到非暴露组，或将高暴露者错分到低暴露组。也可能出现结局（疾病）错分，如在结局判断时出现错误，将一些疾病的早期病人错判为无病（假阴性）。

错分会影响暴露与结局之间的关系的判断，主要有两种类型：无差异错分（nondifferential misclassification）和差异错分（differential misclassification）。如果暴露或结局在比较组间错分的比例相同时为无差异错分，也就是说无差异错分是指与暴露无关的结局错分或与个体结局状态无关的暴露错分。在这种情况下，所有的研究对象（无论是暴露还是结局状态）都有相同的比例被错误分类。与之相反，暴露或结局在比较组间错分的比例不相同时为差异错分，这时会发生与结果有关的暴露错分或与暴露有关的结局错分。无论是差异错分或无差异错分，都会导致研究结果出现偏差。

例如，在一项研究饮用咖啡与胰腺癌关联的病例对照研究中，调查胰腺癌病例和对照各300例，病例组的暴露率（饮用咖啡的比率）为200/300，对照组为150/300，计算得 $OR=2.00$。假设通过调查问卷获得饮用咖啡的信息，只有80%的饮用咖啡的研究对象（无论是否患胰腺癌）在问卷中如实报告饮用咖啡，同样的有90%不饮用咖啡的研究对象报告饮用咖啡。尽管为无差异错分，也会导致效应值估计的偏差，$OR=1.60$，即低估了暴露与疾病的联系强度。见表17-5，17-6。

表17-5 饮用咖啡与胰腺癌的关系

分组	是否饮用咖啡		合计
	是	否	
病例组	200	100	300
对照组	150	150	300
合计	350	350	600

True odds ratio (OR) = (200/100)/(150/150) = 2.00

表17-6 无差异错分对效应值的影响

分组	是否饮用咖啡		合计
	是	否	
病例组	(200×0.8)+(100×0.1)=170	(200×0.9)+(200×0.2)=130	300
对照组	(150×0.8)+(150×0.1)=135	(150×0.9)+(150×0.2)=165	300
合计	305	295	600

Observed odds ratio = (170/130)/(135/165) = 1.60

(二) 信息偏倚产生的原因

1. 资料收集方法不正确 如仪器、试剂等存在问题，调查表设计不当，或操作时未严格遵循规范要求。

2. 信息收集方法不一致　如不同组间采用不同的资料收集方法或由不同的调查人员来收集信息。

3. 主观因素的影响　主观因素的影响可能来源于研究对象，如故意隐瞒或夸大事实，也可能来源于资料收集人员，如有意或无意间有倾向性地针对不同的对象收集某些信息。

(三) 常见的信息偏倚

1. 回忆偏倚 (recall bias)　回忆偏倚是指研究对象在回忆以往发生的事情或经历时，由于在准确性和完整性上的差异所致的系统误差。回忆过去暴露的错误会导致对暴露状态的错误分类，从而使研究结果产生偏差。回忆偏倚在病例对照研究中最常见，如调查的事件或因素发生的频率或强度甚低，未给研究对象留下深刻印象而被遗忘；或者所调查事件是很久以前发生的事情，研究对象记忆不清；也可能是由于不同组别的研究对象对调查的内容或事件关心程度不同，以至回忆时的认真程度有差异等。与主观标记相比，暴露或易感性的客观标记更不易记忆。例如，在一项20世纪50年代做的一项关于信息偏倚的研究中，Lilienfeld和Graham比较了体检和由病人自述来获得以往是否做过包皮环切术的信息。在这个研究中，84个曾经做过包皮环切的病人中只有37个回答做过这个手术，108个没有做过包皮环切术的人当中有89个回答没有做过这个手术。研究对象对他们是否做过包皮环切术的陈述的敏感性和特异性分别为44%和82.4%。

表17-7　病人陈述与体检发现对于获得包皮环切术信息的差异

病人陈述	体检发现			
	是		否	
	N	%	N	%
是	37	44.0	19	17.6
否	47	56.0	89	82.4
合计	84	100.0	108	100.0

(AM Lilienfeld, et al 1958)

2. 调查者偏倚 (interviewer bias)　调查者在收集、记录和解释来自研究对象的信息时发生的偏倚称为调查者偏倚。在病例对照研究中，研究者了解研究对象的病情，将会影响对暴露信息的获得、记录和解释。相比较对照而言，研究者会有意识或无意识地更希望获得与病例相关的暴露信息。同样在进行其他类型的流行病学研究比如队列研究时，当研究者在获取研究组和比较组信息时出现系统性的偏差也会导致调查者偏倚。例如，在一项研究非甾体抗炎药与胃食管反流病关系的病例对照研究中，研究人员在进行质量控制过程中发现一些医学生作为调查员在调查过去一年服用非甾体抗炎药的情况时，除了向胃食管反流病的患者出示一份非甾体抗炎药的清单，可能还会详细解释哪些药物不属于非甾体抗炎药，比如阿司匹林。而对于对照组，只是让其根据清单上的药物来回答，不做过多的解释。

3. 诊断怀疑偏倚 (diagnostic suspicion bias) 和暴露怀疑偏倚 (exposure suspicion bias)　如果研究者事先了解了研究对象对可疑因素的暴露情况，在作诊断或分析时，可能会做出有倾向性的判断，从而导致高估暴露因素与某种疾病或结局的关联。例如对暴露者或实验组进行非常细微的检查，而对非暴露者或对照组则不然，从而使研究结果出现偏差，即诊断怀疑偏倚。诊断怀疑偏倚多见于临床试验和队列研究，特别是在诊断亚临床病例、判断药物的毒副反应时更容易产生。

反之，研究者若事先了解研究对象的患病情况或某种结局，可能会对其以与对照组不可比的方法探寻认为与某病或某结局有关的因素，如多次认真地调查和询问病例组某因素的暴露史，从而导致错误结论，此即暴露怀疑偏倚。

4. 报告偏倚（reporting bias） 报告偏倚是指由研究对象有意地夸大或缩小某些信息而导致的偏倚，因此亦被称作说谎偏倚。例如调查冶游史或青少年的吸烟史等，可能会有相当部分的被调查者不能如实报告。若涉及劳保、福利等，对一些问题的调查如职业危害，研究对象可能会夸大某些暴露信息。在对某些职业人群进行健康调查时，一些研究对象可能会为继续从事该职业而故意缩小某些患病信息。

5. 检测偏倚（detection bias） 检测偏倚是指由于测量方法或仪器等存在问题而导致测量值与真值间出现系统误差。如测量方法的标准或程序不统一，分析、测试条件不一致，所用仪器、设备校正不准确，试剂不符合要求，以及操作人员的技术问题等，均可导致测量结果的不正确，使测量结果偏离真值。此外，在调查研究中，所用调查表设计的科学性，记录是否完整，调查人员对工作的认真程度以及访问方式、态度等，均可导致获得的信息存在偏倚。

（四）信息偏倚的控制

1. 完善信息收集方法 尽可能选用准确、客观的指标进行定量测量。仪器、设备进行校正，调查表设计时尽量采用封闭式问题等。不同组间信息收集方法要一致采用相同的方法和相同的人员收集信息。对信息收集人员进行严格培训要求信息收集人员端正科学态度，实事求是，一丝不苟，掌握并严格遵循统一、规范的工作程序及判断标准，提高收集资料的可靠性。

2. 采用盲法收集资料 根据研究内容，收集信息时尽量采用盲法。使研究对象和（或）研究人员不知道研究对象的分组情况，减少主观因素的影响。

3. 完善质量控制方法 设立专职或兼职质控员，对所收集信息资料的真实性、完整性等随时监控，及时更正或补充，并对整个研究过程进行必要的监控和评价。

4. 运用合适调查技术 对敏感问题进行调查时，尽量采用敏感问题调查的技术或方法，如设计适当的问卷，应用随机应答技术等，避免报告偏倚。调查中适当增加一些与调查目的无关的变量，分散研究对象的注意力，减少主观因素的影响。

三、混杂偏倚

（一）混杂偏倚的定义

混杂偏倚或称混淆（confounding），是指在流行病学研究中，某暴露因素与某种疾病或结局的联系被其他外部因素所混淆（歪曲或干扰），掩盖或夸大了研究因素与疾病或结局的联系，从而部分或全部歪曲了两者之间的真实联系，这个外部因素就称为混杂因素（confounder）。

混杂因素是指除所研究因素之外的其他与所研究疾病相关联的因素，混杂因素应具备下列基本条件：首先，混杂因素本身也是所研究疾病的独立危险因子；其次，混杂因素必须与研究因素有统计学联系；此外，混杂因素不能是研究因素与研究疾病因果链上的中间变量。所研究的暴露因素、疾病或结局与混杂因素三者之间的关系见图 17-1。

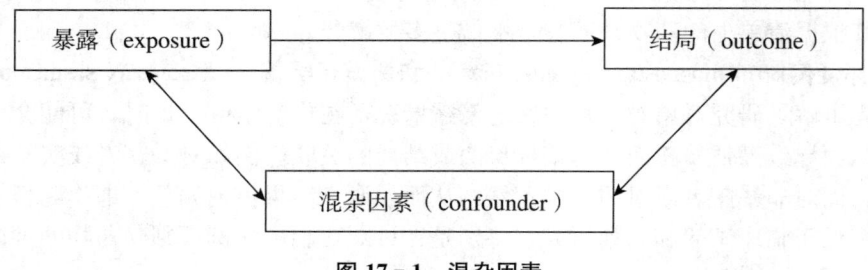

图 17-1 混杂因素

(二) 混杂偏倚的测量

1. 测量方法 对混杂偏倚的测量可以通过比较存在混杂因素时研究因素与疾病的效应估计值（如 RR、OR 等），与调整了该因素后的效应估计值来实现。按可疑混杂因素（f）将研究对象分层，然后采用 Mantel-Haenszel 法计算调整后的 OR 值 [记为 $aOR(f)$]，然后与未分层的 cOR 比较，如果：

$cOR = aOR(f)$，则 f 不是混杂因素；

$cOR \neq aOR(f)$，则 f 是混杂因素；

$cOR > aOR(f)$，称正混杂，即 cOR 高估了暴露与疾病之间的联系；

$cOR < aOR(f)$，称负混杂，即 cOR 低估了暴露与疾病之间的联系。

2. 测量实例 Shapiro 等 1979 年报告了一项在 29～49 岁妇女中进行的关于口服避孕药与心肌梗死关系的病例对照研究，结果提示有口服避孕药史者发生心肌梗死的风险增高，$OR = 1.68$（表 17-8）。

表 17-8 口服避孕药与心肌梗死的关系

口服避孕药	心肌梗死组	对照组	合计
服用	29	135	164
未服用	205	1607	1812
合计	234	1742	1976

$\chi^2 = 5.844$，$P = 0.016$，$OR = 1.68$

此处，考虑年龄可能是混杂因素。作为混杂因素，年龄应与所研究疾病有关联，随年龄增大发生心肌梗死的风险增加。从表 17-9 可见，心肌梗死病例大部分年龄较大，小年龄组所占比例很小，而对照组中，各年龄组所占比例大体相当；同时，年龄跟口服避孕药也有关联。从表 17-9 也可以看出，不管是心肌梗死病例组还是对照组，口服避孕药暴露率均以低年龄组较高，并随年龄增大而降低。生存分析结果表明，年龄既与所研究疾病有关联（$\chi^2 = 119.681$，$P < 0.001$），又与所研究暴露因素有关联（心肌梗死组与对照组 P 均小于 0.001），因此，年龄在这里就可能是一个混杂因素。

表 17-9 心肌梗死病例组与对照组年龄分布的比较

年龄（岁）	心肌梗死组			对照组		
	例数（n,%）	口服避孕药例数	暴露率（%）	例数（n,%）	口服避孕药例数	暴露率（%）
25～	6 (2.6)	4	66.7	286 (16.4)	62	21.7
30～	21 (9.0)	9	42.9	423 (24.3)	33	7.8
35～	37 (15.8)	4	10.8	356 (20.4)	26	7.3
40	71 (30.3)	6	8.5	371 (21.3)	9	2.4
45～49	99 (42.3)	6	6.3	306 (17.6)	5	1.6
合计	234 (100.0)	29	12.4	1742 (100.0)	135	7.7
χ^2		238.987			108.430	
P		0.000			0.000	

表 17-10 按年龄分层后的口服避孕药与心肌梗死的关系

年龄 （岁）	心肌梗死组		对照组		OR
	服用	未服用	服用	未服用	
25～	4	2	62	224	7.2
30～	9	12	33	390	8.9
35～	4	33	26	330	1.5
40～	6	65	9	362	3.7
45～49	6	93	5	301	3.9
合计	29	205	135	1607	$OR_{MH}=3.97$

按可疑混杂因素将年龄分 5 个层，分层后各个层内再比较心肌梗死组与对照组口服避孕药暴露情况，见表 17-10。并按 Mantel-Haenszel 法计算得到 OR_{MN} 为 3.97。$cOR<aOR$，为负混杂，即由于心肌梗死组与对照组在年龄构成上存在差异，从而导致低估了口服避孕药与心肌梗死之间的联系。

其混杂作用的大小按下式计算：

混杂偏倚 $=(cOR-aOR)/aOR=(1.68-3.97)/3.97=-0.577$

即年龄因素在组间的差别使 OR 值低估了 57.7%。

（三）混杂偏倚的控制方法

1. 限制（restriction） 是指针对某一或某些可能的混杂因素，在设计时对研究对象的纳入条件予以限制，如年龄、性别、职业等。在选择研究对象时，限制在具有一定特征的对象中进行观察，可排除其他因素的干扰。例如研究对象被限定为不吸烟者，则吸烟这一潜在的混杂因素就被去除了。限制虽然可以提高组间可比性，但同时会降低样本的代表性，使研究结果外推至一般人群时受到限制。

2. 匹配（matching） 是指在选择研究对象时，使各组间在一个或多个潜在的混杂因素上（例如，年龄、性别、种族或居住地等）相同或接近，从而减少或消除混杂因素对研究结果的影响。可以进行个体匹配，即选择一个病例和一个或多个与之特征相似的对照（如相同的年龄、性别）；也可以进行频数匹配，即选择一组个体作为对照组，使之与相应病例组在某些特征上比例一致。在实践中，匹配通常用于病例对照研究，但在一些小型的干预研究，特别是社区试验，匹配也较为常用。虽然匹配可以增加研究效率，但许多研究信息受到局限，匹配因素越多，受限制的信息越多，研究成本就越大。因此一般认为，匹配因素不宜太多，以只匹配主要的混杂为宜。目前，随着计算机网络信息系统的发展，人群健康信息系统的日益健全，特别是欧美国家普遍具有较为完整人群健康保健信息记录，以人群为基础的流行病学观察研究日趋增加，通常可以得到足够大的样本来进行分层分析和多因素分析，匹配研究的应用已经日趋减少。

3. 随机化（randomization） 在实验研究中，采用随机分组方法将研究对象分到不同的处理组，分组后可以比较各组间在可疑混杂因素上是否一致，从而评估是否存在混杂偏倚。也可采用区组随机化分组方法，即先将研究对象按可疑混杂因素分成多个区组，每个区组内的研究对象再随机分配到各个处理组中，从而保证各处理组间在区组因素上保持一致。这是一个控制混杂的有效方法，它能保证已知重要的因素和未知混杂因素在比较组间分布均衡，通常样本量要求相对较大，但是这种方法只能用于实验研究中。

4. 分层分析（stratified analysis） 是指将研究对象按照混杂因素分层，若各层间研究因素与疾病之间的联系一致时，可用 Mantel-Haenszel 分层分析方法进行分析，计算得到将该混杂因素调整后的效应估计值。分层分析一次只能控制一种混杂因素，且分层数不宜过多，随分层数的增多样本量随之增大。如要控制多个混杂因素就需要在层内再分层,往往受到样本量的限制而难以进行。

5. 标准化法 将各组混杂因素的水平调整为一致,然后计算调整后的标化率或 OR 值。

6. 多因素分析 如果需控制的混杂因素较多,往往受样本量的影响,分层分析常不适用。在这种情况下,可应用多因素分析方法予以控制,如多元协方差分析、Logistic 回归分析等。19 世纪 60 年代,Cornfield 提出了 Logistic 回归模型,目前已成为现代流行病学危险因素和预后研究的首选方法。Logistic 回归模型进行多因素分析,能同时控制多种混杂因素的作用,进一步筛选出主要的危险因素或预后因素,并反映其在决定发病以及预后中的相对作用的大小。

(杨建洲)

第18章 循证医学与循证决策

循证医学（evidence-based medicine，EBM）最早是由加拿大一位临床医生提出的一个理念，针对临床医学实践中存在的诸多问题提出的一种规范临床实践的理论。它的核心是有意识地、明确地、审慎地利用现有最好的证据制定关于个体病人的诊治方案。实施循证医学意味着医生要慎重酌定最好的研究证据、临床经验和病人的意见进行实践。因此最早的循证医学的概念从狭义上讲应当称为循证临床实践（evidence-based clinical practice）或循证临床医学（evidence-based clinical medicine）。随着循证医学学科的发展，循证医学已经不单单是临床医学的实践规范，也包括预防医学的人群干预，即在制定宏观卫生决策和进行预防疾病的过程中也要遵守循证医学的原则。从这个意义上讲，循证医学的研究领域包括两个方面：一个是针对个体病人的循证临床实践，另一个是针对群体医学的宏观决策。简言之，循证医学是如何遵循证据进行医学实践的学问，是从传统的经验医学向以科学证据为基础的求证医学转化的一次飞跃。

第一节 循证医学的概念及意义

一、循证医学的定义及解析

循证医学，又称求证医学或实证医学。加拿大著名临床流行病学家David Sackeet教授将循证医学定义为"慎重、准确和明智地应用所能获得的最佳研究依据，对个体患者所做出的医疗决策"。按照循证医学的定义，临床实践应有科学依据，强调按证据决策。而证据是已有的研究结果，研究阶段是求证，实践则是使用证据。循证医学的核心思想是在临床决策中慎重、准确、明智地运用在临床研究中得到的最新、最有力的科学研究信息来诊治病人，使临床决策建立在具有说服力和充足的证据的基础之上，从而使诊疗手段、方法更具有效性和安全性。循证医学改变了传统的经验医学模式，它在临床实践中的应用极大地改善了临床医疗服务的质量。

循证医学强调临床证据，强调不是根据直觉得到的非系统的临床经验以及疾病的病理生理的基础知识，而是在提出问题基础上寻找证据，继而对这些证据进行评价和说明，最后用这些证据指导临床实践。任何临床医疗决策的制定都建立在客观的科学研究证据基础上。

EBM是将最好的研究证据与医师的临床实践经验和病人价值三者之间相结合。最好的证据来自医学基础学科和以病人为中心的临床研究。如果忽视临床实践经验，即使是得到了最好的证据也可能用错，因为最好的临床证据也必须结合每一个具体病人的实际情况应用，而如果缺乏最好、最新的外部证据，临床医生可能采用实际并无疗效甚至有害的药物或疗法，给病人造成伤害。也就是说，循证医学是在临床医疗实践中对患者的诊治决策，应该建立在最新的科学依据的基础上。这意味着临床医生的专业技能应该与现代系统研究所获得的最佳成果（证据）有机地结合，用以指导临床实践。

循证医学的具体实施步骤就是提出问题，检索和评估相关文献资料，然后把所获得的证据用于临床实践的过程。许多学者认为随机对照试验（randomized control trial，RCT）在医学科学研究中的广泛应用可以与显微镜的发明相媲美。依据随机对照试验以及以此为基础的 Meta 分析研究结果进行临床实践的观点，已经逐渐被临床医学家所接受。循证医学将有助于培养临床医师应用医学文献去解决临床实际问题的能力，并将医学研究成果用于临床实践。现在廉价的电子数据库和广泛应用的电子版读物以及互联网资源，使得临床医师能够方便地从世界范围内获得大量的医学科学研究资料，这就为临床医师正确地做出临床决策提供了便利条件。

二、循证医学产生的背景和基础

（一）循证医学产生的背景

临床医师通常通过以下途径来了解医学的进展和提高医疗水平：①查找医学文献，包括实践指导、编者按、广告文章等；②向专家进行咨询；③听医学讲座、看广告栏、与医药公司代表交谈。但来源于上述的资料都可能带有不同程度的偏性，有时各种来源的意见并不一致。由于现代临床流行病学的发展及应用，促进了临床医学研究，特别是随机对照试验日益被人们接受和应用，这样就产生了若干有科学价值的最佳研究成果，为循证医学提供最佳证据，推广应用于临床实践，必然会提高临床决策科学化和医疗水平。英国著名流行病学家 Archie Cochrane 首先提出将各专业领域的所有随机对照研究收集起来进行系统评价，为临床医疗实践提供可靠依据。这一观点立即得到国际医学界的强烈反响。于 20 世纪 80 年代出现了跨国合作的对某些常见重要疾病某些疗法的系统评价，对改变临床实践和指导临床研究方向产生了重大的影响，被认为是临床医学发展史上的一个重要里程碑。1984 年由加拿大 McMaster 大学制定了阅读指南，指南的主要目的是帮助临床医师阅读文献，确保知识更新。后来 McMaster 大学的工作小组与北美的一些同事们制定了一套新的使用者指南。它指导临床医生如何更有效地收集文献，指导如何说明临床研究的结果以及如何将它用于医疗上。新指南更注重提倡用从医学文献获得的最新信息解决病人的问题，即用从文献中获取、总结出来的信息解决每天遇到的临床问题，并将此称为循证医学。

（二）循证医学产生的基础

在经验医学时期，临床研究及治疗实践多以经验与推论为基础，根据自己的实践经验、上级高年资医生的指导、教科书与医学刊物上的研究报告为依据来处理病人的问题。经验医学的直接后果是，一些真正有效的疗法因不为公众所了解而长期未被临床采用；而另一些实际无效甚至有害的疗法，因从理论上推断可能有效而长期、广泛推广使用。经验医学使人过多迷信个别专家的所谓"经验"，而忽略了知识更新，认为他们的经验是金科玉律，无法更改。经验医学模式的临床研究因缺乏严谨的科研方法作保证，其结论常带有偏性，有时甚至出现来源于专家、文献、个人经验、讲座的意见有严重的分歧，而医生可能会轻信某权威专家的意见，最终导致严重错误的临床决策。例如硝苯地平（心痛定）用于治疗高血压，由于其降压效果及对肝、肾、骨髓等器官并无毒副作用，大多数病人可以耐受，因此较长一段时间来，都认为是一种安全有效的降压药，从而被广泛应用。也有人将其用于治疗急性心肌梗死及心力衰竭。但经多个随机对照试验的研究分析表明，硝苯地平虽能有效降低血压，但可以增加病人发生心肌梗死及死亡的风险。一种已广泛使用了 20 年的药物，最终才被人们认识到其安全性存在严重的问题。

循证医学的哲学起源可追溯到 19 世纪中叶或更早期。20 世纪 80 年代逐渐产生了循证医学的观念。1972 年，英国流行病学家 Archie Cochrane 在《疗效与效益：对卫生服务的随机思考》一书中首次提出了医疗保健如何做到既有疗效，又有效益；临床上应当对随机对照试验结果进行整理、分析和评价，并且不断地使其完善，从而为临床实践提供可靠的证据。20 多年来，循证医学的理论体系逐渐形成，1992 年 JAMA 杂志发表了循证医学工作组对"循证医学"的全面阐述。1992 年 10 月，Cochrane 中心在英国牛津成立。1993 年成立了世界 Cochrane 中心协作网（Cochrane Collaboration）。1995 年 10 月由美国医学会和英国医学杂志联合创办了《循证医学》杂志，它是循证医学发展的又一里程碑。英国的 Lancet 杂志撰文指出"Cochrane 协作网对现代医学的潜在意义可与人类基因组计划相比拟"。近年来，除了在临床医学生中传播循证医学的基本内容以外，已经建立了 15 个 Cochrane 中心。我国华西医科大学筹建的中国循证医学中心或称为 Cochrane 中心已于 1999 年 3 月注册成立。目前 Cochrane 协作网已经包括 50 余个专业协作组，几乎覆盖了整个临床医学领域，主要是获取临床综述，已经使循证医学的发展进入了一个新阶段。

三、循证医学与传统医学在处理临床问题时的区别

传统医学对于预后、诊断试验、治疗有效性的观察建立在非系统观察的临床经验、发病机制和病理生理知识的理解、对专家与经验依赖的基础上，所以，传统医学解决临床问题的方法是：①根据自己的经验和生物学知识；②阅读教科书；③请教专家；④阅读有关文献。而循证医学系统地记录治疗结果，可明显地增强对疾病的预后、诊断、治疗的信心。循证医学还认为，对于疾病基础知识的理解十分重要，它可以帮助说明临床观察的结果和证据，但对于临床实践的指导是不够的。循证医学认为，为恰当解决临床问题，应仔细采集病史，进行必要的体格检查，为诊断和治疗的决策提供尽量多的客观证据，在此基础上应阅读有关的原始文献并进行评价，决定如何用于临床，当然也不排斥向同事及专家请教。在循证医学原则指导下的临床实践，将为病人提供最佳的医疗服务。

四、循证医学在临床医学中的应用

大致可以概括为以下 6 个方面：
1. 促进临床医生个人业务素质和医疗水平的提高，紧跟医学发展前沿。
2. 促进临床医疗决策科学化，避免或少犯错误，避免或减少资源浪费。
3. 及时提出和解决临床难题，促进临床与临床流行病学学科的发展。
4. 促进临床教学和培训水平的提高，培养高素质人才。
5. 提供可靠的科学信息，有利于卫生政策决策科学化。
6. 使患者得到最好的诊断和治疗，从而最好地保障患者自身权益。

第二节　循证医学的研究内容

随着流行病学学科的发展，流行病学的方法和原理正在受到各个学科的广泛关注，得到了普遍的应用，因而出现了诸多流行病学分支，如临床流行病学、心血管病流行病学和职业流行病学等等。这些分支的共同特点都是使用流行病学的原理和方法解决本学科的问题。以临床流行病学为例，临床医生每天面对的是单个病人，以解决单个病人的诊断和治疗为主要任务。病人就诊时的第一个问题是诊断，即病人所患的是什么病？疾病的病因是什么？在明确了病因之后，要给病人提供治疗，面对如此众多的治疗方法和手段，第二个问题又出现了，即对某个特定的个体病人而言，提供什么样的治疗手段？接着的第三个问题是要对采取的治疗或干预手段的效果进行评价。包括近期和远期疗效如何？提供的治疗手段是否对病人的健康有益且无害，经济效益是否最佳？病人的健康状况是否得到了改善？病人的生命质量是否得到了保障，提供的治疗手段有没有潜在的健康危害？提供的治疗手段必须以符合现代基础医学理论为基础，符合现代医学的观点。诸如此类的问题，都要使用流行病学的理论和方法，临床流行病学便应运而生，且近 20 年来得到了飞速发展。临床流行病学的核心是临床研究如何设计？解决特定的

临床医学问题采取何种研究类型？如何正确测量各项指标？如何正确评价已经提供的治疗手段和药物的效果，即设计、测量和评价（design，measurement，evaluation，DME）。回答这些问题都要靠证据，而不是经验。这样就产生了循证医学。循证医学的主要研究内容包括：

1. 了解医学的最新进展，跟上形势发展的需要。
2. 达到正确早期诊断的目的。
3. 选择最佳治疗和管理方案，此方案应当对病人的健康有利，而不是有害。
4. 提出临床研究的假设。
5. 评价治疗、处理措施或手段的临床疗效。
6. 提出新的预防、治疗措施（包括新的医疗器械的研制）。
7. 预后分析和远期疗效观察。
8. 为疾病病因学研究提供证据。

其中1~3项属于医生的日常工作，4~8项属科学研究。从上述循证医学的研究内容看，一个合格的临床医生必须有循证医学的观念，除了完成日常的工作以外，还必须在循证医学的指导下，结合临床实际开展科学研究，为病人的治疗方案和治疗决策提供科学依据。对从各种渠道获得的信息也要进行认真消化，去伪存真，去粗取精，获得正确的信息，用以指导临床实践。临床医生应当始终掌握的原则是：提供有确切可靠证据支持的、有效的、利大于弊的治疗方案。

第三节　循证医学的实施方法

一、循证医学的证据来源

循证医学的证据可以来自文献、学术会议和他人的经验。但最终的证据主要来自科学研究的结果，包括随机对照试验或随机对照试验的Meta分析结果。在不可以进行随机对照试验或没有随机对照试验结果时，观察性研究也可作为证据，但可靠程度不及随机对照试验。证据必须在可供使用、可获得、可被接受、可应用和可被审评性五个先决条件下，才能开展循证医学研究。

二、循证医学的具体做法和步骤

循证医学实施包括五个步骤：①提出一个拟解决的具体的临床问题；②进行有效的文献检索，选择相关的研究资料，并使用有关的标准评价，了解其优缺点；③分析是否合理正确；④最终提取有用的临床信息，用于解决问题；⑤对干预的手段进行评价。在考虑该信息是否适用于自己的病人时，既需要有关的病理生理基础知识，还需要有行为医学和伦理学方面的知识。

归纳起来，进行循证医学研究可分下面五个步骤，见图18-1：

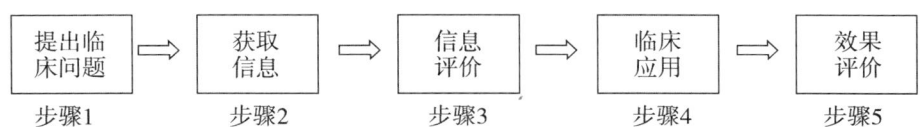

图18-1　循证医学研究步骤示意图

（一）以病人为本提出临床要解决的问题

这是实践循证医学的起点。临床上，能够"提出一个好的问题，用可靠的方法去回答问题"是提高临床研究质量的关键。在临床实践中，所遇到的传统理论知识和经验不易解决问题，却又应该弄清楚，否则有碍于对患者的正确处理。任何问题的答案都不会一成不变，随着研究的进展，认识不断的更新，答案会越来越接近真理。例如，以往治疗脑卒中时常用高渗葡萄糖减轻脑水肿，而现在已几乎无人再用，因为研究证明此方法弊大于利。经 Cochrane 系统评价综合全世界临床研究成果发现，急性脑梗死的常用药物低分子右旋糖酐尚无改善临床预后的证据，常规使用证据不足。这种问题的解决，除了有利于患者诊治决策外，还有利于医生个人和整体专业水平的提高。将把诊断、治疗、预防、预后、病因各方面的临床情况转换为一个可以回答的问题形式。这里，强调的是临床医生必须准确地采集病史、查体及收集有关实验结果，具有可靠的第一手资料，经过仔细分析论证后，方可准确地找出临床存在亟须解决的疑难问题。这些问题包括：①临床表现：如何正确获得和解决从病史及体检中得到的发现？②病因：如何确定疾病的原因？③鉴别诊断：当考虑到病人临床病变的可能原因时，如何根据发生的可能性、严重性和可治疗性进行排队？④诊断试验：为了肯定或排除某一诊断，在考虑诊断试验精确性、正确性、可接受性、费用、安全性的基础上，如何选择诊断试验并解释其结果？⑤预后：如何估计病人可能产生的临床过程以及可能产生的并发症？⑥治疗：如何选择对病人有益无害的治疗手段，从效果及费用来决定是否值得采用？⑦预防：如何通过确定和改变危险因素来降低疾病发生的机会？如何通过筛检早期诊断该病？⑧自我提高：如何保持知识更新，改进医疗技术，进行更好、更有效的临床实践？

（二）寻找可以回答上述问题的最佳证据，收集有关问题的资料

根据临床提出的问题，通过系统检索得到最全面的证据，作为分析评价之用。

1. 常用的原始证据

（1）医学索引在线（Medline-Index Medicus Online）：Medline 是美国国立医学图书馆制作的生物医学信息的基本来源。它收录了 1996 年以来出版的 3900 余种杂志中的全部文章，包括 47 种中国医学杂志。最常用的 PubMed 的网址为 http://ncbi.nlm.nih.gov/PubMed/。

（2）Embase 数据库（Embase Database）：Embase 以药物文献的收录而著名，收录了约 3500 种杂志的医学文献。网址为 http://www.healthgate.com/embase/search-embase-pre.shtml。

（3）中国生物医学文献数据库（Chinese Biomedical Literature Database，CBM）：CBM 是中国医学科学院医学信息研究所制作的综合性医学信息数据库，收录了 1980 年以来 1000 多种中国生物医学期刊文献以及会议论文等。

（4）中国循证医学/Cochrane 中心数据库（Chinese Evidence Based Medicine/Cochrane Center Database，CEBM/CCD）：这是由中国循证医学/Cochrane 中心组织建立的，以中文发表的临床试验和诊断试验的数据库。网址为 http://www.chinacochrane.org。

2. 二次研究证据

（1）Cochrane 图书馆（Cochrane Library，CL）：这是目前临床研究证据的最好来源，是由国际 Cochrane 协作网制作的。它包含了 Cochrane 系统评价数据库、Cochrane 临床对照试验注册数据库、疗效文献评价数据库、卫生技术评价数据库等。网址为 http://www.cochrane.org。

（2）循证医学杂志（Evidence-Based Medicine，EBM）：此为双月期刊，由英国医学杂志 BMJ 和美国内科医师学会联合主办。

（三）评价证据的真实性、有用性以及作用的大小

在评价时常根据证据性质分为四个等级：A 级，设计良好的随机对照试验；B 级，设计较好的队列研究或病例对照研究；C 级，描述性研究或系列病例报告；D 级，个人的临床经验等。将收集的有关文献，应用临床流行病学及 EBM 质量评价的标准，从证据的真实性、可靠性、临床价值及其适用性做出具体的评价,并得出确切的结论以指导临床决策。如果收集的合格文献有多篇的话,则可以做系统分析(systematic analysis)和 Meta 分析(meta-analysis)。这样的评价结论则更为可靠。根据所采纳的证据的水平,循证证据分级见表 18-1。

表 18-1 不同的研究方法提供的证据的等级及研究的难易度

证据的来源	分级	论证强度及等级	研究的可行性
RCTs 系列研究(综述)	A 级	++++++++++	+
单项 RCT 研究		++++++++++	++
系列队列研究	B 级	++++++++	+++
单项队列研究		+++++++	++++
病例对照研究系统综述		++++++	+++++
单项病例对照研究	C 级	+++++	++++++
描述性研究		++++	+++++++
系列病例报告	D 级	+++	++++++++
病例报告		++	++++++++
没有分析的专家意见		+	++++++++++

(四)将结果应用于临床实践

在实施前要考虑、回答以下 3 个问题:①资料提供的研究结果是否正确可靠?②结果是什么?③这些结果对处理自己的病人有无帮助?从经过严格评价的文献中获得真实可靠并有临床应用价值的最佳证据,用于指导临床决策,服务于临床;否定经严格评价效果不佳甚至有害的治疗措施;对于尚难定论并有希望的治疗措施,则可为进一步的研究提供信息。

(五)对实施的结果进行评价,通过实践,提高学术水平

估计在实施以上四步时的效力和效果,以便在下一次实施中加以改进。通过第四步对患者的实践,必有成功或不成功的经验和教训,临床医生应进行具体的分析和评价,从中获益,达到提高认识、提高学术水平和医疗质量的目的,此为自身进行继续教育的过程。

循证医学的实践者,应掌握临床流行病学的科研设计、测量和评价的基本知识和方法,此为基础。通过学习例 18.1,有助于对上述"五部曲"方法的理解。

例 18.1 冠心病所致的急性心肌梗死(AMI)是临床上常见的心血管病的危重疾患,其病死率可高达 10%。如何提高 AMI 的临床疗效,降低病死率是临床医生关注的热点问题。近些年来,根据心肌梗死的发病机制,临床上进行了大量链激酶溶栓疗法研究。根据不同的研究结果,能否说明这一疗法的效果?故此,可提出临床问题,并按上述步骤进行评价。

1. 临床问题 应用链激酶对急性心肌梗死患者进行溶栓治疗,能否使其病死率降低?

2. 文献检索 根据上述的临床问题,确定文献检索的关键词:①急性心肌梗死;②溶栓疗法;③RCT 临床试验(并限定单个 RCT 试验的样本量>1000 例)。通过检索发现有 9 篇文献符合上述要求,总病例数 58 600 例。

3. 严格评价文献 应用临床流行病学和循证医学有关治疗性研究证据的评价标准,对这 9 篇文献在单个 RCT 质量评价合格的基础上,进行了综合的系统评价,得出的结论如下:

(1)溶栓法治疗的总体效果:由表 18-2 可见,溶栓法治疗急性心肌梗死对降低病死率有一定疗效。

表 18-2　溶栓法治疗急性心肌梗死系统回顾结果

组别	病死率（%）	绝对病死率下降	相对病死率下降	救活一例需治疗病例数
试验组	9.6	1.9%	18%（95%CI：13%~23%）	56（95%CI：43%~77%）
对照组	11.5			

注：在基础治疗的基础上，试验组接受溶栓治疗，对照组使用安慰剂。

（2）溶栓法对 AMI 治疗效果的分层分析：在系统评价中，将 AMI 病例具急性损伤心电图 ST 段变化及伴随室内传导阻滞两个亚组的治疗结果统计分析如表 18-3。

表 18-3　溶栓疗法对急性心肌梗死治疗效果的分层分析结果

组别	相对病死降低率（%）
急性心肌梗死伴急性 ST 段抬高组	21
急性心肌梗死伴室内传导阻滞组	25

表 18-3 结果可见急性心肌梗死急性损伤期效果为佳。

（3）溶栓疗法治疗 AMI 的时相效应结果：该系统评价分析 AMI 发作后接受溶栓治疗，对降低病死率的时相效应作了具体分析，结果显示，如果晚治疗 1h，就会丢失生还率（1.6±0.6）%。其中 AMI 发作在 6h 之内接受溶栓治疗者效果最好，12h 后则疗效较差。

4. 指导临床决策　上述结果提示：

（1）AMI 患者应用溶栓疗法对降低该病的病死率具有一定的临床价值。

（2）AMI 发作 6h 内接受溶栓疗法比晚用效果好。

（3）AMI 伴有心电图 ST 段抬高以及伴有室内传导阻滞者疗效相对更好。

可结合患者的具体临床实际参考应用这些证据。

5. 通过 EBM 实践，提高认识　如果临床医生在治疗 AMI 患者的临床实践中，应用上述证据验证其效果，总结经验教训，必会促进临床医疗质量的提高。

第四节　系统评价和 Meta 分析

一、系统评价

系统评价（systematic review）是系统全面地收集全世界所有已发表或未发表的有关临床研究的文章，用统一的标准，筛选出符合质量标准的文章，进行定量综合，得出可靠的结论。

经过系统评价结果得出的结论最接近真实情况，从而可为临床提供质量高、科学性强、可信度大、重复性好的医疗措施、治疗方法和药物，以指导临床实践，推动医疗质量的提高。亦可为临床科研提供重要信息，为立题提供科学的基础，从而避免走弯路及重复研究。

二、Meta 分析

Meta 分析是进行系统评价的一种研究手段和方法，由 Glass 在 1976 年首次命名，近年来国外已有多篇文章用此方法评价了医学领域中关于诊断、治疗、预后和病因方面的多种问题。Meta 分析对已发表的和未发表的资料进行综合分析、评价，并用正规的统计学方法综合各研究的结果，是一种对已有的资料进行最佳利用的方法。

（一）Meta 分析的意义

1. 为进一步的研究和决策制定，提供全面的文献复习。
2. 在临床结果发生率较低的情况下，为发现两种结果之间的差别，增加统计学上的把握度。
3. 提高对治疗作用大小估计的准确性。
4. 测定及解决文献报道中有矛盾的结果。
5. 研究不同文献异质性的来源和重要性。
6. 研究不同的情况和不同的亚组中治疗作用的变化范围。
7. 分析原始文献原来所没有分析的一部分结果。
8. 研究出版偏差。
9. 估计成本、效果分析中的结果。
10. 为了确定新的研究问题和对新试验的设计提供帮助。

Meta 分析主要用于临床随机对照研究结果的综合分析。因为 RCT 的结果最可信，但 RCT 研究样本一般都偏小，以至于不易发现对照组与治疗组间实际上存在的重要差异。Meta 分析合并数据后，样本增大，把握度提高，可以防止由于样本太小带来的偏差。

（二）Meta 分析的步骤

1. 确定研究目的 即提出临床上迫切需要解决的问题。

2. 收集文献 方法必须正确、全面，不能遗漏对结果评价有重要影响的文章。文献检索方法有：①联机检索；②人工检索：包括综述后面的参考文献，有关会议上报告的论文，与该研究领域的主要研究者联系，获得该研究者对这个问题的研究结果。

3. 质量评定 对检出的所有文献进行质量评定，删除不符合条件的文章，并说明删去的理由及对总的结果判定有无影响。文献质量评定的内容应包括：有无详细介绍研究方法；有无陈述随机分组的方法；是否用双盲法测定结果；统计方法是否正确；测定结果时有无偏倚；是否事先计算了样本的大小；对阴性结果是否计算了把握度。

4. 资料摘要 将每篇入选文章的主要内容如病人特点、疾病严重程度、并发症、可能影响结果的诱因、治疗方法的可比性以及各种结果都摘要列出。

5. 资料的合并

（1）合并分析来自不同临床试验的结果：①检验各临床试验的结果是否一致（同质性检验，homogeneity test）；计算各临床试验合并后的结果 RR/OR 或 RD（率差），并检验其结果是否有显著意义。②基本原理：设总体的治疗效应 μ 服从方差为 Δ^2 的正态分布，即 $N(\mu, \Delta^2)$，每次单独试验的理论效应 Q_i 服从 $N(Q_i, s^2)$ 的分布，而实际试验效应 Y_i 仅是 $N(Q_i, s^2)$ 的一次抽样，故相当于一个两次抽样。

（2）合并的方法：介绍以下两种。

①Peto 方法：基本原理是比较每次研究中处理组的实际事件数和理论事件数，比较时假定处理无作用。它是修改的 Mantel 和 Haenszel 方法，合并试验效应的显著性检验 χ^2 值计算同 Mantel-Haenszel 法。计算公式如下：

$$\chi^2 = \frac{[\sum(O-E)]^2}{\sum V} \quad \text{(式 18-1)}$$

式中，O 为治疗组事件的实际值；E 为假设治疗无作用时，治疗组事件的理论值；V 为实际值与理论值差 $(O-E)$ 的方差。

合并优势比对数计算公式：

$$\ln \hat{OR} = \frac{\sum(O-E)}{\sum V} \quad \text{(式 18-2)}$$

其标准误：

$$s_{\bar{x}}(\ln O\hat{R}) = \frac{1}{\sqrt{\sum V}} \qquad (式18-3)$$

②D 和 L 方法（Der Simonian R 和 Laird N 法）：选择处理组和对照组间某事件之差作为处理效应的指标，这个方法同样适用于优势比。用组间变异（Δ^2）和组内变异（V）之和的倒数做权数（w），有异质性时用此方法。

先用一次性检验公式，计算 Q 统计量：

$$Q_w = \sum_i w_i (y_i - \bar{y}_w)$$
$$y_i = \ln[r_{Ti}(1-r_{ci})/r_{ci}(1-r_{Ti})] \qquad (式18-4)$$
$$w_i = s_i^{-2}$$
$$\bar{y}_w = \sum_i w_i y_i / \sum_i w_i$$

如 $Q > \chi^2_{0.05(n-1)}$，即具异质性，于是对每一个研究结果都计算一个 w^*：

$$w_i^* = (w_i^{-1} + \Delta_w^2)^{-1} \qquad (式18-5)$$

式中，$\Delta_w^2 = \max\{0, [Q_w - (k-1)]/[\sum_i w_i - (\sum_i w_i^2/\sum_i w_i)]\}$

再用此 w^* 计算合并的优势比对数公式：

$$\mu_w = \sum_i w_i^* y_i y / \sum_i w_i^* \qquad (式18-6)$$

标准误：
$$s_{\bar{x}}(\mu_w) = (\sum_i w_i^*)^{-1/2} \qquad (式18-7)$$

6. 敏感性分析 用不同方法进行分析，看是否影响结论。
（1）发表与未发表文章的比较。
（2）随机与非随机研究结果的比较。

7. 讨论干预措施的经济效益。因为 Meta 分析常作为经济分析的基础。

8. Meta 分析的结果常包括以下三个方面：
（1）治疗效果的优劣（包括治疗组及对照组的均数）。
（2）危险比（risk ratio）。
（3）生存率之间的差别。

（三）评价 Meta 分析文章的标准

1. 是否十分清楚地提出了要研究的问题，这个问题有无生物学的可信性及临床上的重要性？

2. 收集文献的方法是否正确？有无遗漏对研究结果有影响的重要的研究文章？

3. 研究者是否将所有被分析的研究都列出来，并确定了应除外的研究，而且考虑到它们对结果的影响作用。

4. 信息的主要来源是来自随机对照研究，还是非随机对照研究？信息来源的不同对结果的判断有无影响？

5. 被分析的各文献中所描述的对象是否十分详细，而且代表了一组与你临床工作相接近的病人？是否十分详细地描述了治疗措施及暴露因素？各研究问题是否一致？

6. 用什么标准来决定几个十分相同的研究可以放在一起分析？这样做有无统计学和生物学上的意义？

7. 在选择了采用的文献和合并资料时，研究者是否采取步骤除外偏倚？

8. 研究者有无考虑到各研究结果的异质性？各研究之间的差异是否来自于抽样误差和机遇？

9. 是否运用了合适的统计方法？是否对作用的大小进行了全面的测定？分析中有无测定异质性，以及允许其存在？如果合并的估计是以 OR 或 RR 表示，是否理解其含义？合并 OR 作为作用大小的总测定有无局限性？分析中是否提及可信限？其含义是什么？

10. 作者是否考虑到出版偏差？是否企图发现出版偏差以及在统计学上说明结果时留有余地？

11. Meta 分析的结果在国内外临床实践及制定方针上有无显著意义？

12. Meta 分析常作为经济分析的基础，故是否考虑到干预措施的经济效益？

（四）Meta 分析的优缺点

1. 优点

（1）提高发现有意义的新疗法的把握度。

（2）通过比较不同的治疗措施，提供最佳治疗方案。

（3）可测定治疗作用的稳定程度。

（4）提示什么情况下研究结果对研究设计是敏感的。

2. 缺点

（1）使用来自不同人群资料时的偏倚。

（2）有两个或两个以上中心趋势时，合并资料可能有偏倚。

（3）当所合并资料的变异大于所提供的信息时，由于强调平均结果而丢失部分信息。

（4）过多强调随机对照试验的结果，忽视了没有发表的会议文章造成偏倚以及某些失访人员可能影响对治疗结果的判断。

第五节　循证医学信息来源及利用

由于已有的系统评价无论在数量上或质量上都不能满足临床医师和医学决策者的需要，若干国家的临床医学专家、方法学家和系统评价的用户们联合起来共同成立了一个国际性组织——Cochrane 协作网（Cochrane Collaboration），同时在有些国家成立了 Cochrane 中心。这些中心组织协调本国收集原始研究资料，或进行系统评价，或将系统评价翻译为本国语言进行发表传播，为临床医学实践，特别是疾病的治疗、预后和康复提供了大量高质量的依据。Cochrane 协作网通过电子杂志即 Cochrane 图书馆将系统评价传播到世界各国，目前是以光盘、软盘的形式传播，最终将通过计算机互联网向世界各地传播。

Cochrane 协作网产生的系统评价在临床医学界已产生了重大影响：①肯定了一些有效的疗法并推广应用；②否定了一些无效或有害的疗法；③发现某些尚缺乏足够依据但有希望的疗法，建议开展进一步的研究，促进了某些重大课题的实施。目前，Cochrane 协作网的系统评价主要集中在研究随机对照试验，为疾病的防治提供最可靠的依据。随着 Cochrane 协作网的发展和其方法的日趋完善，系统评价的范畴也将进一步扩大，有关病因学、诊断学方面的系统评价将逐渐产生。

一、Cochrane 协作网的建立

因为现已有的系统评价在数量、质量上都不能满足临床实践和医学决策者的需要，为了生产、保存、传播和更新临床医学各领域防治效果的系统评价，以满足临床实践的需要，各国临床医学专家们决定联合起来进行这一巨大工程，在多年预试验证实其可行性后，于 1992 年年底在牛津成立以 Cochrane 命名的英国 Cochrane 中心。1993 年成立世界 Cochrane 协作网，至今已有的 15 个 Cochrane 中心分布在 12 个国家（英、美、加、澳、法、意、荷兰、巴西、南非、挪威、西班牙、中国）。

二、协作网的宗旨和任务

(一) 目标

通过准备、保持及保证有关健康干预措施效果的系统性评价来帮助人们制定合理的关于疾病治疗的决策。协作组的宗旨体现在以下 8 项原则中：协作精神、热情参加、避免重复、减少偏倚、保持先进性、保证合理性、保证可理解性、不断提高工作质量。

(二) 任务

1. Cochrane 协作网的任务 ①帮助人们做系统评价；②建立新中心、新专业组；③建立国际临床研究登记；④开发系统评价软件、方法；⑤把系统评价结果通过电子杂志的光盘、Internet 分发给世界各地的医师、病人和决策者。

2. Cochrane 中心的任务 组织协调本国、本地区参与 Cochrane 协作工作的个人或专业组，提供方法训练和其他支持。

3. 参加者的任务 收集原始资料或自己进行系统评价或将 Cochrane 图书馆的系统评价翻译为本国语言进行发表传播等。

目前先进国家的医师和决策者已将 Cochrane 中心的系统评价作为重要的决策依据，如只有 Cochrane 中心肯定的疗法才能使用。有些国家在审批课题时，也将是否到 Cochrane 数据库做过检索，是否做过系统评价作为先决条件。

三、在我国建立 Cochrane 中心的意义

中医中药是人类医学宝库的一个重要组成部分，中国参加世界 Cochrane 协作网是至关重要的，但是我国目前还存在一些问题。

(一) 问题

1. 循证医学的概念尚不普及，临床研究的重要性尚未充分得到认识。
2. 真正的随机对照试验数量有限。
3. 参与到循证医学中的医务人员比例偏低。

(二) 面临的任务

1. 建立 Cochrane 中心。
2. 迅速提高我国医学工作者的科研设计水平，进一步在临床医生中普及临床流行病学和 RCT 设计知识。
3. 积极参加协作网工作，收集整理分析中国的临床科研资料，为中国临床实践提供可靠证据，提高临床医疗水平，为医教研和决策者提供科学依据。
4. 为国际协作网提供中国临床科研资料，向世界介绍我国科研成果。
5. 学习国际先进经验，引进国外最新研究成果和信息。

第六节 循证决策

一、循证决策的概念

循证决策（evidence-based decision making）是遵循现有最好的证据，制定单位、区域或国家医疗卫生服务管理模式、公共卫生措施和医疗卫生政策的学科。目标是以最低的成本（包括人力和物力资源）、最高的工作效率，做好科学决策。它是 21 世纪医疗卫生管理的最高原

则。循证决策实现了由经验和知识决策向根据科学证据决策的转变。它的要素包括三个方面：首先是找到最好的证据，包括证据来自何处？来自什么类型的研究？其次是现有的卫生资源，包括人力资源和物力资源。再好的决策，没有相应的卫生资源也是枉然。最后是资源分配的价值取向，即要把资源用到何处。

二、循证决策的必要性

一项卫生决策正确与否涉及卫生公平、卫生资源的利用效益和效率，涉及社会各个成员身心健康和切身利益以及社会的和谐与稳定。因此，其重要性不言而喻。传统卫生决策的产生过程有两种形式：一种是卫生行政决策，卫生行政管理人员根据掌握的有限资料研究制定卫生决策。这种决策方式的质量与政策制定者的学识和知识水平密切相关。因为决策的依据主要依赖卫生行政管理人员的学术水平和经验以及政治的需要，我们称这种决策为政治决策。另一种决策方式是行政管理人员在专家建议的基础上研究制定决策。专家主要来自医院的高层管理人员、从事疾病预防与控制的卫生技术人员和专家，他们根据实际工作的需要和掌握的情况向卫生行政管理人员建议，然后研究制定卫生决策，因此我们称这种决策为知识决策。由于这两种决策方式的科学依据不足，也缺少对决策效果的科学评价，因而存在的问题不言而喻。

随着我国社会和经济的快速发展，人民生活水平的普遍提高和社会各项保障事业的完善，我国的人口构成发生了明显的转变。人群平均寿命由1949年的36岁增长到目前的65岁。如北京市2016年女性平均寿命74岁，男性69岁，已经达到和接近发达国家的水平。但是人口的老龄化也随之而来，我国已经提前10年进入了老龄化社会，使得社会的卫生需求正在发生巨大转变。另外，医学模式转变的理念已经从医务人员向社会各基层辐射，人们已经注意到健康促进的重要性，不但要求治疗已患疾病，也希望最大限度预防疾病的发生，提高生活质量，幸福健康度过一生。这些因素交织在一起，使得各国政府都遇到了同一个问题，即如何将有限的卫生资源利用好，使卫生服务的质量和效益最大化，实现医疗公平，使人人都能享受到良好的医疗保健服务。

我国的医疗卫生事业取得了举世瞩目的成绩，人均寿命延长，多数传染性疾病得到有效控制，人间天花消灭，历史上对我国居民生命和健康造成最大威胁的传染性疾病一度得到了很好的控制。但是随着人口老龄化及社会的变革，医疗卫生服务事业又遇到新的问题的挑战。人群的疾病谱明显变化，主要死因顺位不断变化，肿瘤的发病率逐年上升，新的传染性疾病不断出现，已经得到很好控制的旧的传染性疾病死灰复燃等，诸如此类的问题已经摆在了卫生决策者的面前。

一项决策是否正确，首先要检查制定决策的证据是否确切可靠，其次是卫生资源的社会效益和经济效益如何，最后是对人群的健康是否有所促进并且无潜在的健康危害。卫生资源不足是永恒的主题，尤其是像中国这样的人口大国，在制定卫生决策时，必须考虑我国的国情。一项看似不起眼的宏观决策就可能事关巨大的卫生资源。例如，把高血压治疗的舒张压目标阈值从95mmHg降到93mmHg，仅仅2mmHg之差，意味着全中国至少要增加10,000,000例高血压患者，假如10%的人接受了治疗，每人每天按1元钱计算，全国每年治疗高血压的费用将会增加近4亿元人民币。

综上所述，实施循证卫生决策的意义就在于，使卫生决策科学、规范、合理，适应社会发展和进步的要求，最大限度做到卫生服务公平，充分利用有限的卫生资源，提高卫生服务的效益和质量，提高人民的健康水平。

三、循证决策的内容

循证决策的内容分为政策和技术研究两大类。政策研究主要指根据实际工作的需要制定或调整相应的卫生政策。技术研究则主要是针对医学实践中的诊疗技术进行评价和监督,杜绝无效的诊断和治疗手段或技术进入医学实践,减缓或停止成本和效益不佳的措施或技术,淘汰对人体有害或存在潜在健康危害的药物、治疗或诊断手段,鼓励对现行的医疗诊治药物、手段、方法和技术进行科学评估等等。卫生决策(如卫生服务的重点)有其时代性。循证卫生决策的内容包括:

1. 确定区域或国家的卫生服务重点。
2. 制定卫生资源管理的模式。
3. 制定和提出公共卫生措施。
4. 制定医疗卫生政策。
5. 确定医疗诊治技术准入名单。
6. 对医疗诊治技术进行卫生经济学评价。

四、循证决策的步骤

循证卫生决策与循证临床实践相似,前者是针对人群,后者是针对个体。首先是确定卫生的需求,卫生服务决策人员要在诸多卫生服务的需求中,根据现有的卫生资源,在充分考虑资源分配的价值取向的基础上确定最佳要求。其次是收集制定决策的依据,依据有多种多样,在收集依据时应当特别强调依据来源于何种研究,研究的结论是否正确,研究中有无明显的偏倚,结果是否可信,依据也可以是专家的建议或意见。个别专家或学者的建议或意见作为决策的依据时应当十分慎重,因为此项依据的质量与个人的学识、经历、经验密切相关。再就是对依据进行科学的评价,确定依据的价值。最后综合考虑可行性及可能性,资源和价值取向,做出决策。具体步骤见图 18-2。

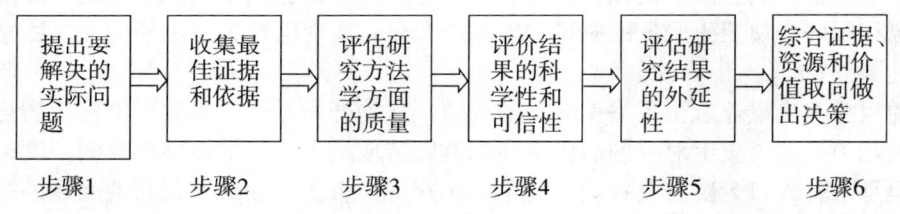

图 18-2 循证决策的步骤

(袁聚祥)

第三篇

环境与健康

第19章 人类环境与健康

环境污染对人类的生存与健康所造成的威胁与危害越来越受到人们的关注。本章重点阐述环境与健康的关系、环境污染及其对健康的影响、环境污染物的健康危险度评价、环境有害因素的预防与控制。通过本章的学习，可对人类环境有整体认识，树立大卫生、大健康观。

第一节 环境与健康的关系

人类与环境是既相互对立、相互制约又相互依存、相互转化的统一体，保持着协调的密不可分的动态平衡。本节主要介绍环境相关概念、构成环境的要素以及人与环境的关系。

一、环境的概念及分类

环境（environment）是相对于某个中心事物外部的一切事物。世界卫生组织公共卫生专家委员会给环境下的定义是："环境是指在特定时刻由物理、化学、生物及社会各种因素构成的整体状态，这些因素可能对生命机体或人类活动直接或间接地产生现时或远期作用"。从新的医学模式角度理解，人类生存的环境是由各种物质因素和非物质因素所组成的。因此，我们可根据环境的组成要素将人类环境分为自然环境和社会环境。

自然环境（natural environment）是指人类出现之前就已客观存在的，可直接或间接影响人类生活、生产的一切自然形成的物质及其能量的总体。自然环境按主要组成要素可分为大气环境、水环境、土壤环境、生物环境、地质环境等。自然环境又分为原生环境和次生环境。原生环境（primary environment）是指天然形成的，未受或少受人为因素影响的自然环境；既包括对人体有益的要素，也包括对人体健康产生不良影响的要素。次生环境（secondary environment）是指由于人类生产、生活以及社会交往等活动，使天然形成的环境条件发生了改变的自然环境，如生活环境与生产环境。

社会环境（social environment）是指人类在自然环境的基础上，通过长期有意识的社会劳动所创造的人工环境。它是人类物质文明和精神文明发展的标志，可分为聚落环境、交通环境、文化环境等，包括生产关系、阶级关系与人际关系等。人是社会人，不能脱离社会而生存，必然受社会政治、经济、文化、教育、人口、风俗习惯等社会因素的影响。

二、构成环境的因素

人类环境中含有许多与健康有关的物质因素与非物质因素，按其属性可分为生物因素、化学因素、物理因素和社会心理因素。

（一）生物因素

整个自然环境是一个以生物体为主的有机界与无机界构成的整体，生物体包括动植物、昆虫、寄生虫、微生物等，它们相互之间通过食物链的方式进行能量传递与物质转移，以保证生态系统的完整性和生态平衡。生物作为自然环境的组成部分与人类健康关系十分密切，是人类赖以生存的物质条件。

（二）化学因素

在人类的生活与生产环境中，存在着种类繁多、性质各异的化学物质，有天然的，也有人工合成的。一般情况下自然环境中的化学物质组成是比较稳定的，这种相对稳定的化学物质组成是保证人类正常活动的前提。但由于人为的或自然的一些原因，可能使环境中的化学组成在一定范围内发生变化。某些化学物质过量与不足或性质的变化都会影响机体的健康。人们长期过量接触这些化学污染物，可造成急、慢性化学性中毒或潜在危害。

（三）物理因素

环境中的物理因素可分为自然环境中的物理因素和人为环境中的物理因素。自然环境中充足的阳光、适宜的气候条件、天然放射性元素产生的电离辐射等在环境中永远存在，一般对人体无害，多为人类生存的必要条件。人为环境中的物理因素包括生活和生产环境中气温、气湿、气流、气压、噪声、振动、电离辐射等。当环境物理因素的强度过高或过低时，将会造成污染或异常，危害人类健康。

（四）社会心理因素

社会心理因素（social-psychic factor）包括政治制度、经济状况、文化教育、宗教信仰、生活方式、风俗习惯和医疗卫生服务等。这些因素对人类健康的影响不是孤立的，往往通过影响人们的生活生产环境而影响人们的心理状态，从而导致疾病。社会心理因素与自然环境因素一样对人类健康的作用具有双重性，即良好的社会环境，如政治稳定、经济条件优越、融洽的人际关系等可促使人精神愉快、心身健康；反之可使人精神紧张，甚至诱发某些疾病。随着人们健康观念和医学模式的改变，社会心理因素对人类健康的影响，正日益受到人们的重视。

三、人与环境的关系

人与环境息息相通，密不可分，环境是人类生命的源泉，环境的变化可直接或间接影响人体的健康。由于客观环境的多样性和复杂性以及人类特有改造和利用环境的主观能动性，使环境和人体呈现出极其复杂的关系。环境为人类提供生命需要的物质和生活、生产场所，人类又在不断地适应环境、改造环境。

（一）人与自然环境的关系

1. 人与环境的统一性 人与环境之间最本质的联系是物质和能量的交换。一方面人体从周围的自然环境中摄取各种必需的营养物质，通过机体自身的分解、合成机体组织和细胞成分，并产生能量供给机体生长发育以及各种生理活动的需要；另一方面，机体在代谢过程中产生的许多分解产物通过不同途径排入周围环境。机体通过这种新陈代谢方式，不断同周围环境进行物质和能量交换，以维持机体的生命活动。

2. 人对环境的适应性 环境中存在的很多自然因素，都具有双重作用。如适量的紫外线照射具有生成维生素 D、抗佝偻病和提高机体免疫力的作用。但长期接触过强的紫外线照射则可引起人群中皮肤癌发病率增加。

3. 人与环境的相互作用 人类为了生存和发展，要向环境索取资源。在相当长的一段时间里，人类利用和改造环境的能力空前提高，规模逐渐扩大，创造了巨大的物质财富。同时严重的环境污染和生态破坏也随之出现在人类面前，从而对人体造成危害。

（二）人与社会环境的关系

社会环境是人类自身创建的，人既是社会环境因素的唯一决定者，同时又是社会环境因素的影响对象。社会环境因素对人类健康的影响有以下三种方式：第一，社会因素通过影响自然环境质量来影响机体健康,如环境资源开发的管理制度与措施的缺陷,造成环境污染,继而危害人体健康;第二,社会因素通过制约人们的营养水平、生活居住条件与医疗保健状况等,从而对健康产生影响;第三,社会因素作为一种外来的信息刺激源直接作用于人的心理或思维活动过程,影响人的心身健康。

第二节 环境污染及其对健康的影响

由于人为或自然的原因,使环境的组成与性质发生改变,扰乱了生态平衡,对人类健康造成了直接的、间接、或潜在的有害影响,称为环境污染(environment pollution)。严重的环境污染称为公害(public nuisance),即环境污染对居民健康以及生态平衡造成了严重影响的情况,其突出的标志是许多人因此出现急、慢性中毒或死亡。由严重的环境污染引起的地区性疾病称公害病(public nuisance disease)。

一、环境污染及其来源

(一)生产性污染

在工业生产过程中,由原料到生产产品的各个环节都可能形成和排出污染物。其污染物的种类与生产的性质和工艺过程有关。如矿山开采、纺织印染、化学工业等产生的废水,农业生产用的农药等高残留引起水质和土壤污染等。

(二)生活性污染

生活炉灶和烹调油烟产生的硫氧化物(SO_x)、氮氧化物(NO_x)和多环芳烃等,装饰材料、家具与家庭用品中释放出的甲醛,家用电器如电视机、电脑等产生的电磁辐射等。

(三)其他污染

随着生活水平的不断提高,汽车的数量急剧增加,汽车的噪声、振动及各种废弃物的排放,医用放射性废弃物,火山爆发等所释放的大量烟尘等,都可使环境受到不同程度的污染。

二、环境污染物进入人体的途径

环境污染物经各种途径和方式与人体接触。存在于空气、水、土壤及食物中的环境污染物主要通过呼吸道、消化道和皮肤进入人体。

(一)呼吸道

环境中以气体、蒸汽和气溶胶形式存在的污染物主要经呼吸道进入人体。经呼吸道吸收的污染物,不经过肝的转化、解毒,直接由肺进入全身血液循环。该方式与活动强度、肺通气量、肺血流量及环境气象条件等因素有关。

(二)消化道

存在于饮水和食物中的有害物质可通过消化道吸收。消化道吸收的主要部位是小肠,其他各个部位也有吸收作用。消化道各段的 pH 相差很大,故在胃肠道不同部位的吸收量也有很大差别。经消化道吸收的毒物可在肠肝循环过程中反复被吸收。

(三)皮肤

环境污染物经皮肤吸收主要通过表皮和皮肤附属器(毛囊、汗腺和皮脂腺),但后者不如前者重要。污染物经皮肤的吸收率不仅取决于污染物的溶解度、分子大小、浓度及 pH 等因素,还受皮肤完整性和接触条件的影响。经皮吸收的污染物也可不经肝解毒而直接进入大循环。

三、环境污染物对人体的健康效应

环境的构成和环境的状态发生任何异常变化,都会不同程度地影响机体的健康。人体具有调节自身的生理功能,以适应环境不断变化的能力。当环境的异常变化在人体适应范围内,机体可通过自身的调节适应这种变化。如果环境中的异常变化超出了人类正常生理调节的范围,则可能引起人体某些功能和结构的变化,严重者可导致病理性的改变。一般情况下,当环境毒物开始作用于机体,或作用的强度较小时,由于机体有一定的代偿能力,可保持相对的稳定,暂时不出现损害作用或生理功能改变,属于正常生理调节范围。有些人则处于生理代偿状态,机体还能保持着相对稳定,暂时不出现临床症状和体征。如果停止致病因素作用,机体可能向着恢复健康的方向发展。处于代偿状态暂时尚未表现临床症状的人,不能认为是健康的人,其中一些人实际上已处于疾病的早期阶段,即临床前期。机体的代偿能力是有一定限度的,如果环境有害因素继续作用,致使功能发生障碍,机体向病理状态发展,出现疾病的症状和体征;少数人甚至因病理反应而出现死亡。从预防医学的观点研究环境因素对人体健康的影响,可将生理、生化效应和病理效应看作连续的健康效应谱。人群对环境因素反应的健康效应谱呈"金字塔形"或称"冰山现象"。从环境影响的健康效应谱分析,我们研究环境对健康的影响,不能只注重有无临床表现,更应该研究生理、生化等方面的早期改变,及早发现环境污染所产生的临床前期表现和潜在的健康效应,及时加以控制。

四、环境污染对人类健康影响的特点

1. 广泛性 环境受污染后影响的人群范围广、人数多,包括不同年龄、不同性别的人群,甚至可能影响到未出生的胎儿。

2. 长期性 一些环境污染物可长时间滞留于环境中,并长时间作用于人体,在低浓度的情况下,污染物造成的健康损害在短时间内不明显,不易被察觉,需要数年甚至几十年才表现出来,有的到下一代才表现出健康危害效应。

3. 复杂性 受污染环境中可有多种污染物同时存在,各种毒物间可以产生联合毒性作用;同一种污染物可通过受污染的空气、土壤、水、食物等不同途径进入人体,同一个体可摄入不同种环境污染物;环境污染物作为致病因素对健康损害多属多因多果,关系十分复杂。

4. 多样性 环境中存在各种污染物,对人体健康损害作用形式表现出明显的多样性,既有直接的,也有间接的;有急性的,也有慢性的;有局部的,也有全身的;有近期的,也有远期的作用;有特异性的损害,也有非特异性的损害等。

五、影响环境污染物对人体健康作用的因素

环境中有害物质对健康的损害是环境污染物在一定条件下与生物机体相互作用的结果。污染物对健康损害的性质与程度主要取决于污染物、机体和环境三方面因素的联合作用。

1. 理化性质 污染物的化学结构决定污染物的理化性质,如一氧化碳和二氧化碳,在化学结构上只差一个氧原子,但它们的理化性质和毒性就完全不同。污染物的理化性质决定污染物在环境中的稳定性、进入机体的途径和在体内的生物转化等过程,决定对健康损害的程度、性质与部位。

2. 作用剂量(暴露浓度或强度) 污染物对健康的损害程度,主要取决于污染物进入人体的剂量或暴露于人体的浓度或强度。一定的作用剂量能引起一定的生物学效应。作用剂量与健康损害程度的相互关系有以下两种:①剂量-效应关系(dose-effect relationship):指化学物

质的摄入量与摄入该化学物质的生物机体呈现某种生物学效应程度之间的关系。②剂量-反应关系（dose-response relationship）：是指一定剂量的化学物质与在接触其有害作用的群体中呈现某一生物学效应并达到一定程度的个体在群体中所占比例的关系，一般以百分率表示。

3. 作用时间 在一定的剂量或暴露水平的条件下，机体与污染物接触的时间长短是影响污染物对健康危害的重要因素。由于生物机体对污染物具有一定的缓冲能力，环境中许多污染物需要在体内蓄积达到一定的量，才能对健康造成损害作用。污染物在体内的蓄积量与污染物持续作用于机体的时间（或暴露时间）有关，持续作用的时间越长，蓄积量越大，健康危害也就越大。污染物在体内的蓄积与其摄入量、生物半衰期和作用时间三个因素有关。其中摄入量主要取决于污染物在环境中的浓度，生物半衰期是指污染物在生物体内浓度衰减一半所需要的时间。

4. 机体因素 人群中不同的个体在接触同一污染物、同一暴露水平或同一暴露条件下，所产生的有害生物学效应不同，有的不出现效应，有的则出现严重损伤甚至死亡。常见影响污染物对健康危害的机体因素有：机体健康状况、年龄、性别等生理状况，遗传因素、营养条件等。

六、多种环境有害因素的联合作用

环境中的有害因素在一定程度上可通过直接或间接的方式影响污染物对人体的危害程度。可以是同一环境介质（如空气、饮水等）中有多种有害因素共存，又同时进入机体产生有害影响。也可以是一种环境有害物质存在于多种环境介质中，通过不同途径被摄入机体引起有害的健康效应。对于前者要注意联合作用，而对后者要注意多途径的总摄入量。多种环境有害物质（主要是化学物）的联合作用一般有：

1. 相加作用（additive effect） 指多种环境有害物质产生的生物学效应之和。这主要由于各因素的结构或靶器官或生物学效应的机制相似。

2. 协同作用（synergistic effect） 指两种或更多环境有害物质同时摄入后，引起的生物学效应大大超过单个因素引起的效应之和。

3. 增强作用（potentiation） 某一化学物质本身对机体并无毒性，另一化学物质对机体有一定的毒性，当两者同时进入机体时则可使后者的毒性大大增强，这种作用称为增强作用。

4. 单独作用（single action） 指摄入人体内两种或两种以上的化学物所产生的毒性各不一样。这是由于它们的化学性质、作用方式和靶器官各不相同，因此产生的效应也不相同。

5. 拮抗作用（antagonistic effect） 指环境中两种或两种以上的化学物进入机体后，其中一种化学物干扰另一种化学物，或两种化学物相互干扰，使其联合作用强度低于各自单独作用强度。

多种环境有害因素的联合作用，特别是环境多因素交互作用类型和机制的复杂性，给我们在环境卫生研究实践及环境污染对健康危害的防治对策方面带来了巨大的挑战。

七、环境污染对健康损害作用的主要表现形式

（一）急性危害

急性危害（acute injury effect）是指环境中大量或毒性较大的污染物作用于机体，在短时间内使机体出现中毒症状或死亡。环境污染引起的急性危害常见于：①发生严重的生产及核泄漏事故，使大量的有害物质在短时间内进入环境；②环境条件急剧恶化，不利于环境污染物的扩散稀释，使较多的污染物积聚在环境中；③环境生物性污染引起的急性传染病，如水污染导致的急性传染病。

(二) 慢性危害

慢性危害 (chronic injury effect) 是指环境中有害物质低浓度长期反复作用于机体所产生的危害。是否产生慢性危害与污染物的理化性质、污染物的暴露时间、污染物在体内的蓄积作用等有关。慢性损害主要有：

1. 非特异性损害 主要是指污染物作为疾病的促进因素或者通过降低机体的抵抗力等来影响健康。

2. 慢性疾病 在低剂量环境污染物长期作用下，可直接造成机体某种慢性疾病。

3. 持续性蓄积危害 在环境中有些污染物如铅、镉、汞等重金属及其化合物和有机氯化合物 DDT 等脂溶性强、不易降解的有机化合物，尽管浓度很低，但生物半衰期很长，如长期暴露会导致体内持续性蓄积，使机体内这些污染物的浓度明显增加，并长期贮存于组织和器官中。当机体出现某种异常，如疾病、妊娠等情况下，由于生理或病理变化的影响，污染物可能从蓄积的器官或组织中动员出来，而对机体造成损害。

(三) 特殊损害

1. 致癌作用 (carcinogenesis) 是指环境中有害物质引起人类或动物发生恶性肿瘤的作用。国际癌症研究中心 (International Agency for Research on Cancer, IARC) 将已评价的物质、混合物或接触环境与人类癌症的关系划分为以下四类：①人类致癌物，即对人类致癌证据充分；②对人类很可能或可能是致癌物；③现有的证据尚不能对其人类致癌性进行分类；④对人类很可能不是致癌物。

2. 生殖毒性和发育毒性 (reproductive toxicity and developmental toxicity) 某些环境有害物质或因素可产生生殖毒性和发育毒性。生殖毒性是指外源性化学物对雄性或雌性生殖功能或生殖能力的损害及对子代的有害影响。其毒性可发生于雄性、雌性的任何时期，表现为性功能障碍、不孕、不育、生殖器官和内分泌功能异常、妊娠结局不良等。发育毒性是指外源性化学物能导致机体发育异常的有害作用。主要表现为发育中机体死亡、胎儿畸形、胎儿生长迟缓及器官或系统功能缺陷等。在妊娠期接触外界环境因素而引起后代结构或功能异常的作用称之为致畸作用 (teratogenesis)，是发育毒性的一种表现。

3. 致突变作用 (mutagenesis) 是指环境有害物质或因素使生物机体遗传物质发生突然改变的作用。能够引起突变的物质称为致突变物 (mutagen)。如果突变发生在体细胞，则常会导致体细胞的增殖异常而形成肿瘤；如果突变发生在生殖细胞，则可导致不孕、早产、死胎或畸形及遗传性疾病。现已证明，绝大多数致癌物都是致突变物，而许多致突变物也是致癌物，两者有着密切的联系。

4. 免疫毒性作用 (immunotoxicity) 是指环境有害物质对生物机体免疫系统或功能产生的损害作用。环境化学物对免疫系统的影响包括三种方式：①对免疫功能的抑制，包括影响体液免疫功能、细胞免疫功能等。②作为致敏原引起机体变态反应。③有少数环境化学物可引起自身免疫反应。环境毒物对免疫系统或功能的毒作用有可能表现双向性，即同一化合物可在不同条件下表现对机体的免疫抑制或过敏反应。

5. 环境内分泌干扰物效应 (environmental endocrine disruptor effects) 是指一些外源性化合物能改变机体内分泌系统功能，从而对整个机体或其后代或其群体引起健康效应。内分泌干扰物按其来源可分为天然的化学物和人工合成的化学物。内分泌干扰物可与激素结合，能模拟、激活或阻遏、抑制内分泌效应，或干扰内分泌激素合成、代谢、排泄等过程，改变神经、免疫和生殖发育系统的正常调节功能。

八、环境污染引起的疾病类型

环境污染对人体健康的危害是多种多样的，按污染性质、种类，环境污染引起的疾病类型可分为四类。

(一) 公害病

公害病是由严重的环境污染引起的一类地区性中毒性疾病。公害病具有明显的地区性、共同的病因、相同的症状和体征等特点。一旦确定为公害病,有关部门应对受害者进行必要的赔偿,公害已成为全球性的重大社会问题。

(二) 职业病

职业病(occupational disease)是指职业性有害因素作用于机体的强度与时间超过一定限度时,机体不能代偿所造成的功能性或器质性病理改变,出现相应的临床征象。职业病的范围是由国家法令加以规定的。2013年,原国家卫生计生委、人力资源社会保障部、安全监管总局、全国总工会4部门联合印发《职业病分类和目录》,新颁布的职业病名单将职业病分为10类共132种。

(三) 食物中毒

食物中毒是指摄入含有生物性、化学性有毒物质的食品,或把有毒有害物质当成食品摄入后引起的急性、亚急性中毒性疾病。其中许多食物中毒与环境污染有关,例如,有机磷农药污染蔬菜等农作物引起的食物中毒。

(四) 传染病

传染病是指由病原微生物引起,可在人与人之间、人与动物之间传播的一类疾病。环境污染也可以引起此类疾病发生,如处理不当,可能造成疾病暴发流行。

第三节 环境污染物的健康危险度评价

一、危险度评价的目的和意义

为保护人类健康,防止有害物质的可能危害,必须采取有效的方法对污染物中有害物质的毒性、产生的毒效应、对人群健康造成的危害程度等进行评价。

近年来,为了定量研究暴露在环境和工业毒物下引起机体的健康效应及其危害程度,形成了跨学科的方法学,即健康危险度评价(health risk assessment)。健康危险度评价是对暴露于某一特定环境条件下,该环境有毒、有害物质或因素可能引起的健康效应及其危害程度进行定性和定量评价,并预测环境有害物质对暴露人群可能产生的有害效应的概率。健康危险度评价有助于对环境中有毒有害物质进行有效的管理,其结果可为制定环境卫生标准、管理法规、进行卫生监督、采取防治对策和措施、保护环境及人群健康等提供科学依据。

二、危险度评价的组成

有害物质的危险度评价通常由几个步骤科学有机地组合在一起,用以评价所能收集到的有害物质的科学资料(包括有害物质的毒性、危害性及相应的动物实验和流行病学调查资料)。根据评价结果可以回答:①某物质对健康危害的可能性;②若肯定该物质会对健康产生危害,则进一步估计对健康危害的程度。不管是定性评价还是定量评价,都需要有人群调查、实验室检测和动物实验资料作为依据。有害物质危险度评价主要包括:

1. 危害鉴定(hazard identification) 是危险度评价的第一步,属定性评价阶段。其目的是确定在一定的条件下,被评价的化学物是否对机体健康产生有害效应,这种效应是否具有该物质所固有的毒性特征和类型。通常根据毒理学研究和人群流行病学调查资料,判断在某一暴露情况下接触有害物质是否会对机体产生危害。

2. 暴露评价（exposure assessment） 又称接触评价，是有害物质危险度评价过程中不可缺少的一部分。通过暴露评价，可以估计出人群对某化学物暴露的强度、频率和持续时间。这与评价该化学物毒性效应的诱发时间和潜伏期有很大关系。

3. 剂量-反应关系 剂量-反应关系评定（dose-response assessment）是环境化学物暴露与健康效应之间的定量评价，是危险度评价的核心内容。目的是利用人或动物定量研究资料，得到某有害物质的剂量（浓度）与健康效应的定量关系，从而确定暴露水平与健康效应发生率之间的关系，找出规律，提出剂量-反应模式，用于该物质的危险度特征分析。

4. 危险度特征分析（risk characterization analysis） 是在以上三个阶段所得的定性、定量评定结果的基础上确定有害物质暴露人群中有害效应发生率的估计值（即危险度）及其可信程度或不确定性程度，是危险度评价的最后阶段。

限于认识水平和技术手段，以及某些资料的不足，往往难以对环境中有害因素可能对人类造成的损害及其危险度下确切的结论，这就成为危险度评定中的不确定因素。在危险度评定过程中，要尽量将不确定因素缩小到最低限度，对仍然存在的不确定因素应明确提出，为制定安全接触限值及相应的预防对策提供一个适当的取舍尺度。

三、危险度评价的管理及应用

危险度管理（risk management）是根据危险度评定结果综合考虑社会发展的实际需要、经济和技术水平，对危险度进行利弊权衡和决策分析，提出可接受水平和相应的控制、管理措施。这些措施包括制定和执行人的"安全接触限值"，即卫生标准；环境监测，生物监测，健康监护，危险度控制技术措施；以及限制或禁止接触的法规、条例、管理办法等。

第四节 环境有害因素的预防与控制

环境污染极大地损害了人类的健康，严重地威胁着人类的生存。随着社会的进步和经济的发展，环境污染的问题备受关注。为了预防和控制环境有害因素及其对人体健康危害的影响，应该从法律措施、组织管理措施、工程技术和卫生保健措施等方面进行综合防治。

一、法律措施

我国在环境保护、自然资源管理方面的法律、法规建设日趋完善。《中华人民共和国宪法》第二十六条规定"国家保护和改善生活环境和生态环境，防治污染和其他公害"。另外，我国还通过建立法律、法规和标准体系等来进行环境有害因素的预防和控制。20世纪80年代，我国政府把环境保护确立为一项基本国策，并逐渐完善了环境法律体系。如《中华人民共和国环境保护法》《中华人民共和国大气污染防治法》《中华人民共和国水污染防治法》《中华人民共和国噪声污染防治法》《中华人民共和国固体废弃物污染环境防治法》《中华人民共和国放射性污染防治法》《中华人民共和国职业病防治法》和《中华人民共和国食品安全法》等。另外，各级政府还建立了系统的关于环境有害因素及保护人体健康的国家和地方法律、法规及卫生标准等。尽管如此，环境污染的问题仍然是我国面临的严重挑战之一。

二、组织管理措施

我国的环境保护事业起步于1972年，成立北京市官厅水库保护办公室，1973年成立国家建委下设的环境保护办公室（国家环境保护部的前身）。各省（市、区）也相继成立了环保局

(厅)，疾病预防控制中心和卫生监督所设置有环境卫生和环境监督相关部门。另外，我国政府参与国际环境保护的一些公约推动环境污染的控制和治理如《斯德哥尔摩公约（关于持久性有机污染物 POPs 控制的公约)》《联合国气候变化框架公约》等。

三、工程技术措施

采用工程技术措施来消除和减少污染物排出，净化、利用和治理污染物是环境保护的一项基本建设，也是落实可持续发展战略的根本性措施。包括①环境规划，将环境保护的内容和要求纳入国民经济和社会发展的总体规划之中。②清洁生产，研究和开发无公害、少污染的生产技术，发展绿色产品，减少废弃物排出量。③合理利用能源与资源，节能降耗，使用新能源。④废弃物处理，对暂无综合利用价值的工业"三废"要进行净化处理。⑤发展生态农业，合理调整农业生产的结构和布局。⑥关注噪声污染、光污染等引起的环境和健康危害。

四、卫生保健措施

为了防止环境有害因素对人体造成的影响，采取适当的卫生保健措施是必要的。包括做好环境健康宣教、环境卫生监测和环境污染物健康危险度评价；做好特殊有害因素的个人防护措施和职业健康监护措施等。

（牛丕业　张朝晖）

生活环境与健康

第20章

生活环境中的各种有害因素通过大气、水体、土壤等环境介质作用于机体，危害人体健康。本文主要介绍了大气环境、室内环境、饮用水环境与土壤环境的卫生学特征、污染的来源、污染对健康的危害及污染的防护措施。

第一节 大气环境与健康

空气是人类赖以生存必不可少的环境因素之一，空气的理化特性对人体的生命、健康、疾病及生活均具有极为重要的卫生学意义。

一、大气的理化特征及其卫生学意义

（一）大气的结构与化学组成

1. 大气的结构 大气圈（atmospheric sphere）厚度2000~3000km，没有明显的上界。按大气的气温垂直变化特点可将大气层分为对流层、平流层、中间层、热层、逸散层。不同层次的空气有不同的特点，对流层是最靠近地面的一层，集中了大气总质量75%的空气和几乎全部的水蒸气量，天气变化最为复杂。气温随着高度的增加而降低，空气运动以垂直对流运动为主，人类活动排入大气的污染物绝大多数聚集在对流层。因此，对流层对人类生活的影响最大，与人类关系最密切。平流层位于对流层之上，空气气流以水平运动为主，有厚约20km的臭氧层。臭氧层中的臭氧几乎可全部吸收来自太阳的短波紫外线，使人类和其他生物免遭紫外线的伤害。平流层内污染物较少，但污染物一旦进入则难以消除。

2. 大气的化学组成 自然状态下的大气是由混合气体、水汽和气溶胶（aerosol）组成。除去水汽和气溶胶的空气称为干洁空气。大气气溶胶是液体或固体微粒均匀地分散在气体中形成的相对稳定的悬浮体系。根据形成过程、对能见度的影响以及颜色的差异等，气溶胶可分为轻雾（mist）、浓雾（fog）、霾（haze）、粉尘（dust）、烟气（fume）、烟（smoke）、烟雾（smog）和烟炱（soot）等。大气由78.09%氮气，20.95%氧气，0.93%氩气，0.03%二氧化碳及微量的氦与氖组成。空气中的氧含量降至12%时，人体会发生呼吸困难；降至10%可发生智力活动减弱；降至7%~8%以下可危及生命。

（二）大气的物理性状及其卫生学意义

大气的物理性状主要包括太阳辐射、气象、空气离子化等。

1. 太阳辐射（solar radiation） 太阳辐射是产生各种天气现象的根本原因，也是地表上光和热的源泉。红外线的生物学作用基础是热效应，适量的红外线可促进人体新陈代谢，具有消炎和镇静作用，过强则可引起日射病和白内障等。可见光综合作用于机体的高级神经系统，能增强视觉和代谢能力，平衡兴奋和镇静作用，提高情绪与工作效率，是生物生存的必需条件。紫外线具有色素沉着、红斑、抗佝偻病、杀菌和免疫增强作用，过强的紫外线可致日光性皮炎和光电性眼炎、甚至皮肤癌等，紫外线还与大气中的某些二次污染物形成有关，例如光化

学烟雾和硫酸雾等。

2. 气象因素 气象因素包括气温、气湿、气流和气压等。气象因素与太阳辐射综合作用于机体，对机体的冷热感觉、体温调节、心血管功能、神经功能、免疫功能和新陈代谢功能有调节作用。如果气候条件异常变化超出人体的代偿能力，可诱发心血管疾病、呼吸系统疾病和关节病等。

3. 空气离子化（air ionization） 大气中空气分子或原子在自然或人工条件下形成带电荷的正、负离子的过程称为空气离子化。大气中带电荷的物质统称为空气离子。根据空气离子的大小以及运动速度对其分类，近地表大气中存在的空气离子有轻离子（light ions）和重离子（heavy ions）。轻离子与空气中的悬浮颗粒或水滴结合，形成重离子。因此，新鲜的清洁空气中轻离子浓度高，而污染的空气中轻离子浓度低。空气阴离子对机体具有镇静、催眠、镇痛、镇咳、降压、止痒、提高工作效率等良好的作用，而阳离子则相反，对机体产生许多不良的作用。海滨、森林、瀑布环境中阴离子含量较多，有利于机体健康。天然环境中，重、轻离子数的比值不应大于50。

二、大气污染的来源

大气污染（atmospheric pollution）指除空气的正常成分外，又增加了新的成分，或使原有成分增加，超过了环境所能容许的极限，使空气质量恶化，对人体健康和精神状态、生活、工作、建筑设备以及动植物生长等产生直接或间接的影响和危害。大气污染的主要来源如下：

（一）天然污染（natural pollution）

天然污染包括森林火灾、火山爆发、地震、风暴和意外事件等。例如工厂爆炸、核泄漏均能严重污染大气，这类事件虽然少见，但是危害严重。另外，火葬场、垃圾焚烧炉产生的废气也可影响大气环境。

（二）人为污染（anthropogenic pollution）

1. 工农业生产 各种工业企业是大气污染的主要来源，也是大气卫生防护的重点。工业企业排放的污染物主要来源于燃料的燃烧和工业生产过程。农业生产中化肥的施用、农药的喷洒以及秸秆的焚烧也会造成大气的污染。

（1）燃料的燃烧：这是大气污染的主要来源。目前我国的主要工业燃料是煤，其次是石油。煤的杂质主要有硫化物、氟、砷、钙、铁、镉等化合物。石油的主要杂质是硫化物和氮化物。燃料燃烧时产生污染物的种类和排放量除与燃料中所含杂质的种类和含量有关外，还受燃料燃烧状态影响。燃料燃烧完全时的主要污染物是二氧化碳、二氧化硫、二氧化氮、水汽和灰分。燃烧不完全产物的种类和数量，视杂质种类、燃烧不完全的程度而定。常见的有一氧化碳、硫氧化物、氮氧化物、醛类、炭粒、多环芳烃等。

（2）生产过程的排放：由原材料到产品，生产的各个环节都可能有污染物排放出来。污染物的种类与原料种类及其生产工艺有关。产品使用过程中也有污染物的排放，如蓄电池、汽车的生产使用，被称为从摇篮到坟墓的污染（cradle to grave pollution），例如，铁矿→开采→冶炼→汽车制造→汽车运行→汽车报废的每一个环节都会有污染物释放到环境。

2. 生活炉灶和采暖锅炉 采暖锅炉以煤或石油产品为燃料，是采暖季节大气污染的重要原因。生活炉灶使用的燃料有煤、液化石油气、煤气和天然气。如果燃烧设备效率低，燃烧不完全，烟囱高度低或无烟囱，可造成大量污染物低空排放。在采暖季节，各种燃煤小炉灶是居民区大气污染的重要来源。

3. 交通运输 主要是指飞机、汽车、火车、轮船和摩托车等交通运输工具排放的污染物。目前这些交通工具的主要燃料是汽油、柴油等石油制品，燃烧后能产生大量的颗粒物、氮氧化物、一氧化碳、多环芳烃和醛类。随着机动车数量的增加，汽车尾气排放已经成为我国许多大城市中大气污染的主要来源之一。

4. 其他 地面尘土飞扬或土壤及固体废弃物被大风刮起，均可将铅、农药等化学性污染物以及结核杆菌、粪链球菌等生物性污染物转入大气。

三、大气污染对健康的危害

(一) 直接危害

1. 急性危害 大气污染物的浓度在短期内急剧升高，可使周围人群因吸入大量的污染物而引起急性中毒，按其形成的原因可以分为烟雾事件和生产事故。

(1) 烟雾事件：是大气污染造成急性中毒的主要类型，是由燃料燃烧和生产过程中排出的污染物而引起的，根据烟雾形成的原因，又可分为两类。

1) 煤烟型烟雾 (coal smog)：这类烟雾事件是由于煤烟和工业废气大量排入大气且得不到充分扩散而引起的。世界各地曾经发生过多起烟雾事件，典型的有伦敦烟雾事件。煤烟型烟雾事件的特点：①污染物来自煤炭的燃烧产物及工业生产过程的污染物；②气象条件为气温低、气压高、风速很低、湿度大、有雾和逆温产生；③多发生在寒冷季节；④河谷盆地易发生；⑤受害者以呼吸道刺激症状最早出现，死亡原因多为气管炎、支气管炎、心脏病等。

2) 光化学烟雾 (photochemical smog)：这类烟雾事件主要是由汽车尾气中的氮氧化物 (NO_X) 和挥发性有机物 (VOCs) 在日光紫外线的照射下，经过一系列光化学反应生成的刺激性很强的浅蓝色烟雾，其主要成分是臭氧、醛类及过氧酰基硝酸酯。光化学烟雾事件的特点：①污染物主要来自汽车尾气，经日光紫外线的光化学作用生成强氧化烟雾；②气象条件为气温高、天气晴朗，紫外线强烈，多发生在夏秋季节的白天；③大城市内机动车拥挤、高楼林立、街道通风不畅，容易发生此类事件；④受害者症状主要是眼睛红肿、流泪、咽喉痛、喘息、咳嗽、呼吸困难、头痛、胸闷、心肺功能障碍，典型的有洛杉矶烟雾事件。

(2) 生产事故：事故造成的急性中毒事件一旦发生后果十分严重，典型事件有印度博帕尔毒气泄漏事件、切尔诺贝利核电站爆炸事件、我国重庆开县的天然气井喷事件。

2. 慢性危害及远期影响 大气颗粒物中含有多种有毒元素如铅、镉、铬、氟、砷、汞等，长期吸入这些低浓度有害物可引起机体的慢性中毒和远期危害。

(1) 影响呼吸功能：大气中的二氧化硫、氮氧化物、硫酸雾、硝酸雾及颗粒物不仅能产生急性刺激作用，还可长期反复刺激机体引起咽炎、喉炎、眼结膜炎和气管炎。呼吸道炎症反复发作，可以造成气道狭窄，气道阻力增加，肺功能不同程度下降，最终形成慢性阻塞性肺疾患。

(2) 影响心血管功能：研究表明大气污染与心血管疾病死亡率、住院率、急诊率增加有关，还与心律不齐、心衰、心搏骤停的危险度升高有关。

(3) 致癌作用：研究表明大气污染程度与肺癌的发生和死亡率呈正相关关系。美国癌症协会对约 50 万居民的前瞻性调查显示大气 $PM_{2.5}$ 和 SO_2 污染与居民肺癌死亡率之间有正相关关系。

(4) 降低机体免疫力：在大气污染严重的地区，居民唾液溶菌酶和分泌型免疫球蛋白 A 的含量均明显降低，表明大气污染可使机体的免疫功能降低。

(5) 引起变态反应：大气中的花粉、颗粒物、甲醛、二氧化硫、某些石油制品的分解产物、臭氧、氮氧化物等污染物会引起支气管收缩、气道反应性增强并加剧过敏反应。日本四日市哮喘 (Yokkaichi asthma) 事件就是环境污染物诱发机体发生变态反应的典型例证。

(6) 其他：一些工厂如铝厂、磷肥厂和冶炼厂排出的废气中含有高浓度的氟，可引起当地居民发生慢性氟中毒。

大气颗粒物对健康的影响见二维码 20-1

大气颗粒物对健康的影响

（二）间接危害

主要有温室效应、臭氧层破坏、酸雨、大气棕色云团形成。

1. 温室效应（greenhouse effect） 由于人为活动使大气中某些能吸收红外线等长波辐射的气体浓度增加，直接影响地表热量向大气中发散，而使地球表面气温升高的现象，称为温室效应。这些气体统称为温室气体（greenhouse gas），主要包括二氧化碳（CO_2）、甲烷（CH_4）、氧化亚氮（N_2O）和氯氟烃（CFCs）等。研究表明，各种温室气体对温室效应的贡献率不同，CO_2 为 55%、CFCs 为 24%、CH_4 为 15%、N_2O 为 6%。由此可见，CO_2 增加是造成全球变暖的主要原因。气候变暖可导致与暑热相关疾病的发病率和死亡率增加。还会使空气中的一些有害物质如真菌孢子、花粉等浓度增高，导致人群中过敏性疾患的发病率增加。此外，由于气候变暖引起的全球降水量变化，最终导致洪水、干旱以及森林火灾发生次数的增加。

2. 臭氧层破坏（ozone depletion） 大气臭氧层遭受破坏的原因及过程极为复杂，但环境化学性污染物 CFCs、N_2O、NO、CCl_4、CH_4 等的作用则毋庸置疑。臭氧层被破坏形成空洞（ozone hole）后，减少了臭氧层对短波紫外线和其他宇宙射线的吸收和阻挡功能，造成人群皮肤癌和白内障等发病率的增加。据估计，平流层臭氧浓度减少 1%，UV-B 辐射量将增加 2%，人群皮肤癌的发病率将增加 3%，白内障的发病率将增加 0.2%~1.6%。

3. 酸雨（acid precipitation） 是指降水中含有一定数量酸性物质的自由降水现象，其 pH 小于 5.6，降水包括雨、雪、雹和雾等。酸雨形成的机制和过程很复杂，受多种因素（气象、土壤、污染等）影响。大气受到化学性污染则是主要的成因。根据对酸雨成分分析，硫酸和硝酸占酸雨总酸组分 90% 以上。可以认为煤、石油燃烧向大气排放硫氧化物和氮氧化物是城市酸雨的基础。酸雨对人类生态环境影响是多方面的，酸雨除对水生、陆生生态系统造成危害外，对于人类健康还可产生直接危害，酸雨增加土壤中有害重金属的溶解度，加速其向水体、植物和农作物的转移。酸雾对人体健康的直接危害远远超过二氧化硫对人体的作用。人体长期吸入酸性气溶胶将使呼吸道疾病增加，肺功能下降。此外，酸雨可腐蚀建筑物、文物古迹，可造成地面水 pH 下降而使输水管材中的金属化合物易于溶出等。

4. 大气棕色云团（atmospheric brown clouds，ABC） 是指以细颗粒物（$PM_{2.5}$）为主，悬浮于大气对流层的大片污染物，包括颗粒物、煤烟、硫酸盐、硝酸盐、飞灰等。ABC 的棕色就是黑炭、飞灰、土壤粒子以及二氧化氮等对太阳辐射的吸收和散射所致。东亚、南亚的印度中央平原、东南亚、南部非洲、亚马逊流域、我国的北京、上海和深圳属于 ABC 的热点区。ABC 中的颗粒物可吸收太阳的直射或散射光，影响紫外线的生物学活性。因此，在大气污染严重的地区，儿童佝偻病的发病率较高，某些通过空气传播的疾病也易于流行。ABC 的组分不仅会直接影响人体健康，还会影响世界的水资源、农业生产和生态系统，威胁人类的生存环境。

四、大气污染的防护

1. 合理安排工业布局和城镇功能分区 应结合城镇规划，全面考虑工业的合理布局。工业区一般应配置在城市的边缘或郊区，位置应当在当地最大频率风向的下风侧。居住区不得修建有害工业企业。

2. 加强工艺措施 加强工艺过程生产管理，采取以无毒或低毒原料代替毒性大的原料。采取闭路循环以减少污染物的排放。

3. 控制燃煤污染 采用原煤脱硫技术，可除去燃煤中 40%~60% 的无机硫。优先使用低硫燃料；改进燃煤技术，烟气脱硫以减少燃煤过程中二氧化硫和氮氧化物的排放量。开发新能源，如太阳能、风能、核能、可燃冰等。

4. 交通废气的治理 减少汽车废气排放，主要是改革发动机的燃烧设计和提高油的燃烧质量，使燃料充分燃烧，减少有害物质的排放。另外，开发新型燃料，如甲醇、乙醇等含氧有机物、植物油和气体燃料，降低汽车尾气污染排放量。再者，通过技术改造，使用电动汽车，根除尾气污染。

5. 区域集中供暖供热 设立大的电热厂和供热站，实行区域集中供暖供热。

6. 加强绿化 植物除美化环境外，还具有调节气候、阻挡、滤除和吸附灰尘，吸收大气中的有害气体等功能。

第二节 室内环境与健康

室内环境是人们生活环境的重要组成部分，近年的研究表明室内环境质量与健康之间具有密切的关系。

一、室内环境的基本卫生要求

室内小气候（indoor microclimate）又称微小气候（microclimate），指住宅内部由于墙壁、屋顶、地板、门窗等围护结构的作用，加上室内空调设备等的作用，综合形成的与室外不同的室内局部气候。主要由气温、气湿、气流和热辐射四个气象因素组成。室内环境的基本卫生要求：①气候适宜；②采光照明良好；③空气清洁卫生；④环境安静整洁；⑤卫生设施齐全。

人的一生中有 2/3 以上的时间在室内度过，婴幼儿、儿童、青少年和老弱病残者在居室中生活的时间更长。不良住宅环境能影响人体健康，使中枢神经系统功能紊乱，降低机体的免疫功能和抵抗力，使居民情绪恶化、生活质量和工作效率下降、患病率和死亡率增高。

二、室内污染的来源

室内污染指由于室内引入能释放有害物质的污染源或室内通风不佳而导致室内有害物质无论是从数量还是种类上不断增加，并引起人的一系列不适症状的现象。根据室内污染物形成的原因和进入室内的渠道，主要污染源可分为：

1. 室内人的活动 吸烟是室内空气污染的主要来源之一。烟草烟气中至少含有 3800 种成分，其中致癌物不少于 44 种。人体排出大量代谢废弃物以及谈话时喷出的飞沫等都是室内污染物的来源。这一类的污染物主要有呼出的一氧化碳、水蒸气、氨类化合物等内源性气态物。呼吸道传染病患者和带菌者都可将流感病毒、结核杆菌、链球菌等病原体随飞沫喷出污染室内空气。

2. 生活炉灶和烹调油烟 主要指各种燃料的燃烧以及食用油在加热烹调时产生的油烟。这一类的污染物主要有二氧化硫、氮氧化物、一氧化碳、二氧化碳、多环芳烃以及悬浮颗粒物等。

3. 建筑材料和装饰物品 建筑材料中各种石材如砖、石、水泥等释放出来的氡是人们最关心的室内污染物之一；装饰材料如油漆、粘胶剂、人造板材等在加工过程中加入的助剂释放出多种有机化合物，统称为挥发性有机物（volatile organic compounds，VOCs）；VOCs 主要来源于各种溶剂、黏合剂等化工产品；甲醛是生产树脂如脲醛树脂、酚醛树脂等的重要原料；人造板和家具、涂料、油漆及香烟等易产生甲醛污染。家用化学品如喷雾杀虫剂、除臭剂、香水、厕所清洁剂、美容美发喷雾剂等都可释放出有害化学物质，污染室内空气。

4. 室内生物性污染 呼吸道传染病患者或病原携带者可将病原体随飞沫喷出，污染室内空气，特别是在通风不良情况下，空气中有的病原体如流感病毒、SARS 病毒、结核杆菌、链球菌等可存活较长时间而使易感人群发生感染；尘螨在床垫、被褥、枕头、地毯、挂毯、窗帘、沙发罩等纺织物内极易孳生，且家庭花卉释放的花粉、宠物粪便毛屑、昆虫鳞片、尘螨、真菌孢子等均可成为生物性变应原，使易感者发生过敏反应；军团菌主要存在于现代建筑物的贮水器、输水管道、冷却塔水、加湿器水槽、冷凝水、温水箱水、制冰机用水、温水游泳池水、浴池水以及水龙头、淋浴喷头、医用喷雾器和空气调节器的水中，其中空调系统带菌（主要通过冷却塔水）是引起军团菌病发生和流行的常见原因。人主要通过呼吸道感染军团菌。

5. 家用电器的电磁辐射　电视机、电脑、微波炉、电话、手机等使用会产生电磁辐射。

6. 来自室外环境　大气污染物可以通过机械通风系统和自然通风渗入室内空气中，常见的如二氧化硫、氮氧化物、一氧化碳、铅、颗粒物等。

三、室内主要污染物及其健康危害

室内污染物种类繁多，效应各异，多表现为慢性潜在的不良影响。居室空气中同时存在多种有害因素（包括化学性、物理性、生物性），可综合作用于机体产生不良影响。常见的室内污染物有：

1. 甲醛及其他挥发性有机化合物　甲醛（formaldehyde）是一种挥发性有机化合物，存在于多种装饰材料中，还可来自化妆品、清洁剂、杀虫剂、消毒剂、防腐剂、印刷油墨、纸张、纺织纤维等。人的甲醛嗅觉阈为 $0.06\sim0.07mg/m^3$，但个体差异很大。甲醛有刺激性，$0.15mg/m^3$ 可引起眼红、眼痒、流泪、咽喉干燥发痒、喷嚏、咳嗽、气喘、声音嘶哑、胸闷、皮肤干燥发痒、皮炎等。甲醛还可引起变态反应；长期接触 $1.34mg/m^3$ 甲醛，能出现神经衰弱症状；有的还可引起肝功能异常；肺功能方面也可出现呼气性功能障碍、肺癌。甲醛已经是确认的人类致癌物。目前已鉴定出 500 多种挥发性有机化合物，总称为 VOCs，以 TVOC 表示其总量。主要来源于各种溶剂、黏合剂等化工产品。常见的 VOCs：苯、甲苯、三氯乙烯、三氯甲烷、萘、二异氰酸酯类等，主要影响中枢神经系统和消化系统，出现头晕、头痛、嗜睡、无力、胸闷、食欲缺乏、恶心等，严重时可造成肝和造血系统损害，也可诱发变态反应。

2. 烹调油烟　是食用油在加热烹调时产生的油烟。流行病学调查结果显示油烟是肺鳞癌和肺腺癌的危险因素。

3. 燃烧产物　这类污染物包含三部分：一是来自燃烧物自身的杂质成分，如煤中含硫、氟、砷、镉、灰分等杂质；二是来自燃烧物在加工制作过程中或在种植过程中使用的化学反应剂、化肥、农药等污染；三是燃烧物经高温后发生热解或合成反应的产物。燃烧产物的主要危害有：①燃料所含杂质的污染：氟、砷含量高的煤燃烧造成的室内空气污染，如氟中毒、砷中毒；②二氧化硫、氮氧化物等燃烧产物：刺激作用、肺通气功能下降和肺泡换气功能障碍、颗粒物上的致癌物如多环芳烃类还具有致癌作用；③烟草燃烧产物：烟草的燃烧产物统称烟草烟气，对呼吸、神经、循环等各个系统均有明显的损伤作用。

4. 放射性污染物　建筑材料的氡及其短寿命子体对人体健康的危害主要是引起肺癌，其潜伏期为 $15\sim40$ 年。有人认为除吸烟外，氡比其他任何物质都更易引起肺癌。吸入室内含氡空气引起的肺癌占 $4\%\sim12\%$，美国估计每年约 2 万例肺癌患者与室内氡的暴露有关。

5. 非电离辐射危害　家用电器，如微波炉、电视机、电脑、电冰箱、空调器、移动电话等可引起非电离辐射。非电离辐射强度大于 $10mw/cm^2$ 时引起机体体温升高。强度较弱时，对血液、免疫等系统都有一定的影响。长期接触人群易出现头晕、疲乏、记忆力减退、食欲减退、烦躁易怒、血压变化、白细胞减少等症状。

6. 生物性污染危害

（1）军团菌：以嗜肺军团菌最常见。最早发病者多为退伍军人，故将引起该病的细菌命名为军团菌，将该病称为"军团菌病"（Legionnaires' disease）。机体受感染后，轻者一般无明显临床症状；重者引起军团菌病，主要表现为以肺部感染为主的全身性损害。

（2）尘螨（dust mite）：属于节肢动物。居家灰尘样品中都可检出尘螨。在潮湿、阴暗、通风条件差的环境中易孳生。尘螨及其分泌物和排泄物，可通过空气传播进入人体，引发过敏性哮喘、过敏性鼻炎等。

四、室内空气污染的防护

室内空气质量好坏直接影响到人们的生理健康、心理健康和舒适感。为了提高室内空气质量，改善居住、办公条件，增进身心健康，必须对室内污染进行整治。

1. 选择环保的建筑材料和装饰材料 材料应符合国家有关标准和规范。

2. 加强室内通风换气的次数 解决室内空气污染最有效途径就是通风。对于甲醛、室内放射性氡物质等，应加强通风换气次数。

3. 合理布局 为了减少室外大气污染对室内空气质量的影响，对城区内各污染源进行合理布局是很有必要的。居民生活区等人口密集的地方应安置在远离污染源的地区，同时应将污染源安置在远离居民区的下风方向。

4. 使用空气净化技术 对于室内颗粒状污染物，净化方法主要有低温非对称等离子体除尘、静电除尘、扩散除尘、筛分除尘等。净化装置主要有低温非对称等离子体除尘器、机械式除尘器、过滤式除尘器、荷电式除尘器、湿式除尘器等。对室内空气中的污染物，如苯系物、卤代烷烃、醛等的降解，采用光催化降解法。

（高　艾）

第三节　饮用水与健康

水是构成机体的重要成分，是一切生命过程必需的基本物质。成人每日的生理需水量为2.5～3L，其中通过饮水摄入的水量约占1/2。由于环境污染和饮用水（drinking water）资源的日益破坏，饮水资源的短缺和污染已成为全球性的重要问题。

一、水源的种类及其卫生学特征

地球上的天然水资源分为降水、地表水和地下水三类。

（一）降水

降水（precipitation water）是指雨、雪、雹，其特点是水质较好、矿物质含量较低，但水量无保证，其水质易受到大气质量的影响。

（二）地表水

地表水（surface water）是降水在地表径流和汇集后形成的水体，包括江河水、湖泊水和水库水等。河水由于流经地表，能将大量泥沙及地表污染物冲刷携带至水中，故其浑浊度较大，含盐量较少，细菌含量较高，且因其暴露于大气，流速快，故水中溶解氧含量也较高。湖水和水库水由于流动较慢，水中杂质沉淀较完全，因此水质一般较清，水中含盐量较高，但由于水中溶解氧含量较低，因此自净能力较差。

（三）地下水

地下水（underground water）是由于降水和地表水经土壤地层渗透到地面以下而形成。地层是由透水性不同的黏土、砂石、岩石等构成。透水层是由颗粒较大的砂、砾石组成，能渗水与存水；不透水层则由颗粒细小致密的黏土层和岩石层构成。地下水可分为浅层地下水、深层地下水和泉水。

浅层地下水是指潜藏在地表下第一个不透水层上的地下水，水质物理性状较好，细菌数较地面水少，但在流经地层和渗透过程中，可溶解土壤中各种矿物盐类使水质硬度增加，水中溶解氧因被土壤中生物化学过程消耗而减少。

深层地下水是指在第一个不透水层以下的地下水，其水质透明无色，水温恒定，细菌数很少，但盐类含量高，硬度大。由于深层地下水水质较好，水量较稳定，常被用作城镇或企业的集中式供水水源。

泉水是地下水通过地表缝隙自行涌出的地下水。浅层地下水由于地层的自然塌陷或被溪谷截断而使含水层露出，水自行外流即为潜水泉；深层地下水由不透水层或岩石的天然裂隙中涌出，称自流泉。两者的水质、水量的特点分别与浅层和深层地下水相似。

二、饮用水污染与健康

水体污染（water pollution）是指人类活动产生的污染物进入水体，其数量超过了水体的自净能力，使水质和水体底质的理化特性和水环境的生物学特性、组成等发生改变，从而影响水的使用价值，造成水质恶化，乃至危害人体健康或破坏生态环境的现象。生活饮用水是指由集中式供水单位直接供给居民作为饮水和生活用水，该水的水质必须确保居民终生饮用安全。如饮用水受到生物性污染物、化学性污染物和物理性污染物污染时，可使接触人群发生急慢性中毒，甚至引起公害病，有的可诱发癌症。

（一）生物性污染的危害

1. 介水传染病（water-borne infectious disease） 是指由于饮用或接触受病原体污染的水而引起的疾病，又称水性传染病，如霍乱、伤寒、痢疾、血吸虫病和阿米巴痢疾等。介水传染病的病原体主要有三类：①细菌，如伤寒沙门菌、副伤寒沙门菌、霍乱弧菌、痢疾志贺菌等；②病毒，如甲型肝炎病毒、脊髓灰质炎病毒、柯萨奇病毒和腺病毒等；③原虫，如甲第氏虫、溶组织阿米巴原虫、血吸虫等。它们主要来自人畜粪便、生活污水、医院以及畜牧畜宰、皮革和食品工业等废水。介水传染病的流行特点是：①水源被污染后可呈暴发流行，短期内突然出现大量患者，且多数患者发病日期集中在同一潜伏期内。若水源经常受污染，其发病者可终年不断；②病例的分布与供水范围一致，绝大多数患者都有饮用同一水源水的历史；③一旦对污染源采取净化和消毒措施后，疾病的流行能迅速得到控制。

2. 水体富营养化（eutrophication） 指水体中磷、氮含量过高，使藻类等浮游生物大量繁殖、生长、死亡，藻类在代谢过程中，产生藻毒素，以致水质恶化，生物种群组成发生变化，生态环境受到破坏，甚至危及水生生物和人群健康。这种现象在淡水中被称为"水华"，在海水中被称为"赤潮"。

（二）化学性污染的危害

水体的化学性污染主要来源于消毒副产物和工业废水的违规排放，其次是农业污水和生活污水。水源受污染后，各种有毒化学物质可通过饮水或食物链传递使人体发生急慢性中毒。

1. 汞 汞是构成地球的元素之一，自然界中主要以硫化汞的形式存在于岩石中。常见的污染源主要来自汞的开采冶炼、氯碱、化工、仪表、电子、颜料等工业企业和医院排出的废水以及含汞农药的使用。污染水体的汞在微生物的作用下可被甲基化形成甲基汞，后者毒性较无机汞增大许多倍，更易被生物体吸收，并可通过食物链在生物体内富集，致使生物体发生汞中毒。日本熊本县水俣湾地区发生的水俣病（Minamata disease）就是因长期食用受甲基汞污染的鱼贝类而引起的一种公害病。甲基汞吸收入人体后分布广泛，可通过血脑屏障进入脑组织，也可通过胎盘屏障进入胎儿体内。甲基汞主要侵害中枢神经系统，中毒的临床表现为：开始时有肢体末端或口唇周围麻木刺痛感,随后可出现手部动作障碍、感觉障碍、无力等,以及震颤、语言障碍、听力障碍、向心性视野缩小和步态失调等,严重者可出现全身瘫痪、精神错乱甚至死亡。

2. 铬 铬是构成地球元素之一。含铬的工业废水(如电镀废水)和废渣(如铬盐生产性废渣)是污染水体的主要来源。铬的化合物毒性以六价铬毒性最大,可干扰多种重要酶的活性,具有致突变和致癌作用。临床症状主要引起口腔炎、胃肠道灼烧,并出现恶心、呕吐、腹痛、腹泻、便血,常伴有头痛、头晕、烦躁不安、呼吸急促、肌肉痉挛等表现,严重时可发生休克、发绀、呼吸困难,也可能发生急性肾衰竭等。此外,六价铬还具有致突变和致癌作用。

3. 氰化物 氰化物是常见的水体污染物。水源中的氰化物主要来自电镀、选矿、炼焦及合成纤维等工业排放的废水。游离的氰离子与细胞色素氧化酶中的 Fe^{3+} 结合,形成氰化高铁细胞色素氧化酶,使细胞色素氧化酶失去传递电子的能力,导致呼吸链中断,细胞内氧化代谢过程受阻,造成组织细胞内窒息。氰化物急性中毒主要表现为中枢神经系统的缺氧症状和体征,如:呼吸困难、痉挛、呼吸衰竭。

4. 酚 天然水中不含酚,水中的酚主要来自炼焦、炼油、制取煤气、造纸及用酚作为原料的工业企业排放的废水。酚为细胞原浆毒物,低浓度时能使蛋白质变性,高浓度时则能使蛋白质沉淀。对皮肤黏膜有强烈的刺激腐蚀作用,也可抑制中枢神经系统或损害肝肾功能。可经皮肤和胃肠道吸收,其中大部分在肝氧化成苯二酚、苯三酚,并与葡萄糖醛酸等结合而失去毒性,然后随尿液排出,使尿呈棕黑色(酚尿)。某些酚类化合物具有内分泌干扰作用。酚类化合物的健康危害多为急性中毒,主要临床表现为大量出汗、肺水肿、吞咽困难、造血系统损害及黑尿等。水中的酚还可与氯发生反应,生成氯酚,使水的感官性状明显恶化,产生异臭异味。

5. 多氯联苯(polychlorinated biphenyls,PCBs) PCBs 具有耐酸、耐碱、耐腐蚀及绝缘、耐热、不易燃等优良性能,而被广泛应用于变压器的绝缘液体、润滑油、农药、油漆、粘胶剂等。PCBs 是典型的内分泌干扰物,具有雌激素样作用。人类接触 PCBs 可使机体的免疫功能受损,生长发育障碍,某些癌症的发生率增加。1968年发生在日本的米糠油中毒事件,是受害者因食用被 PCBs 污染的米糠油而中毒的公害事件,主要表现为皮疹、色素沉着、眼睑水肿、眼分泌物增多及胃肠道症状等,严重者可发生肝损害,出现黄疸、肝性脑病甚至死亡。

6. 氯化消毒副产物 指在氯化消毒过程中氯与水中的有机物反应所产生的卤代烃类化合物。许多氯化消毒副产物在动物实验中证明具有致突变性和(或)致癌性,有的还有致畸性和(或)神经毒性作用。氯化饮用水对生殖和生长发育也有一定的影响。

(三)物理性污染的危害

1. 热污染 水体热污染主要来源于工业冷却水,特别是发电厂的冷却水。其危害主要表现为:①增加水中化学反应速度;②降低水中溶解氧的含量;③水温升高造成的水环境改变可影响某些鱼的产卵和孵化;④加剧原有的水体富营养化;⑤加速水体中悬浮物的沉降速度。

2. 放射性污染 水中的放射性污染包括天然和人为两大类。水中放射性物质可通过饮水、摄取各种被放射性污染的食物进入人体,并通过食物链和生物富集作用使其在体内蓄积、浓缩,浓度逐渐增高。饮水放射性污染对人体健康的影响主要是:①核素本身毒性;②辐射损伤;③恶性肿瘤发生率增高;④致畸及生长发育障碍;⑤人体放射性负荷增加。

三、我国生活饮用水水质标准

生活饮用水卫生标准是从保护人群身体健康和保证人类生活质量出发,对饮用水与人群健康的各种因素,以一定形式发布的法定卫生标准。我国生活饮用水水质必须满足下列基本要求,保证用户饮用安全:水中不得含有病原微生物和寄生虫虫卵,以保证不发生和传播介水传染病；水中所含化学物质及放射性物质不得危害人体健康；确保水的感官性状良好；生活饮用水应经消毒处理。

我国现行的《生活饮用水卫生标准》（GB 5749—2006）水质指标共106项，其中水质常规指标42项，包含微生物指标（保证水质在流行病学上安全）、毒理学指标（保证水质对人体健康不产生毒性和潜在危害）、感官性状指标（保证水的感官性状良好）、放射性指标（保证水质对人体健康不产生毒性和潜在危害）、饮用水中消毒剂常规指标。水质非常规指标是根据地区、时间或特殊情况需要的生活饮用水水质指标，共64项。

第四节　地质环境和土壤

一、地质环境与疾病

在地球地质发展的过程中，自然地形成了地壳表面化学元素的不均匀分布。因此，地球上不同地区的土壤、水体和植物中化学元素的种类和含量存在一定的差异，继而影响该地区人群对化学元素的摄入量。如果这种区域性的差异超出了人类和其他生物所能适应的范围，就可能使当地动物、植物以及人群中发生特有的疾病。

由于某地区地壳中元素分布的不均衡，导致当地水、土壤、植物中某种微量元素过高或缺乏，使当地人和动物从外界环境中获得该元素的量不能满足或超过机体正常需要而引起的疾病称为生物地球化学性疾病（biogeochemical disease），又称化学元素性地方病（endemic disease）。我国常见的化学元素性地方病有碘缺乏病、地方性氟中毒和地方性砷中毒等。

（一）碘缺乏病

碘缺乏病（iodine deficiency disorders，IDD）是由于摄碘量不足而引起的一系列病症，包括胎儿早产、死产、先天畸形、亚临床型克汀病、智力发育障碍、单纯性聋哑、甲状腺肿及克汀病等，而甲状腺肿和克汀病则是碘缺乏最明显的表现形式。

1. 地方性甲状腺肿　地方性甲状腺肿（endemic goiter）的主要症状为甲状腺肿大。早期仅见甲状腺轻度肿大，一般无自觉症状。中晚期患者常因肿大的甲状腺压迫气管和食管引起呼吸困难及吞咽困难而就诊。目前由于食盐加碘的有效防治，甲状腺严重肿大极少见到，多数患者表现为可触及或轻度可见性甲状腺肿。

2. 地方性克汀病　地方性克汀病（endemic cretinism）是一种由于地区性环境缺碘而引起的以脑发育障碍和体格发育落后为主要特征的地方病，是碘缺乏对人类危害最严重的临床表现形式之一。主要临床表现是较严重的智力低下、聋哑、神经运动功能障碍、体格发育落后等。主要由于脑发育关键期（胚胎期和生后早期）和生长发育期缺碘造成甲状腺激素不足而导致的脑发育障碍和体格发育落后。

3. 碘缺乏病的预防　补碘是预防碘缺乏病的根本措施。食盐加碘是预防碘缺乏病的首选方法。实践证明，食盐加碘是最生活化、最易坚持的有效措施，其简便、经济、安全可靠是其他方法无法替代的。有些病区地处偏远，食用不到供应的碘盐，可选用碘油。

（二）地方性氟中毒

地方性氟中毒（endemic fluorosis）又称地氟病，是指人体暴露在高氟环境中或由于生活习惯，经饮水、饮茶、燃煤及食物和（或）空气等介质途径长期摄氟量超过其生理饱和度而蓄积导致的一种以氟斑牙（dental fluorosis）和氟骨症（skeletal fluorosis）为主要特征的全身慢性中毒性疾病。

1. 地方性氟中毒的临床表现

（1）氟斑牙：氟斑牙是地方性氟中毒最早出现而又最易识别的症状，其主要表现包括釉面光泽度改变、釉面着色和釉面缺损。牙齿发育完成后发病者不产生氟斑牙，可表现为牙磨损。

（2）氟骨症

1）疼痛：是最常见的自觉症状。疼痛部位可为1~2处，也可遍及全身。通常由腰背部开始，逐渐累及四肢大关节一直到足跟。疼痛一般呈持续性，多为酸痛，无游走性，局部也无红、肿、发热现象，活动后可缓解，静止后加重，尤其是早晨起床后常不能立刻活动。

2）神经症状：部分患者除疼痛外，还可因椎孔缩小变窄，使神经根受压或营养障碍，而引起一系列的神经系统症状，如肢体麻木、蚁走感、知觉减退等感觉异常；肌肉松弛，有脱力感，握物无力，下肢支持躯干的力量减弱。

3）肢体变形：轻者一般无明显体征，病情发展可出现关节功能障碍及肢体变形。表现为脊柱生理弯曲消失，活动范围受限。

2. 地方性氟中毒的预防 地方性氟中毒病因清楚，因此预防和控制本病的原则就是控制氟源、减少摄氟量。对于饮水型氟中毒，可通过改换水源和饮水除氟降低氟的摄入。对于燃煤污染型氟中毒，可通过改良炉灶、减少食物氟污染、不用或少用高氟劣质煤降低空气和食物中的氟含量。对于饮茶型氟中毒，需研制低氟砖茶和降低砖茶中氟含量，并在饮砖茶习惯病区增加其他低氟茶种代替砖茶。

（三）**地方性砷中毒**

地方性砷中毒（endemic arsenicosis）是指因长期饮用含高浓度砷的地下水，或燃用高浓度砷的煤造成室内空气和食物污染，从而引起以皮肤色素沉着和（或）脱失、掌跖角化等皮肤改变为主要表现，同时伴有中枢神经系统、周围神经、血管、消化系统等多方面症状的全身性疾病。

1. 地方性砷中毒的临床表现 色素沉着、色素脱失、掌跖角化和皮肤癌是地方性砷中毒的特征性表现。根据中毒程度、暴露时间、暴露浓度不同，每个患者可有不同表现，或以色素改变为主，或以角化为主，或兼而有之。当一个患者同时有色素沉着、脱色素及角化时，常称为"皮肤三联征"。此外，砷还可引起神经系统、消化系统损伤以及影响心脑血管及末梢循环。

2. 地方性砷中毒的预防 在地下水含砷量较高的地区，可改换水源，用水质清洁安全的地面水供居民饮用和灌溉农田，或通过饮水除砷降低居民的饮水砷摄入量。对于燃煤污染型病区，弃用高砷煤是最有效方法，彻底改炉改灶、安装烟囱，加强宣传教育，自觉改变敞灶燃煤习惯，改变烘烤粮食方法，也是预防燃煤污染型砷中毒的重要措施。

二、土壤污染与疾病

土壤（soil）是陆地生态系统的核心及食物链的首端，是生物圈的重要组成成分，它与人类的日常生活密切相关。人类在生产和生活活动中将有害物质排放到土壤中，使土壤中原有的背景化学元素成分发生变化，造成土壤污染，从而影响农作物生长发育，直接或间接危害人畜健康。因此，土壤的卫生状况与人类健康有着重要的联系。

（一）**土壤污染**

土壤污染（soil pollution）是指人类生产和生活活动中排出的有害物质进入土壤中，直接或间接地危害人畜健康的现象。污染的程度主要决定于进入土壤的污染物的数量、强度和土壤自身的净化能力大小。

1. 土壤污染的来源 土壤污染的物质来源是极为广泛的，有天然污染源，也有人为污染源。按照污染物进入土壤的途径，可将土壤污染源分为以下几类：①人畜粪便、生活垃圾和生活污水等生活性污染；②工业废水、废气、废渣及汽车尾气等工业和交通污染；③污水灌溉、施用农药、化肥等从事农业生产对土壤造成的污染。

2. 土壤污染的特点 土壤被污染后，常表现出以下特点：

(1) 隐蔽性和滞后性：土壤污染往往要通过对土壤样品进行分析化验和农作物的残留检测，甚至通过研究对人畜健康状况的影响才能确定。因此，土壤污染从产生污染到出现问题通常会滞后较长的时间。

(2) 累积性：污染物质在大气中和水体中一般都比在土壤中更容易迁移。这使得污染物质在土壤中并不像在大气和水体中那样容易扩散和稀释，因此容易在土壤中不断积累而超标，同时也使土壤污染具有很强的地域性。

(3) 长期性：许多污染物需要很长时间才能降解。如：被某些重金属污染的土壤可能要100~200年时间才能恢复。

(二) 土壤污染的危害

1. 生物性污染 土壤的生物性污染仍然是当前土壤污染的重要危害。人体排出的含病原体的粪便未经无害化处理，即进行农田施肥可污染土壤，人生吃这种土壤中种植的蔬菜瓜果等可感染患病（人-土壤-人）。患钩端螺旋体病或炭疽病的家畜或其他动物可造成土壤污染，人可通过土壤接触病原体使皮肤和黏膜感染而患病。天然土壤中常含有破伤风杆菌和肉毒杆菌而使人感染（土壤-人）。

2. 化学性污染

(1) 重金属污染：重金属污染物（如镉、铊、汞、铅等）进入土壤后难以被微生物分解和净化，长期积累到一定程度通过土壤-植物系统以及食物链途径进入人体而危害健康。

1) 镉污染：镉（cadmium, Cd）在体内具有很强的蓄积性，长期暴露可发生慢性镉中毒。发生在日本富山县神通川流域的痛痛病是由于居民长期食用含镉废水污染稻田而引起的公害病。主要临床表现有：早期腰背、膝关节痛，以后遍及全身刺痛。患者易在轻微外伤下发生多发性骨折，甚至在咳嗽、喷嚏时也引起骨折。四肢弯曲变形，脊柱受压缩短变形，骨软化和骨质疏松，行动困难，被迫长期卧床。

2) 铊污染：土壤铊（thallium, Tl）污染主要通过冶炼和工业生产的废水、废气、废渣污染土壤而引起居民中毒。铊及其化合物的毒性高、蓄积性强，有强烈的神经毒性，并可对肝、肾造成损害。雄性生殖系统对铊的早期作用特别敏感。铊中毒的主要症状是：①毛发脱落，呈斑秃或全秃；②周围神经损害，早期表现为双下肢麻木、疼痛过敏，很快出现感觉和运动障碍；③视力下降甚至失明，可见有视网膜炎、球后视神经炎及视神经萎缩。

(2) 农药污染：农药种类繁多，最常见的是各种人工合成的有机农药，如有机氯、有机磷和拟除虫菊酯类等。农药污染土壤后，通过转化、降解等方式可使土壤中的农药含量降低，但有些农药，如大多数有机氯农药在土壤中难以降解，可较长时间存留于土壤中。农药污染土壤后即使土壤中农药的残留浓度很低，通过食物链和生物富集作用仍可使体内浓度提高数千倍甚至上万倍，而对人体健康造成危害。农药污染可引发急性中毒，影响免疫功能、内分泌系统和生殖系统，产生致癌、致畸、致突变作用。

（孙鲜策）

第21章 生产环境与健康

人类自从工业革命以来,就出现了因接触生产环境和劳动过程中的有害因素而引起的疾病,这些疾病多与采石开矿和金属冶炼有关,是最早发现的职业病(occupational disease)。从200年前的西方工业革命至今,无论是工业发达国家还是发展中国家都发生过职业病危害和工伤事故问题。改革开放以来,随着我国工农业生产的快速发展,生产环境和劳动过程中有害因素的种类和数量不断增加,受危害的人群也越来越多,职业危害日趋严重,已成为我国经济和社会进一步发展的制约因素之一。职业病的危害不仅损害了劳动者的安全权、健康权、生命权等基本权利,甚至给个人和家庭带来灾难,而且使国民经济遭受重大损失,影响社会和谐稳定和经济可持续发展。因此,除政府立法防治职业病外,还应探索"政府社会联手消除新发职业病"之路,应引入社会组织的参与,这是世界社会治理方式的发展方向,事实已经证明取得了很好效果。本章就职业性有害因素与职业性损害、职业性中毒、生产性粉尘与职业性肺疾患等方面作了重点介绍,在指导临床预防疾病、诊断疾病和疾病康复等方面具有重要的意义。扫描二维码L21-1查看政府社会联手消除新发尘肺。

探索"政府社会联手消除新发尘肺"之路

第一节 职业性有害因素与职业性损害

职业卫生与职业医学(occupational health and occupational medicine)的主要任务是识别、评价、预测和控制不良劳动条件对职业人群健康的影响,创造安全、卫生、满意和高效的作业环境,以保护劳动者健康,提高其作业能力。其次,对职业性有害因素(occupational harmful factors)的受害者进行早期检测、诊断、治疗,并促进康复。此外,我国的职业卫生工作已走上了法制化的轨道,如2015年5月1日发布了《职业健康检查管理办法》,2017年11月5日实施新修订的《中华人民共和国职业病防治法》,对原职业卫生标准进行了整理和修订,发布了新的国家职业卫生标准,其中包括工作场所有害因素职业接触限值以及工业企业设计、职业病诊断、放射卫生防护和放射疾病诊断标准。

一、职业性有害因素

在生产环境中存在的各种可能危害职业人群健康和影响劳动能力的不良因素统称为职业性有害因素。

职业性有害因素按其来源可分为三大类:

(一)生产过程中的有害因素

1. 化学因素

(1)生产性毒物,主要包括以下几类:①金属及类金属:如铅、汞、砷、锰等;②有机溶剂:如苯及苯系物、二氯乙烷、正己烷等;③刺激性气体:如氯、氨、氮氧化物、光气、二氧化硫等;④窒息性气体:如一氧化碳、硫化氢、氰化氢、甲烷等;⑤苯的氨基和硝基化合物:如苯胺、硝基苯、联苯胺等;⑥高分子化合物:如氯乙烯、氯丁二烯、氯丙烯等;⑦农药:如有机磷农药、拟除虫菊酯类和氨基甲酸酯类农药等。

(2) 生产性粉尘：如矽尘、煤尘、石棉尘、水泥尘及各种有机粉尘等。

2. 物理因素

(1) 异常气象条件：如高气温、高气湿、强热辐射、低气温等。

(2) 异常气压：如潜水或潜涵作业由高气压转向正常气压时，减压过快或降压幅度过大可引起减压病；在海拔 3000m 以上低气压环境下进行高原作业或航天飞行可引起高山病或航空病。

(3) 噪声与振动。

(4) 非电离辐射：如可见光、紫外线、红外线、射频辐射、激光等。

(5) 电离辐射：如 X 射线、γ 射线、α 粒子、β 粒子等。

3. 生物因素

(1) 细菌：如炭疽杆菌、布氏杆菌。

(2) 病毒：如森林脑炎病毒和人类免疫缺陷病毒。

(二) 劳动过程中的有害因素

劳动过程是指生产中劳动者为完成某项生产任务的各种操作的总和，主要涉及劳动强度、劳动组织及其方式等。这一过程产生影响健康的有害因素包括：

1. 劳动组织和制度不合理。
2. 职业性精神紧张。
3. 劳动强度过大或生产定额不当。
4. 个别器官或系统过度紧张。
5. 长时间处于不良体位或使用不合理工具等。

(三) 生产环境中的有害因素

生产环境是指劳动者操作、观察、管理生产活动所处的外环境，涉及作业场所建筑布局、卫生防护、安全条件和设施有关的因素。常见的生产环境中有害因素包括：

1. 自然环境中的因素，如炎热季节的太阳辐射、高原环境的低气压、深井的高温高湿等。
2. 厂房建筑或布局不合理、不符合职业卫生标准，如通风不良、采光照明不足、有毒与无毒工段安排在一个车间等。
3. 由不合理生产过程或不当管理所致环境污染。

在实际生产场所和过程中，往往同时存在多种有害因素，对职业人群的健康产生联合作用，加剧了对劳动者的健康损害程度。

二、职业性损害

职业性损害 (occupational impacts) 是指职业性有害因素对接触者健康所造成的损害，主要包括职业病、工作有关疾病和职业性外伤，其程度可由轻微的健康影响到严重的损害，甚至导致伤残或死亡。

(一) 职业病

职业病 (occupational disease) 是指职业性有害因素作用于人体的强度与时间超过一定限度，人体不能代偿其所造成的功能性或器质性病理改变，从而出现相应的临床征象，影响劳动能力。而 2017 年 11 月 5 日修订的《中华人民共和国职业病防治法》中，职业病是指企业、事业单位和个体经济组织等用人单位的劳动者在职业活动中，因接触粉尘、放射性物质和其他有毒、有害因素而引起的疾病。职业病的分类和目录由国务院卫生行政部门会同国务院安全生产监督管理部门、劳动保障行政部门制定、调整并公布。

从职业病的特点看，可以说职业病是一种人为的疾病，其发生率与患病率的高低，反映着国家生产工艺技术、工程防护措施、个体防护意识、安全生产监督管理和医疗技术工作的水平。所以世界各国对职业病，除医学的含义外，还赋予立法意义，即由国家规定为"法定职业病"（statutory occupational diseases），指由国家确认并经法定程序公布的职业病。根据《中华人民共和国职业病防治法》的规定，2002年4月18日原卫生部、劳动和社会保障部对职业病重新调整，并公布了《职业病目录》，共10类115种。随着社会和经济的发展，到2017年9月为止，职业病已调整到10类132种。包括：①职业性尘肺病13种及其他呼吸系统疾病6种；②职业性皮肤病9种；③职业性眼病3种；④职业性耳鼻喉口腔疾病4种；⑤职业性化学中毒60种；⑥物理因素所致职业病7种；⑦职业性放射性疾病11种；⑧职业性传染病5种；⑨职业性肿瘤11种；⑩其他职业病3种。

1. 职业病的特点

（1）病因明确。只有接触职业性有害因素后才可能患职业病，在诊断职业病时必须有职业史、职业性有害因素接触的证据，没有证据否定职业病危害因素与患者临床表现之间的必然联系，就应当诊断为职业病。

（2）病因大多数是可以检测的。通过对职业性有害因素的接触评估，检测评价工人的接触水平可明确其病因，并且在一定范围内存在剂量-反应关系。

（3）具有一定的发病率。在接触同一因素的人群中常有一定的发病率，很少只出现个别患者；由于接触情况和个体差异的不同，可造成不同接触人群的发病特征不同。

（4）早期诊断，合理处理，预后较好。

（5）大多数职业病尚缺乏特效治疗。加强保护人群健康的预防措施，如矽肺患者的肺组织纤维化现在仍是不可逆转的。因此，只有采用有效的防尘措施、依法实施卫生监督管理、加强个人防护和健康教育，才能减少、消除矽肺的发生发展。

2. 职业病的诊断原则应当综合分析下列因素：

（1）患者的职业史。

（2）职业病危害因素接触史和工作场所职业病危害因素情况调查。

（3）临床表现以及实验室辅助检查结果等。

职业病诊断可由具备职业病诊断资质的医疗卫生机构或取得职业病诊断资质的医师进行诊断，但职业病鉴定需由专门机构组织进行。

用人单位应当如实提供职业病诊断、鉴定所需的劳动者职业史和职业病危害因素接触史、工作场所职业病危害因素检测结果等资料；安全生产监督管理部门应当监督检查和督促用人单位提供上述资料；劳动者和有关机构也应当提供与职业病诊断、鉴定有关的资料。职业病诊断、鉴定机构需要了解工作场所职业病危害因素情况时，可以对工作场所进行现场调查，也可以向安全生产监督管理部门索取，安全生产监督管理部门应当在十日内组织现场调查。用人单位不得拒绝、阻挠。

3. 职业病的预防　《中华人民共和国职业病防治法》第一章总则第三条中指出，职业病防治工作坚持预防为主、防治结合的方针，建立用人单位负责、行政机关监管、行业自律、职工参与和社会监督的机制，实行分类管理、综合治理。应按三级预防措施加以控制，以保护和促进职业人群的健康。

第一级预防（primary prevention）又称病因预防，是从根本上消除或控制职业性有害因素对人的作用和损害的措施。通过改进生产工艺和生产设备，合理利用防护设施及个人防护用品，以减少或消除工人接触的机会。主要有如下几个方面：①改进生产工艺和生产设备，使其符合我国工业企业设计卫生标准，如符合化学因素粉尘最高允许浓度和噪声等物理因素的卫生标准。②职业卫生立法和有关标准、法规制定不断更新、修订，颁布了《工作场所有害因素职业接触限值：化学有害因素》（GBZ2.1—2007）和《工作场所有害因素职业接触限值：物理因素》(GBZ2.2—2007)等。这些作为共同遵守的强制性职业卫生标准和监督、评价的技术法规，对职业病一级预防起到重要的作用。③个人防护用品的合理使用和职业禁忌证的筛检及相关危险因素的预防，通过此项措施可以减少许多职业病的发生。

第二级预防（secondary prevention）是早期检测和诊断人体受到职业性有害因素所致健康损害的主要措施。在现有技术条件下，有时难以达到理想的预防效果，可出现不同健康损害的人群，因此，第二级预防就显得十分必要。其主要手段是定期进行职业性有害因素的监测和对接触者的定期健康体检，达到早期发现病损和诊断，特别是对早期健康损害的发现，及时预防和处理。定期健康检查的间隔期可根据下列原则而定：①疾病的发病时间和严重程度；②接触职业性有害因素的浓度或强度和时间；③接触人群的易感性。体格检查项目应鼓励常规检查并结合特异、敏感的检测指标。如肺通气功能的检查或X线肺部摄片，常作为接触粉尘作业者的功能性和病理性改变的指标；微核率可以用于接触如放射线、多环芳烃等职业性致癌因素的早期检测等。

第三级预防（tertiary prevention）是指在患病以后，给予积极治疗和促进康复的措施。第三级预防原则，主要包括：①对已有健康损害的接触者应调离原有工作岗位，并结合合理的治疗；②根据接触者受到健康损害的原因，对生产环境和工艺过程进行改进，既治疗患者，又加强一级预防；③促进患者康复，预防并发症的发生和发展。除极少数职业中毒有特殊的解毒治疗外，大多数职业病主要依据受损的靶器官或系统，采用临床治疗原则，主要给予对症治疗。

总之，关键原则在于全面贯彻和落实三级预防措施，做到源头预防、早期检测、早期处理、促进康复、预防并发症、改善生活质量。第一级预防针对整群或高危人群，是最重要的。虽然第一级预防能从源头上防止或控制职业性有害因素对人群健康损害，但第二和第三级预防是第一级预防的延伸和补充，旨在对受害人群的诊治，构成三级预防的完整体系。

（二）工作有关疾病

职业性有害因素使职业人群中某些常见病的发病率增高，潜在的疾病显露或已患的疾病加重，这些疾病称为工作有关疾病（work related disease）。其发生也与社会心理因素、个人易感性以及生活习惯有关。

工作有关疾病，与职业病有所区别。职业病是指某一特异职业性有害因素所致的疾病，有立法意义。而工作有关疾病则指多因素相关的疾病，与工作有联系，但也见于非职业人群中，因而不是每一病种和每一病例都必须具备该项职业史或接触史。

（三）职业性外伤

职业性外伤（occupational trauma）属于工作中的意外事故引起的伤害，主要是指在工作时间和工作场所内，因受到意外事故造成生产者的健康伤害。职业性外伤较难预测，但其预防和控制应是安全生产监督部门、企业、第三方中介评审机构和卫生部门的共同任务。事故因其发生常与安全意识、劳动组织、机器构造、防护措施、管理体制、个人心理状态、生活方式等因素有关，须明察秋毫，重视安全风险评估，消除潜在危险因素，积极预防。

（李 岩 李 红）

第二节 生产性毒物与职业中毒

在生产过程中产生的，存在于工作环境空气中的毒物称为生产性毒物（productive toxicant），劳动者在生产劳动过程中由于接触生产性毒物而引起的中毒称为职业中毒（occupational poisoning）。

生产性毒物主要以固态、液态、气态或气溶胶的形式存在于生产环境中。气态毒物指常温、常压下呈气态的物质，如氯气、氨气、一氧化碳、硫化氢；蒸气指固体的升华或液体的蒸发而形成的气体，前者如碘蒸气，后者如苯蒸气；雾指悬浮于空气中的液体微粒。蒸气冷凝或液体喷洒可形成雾。烟指悬浮于空气中直径小于 $0.1\mu m$ 的固体颗粒；粉尘指能较长时间悬浮在空气中，其粒子直径为 $0.1\sim10\mu m$ 的固体微粒；飘浮在空气中的粉尘、烟和雾，统称为气溶胶。

了解生产性毒物的来源及存在状态，对于了解毒物进入人体的途径、评价毒物的毒作用、选择空气样品的采集、分析方法及制定相应防护策略等均有重要意义。由于毒物以气态、烟雾、粉尘等污染空气较多见，故进入人体的途径以呼吸道最为重要，皮肤次之，消化道极少见。生产性毒物是最重要的一类职业性有害因素，接触机会十分广泛，职业中毒是一类常见的职业病。

一、铅

（一）理化特性

铅（lead，Pb）为灰白色重金属。原子量 207.2，比重 11.3，熔点 327℃，沸点 1740℃，加热至 400~500℃即有大量铅蒸气逸出，在空气中迅速氧化成氧化亚铅，并凝集成铅烟。随着熔铅温度的升高，可进一步生成氧化铅、三氧化二铅、四氧化三铅。除了铅的氧化物外，常用的铅化合物还有碱式碳酸铅、铬酸铅、硅酸铅等，它们大多不溶于水，但可溶于酸。

（二）接触机会

职业性接触铅的行业主要有：①铅矿开采及冶炼；②蓄电池制造业；③交通运输业，如火车车轮轴承、挂瓦；④船舶修造业；⑤电力电子业，如电缆包铅、电子显像管制造。此外，还有颜料、油漆、陶瓷、橡胶、塑料、制药等行业。日常生活中接触铅的机会也很多，如饮铅壶和铅锡壶烫过的酒；滥用含铅的药物治疗慢性疾病；误食铅化合物污染的食物等。

（三）毒理

1. 吸收 生产环境中的铅及其化合物主要以粉尘、烟或蒸气的形态经呼吸道进入人体，其次是消化道，铅及其无机化合物不能通过完整的皮肤吸收。

2. 分布 血液中的铅90%以上与红细胞结合，约10%在血浆中。血浆中的铅由两部分组成，一部分是活性较大的可溶性铅，主要为磷酸氢铅（$PbHPO_4$）和甘油磷酸铅，另一部分是血浆蛋白结合铅。血液中的铅早期主要分布于肝、肾、脑、皮肤和骨骼肌中，数周后由软组织转移到骨，以难溶的磷酸铅 $[Pb_3(PO_4)_2]$ 形式沉积下来。骨铅分为两部分，一部分处于较稳定状态，半衰期约为20年；另一部分具有代谢活性，半衰期约为19天，可迅速向血液和软组织中转移，骨铅与血液和软组织中的铅保持着动态平衡。

3. 代谢 铅在体内的代谢与钙相似。凡能影响钙在体内储存和排出的因素均可影响铅的代谢。高钙饮食有利于铅在骨内贮存，而缺钙、感染、饥饿、饮酒、创伤、发热和服用酸性药物等造成体内酸碱平衡紊乱时，均可使骨铅向血液转移。

4. 排出 体内的铅主要经肾由尿排出，所以通过检查尿铅可以测知人体内铅的负荷状况。小部分铅也可通过粪便、唾液、毛发、汗液、乳汁和月经等排出。血铅还可以通过胎盘屏障，因此孕妇和哺乳期妇女应及时脱离铅作业。

5. 毒作用机制 铅作用于全身各组织器官，主要累及神经系统、造血系统、消化系统、心血管系统及肾等。铅的中毒机制尚未完全阐明，目前认为，卟啉代谢障碍是铅对机体影响的较为重要和早期变化之一。铅通过抑制卟啉代谢过程中所必需的一系列酶的活性，导致血红蛋白合成障碍，见图21-1。铅主要抑制δ-氨基-γ-酮戊酸脱水酶（ALAD）、粪卟啉原氧化酶和血红蛋白合成酶。ALAD受抑制后，δ-氨基-γ-酮戊酸（ALA）形成卟胆原的过程受阻，血中ALA增加并由尿排出。血红素合成酶受抑制后，原卟啉Ⅸ不能与二价铁离子结合，使血

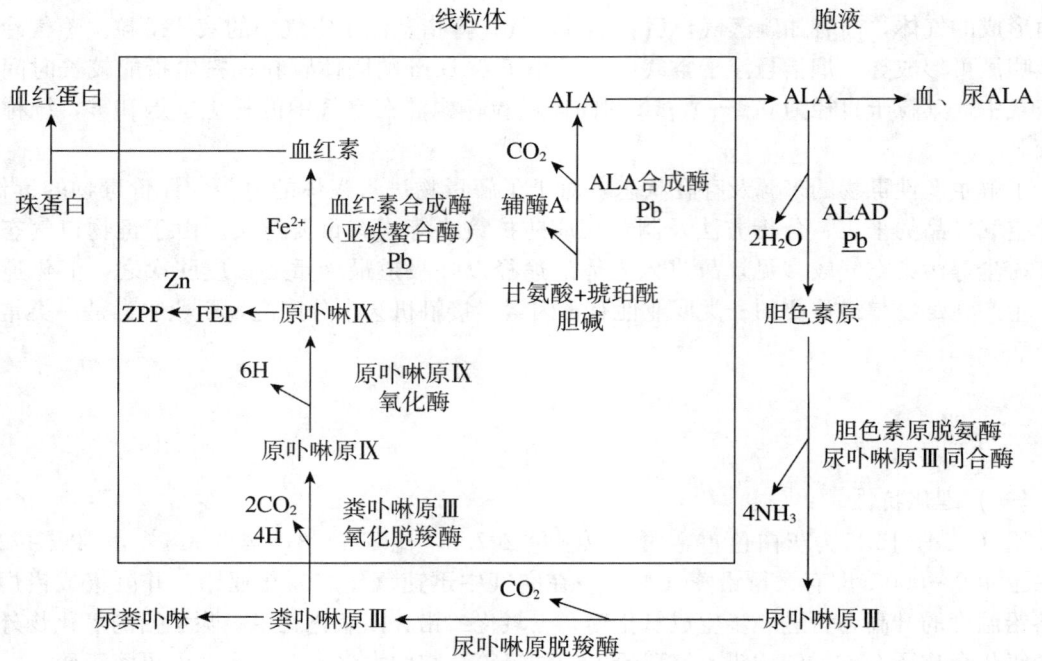

图 21-1 铅对血红蛋白合成过程的影响

红素合成障碍,同时红细胞游离原卟啉(FEP)增加,可与红细胞线粒体内的锌结合,导致锌原卟啉(ZPP)随之增多。铅还可抑制 δ-氨基-γ-酮戊酸合成酶(ALAS)。尿中 ALA 及血液中的 FEP 和 ZPP 测定均可作为铅中毒的诊断指标。

铅对神经系统的影响除了其直接毒作用外,还由于血液中增多的 ALA 可通过血脑屏障进入脑组织,与 γ-氨基丁酸(GABA)竞争突触后膜上的 GABA 受体,产生竞争性抑制作用而干扰神经系统功能,出现意识、行为及神经效应等改变。铅还能影响脑内儿茶酚胺代谢,使脑内和尿中高香草酸(HVA)和香草扁桃酸(VMA)显著增高,最终导致铅毒性脑病和周围神经病。铅还可损害周围神经细胞线粒体和微粒体,使神经细胞膜改变和脱髓鞘,表现为神经传导速度减慢。铅对消化系统的影响表现为铅可以抑制肠壁碱性磷酸酶和ATP酶的活性,使肠壁或小动脉壁平滑肌痉挛,引起腹绞痛。

(四)临床表现

经口摄入大量铅化合物可致急性铅中毒,多表现为胃肠道症状,如恶心、呕吐、腹绞痛等,少数出现中毒性脑病。工业生产中急性中毒已极罕见,常见的是慢性铅中毒。早期表现为乏力、关节肌肉酸痛、胃肠道症状等,随着病情的进展可出现神经、消化、造血等系统表现。

1. 神经系统 主要表现为类神经症、周围神经病,严重者可出现中毒性脑病。类神经症是铅中毒早期和常见症状,主要表现为头痛、头晕、乏力、失眠、多梦、记忆力减退等。周围神经病可分为感觉型、运动型和混合型。感觉型表现为肢端麻木,四肢末端呈手套、袜套感觉障碍;运动型先出现握力减退,继之伸肌无力和麻痹,甚至出现"腕下垂""足下垂"。严重铅中毒可出现中毒性脑病,现为头痛、恶心、呕吐、高热、烦躁、抽搐、嗜睡、精神障碍、昏迷等症状,在职业性中毒中已极其少见。

2. 消化系统 轻者表现为消化不良,重者出现腹绞痛、消化不良症状,常有食欲减退、口内金属味、腹胀、恶心、便秘和腹部隐痛等。腹绞痛多为突然发作,常在脐周围,亦可在上下腹部,呈持续性绞痛阵发性加剧。发作时患者面色苍白、烦躁不安、出冷汗,可伴有呕吐、血压升高和眼底动脉痉挛。口腔卫生差者可在齿龈边缘见到约 1mm 蓝灰色线,称为铅线

(lead line, blue line)。

3. 血液系统 可出现轻度贫血，多呈低色素正常细胞型贫血，亦有小细胞型贫血。外周血可见网织红细胞、点彩红细胞和碱粒红细胞增多。

4. 其他系统 铅可以引起肾损害，使肾小球滤过率和内生肌酐的清除率降低，出现氨基酸尿、糖尿及低分子蛋白尿等。铅可以引起男性精子数目减少、活动能力降低和畸形率增加。女性对铅更为敏感，接触大量铅的女工可出现不育、流产、死胎、胎儿畸形等。

（五）诊断

《职业性慢性铅中毒诊断标准》见《中华人民共和国国家职业卫生标准》（GBZ 37—2015）。

（六）治疗

1. 驱铅治疗 ①依地酸二钠钙（$CaNa_2$-EDTA），1g 静脉注射或加入 25% 葡萄糖液静脉滴注，每日一次，3~4 天为一疗程，间隔 3~4 天重复用药，根据驱铅情况决定疗程。$CaNa_2$-EDTA 与体内的钙、锌等形成稳定的络合物而排出，可能导致血钙降低及其他元素排出过多，故长期用药可出现"过络综合征"，患者自觉疲劳、乏力、食欲缺乏等，要注意观察；②二巯丁二钠（Na-DMS），用 1g 生理盐水或 5% 葡萄糖液配制成 5%~10% 浓度静脉注射，每日一次；③二巯基丁二酸胶囊（DMSA），可口服驱铅，副作用小，剂量为 0.5g，一日三次，连用 3~4 天，间隔 3~4 天，再进行下一疗程的治疗。

2. 对症治疗 可根据病情给予支持疗法，铅绞痛发作时，可静脉注射葡萄糖酸钙或皮下注射阿托品，以缓解疼痛。一般治疗包括适当休息、合理营养、补充维生素等。

（七）预防

1. 降低铅浓度 可采取以下措施：①加强工艺改革：使生产过程机械化、自动化、密闭化；②加强通风：设置吸尘排气罩，抽出烟尘需净化后再排出；③控制熔铅温度，减少铅蒸气逸出；④以无毒物或低毒物代替铅：如用激光或电脑排版代替铅字排版等。

2. 加强个人防护和卫生操作制度 铅作业工人应穿工作服，戴滤过式防尘、防烟口罩，严禁在车间内吸烟、进食；饭前洗手，下班后淋浴。坚持车间内湿式清扫制度，定期监测车间空气中铅浓度和设备检修。定期对工人进行体检，有铅吸收的工人应早期进行驱铅治疗。妊娠及哺乳期女工应暂时调离铅作业。

3. 职业禁忌证 凡患有贫血、神经系统器质性疾患、肝肾疾患、心血管器质性疾患等的工人，不能从事接触铅的作业。

二、汞

（一）理化特性

汞（mercury，Hg）又称水银，为银白色液态金属，比重 13.59，熔点 -38.9℃，沸点 356.6℃。汞在常温下即能蒸发，汞蒸气比空气约重 6 倍，易沉积在空气的下方。汞不溶于水和有机溶剂，易溶于热硫酸、硝酸和类脂质。汞可与金银等金属生成汞合金（汞齐）。金属汞表面张力大，溅洒到地面或桌面后立即形成小汞珠，增加蒸发表面积。汞蒸气易被粗糙的墙壁和地面、天花板、工作台、工具及衣服所吸附，成为持续污染空气的来源。

（二）接触机会

汞矿开采及冶炼；化学工业用汞作阴极，如电解食盐生产烧碱和氯气；仪表行业如温度计、气压计、血压计的制造、校验和维修；电气行业如荧光灯、汞整流器、石英灯等的生产和维修；军工生产中雷汞为重要发爆剂等；口腔医学用银汞合金充填龋齿等。

（三）毒理

金属汞主要以蒸气形态经呼吸道进入人体。由于汞蒸气具有高度的弥散性和脂溶性，易透过肺泡壁被吸收,吸收率可达70%;金属汞经消化道吸收量极少,但汞盐及有机汞化合物易被消化道吸收。

汞进入机体后,最初分布于红细胞和血浆中,然后到达全身各器官组织中,肾含汞量最高,其次是肝、心脏和中枢神经系统。肾汞含量达体内总汞量的70%～80%,主要分布在肾皮质,以近曲小管上皮组织内含量最多,导致肾小管重吸收功能障碍;汞可通过血脑屏障,并在脑中长期蓄积;也易通过胎盘进入胎儿体内,影响胎儿发育。汞主要经肾排出,但排出较为缓慢;少量汞可随粪便、呼出气、乳汁、唾液、汗液、毛发等排出。汞在人体内半减期约60天。

汞中毒机制尚不完全清楚。研究认为,汞在血液中氧化为二价汞离子(Hg^{2+})。Hg^{2+}与蛋白质的巯基(-SH)具有特殊亲合力,而巯基是细胞代谢过程中许多重要酶的活性部分,当汞与这些酶的巯基结合后,可干扰其活性甚至使其失活;与细胞膜表面上酶的巯基结合,可改变酶的结构和功能。汞与体内蛋白结合后可由半抗原成为抗原,引起变态反应,出现肾病综合征,高浓度的汞还可直接引起肾小球免疫损伤。一般认为,Hg-SH反应是汞产生毒作用的基础。

(四)临床表现

1. 急性中毒 患者起病急,出现头痛、头晕、全身酸痛、乏力、寒战、发热等神经系统及全身症状;口腔-牙龈炎,如流涎、口内金属味、牙龈红肿、酸痛、糜烂、出血、牙根松动等;急性胃肠炎,表现为恶心、腹痛、腹泻、水样便或大便带血等;部分患者可于发病1～3天后出现汞毒性皮炎,多为红色斑丘疹,四肢及头面部较多,可有融合倾向;少数严重患者可出现间质性肺炎,X线胸片检查可见广泛性不规则阴影;尿汞含量增高,尿中可出现蛋白、红细胞、管型,严重者则进展为急性肾衰竭。

2. 慢性中毒 是由于生产环境中长期接触汞蒸气所致。其主要临床表现如下:

(1)神经系统:初期表现为类神经症,如头晕、头痛、乏力、健忘、失眠、多梦等,部分病例可有心悸、多汗等自主神经系统紊乱现象,病情进一步发展则会发生性格改变,如急躁、易怒、胆怯、害羞、多疑等。震颤是神经毒性的早期症状,主要为神经性肌肉震颤,最初为眼睑、舌、手指出现细小震颤,多在休息时发生;病情加重时向肢体发展,多为粗大的意向性震颤,即在集中注意力做精细动作时震颤明显,而在安静或睡眠时震颤消失;也可伴有头部震颤和运动失调。严重者出现动作迟缓、全身性震颤、步态不稳等症候群,类似帕金森病,后期出现幻觉和痴呆。部分患者出现周围神经病,表现为双下肢沉重、四肢麻木、烧灼感、四肢呈手套、袜套样感觉减退。慢性中毒性脑病以小脑共济失调表现多见,还可表现为中毒性精神病。

(2)口腔-牙龈炎:表现为流涎、牙龈酸痛、红肿、压痛、溢脓、易出血、牙齿松动或脱落,口腔黏膜、舌肿胀及溃疡。口腔卫生不良者,可在龈缘出现蓝黑色汞线。

(3)肾损害:少数患者可有肾损害。出现低分子蛋白尿、氨基酸尿、尿中管型、红细胞等。

(4)其他:除上述中枢神经系统、口腔和肾损害病变外,汞还可以引起胃肠功能紊乱、汞毒性皮炎、免疫功能障碍,生殖功能异常,如月经紊乱、不育、异常生育、性欲减退、精子畸形等。

(五)诊断

《职业性汞中毒诊断标准》见《中华人民共和国国家职业卫生标准》(GBZ 89—2007)。

(六)处理原则

急性中毒应迅速脱离现场,脱去污染的衣服,静卧、保暖。驱汞治疗用二巯丙磺钠或二巯丁二钠治疗;慢性中毒还可口服二巯丁二酸。对症处理与内科相同。如口腔炎可用2%碳酸氢钠、盐水等含漱,神经衰弱可给予镇静安神药物及中医中药治疗。观察对象应加强医学监护,可进行药物驱汞；急性和慢性轻度汞中毒者治愈后可从事正常工作；急性和慢性中毒及重度汞中毒者治疗后不宜再从事接触汞及其他有害物质的作业；如需劳动能力鉴定，按 GB/T 16180—2006 处理。

（七）预防

1. 改革工艺及生产设备，控制工作场所空气汞浓度　用无毒或低毒物质代替汞；实现生产过程自动化、密闭化；加强通风排毒，如从事汞的灌注、分装应在通风柜内进行，操作台设置板孔下吸风或旁侧吸风；为防止汞污染和沉积，敞开容器的汞液面可用甘油或5%硫化钠液等覆盖，防止汞蒸气的蒸发；车间地面、墙壁、天花板、操作台宜用光滑、不吸汞材料；建筑物表面可涂过氯乙烯漆，以减少汞蒸气渗透和吸附，而且便于清洗。操作台和地面应有一定倾斜度，以便清扫与冲洗，低处应有贮水的汞吸收槽；可用 $1g/m^3$ 的碘加酒精点燃熏蒸，使空气中的汞生成不易挥发的碘化汞。对排出的含汞蒸气，应用碘化或氯化活性炭吸附净化后排放。

2. 加强个人防护，建立卫生操作制度　接汞作业应穿工作服，戴防毒口罩或用 2.5%～10% 碘处理过的活性炭口罩。工作服应定期更换、清洗除汞并禁止携出车间。班后、饭前要洗手、漱口，严禁在车间内进食、饮水和吸烟。

3. 定期健康体检及就业前体检　汞作业工人每年应坚持健康体检，查出汞中毒的患者应调离汞作业并进行驱汞治疗。坚持就业前体检，明显肝、肾和胃肠道器质性疾患、口腔疾病、精神神经性疾病等应列为职业禁忌证，相关患者均不宜从事汞作业。妊娠和哺乳期女工应暂时脱离汞作业。

三、苯

（一）理化特性

苯（benzene，C_6H_6）在常温下为无色透明具有特殊芳香气味的液体。沸点 80.1℃，极易挥发，蒸气比重为 2.77，易沉积在车间空气的下方。易挥发、易燃、易爆。微溶于水，易溶于酒精、乙醚、氯仿、汽油、丙酮和二硫化碳等有机溶剂。

（二）接触机会

作为有机化学合成的原料，如制造苯乙烯、苯酚、药物、农药、合成橡胶等。

作为溶剂、萃取剂和稀释剂，如用于油漆、喷漆、皮鞋、橡胶、油墨、生药提取和药物重结晶；苯的制造，如煤焦油提炼、石油裂解重整或用乙炔人工合成；作为燃料，如工业汽油中苯的含量可高达 10% 甚至以上。

（三）毒理

1. 吸收、分布和代谢　苯在生产环境空气中以蒸气状态存在，主要经呼吸道进入人体，经皮肤吸收很少，虽经消化道吸收完全，但没有实际意义。进入体内的苯主要分布在含类脂质较多的组织和器官中。一次吸入高浓度的苯，主要分布在大脑、血液与肾上腺中；中等量或少量长期吸入时以骨髓、脂肪和脑组织中含量较多。吸收进入人体的苯约 50% 以原形由呼吸道排出，约 10% 以原形储存在体内组织中，约 40% 在肝微粒体上的细胞色素 P450 作用下被氧化成环氧化苯，然后进一步羟化形成氢醌或邻苯二酚。环氧化苯不经酶作用可转化为酚，在环氧化物水化酶作用下则转化为二氢二醇苯，或被谷胱甘肽-S-环氧化物转移酶转化成谷胱甘肽结合物。二氢二醇苯可再转化为邻苯二酚。邻苯二酚再经氧化断环形成粘糠酸，然后大部分再分解为水和二氧化碳，经肾和肺排出。酚类等代谢产物可与硫酸根或葡萄糖醛酸结合随尿排出，环氧化苯以及小量苯可直接与乙酰半胱胺酸结合成苯硫醇尿酸由肾排出。尿酚含量反映苯的吸收情况，应在工作时或下班后立即收集尿样检测。含量超过 10mg/L 时，提示苯吸收。

2. 毒作用机制　急性毒作用主要表现为对中枢神经系统的麻醉作用，慢性毒作用主要表现为造血系统受损,但其毒作用机制尚不清楚。目前认为:①干扰细胞因子对骨髓造血干细胞的生长和分化的调节作用;②氢醌与纺锤体纤维蛋白共价结合,抑制细胞增殖;③苯的代谢产物可与DNA共价结合形成DNA加合物或通过氧化性损伤诱发突变或染色体的损伤,引起再生障碍性贫血或因骨髓增生不良,最终导致急性髓性白血病;④癌基因激活。近年来的研究认为,苯致急性骨髓性白血病可能与 ras、$c\text{-}fos$、$c\text{-}myc$ 等癌基因的激活有关。

(四)临床表现

1. 急性中毒 短时间吸入大量苯蒸气可致急性苯中毒。主要表现为神经系统麻醉症状。轻者出现兴奋、欣快感、步态不稳,以及头晕、头痛、恶心、呕吐、轻度意识模糊等。重者神志模糊加重,由浅昏迷进入深昏迷状态或出现抽搐。严重者导致呼吸、心搏停止。实验室检查可见尿酚和血苯含量增高。

2. 慢性中毒 长期接触低浓度苯可引起慢性中毒,主要临床表现如下:

(1) 神经系统:早期多数患者出现头晕、头痛、记忆力减退、失眠、乏力等类神经症状;有的患者伴有自主神经功能紊乱,如心动过速或过缓,皮肤划痕反应阳性;个别病例有四肢末端麻木和痛觉减退。

(2) 造血系统:慢性苯中毒主要损害造血系统。轻度中毒者无自觉症状,但血象检查可出现异常;重度中毒者常因感染发热,齿龈、鼻腔、黏膜与皮下常见出血,眼底视网膜出血。最早和最常见的血象异常表现是持续性白细胞计数减少,主要是中性粒细胞减少,白细胞分类中淋巴细胞相对值可增加到40%左右。血液涂片见白细胞有较多的毒性颗粒、空泡、破碎细胞等。电镜检查见血小板形态异常;中度中毒者可见红细胞计数偏低或减少;重度中毒者红细胞计数、血红蛋白、白细胞(主要是中性粒细胞)、血小板、网织细胞都明显减少,淋巴细胞百分比相对增高;严重中毒者骨髓造血系统明显受损,甚至出现再生障碍性贫血,骨髓增生异常综合征,少数可转化为白血病。

慢性苯中毒的骨髓象主要表现为:①不同程度的生成降低,前期细胞明显减少;轻者限于粒细胞系列,较重者累及巨核细胞,重者三个系列都减低,骨髓有核细胞计数明显减少,呈再生障碍性贫血表现。②形态异常,粒细胞见到毒性颗粒、空泡、核质疏松、核浆发育不平衡,中性粒细胞分叶过多、破碎细胞较多等;红细胞有嗜碱性颗粒、嗜碱红细胞、核浆疏松、核浆发育不平衡等;巨核细胞减少或消失,成堆血小板稀少。③分叶中性粒细胞由正常的10%增加到20%~30%,结合外周血液中性粒细胞减少,表明骨的释放功能障碍。此外,约有15%的中毒患者,一次骨髓检查呈不同程度的局灶性增生活跃。

苯可引起各种类型的白血病,国际癌症研究中心已确认苯为人类致癌物。

(3) 其他:苯的皮肤接触可因脱脂而变得干燥、皲裂,严重者可出现湿疹样皮疹、脱脂性皮炎等。苯还可以损害生殖系统,接触苯女工月经血量增多、经期延长,自然流产率和胎儿畸形率增高。苯对免疫系统也有影响,接触苯工人血 IgG、IgA 明显降低。此外,接触苯工人染色体畸变率可明显增高。

(五)诊断

《职业性苯中毒诊断标准》见《中华人民共和国国家职业卫生标准》(GBZ 68—2013)。

(六)治疗原则

1. 急性中毒 应迅速将中毒患者移至空气新鲜处,立即脱去被苯污染的衣服,用肥皂水清洗被污染的皮肤,注意保暖。急救原则与内科相同,忌用肾上腺素。

2. 慢性中毒 无特殊解毒药,根据造血系统损害所致血液疾病相应处理。

四、苯的氨基和硝基化合物

苯及其同系物苯环上的氢原子被一个或几个氨基($-NH_2$)或硝基($-NO_2$)取代后,即形成苯的氨基和硝基化合物。常见的有苯胺、苯二胺、联苯胺、二硝基苯、三硝基甲苯、硝基氯苯等。苯胺和硝基苯为上述化合物的主要代表。

(一) 理化性质

该类化合物大多属沸点高、挥发性低的固体或液体，难溶或不溶于水，易溶于脂肪和有机溶剂（醚类、醇类、氯仿等）。

(二) 接触机会

苯的氨基和硝基化合物广泛应用于油漆、染料、炸药、塑料、橡胶、合成树脂、合成纤维等工业中。例如联苯胺主要用于制造偶氮染料和橡胶硬化剂；苯胺除应用于染料工业外，还应用于橡胶促进剂、照相显影剂等。

(三) 毒理

该类化合物大多能经皮吸收，在生产过程中直接或间接污染皮肤是引起中毒的主要原因。在生产条件下，该类化合物主要以粉尘或蒸气的形态存在于空气中，可经呼吸道和完整皮肤吸收，也可经消化道吸收，但职业卫生意义不大。进入体内经氧化还原代谢后，大部分代谢最终产物从肾随尿排出。该类化合物主要引起血液及肝、肾等损害，但由于各种衍生物的结构不同，其毒作用特点也有所不同。如苯胺形成高铁血红蛋白较快，硝基苯对神经系统作用明显、三硝基甲苯对肝和眼晶体有明显损害。该类化合物主要有以下毒作用。

1. 血液系统损害

（1）形成高铁血红蛋白：在正常生理情况下，红细胞内血红蛋白（Hb）中的铁离子呈亚铁（Fe^{2+}）状态，能与氧结合或分离。当 Hb 中的 Fe^{2+} 被氧化成高铁（Fe^{3+}）时，即形成高铁血红蛋白（MetHb），这种 Hb 不能与氧结合，还妨碍血红蛋白释氧功能，使氧不易释放，而加重组织缺氧。形成高铁血红蛋白的机制可分直接和间接两种，本类化合物大多数为间接作用，如苯胺和硝基苯在体内经代谢后，产生的苯基羟胺和苯醌亚胺为强氧化剂，具有很强的形成高铁血红蛋白的能力。二硝基酚、联苯胺仅微弱或不能形成高铁血红蛋白。

（2）形成硫血红蛋白：若每个血红蛋白中含一个或以上的硫原子，即为硫血红蛋白。苯的氨基硝基类化合物大量吸收可致血中硫血红蛋白升高。

（3）溶血作用：苯的氨基硝基化合物引起高铁血红蛋白血症，机体可能因此消耗大量的还原性物质，后者为清除红细胞内氧化性产物和维持红细胞膜正常功能所必需的，故此类化合物可导致红细胞破裂，产生溶血。

（4）形成变性珠蛋白小体：又名赫恩小体（Heinz body）。苯的氨基硝基化合物在体内经代谢转化产生的中间代谢物可直接作用于珠蛋白分子中的巯基（-SH），使珠蛋白变性，变性的珠蛋白则常沉积在红细胞内。赫恩小体呈圆形，或椭圆形，直径 $0.3\sim2\mu m$，具有折光性，多为 1～2 个，位于细胞边缘或附着于红细胞膜上。

（5）引起贫血：可出现点彩红细胞、网织红细胞增多，骨髓象显示增生不良，呈进行性发展，甚至出现再生障碍性贫血。

2. 肝、肾损害 有些苯的氨基硝基化合物如三硝基甲苯、硝基苯、二硝基苯等所致的肝损害最常见。肝病理改变主要为肝实质改变，早期出现脂肪变性，晚期可发展为肝硬化。严重的可发生急性、亚急性黄色肝萎缩。某些苯的氨基和硝基化合物本身及其代谢产物可直接作用于肾，引起肾实质性损害，出现肾小球及肾小管上皮细胞发生变性、坏死。中毒性肝损害或肾损害亦可由于大量红细胞破坏，血红蛋白及其分解产物沉积于肝或肾，而引起继发性肝或肾损害。

3. 神经系统损害 该类化合物多易溶于脂肪，在人体内易与含大量类脂质的神经细胞发生作用，引起神经系统的损害。重度中毒患者可有神经细胞脂肪变性，视神经区可受损害，发生视神经炎、视神经周围炎等。

4. 皮肤损害和致敏作用 某些苯胺类化合物可引起接触性皮炎及过敏性皮炎，二氨基甲苯对皮肤有强烈刺激作用，对苯二胺接触者可发生支气管哮喘。

5. 眼晶状体损害 三硝基甲苯、二硝基酚、三硝基邻甲酚可致晶体白内障。

6. 致癌作用 目前公认的引起职业性膀胱癌的主要为 4-氨基联苯、联苯胺和β-萘胺等。

（四）诊断

《职业性急性苯的氨基、硝基化合物中毒诊断标准》见《中华人民共和国国家职业卫生标准》（GBZ 30—2015）。目前我国尚无统一的职业性苯的氨基和硝基化合物慢性中毒诊断标准。

（五）处理原则

1. 迅速脱离现场，清除皮肤污染，立即吸氧，严密观察。
2. 高铁血红蛋白血症用高渗葡萄糖、维生素 C、小剂量亚甲蓝（美蓝）治疗。
3. 溶血性贫血主要采用对症和支持治疗，重点保持肝肾功能，碱化尿液，适量应用肾上腺糖皮质激素，严重者应输血治疗，必要时采用换血疗法或血液净化疗法。
4. 化学性膀胱炎主要应碱化尿液，适量用肾上腺糖皮质激素，防止继发感染，并可给予解痉剂及支持治疗。
5. 肝肾损害主要是对症处理，严重者可采用血液净化疗法。

（六）预防

1. 改革工艺，实现生产过程连续化、密闭化、自动化。
2. 定期检修、保养生产设备，防止跑、冒、滴、漏。
3. 严格遵守操作规程和各项规章制度。
4. 加强通风排毒。
5. 定期进行环境监测，做好健康监护和个人防护 三硝基甲苯（trinitrotoluene，TNT）作业工人可用 10% 亚硫酸钾肥皂洗浴，该品遇 TNT 变成红色，将红色全部洗净，皮肤污染即除。也可用浸过 9∶1 酒精、氢氧化钠溶液的棉球擦手，如不出现黄色，则表示 TNT 污染已去除。
6. 做好就业前体检和定期体检工作 就业前发现血液病、肝病、内分泌紊乱、心血管疾病、严重皮肤病、红细胞葡萄糖-6-磷酸脱氢酶缺乏症、眼晶状体混浊或白内障患者，不能从事接触此类化合物的工作。每年定期体检一次，体检时，特别注意肝（包括肝功能）、血液系统及眼晶状体的检查。

五、刺激性气体

（一）概述

刺激性气体（irritant gases）是指对眼、呼吸道黏膜和皮肤具有刺激作用，引起机体以急性炎症、肺水肿为主要病理改变的一类气态物质。此类气态物质多具有腐蚀性，生产中常因不遵守操作规程，容器或管道等设备被腐蚀，发生跑、冒、滴、漏等污染作业环境，在化学工业生产中最容易发生。刺激性气体种类很多，但常见的有氯、氨、氮氧化物、光气、氟化氢、二氧化硫和三氧化硫等。

1. 毒理 刺激性气体通常以局部损害为主，但在刺激作用过强时可引起全身反应。病变程度主要取决于吸入的浓度、速率和作用时间；病变的部位与毒物水溶性有关，水溶性高的毒物接触到湿润的眼和上呼吸道黏膜局部，易在局部产生刺激作用，引起眼和上呼吸道炎症；而其作用部位与浓度有关，低浓度时只侵犯眼和上呼吸道，如氯、二氧化硫，而高浓度时则可侵犯全呼吸道。水溶性低的毒物，通过上呼吸道时溶解少，故对上呼吸道刺激性较小，但易进入呼吸道深部，对肺组织产生刺激和腐蚀，常引起化学性肺炎或肺水肿。

2. 临床表现

（1）急性刺激作用：吸入较高浓度刺激性气体引起眼和急性呼吸道刺激性炎症，如中毒性咽喉炎、气管炎、支气管炎和肺炎；吸入高浓度的刺激性气体可引起喉痉挛或水肿，喉痉挛严重者导致窒息死亡。

（2）中毒性肺水肿（toxic pulmonary edema）：是刺激性气体所致的最严重的危害和职业病常见的急症之一。临床过程分为四期：

1）刺激期：在短时间内出现呛咳、气急、流涕、咽干、咽痛、胸闷、呼吸困难及全身症状，如头痛、头晕、乏力、恶心、呕吐等症状。

2）潜伏期：一般为2~6h。患者自觉症状减轻，但肺部病变仍在发展。本期末出现轻度的气短、胸闷，肺部出现少许干性啰音，胸部X线片可见肺纹理增多、模糊不清等。

3）肺水肿期：症状突然加重，出现剧烈咳嗽、胸闷气憋、烦躁不安、大汗淋漓、咳大量粉红色泡沫样痰。口唇、指端明显发绀，两肺满布湿性啰音、血压下降、血浓缩、白细胞增加。心率剧增、可见低氧血症。胸部X线检查，早期为间质性肺水肿期，肺透光度降低、肺纹理增粗、紊乱和外延。随着肺水肿的形成和加重，两肺散在1~10mm大小不等的片絮状阴影，边缘不清，有时出现由肺门向两侧肺野呈放射状的蝴蝶形阴影。此期病情在24h内变化最剧烈，若控制不力，有可能进入急性呼吸窘迫综合征（acute respiratory distress syndrome，ARDS）期。

4）恢复期：如治疗得当，一般在3~4天症状体征减轻，7~11天可基本恢复。

（3）急性呼吸窘迫综合征（ARDS）：刺激性气体中毒、创伤、休克、烧伤、感染等心源性以外的各种肺内外致病因素所导致的急性、进行性呼吸窘迫、缺氧性呼吸衰竭。其临床可分为四个阶段：①原发疾病症状；②原发病后24~48h，出现呼吸急促，发绀；③出现呼吸窘迫，肺部有水泡音，X线胸片有散在浸润阴影；④呼吸窘迫加重，出现意识障碍，胸部X线有广泛毛玻璃样融合浸润阴影。以上过程大体与中毒性肺水肿相似，但其在疾病程度上更为严重，有明显的呼吸窘迫、低氧血症，呼吸频率>28次/分，胸部X线显示两肺广泛多数呈融合的大片状密度均匀的阴影。

（4）慢性影响：长期接触低浓度刺激性气体可引起慢性结膜炎、鼻炎、咽炎和支气管炎、牙齿酸蚀症等，同时常伴有类神经症和消化系统等全身症状。

3. 诊断 依据GBZ73-2009，根据短期内接触较大量化学物的职业史，急性呼吸系统损伤的临床表现，结合血气分析和其他检查所见，参考现场劳动卫生学调查资料，综合分析，排除其他病因所致类似疾病后，方可诊断。

4. 治疗原则 刺激性气体急性中毒最严重的危害是肺水肿和ARDS，其病情急，变化快，因此积极防治肺水肿是抢救刺激性气体中毒的关键。

（1）现场处理：立即脱离现场，用清水或中合剂彻底清洗眼部、皮肤污染灼伤处。出现刺激反应者应严密观察，并予以对症治疗，必要时给予预防性治疗药物。

（2）保持呼吸道通畅：尽早雾化吸入4%碳酸氢钠或2%硼酸或醋酸以中和毒物，可适量加入抗生素、糖皮质激素、支气管解痉剂等。雾化吸入去泡沫剂1%二甲硅油，必要时施行气管切开术。

（3）合理氧疗：重视合理氧疗，维持水和电解质平衡，给予对症及支持治疗，并预防肺水肿和并发症。

（4）中毒性肺水肿的治疗：①迅速纠正缺氧，轻症可鼻导管或鼻塞给氧，重症应用间歇正压给氧或应用呼气末正压通气疗法。②降低毛细血管通透性，改善微循环，应尽早、足量、短期使用肾上腺糖皮质激素。③保持呼吸道通畅，可吸入去泡沫剂二甲硅油；控制液体入量，纠正电解质失衡。④ARDS治疗原则大体与肺水肿相似，更应尽快改善缺氧，使用呼气末正压通气,早期、大量、短程、冲击使用糖皮质激素。

六、窒息性气体

窒息性气体(asphyxiating gases)是指被机体吸入后,可使氧(O_2)的供给、摄取、运输和利用发生障碍,使全身组织细胞得不到或不能利用氧,而导致组织细胞缺氧窒息的一类有害气体的总称。窒息性气体中毒表现为多系统受损害,但是神经系统受损最为突出。

根据作用机制可将其分为两类:①单纯窒息性气体:本身无毒或毒性很低,或为惰性气体,但由于它们的高浓度存在对空气氧产生取代或排挤作用,致使空气氧的比例和含量减少,肺泡气氧分压降低,动脉血氧分压和血红蛋白氧饱和度下降,导致机体组织缺氧窒息。如氮气、甲烷等。②化学窒息性气体:是指不妨碍氧进入肺部,但吸入后,可对血液或组织产生特殊化学作用,使血液对氧的运送、释放或组织利用氧的机制发生障碍,引起组织细胞缺氧窒息的气体。如一氧化碳(carbon monoxide,CO)、硫化氢(hydrogen sulfide,H_2S)等。

(一) 一氧化碳

1. 理化特性 CO为无色、无臭、无刺激性气体。分子量28.01,密度0.967g/L,沸点-190℃,微溶于水,易溶于氨水。易燃易爆,与空气混合的爆炸极限为12.5%~74%。

2. 接触机会 主要有炼钢、炼铁、锻造等;化学工业用CO合成氨、丙酮、甲醇等;用煤、重油或天然气制取生产氮肥等;工业高炉、煤气发生炉以及建材业各种窑炉等。

3. 毒理 CO吸收入血后,80%~90%与血红蛋白可逆性结合,形成碳氧血红蛋白(HbCO)。CO与血红蛋白的亲和力比氧与血红蛋白的亲和力大250~300倍,而解离速度HbCO是HbO_2的3600分之一,HbCO的存在还影响HbO_2的解离。此外,CO还可以直接引起细胞缺氧,并在中毒机制中起重要作用。因为血液中的CO 10%~15%与血管外的血红蛋白(如肌红蛋白)、细胞色素氧化酶等结合。影响氧从毛细血管向细胞内线粒体弥散,损害线粒体功能;与线粒体细胞色素氧化酶等结合,阻断电子传递链,抑制组织呼吸,导致细胞内窒息。

4. 临床表现

(1) 急性中毒:主要表现为急性脑缺氧所致的中枢神经损伤。

1) 轻度中毒:以脑缺氧反应为主要表现。表现为头痛、头昏、失眠、耳鸣、眼花、视物模糊、颞部压迫和搏动感,并可有恶心、呕吐、心悸、胸闷和四肢无力、步态不稳等症状,可有意识模糊、嗜睡、朦胧、短暂昏厥,甚至谵妄状态等轻度至中度意识障碍,但无昏迷。血液HbCO浓度可高于10%。经治疗,症状可迅速消失。

2) 中度中毒:在轻度中毒的基础上出现面色潮红,口唇、指甲、皮肤黏膜呈樱桃红色(面颊、前胸、大腿内侧尤为明显),多汗、烦躁、心率加速、心律失常、血压先升后降,一时性感觉-运动分离,出现嗜睡、短暂昏厥或不同程度的意识障碍、大小便失禁、抽搐或强直、瞳孔对光反应、角膜反射及腱反射减弱或消失等深浅程度不同的昏迷,但昏迷持续时间短,经脱离现场和抢救,可较快苏醒。部分患者脑电图异常。血液HbCO浓度可高于30%。经抢救可较快清醒,恢复后一般无并发症和后遗症。

3) 重度中毒:中度中毒症状进一步加重,因脑水肿而迅速进入深度昏迷或去大脑皮质状态;肤色因末梢循环不良而灰白或青紫;呼吸、脉搏由弱、快变为慢而不规则,甚至停止,心音弱而低钝,血压下降;瞳孔缩小,瞳孔对光反射等各种反射迟钝或消失,可出现病理反射;初期四肢肌张力增高、牙关紧闭、阵发性强直性全身痉挛,晚期肌张力显著降低,瞳孔散大,大小便失禁。可因呼吸麻痹而死亡。经抢救存活者可有严重合并症及后遗症,如脑水肿、脑出血、脑梗死、癫痫、休克,严重可有心肌损害、横纹肌溶解、筋膜间隙综合征;水电解质紊乱;肺炎、肺水肿、呼吸衰竭,肺内可出现湿啰音;消化道出血;皮肤水泡、红斑或类似烫伤的片状红肿、肌肉肿胀坏死;锥体系或锥体外系损害等脑局灶损害症状,以精神意识障碍为主要表现的 CO 神经精神后发症或迟发脑病等严重并发症，多数有脑电图异常，肝、肾损害等，出现肝大、黄疸、氨基转移酶及血尿素氮升高、蛋白尿等；血液 HbCO 浓度可高于 50%。

如继发脑水肿、肺水肿、呼吸衰竭、休克、严重心肌损害或上消化道出血，皆提示病情严重。

4）其他系统损害：如皮肤红斑水泡、肌肉肿痛、心电图或肝、肾功能异常，单神经病或听觉前庭器官损害等。

（2）急性 CO 中毒迟发脑病：是指少数急性 CO 中毒意识障碍恢复后，经 2~60 天的"假愈期"，又出现严重的神经精神和意识障碍症状。

（3）后遗症：直接由急性期延续而来，有神经衰弱、帕金森病、偏瘫、偏盲、失语、吞咽困难、智力障碍、中毒性精神病或去大脑强直。部分患者可发生继发性脑病。

（4）慢性影响：CO 是否可引起慢性中毒尚有争论。有些人认为，可出现神经系统和心血管系统损害。

5. 诊断　《职业性急性一氧化碳中毒诊断标准》见《中华人民共和国国家职业卫生标准》(GBZ 23—2002)。

6. 治疗原则

（1）迅速将患者移离现场至通风处，解开衣领，注意保暖，密切观察其意识状态。

（2）及时急救与治疗，轻度中毒者可给予吸氧及对症治疗，中度和重度中毒者给予常压口罩吸氧或高压氧治疗。重度中毒者视病情给予消除脑水肿、维持呼吸循环功能、纠正酸中毒、促进脑血液循环等对症及支持治疗。并应加强护理、积极防治并发症。

（3）迟发脑病者除高压氧治疗外，可用糖皮质激素、血管扩张剂或抗帕金森病药物以及其他对症与支持治疗。

7. 预防　①生产过程密闭化，防止管道和阀门泄漏；②生产场所应加强通风，有条件应安装一氧化碳报警器；③加强宣传教育，普及防护知识，认真执行安全生产制度和操作规程；④加强个人防护，进入一氧化碳浓度较高的环境须戴供氧式防毒面具。

（二）硫化氢

1. 理化特性　H_2S 为无色、易燃、具有腐败臭蛋味的气体。分子量 34.08，蒸气比重 1.19，沸点 $-60.7℃$，易溶于水生成氢硫酸，也溶于乙醇、汽油、煤油和原油等石油溶剂；呈酸性反应；能与大部分金属反应形成黑色硫酸盐；对各类织物吸附性很强。

2. 接触机会　多为生产过程中产生的废气、废水及有机物腐败后的产物。常见接触作业有：石油开采、提炼和加工；从含硫矿石提炼铜、镍、钴等金属；皮革鞣制、硫化染料、造纸等过程中原料腐败发酵。疏通下水道、清理阴沟等。

3. 毒理　硫化氢主要经呼吸道进入机体，消化道也可吸收，经皮肤吸收甚为缓慢。吸收入体的硫化氢主要分布在脑、肝、肾、胰和小肠。大部分被氧化为无毒的硫酸盐和硫代硫酸盐，或甲基化生成低毒的甲硫醇和甲硫醚。其代谢产物主要随尿排出，一部分以硫化氢原形从呼吸排出，亦可经唾液、胃液、汗液排出少量；硫化氢在体内无蓄积作用。硫化氢可抑制细胞呼吸酶的活性，与金属离子具有很强的亲和力。进入体内的硫化氢如未能及时被氧化解毒，则与氧化型细胞色素氧化酶中的三价铁或二硫键结合，使之失去传递电子的能力，造成组织细胞缺氧导致"内窒息"。硫化氢还可以与体内谷胱甘肽中巯基结合使谷胱甘肽失活，影响体内生物氧化过程，加重组织缺氧。高浓度硫化氢可作用于颈动脉窦和主动脉体的化学感受器，引起反射性呼吸抑制，并可直接作用于延髓的呼吸血管运动中枢，使呼吸麻痹，引起死亡。

4. 临床表现　硫化氢可引起刺激反应、急性中毒和慢性损害。

（1）刺激反应：接触后出现眼刺痛、畏光、流泪、流涕、结膜充血、咽部灼热感、咳嗽等眼和上呼吸道刺激症状，以及头痛、头晕、乏力、恶心等神经系统症状。脱离接触后短时间内即可恢复。

(2) 急性中毒

1) 轻度中毒：眼胀痛、异物感、畏光、流泪、流涕、鼻及咽喉部干燥、灼热感、咳嗽、咳痰、胸闷和头痛、头晕、乏力、恶心、呕吐等症状，可有轻至中度意识障碍和急性气管-支气管炎或支气管周围炎。检查可见眼睑水肿、眼结膜充血、水肿，肺部呼吸音粗糙，可闻及散在干、湿啰音。X线胸片显示肺纹理增多增粗或边缘模糊。

2) 中度中毒：立即出现明显的头痛、头晕、乏力、恶心、呕吐、共济失调等症状，意识障碍程度加重，表现为浅至中度昏迷。同时有明显的眼和呼吸道黏膜刺激症状，出现咳嗽、胸闷、痰中带血、轻度发绀和视物模糊、结膜充血、水肿、角膜糜烂、溃疡等。肺部可闻及较多干、湿啰音，X线胸片显示两肺纹理模糊，肺野透亮度降低，两中、下肺叶肺野点、片状密度增高阴影等急性间质性肺水肿或支气管肺炎表现；心电图显示心肌损害。经抢救多数短时间内意识可恢复正常。

3) 重度中毒：吸入高浓度硫化氢后，迅速出现头晕、心悸、呼吸困难、行动迟钝等明显的中枢神经系统症状，继而呕吐、腹泻、腹痛、烦躁和抽搐，意识障碍达深昏迷或呈植物状态，以及肺泡性肺水肿、休克及心、肝、肾多脏器衰竭，最后可因呼吸麻痹而死亡。接触极高浓度硫化氢，可在数秒内突然倒下，呼吸停止，发生所谓的"电击型"死亡。

(3) 后遗症：部分严重中毒患者经治疗后可留有后遗症，如头痛、失眠、记忆力减退、自主神经功能紊乱、紧张、焦虑、智力障碍、平衡和运动功能障碍、周围神经损伤等，头颅CT显示轻度脑萎缩。

(4) 慢性影响：长期接触低浓度硫化氢可引起眼及呼吸道慢性炎症，甚至角膜糜烂或点状角膜炎。还可出现类神经症、中枢性自主神经功能紊乱。

5. 诊断 《职业性急性硫化氢中毒诊断标准》见《中华人民共和国国家职业卫生标准》(GBZ 31—2002)。

6. 治疗原则 ①迅速脱离现场，吸氧，严密观察病情变化；②积极防治脑水肿、肺水肿，早期、足量、短程使用肾上腺皮质激素，中度以上中毒应尽快进行高压氧治疗；③对呼吸心搏骤停者立即进行心肺复苏，呼吸心搏恢复后应尽快进行高压氧疗，并积极给予对症支持治疗。

7. 预防 ①加强安全管理，制订并严格遵守安全操作规程和各项安全生产制度。②生产实行密闭化，定期检修设备，防止跑、冒、滴、漏。③加强通风排毒及净化措施，设置自动报警器。④加强个人防护用品的应用。⑤对阴沟、下水道等有可能产生H_2S的密闭环境，进入前须强制性充分通风换气，佩戴供氧式防毒面具。并有专人监护方可进入工作。⑥加强职业卫生安全教育，增强自我保护意识。

(三) 氰化氢

1. 理化特性 氰化氢 (hydrogen cyanide, HCN) 分子量27.03，熔点－13.2℃，沸点25.7℃，常温常压下为无色透明液体，易蒸发，其蒸气略带杏仁样气味。易溶于水，其水溶液称氢氰酸。氢氰酸可与醇、醚、苯、氯仿等互溶，易燃，空气中含量5.6%～12.8%时可引发爆炸。

2. 接触机会 主要有电镀业，如镀铜、镀铬、镀镍等；冶金工业用氰化法富集铅锌矿石或提炼金、银等贵重金属；化学工业用氰化物作为合成丙烯腈纤维、丁腈橡胶、活性染料、有机玻璃的原料；农业可用于熏蒸虫剂、灭鼠剂。

3. 毒理 氰化氢主要经呼吸道吸入，高浓度蒸气和氢氰酸液体可经皮肤吸入。进入体内的氰化氢部分以原形从呼吸道排出，大部分在硫氰酸酶作用下与含硫基的胱氨酸、半胱氨酸、谷胱甘肽等化合物结合形成硫氰酸盐随尿排出，此过程可被硫氰酸氧化酶缓慢逆转，偶尔在解毒早期出现中毒症状复现。少部分转化为 CO_2 和 NH_3，还可生成氰钴胺参与维生素 B_{12} 的代谢。氰基可转化为甲酸盐，进一步参与代谢。氰化氢及其他氰化物的毒性主要是在其体内解离出的氰离子所引起，氰离子可与构成体内许多酶类辅基的活性金属离子（如铁、铜、锌等）结合，直接导致酶失活。氰离子可抑制四十多种酶活性，特别是与线粒体内氧化型细胞色素氧化酶中的 Fe^{3+} 亲和力最强，抑制该酶活性，使细胞色素失去传递电子的能力，阻断呼吸链，使组织不能摄取和利用氧，造成"细胞内窒息"。氰离子还可以使含有巯基或硫的酶失活，而使其毒性增强。

4. 临床表现

（1）急性中毒：①接触反应：接触后出现头痛、头昏、乏力、流泪、流涕、咽干、喉痒等表现，脱离接触后短时间内恢复。②轻度中毒：头痛、头昏加重，上腹不适、恶心、呕吐、口中有苦杏仁味，手足麻木、震颤，胸闷、呼吸困难，眼及上呼吸道刺激症状，如流泪、流涕、口唇及咽部麻木不适等，意识模糊或嗜睡，皮肤和黏膜红润。可有血清转氨酶升高，心电图或心肌酶谱异常，尿蛋白阳性。脱离接触后经治疗，2～3 天可逐步恢复。③中度中毒：上述症状加剧，呼吸急促、胸前区疼痛、血压下降、皮肤呈鲜红色。④重度中毒：站立不稳、剧烈头痛、胸闷、呼吸困难、视力和听力下降。心率加快、心律失常、血压下降、瞳孔散大、烦躁不安、恐惧感、抽搐、角弓反张、昏迷、大小便失禁，皮肤黏膜呈樱桃红色，逐渐转为发绀。实验室检查可见血浆氰含量、血和尿中硫氰酸盐含量增高。动静脉血氧差减小。高浓度或大剂量摄入，可引起呼吸和心搏骤停，发生"电击型"死亡。

临床经过可分为四期：

1）前驱期：呼出气有苦杏仁味。主要表现为眼及上呼吸道黏膜刺激症状，且伴有全身症状。

2）呼吸困难期：皮肤黏膜呈樱桃红色。主要表现极度呼吸困难和节律失调，患者常有恐怖感。查体可见意识模糊、脉搏细弱、瞳孔散大、冷汗淋漓、反射减弱或消失。

3）痉挛期：患者意识丧失、出现强直性或阵发性抽搐、血压下降、呼吸浅而不规则、心律失常，血压下降、大小便失禁。

4）麻痹期：患者陷入深度昏迷，全身痉挛停止，各种反射完全消失，血压明显下降，呼吸浅慢而不规则，随时有可能停止。

（2）慢性影响：长期接触较低浓度氰化氢可出现眼和上呼吸道刺激症状，结膜炎、鼻炎、咽炎、嗅觉及味觉异常或减退的发生率均较高，还可见类神经症患病率增高和运动功能障碍。

5. 诊断 《职业性急性氰化物中毒诊断标准》见《中华人民共和国国家职业卫生标准》（GBZ 209—2008）。目前我国尚无氰化物慢性中毒的诊断标准。

6. 治疗原则

（1）现场急救：立即脱离现场至空气新鲜处，脱去污染衣物，用清水或 5% 硫代硫酸钠清洗被污染的皮肤；经消化道摄入者立即催吐，用 1:5000 高锰酸钾或 5% 硫代硫酸钠溶液洗胃；眼部污染者立即用大量流动清水或生理盐水冲洗；皮肤灼伤用 0.01% 高锰酸钾冲洗。同时就地应用解毒剂。呼吸、心搏骤停者，按心脏复苏方案治疗。

（2）应用解毒剂：常用"亚硝酸钠-硫代硫酸钠"疗法，即静脉缓慢注射（1～2 ml/min）3% 亚硝酸钠 10 ml，再用同一只针头缓慢注入（10 ml/min）20% 硫代硫酸钠 75～100 ml。亦可肌内注射 10% 4-二甲基氨基苯酚（4-DMAP）2 ml，如病情严重，可继续缓慢静脉注射 50% 硫代硫酸钠 20 ml，必要时 1 h 后重复半量。4-DMAP 比亚硝酸钠形成高铁血红蛋白的速度快，不引起血压下降，使用方便。

（3）对症治疗：细胞色素 C、辅酶 A、复合维生素 B、维生素 C 等有辅助治疗作用。同时，应重视防治心力衰竭、肺水肿、脑水肿等并发症。

7. 预防 ①改革工艺，如采用无氰电镀等；②实现生产过程自动化、机械化、密闭化，加强设备维修保养,严防设备和管道发生跑、冒、滴、漏;③严格遵守安全操作规程和各项规章制度;④加强个人防护,检修设备或处理事故应戴供氧式防毒面具或新更换滤料的过滤式防毒面具;⑤含氰废水、废气经处理后方可排放;⑥贮存氰化物的仓库应防潮、防热、防酸,以免引起其释放出大量气态氰化氢。

七、农药

农药(pesticides)是指用于预防、消灭或者控制危害农业、林业的病、虫、草和其他有害生物以及有目的地调节植物、昆虫生长的化学合成或者来源于生物、其他天然物质的一种物质或者几种物质的混合物及其制剂。

农药按照用途可分为杀虫剂、杀菌剂、除草剂、植物生长调节剂、杀鼠剂;按化学性质可分为有机磷类、有机氯类、氨基甲酸酯类、拟除虫菊酯类、有机氟类等。近年来,由于害虫对许多农药产生了耐药性,农民应用混配农药增多,故混配农药中毒人数有增长的趋势。

(一) 有机磷酸酯类农药

有机磷酸酯类农药(organophosphorus pesticide)是我国目前生产、使用最多的一类农药,除单剂外,也是许多多元混剂的一个成分。我国每年农药中毒者中有机磷农药中毒占70%以上。

1. 理化特性 有机磷农药纯品为白色结晶,工业品为淡黄色或棕色油状液体,多数有类似大蒜或韭菜的特殊臭味。有机磷农药的沸点很高(少数例外),比重多大于1,一般挥发性较强,难溶于水,易溶于芳烃、乙醇、丙酮、氯仿等有机溶剂。

2. 毒理 有机磷农药可经呼吸道、消化道、皮肤和黏膜吸收。经呼吸和消化道吸收较为迅速完全,经皮吸收是职业性中毒的主要途径。有机磷被机体吸收后,随血液及淋巴循环迅速分布到全身各器官组织,与组织蛋白牢靠结合。以肝含量最高,肾、肺和脾次之,大脑含量较低,具有氟、氰基团的有机磷透过血脑屏障的能力较强,还可通过胎盘屏障到达胎儿体内。有机磷农药在体内的生物转化主要有氧化和水解两种形式,一般氧化产物毒性增强,水解产物则毒性降低。有机磷农药在人体内的代谢过程与其毒性有密切关系。一般来说,经代谢转化后其毒性降低,但也有部分品种进入体内先氧化后水解。有机磷农药在体内经代谢转化后排出很快,代谢产物主要经肾排出,小量随粪便排出,有的品种在呼出气中可有微量排出。

有机磷农药毒作用的主要机制是抑制胆碱酯酶(cholinesterase,ChE)的活性,使之失去分解乙酰胆碱(acetylcholine,Ach)的能力,导致乙酰胆碱在体内的聚集,而产生相应的功能紊乱。

3. 临床表现

(1) 急性中毒

1) 毒蕈碱样中毒:早期出现:①腺体分泌亢进,口腔、鼻、气管、支气管、消化道等处腺体及汗腺分泌亢进,多汗、流涎、口鼻分泌物增多及肺水肿等;②平滑肌痉挛,气管、支气管、消化道及膀胱逼尿肌痉挛,呼吸困难、恶心、呕吐、腹痛、腹泻及大小便失禁等;③瞳孔缩小,因动眼神经末梢ACh堆积引起虹膜括约肌收缩使瞳孔缩小,重者瞳孔小如针尖;④心血管抑制,心动过缓、血压偏低及心律失常。

2) 烟碱样症状:全身紧束感、动作不灵活、胸部压迫感,胸部、上肢和颈、面等部位肌束震颤,语言不清,心搏加速、血压升高,严重者可出现呼吸肌麻痹。

3) 中枢神经系统症状:早期出现头晕、头痛、倦怠、乏力等,随后可出现烦躁不安、言语不清及不同程度的意识障碍。严重者可发生脑水肿,出现癫痫样抽搐、瞳孔不等大等,甚至呼吸中枢麻痹死亡。

4）其他症状：严重者可出现许多并发症状，如中毒性肝病、急性坏死性胰腺炎、脑水肿等。

（2）慢性中毒：主要表现为类神经症，部分人出现毒蕈碱样症状，偶有瞳孔缩小和肌束震颤等。慢性中毒全血胆碱酯酶活性明显抑制，但症状与体征较轻，甚至全血胆碱酯酶活性降至10%以下，症状仍不明显。

（3）致敏作用和皮肤损害：有些品种有致敏作用，可引起支气管哮喘、过敏性皮炎等。

4. 诊断　《职业性急性有机磷杀虫剂中毒诊断标准》见《中华人民共和国国家职业卫生标准》（GBZ 8—2002）。

5. 处理原则

（1）清除毒物：患者脱离中毒现场，脱去污染的衣服，用肥皂水彻底清洗污染的部位；眼部污染用清水或2%碳酸氢钠溶液冲洗。

（2）应用特效解毒剂：特效解毒剂有抗胆碱剂（阿托品）和肟类复能剂（氯磷定、解磷定）。轻度中毒可单独给予阿托品，中度或重度中毒合用阿托品与胆碱酯酶复能剂，但应适当减量。用阿托品治疗急性有机磷农药中毒的原则是早期、足量、重复给药，尽快达到阿托品化。当达到阿托品化或毒蕈碱样症状消失时酌情减量，延长用药间隔，并维持用药数日。

（3）对症支持治疗：原则同内科。中度和重度中毒患者临床表现消失后应观察数天，以防病情突变。迟发性神经病的治疗同神经内科，可给予中西医对症和支持治疗以及运动功能的康复训练。

（4）劳动能力鉴定：①观察对象：应暂时调离有机磷作业1~2周，并复查全血胆碱酯酶活性，有症状者可适当对症处理；②急性中毒：治愈后三个月内不宜接触有机磷农药。有迟发性神经病变者，应调离有机磷作业。

（二）氨基甲酸酯类农药

氨基甲酸酯类（carbamates）具有速效、残留期短及对人畜毒性较低的特点。常用品种有西维因、呋喃丹、速灭威、混灭威、涕灭威、残杀威等。

1. 理化特性　大多数品种为白色结晶、无特殊气味、易溶于有机溶剂、难溶于水。熔点多在50~150℃，对光、热及酸性物质稳定，遇碱易分解。

2. 毒理　该类农药可通过呼吸道、消化道、皮肤吸收，但多数品种经皮肤吸收缓慢、吸收量低。进入机体后，很快分布到全身组织和器官中，如肝、肾、脑、脂肪和肌肉等。生物转化的基本形式为水解、氧化和结合，由于其代谢迅速，一般在体内无蓄积。主要从尿排出，少量经肠道排出。该类农药急性毒作用机制是抑制体内的乙酰胆碱酯酶，与有机磷农药不同之处：①该类农药进入体内后大多不经代谢转化而直接抑制酶活性；②与乙酰胆碱酯酶的结合是可逆的；③多数品种对红细胞胆碱酯酶的亲和力明显大于血浆胆碱酯酶；④肟类复能剂可以影响氨基甲酰化胆碱酯酶复能。

3. 临床表现　急性中毒以毒蕈碱样症状为主，临床表现与有机磷中毒相似，通常发病较急、病情较轻、病程较短、恢复较快。轻度中毒时有轻度的中枢神经和毒蕈碱样症状，有的病例可伴有肌束震颤等烟碱样症状，但持续时间较短。中度中毒表现为癫痫、昏迷、肺水肿、脑水肿或呼吸衰竭等。该类农药无慢性中毒，有些品种，如杀灭威等可引起接触性皮炎。

4. 诊断　《职业性急性氨基甲酸酯杀虫剂中毒诊断标准》见《中华人民共和国国家职业卫生标准》（GBZ 52—2002）。

5. 治疗原则　迅速离开中毒现场，脱去污染的衣服，用肥皂和温水彻底清洗污染的皮肤。轻度中毒者可不用特效解毒药物，必要时可口服或肌内注射阿托品，但不必阿托品化。重度中毒者依病情应用阿托品，并尽快达到阿托品化。一般认为单纯氨基甲酸酯杀虫剂中毒不宜用肟类复能剂，因其可增加氨基甲酸酯的毒性，并降低阿托品疗效。但目前的临床经验提示，适当使用肟类复能剂是有助于治疗的。

(三) 拟除虫菊酯类农药

拟除虫菊酯类农药 (pyrethriods) 在我国使用量仅次于有机磷，以溴氰菊酯、氰戊菊酯、氯氰菊酯和氯菊酯应用较多。此类农药杀虫谱广、药效高，对人畜毒性一般较低，在环境中残留时间短。

1. 理化特性 大多数品种为黄色或黄褐色黏稠状液体，少数为白色结晶如溴氰菊酯。大多难溶于水，易溶于甲苯、二甲苯及丙酮等有机溶剂。大多数不易挥发，在酸性条件下稳定，遇碱易分解。

2. 毒理 本类农药可经呼吸道、皮肤及消化道吸收。在哺乳动物体内被肝的酶水解及氧化。排除的代谢产物如若为酯类，一般皆以游离的形式随尿排出；若为酸类则主要以与葡萄糖醛酸结合物的形式由尿排出。拟除虫菊酯属于神经毒物，毒作用机制尚未完全阐明。

3. 临床表现

(1) 急性中毒

1) 皮肤和黏膜刺激症状：可出现流泪、畏光、眼痛、眼睑红肿、结膜充血水肿等。生产性中毒者约有半数面部出现烧灼感、针刺感、蚁走感，少数患者皮肤出现红色丘疹，并伴有痒感。

2) 全身症状：症状一般较轻，有头痛、头晕、乏力、恶心、呕吐等。较重者可出现呼吸困难、流涎、肌肉抽动，甚至阵发性抽搐及意识障碍。少数病例可伴有肺水肿，严重者可因呼吸、循环衰竭而死亡。

(2) 变态反应：除接触性皮炎外，溴氰菊酯还可引起类似枯草热的症状，也可引起过敏性哮喘、肺炎等。

4. 诊断 《职业性急性拟除虫菊酯中毒诊断标准》见《中华人民共和国国家职业卫生标准》(GBZ43—2002)。

5. 治疗原则 立即脱离现场，皮肤污染者立即用肥皂水等碱性液体或清水彻底清洗，出现接触反应者应立即脱离接触，严密观察，必要时给予对症治疗。目前，急性中毒以对症治疗和支持疗法为主，如是与有机磷混配农药中毒，临床表现常以有机磷中毒为主，应先根据有机磷农药中毒的治疗原则处理，然后给予相应的对症治疗。

(周晓蓉)

第三节 生产性粉尘与职业性肺疾病

一、概述

生产性粉尘 (productive dust) 是在生产劳动中形成的能较长时间飘浮在生产环境空气中的固体微粒。按其理化性质，可分为无机粉尘、有机粉尘和混合性粉尘。它是污染生产环境的有害因素，有害于劳动者的身体健康。职业活动中长期吸入生产性矿物性粉尘并在肺内的潴留而引起的以肺组织弥漫性纤维化为主的疾病，称为职业性尘肺病 (occupational pneumoconiosis)。

(一) 生产性粉尘的来源和分类

许多工农业生产环境过程中都能产生粉尘，如采矿与矿石粉碎、机械加工、开凿隧道、劈山、筑路等；机械工业中铸造的配砂、清砂等；固体物质的粉碎、筛分、包装和运输；金属冶炼原料的准备、矿石选配、烧结等；耐火材料、玻璃、陶瓷、水泥、搪瓷工业的原料加工等；纺织工业、皮毛工业、化学工业的原料加工、成品集装等。在这些生产过程中，如果防尘措施不当，就会有生产性粉尘逸散到生产环境的空气中。生产性粉尘按其化学性质可分为三类：

1. 无机粉尘 (inorganic dust) 包括三类：

(1) 矿物性粉尘：如石英、石棉、滑石、煤等粉尘。
(2) 金属性粉尘：如铁、锡、铜、铅、锰、锌、铍等金属及其化合物粉尘。
(3) 人工无机粉尘：如金刚砂、水泥、玻璃纤维等粉尘。

2. 有机粉尘（organic dust） 包括三类：
(1) 动物性粉尘：如畜毛、羽毛、丝、皮革、骨质、真菌等粉尘。
(2) 植物性粉尘：如木材、棉、麻、烟叶、茶、谷物、甘蔗渣、枯草等粉尘。
(3) 人工有机粉尘：如有机农药、合成橡胶、合成树脂、染料、炸药、合成纤维粉尘等。

3. 混合性粉尘（mixed dust） 在生产环境的空气中同时存在两种和几种上述各类粉尘，称之为混合性粉尘。如煤矿和铁矿开采时有岩尘与煤尘和铁尘共存；棉、麻、烟叶加工时与砂土混存。对混合性粉尘，应分析其所含成分，尤其是矿物性物质所占比例，对确定其致病作用具有一定卫生学意义。

（二）生产性粉尘的理化特性及卫生学意义

1. 化学组成、浓度和暴露时间 粉尘的化学组成及其在生产环境中的浓度，直接决定粉尘对人体的危害程度。如粉尘中含有游离二氧化硅的含量在70%以上，往往形成以结节为主的弥漫性纤维病变，游离二氧化硅含量越高，病变进展的速度越快，引起病变的程度越严重。石棉尘中的化学成分有致纤维化和致癌的因子，所以石棉可引起石棉肺和肺癌、间皮瘤。有些金属性粉尘如铅、锰、镉是化学毒性粉尘，则可引起职业中毒。粉尘的浓度愈高，暴露时间愈长，诱发疾病愈快，对机体的危害程度也愈严重。

2. 粉尘的分散度 分散度是指物质被粉碎的程度。以粉尘颗粒直径大小的数量组成百分比来表示称为粒子分散度，以尘粒大小的质量组成百分比来表示称为质量分散度。小粒径粉尘越多则分散度越高，在空气中的稳定程度越大，沉降速度越慢，被机体吸入的机会越多，对机体的危害程度越大。

3. 粉尘的溶解度 粉尘溶解度的大小决定了对人的危害程度。具有化学毒性的粉尘，如铅、锰、镍及其化合物，随溶解度增大，对人体危害增强；铍、对苯二胺等进入体内迅速溶解，很快出现特异性症状和变态反应。有些粉尘如面粉和糖等在体内容易溶解、吸收、排出，对人体危害反而较小。石英尘、石棉等在体内溶解度很低，但可致组织纤维化而引起尘肺，对人体危害严重。现在认为，只要有足够的浓度和吸入时间，任何难溶性粉尘都能引起支气管炎或尘肺。

4. 粉尘的硬度 坚硬的粉尘，易引起上呼吸道和眼睛的局部刺激和损伤。柔软的纤维状粉尘，易沉积黏附于呼吸道而引起慢性炎症。

5. 粉尘的荷电性 粉尘在破碎过程和流动中相互摩擦，或吸附空气离子而带电荷。各种粉尘荷电性不同，金属尘粒如铅、铁等多带负电荷，石英、石棉和高岭土等多带正电荷。悬浮在空气中的尘粒90%～95%带电荷，温度升高荷电增多，湿度增加则荷电减少。粉尘颗粒带有异性电荷时可相吸，促进凝集，加速沉降。而粉尘颗粒带有同性电荷时则相斥，增加了尘粒悬浮的稳定性。一般认为荷电尘粒易被阻留在肺内，并能影响组织细胞的吞噬速度。

6. 粉尘的爆炸性 有些可燃性粉尘在高浓度和高分散度的环境中，遇到电火花、冲击火花、明火或摩擦产热，即会突然地燃烧，导致约束体系增大而引起爆炸。粉尘爆炸的条件：氧化速度快、分散度高，表面积大和带电荷。可引发爆炸的粉尘浓度：煤 35 g/m³，棉屑 50 g/m³，糖尘 10.3 g/m³，聚乙烯 25 g/m³，镁 20 g/m³，铝、硫磺、淀粉 7 g/m³。

（三）生产性粉尘对人体健康的影响

人体对吸入的粉尘具有滤过、运送和吞噬等清除功能。鼻腔滤过功能约为吸入粉尘总量的30%～50%。滞留在气管和支气管的粉尘颗粒，可由黏膜上皮的纤毛运动，伴随黏液而运送出去，通过咳嗽反射排出体外。在下呼吸道粉尘被巨噬细胞吞噬，直径小的尘粒80%是通过巨噬细胞作用而清除的。进入和沉积在肺内的尘粒，只是吸入粉尘量的2%～3%。人体虽有良好的防御和清除功能,但若长期吸入高浓度粉尘,则可对人体产生不良影响。

1. 局部刺激作用 被吸入粉尘作用于呼吸道,早期引起鼻黏膜机能亢进,毛细血管扩张,形成肥大性鼻炎,最后由于黏膜细胞营养供应不足而致萎缩,又可形成萎缩性病变而降低其滤过功能。刺激性强的粉尘如石灰、砷和铬酸盐尘,可引起鼻黏膜糜烂、溃疡,严重时可致鼻中隔穿孔。吸入支气管的粉尘,可引起支气管上皮损伤而致粉尘性支气管炎和呼吸道炎症。落入眼内的粉尘,可引起结膜炎,硬度大且尖锐的尘粒可致角膜的机械性损伤。沉着于皮肤的尘粒可堵塞毛囊、皮脂腺而引起各种皮肤病。沉着在皮肤上的沥青粉尘,在日光照射下,发生光化学反应,可引起光感性皮炎(photodermatitis)。进入鼻咽部的粉尘可引起中耳炎和耳咽管炎。

2. 全身中毒作用 吸入具有化学性毒性的粉尘如铅、镍、砷等,能在呼吸道黏膜上溶解而被吸收,引起相应的中毒症状。

3. 变应反应 有些粉尘如棉、大麻、皮革和对苯二胺,进入人体后很快出现特异性症状和过敏反应,如支气管哮喘、哮喘性支气管炎、过敏性支气管炎。被霉菌、细菌和血清污染的粉尘可引起变态反应性肺泡炎(allergicalveolitis)。

4. 致癌作用 放射性矿物粉尘易患肺癌,铬酸盐、镍和砷尘可致肺癌,石棉尘可引起支气管肺癌和间皮瘤。

5. 感染作用 吸入带有病原菌的粉尘如碎布屑、谷物屑、棉尘可引起肺霉菌病和肺部感染。吸入带有布氏杆菌和炭疽杆菌的皮毛粉尘可致布氏杆菌病和炭疽病。

6. 尘肺 生产过程中,长期吸入一定浓度的粉尘,可引起肺组织弥漫性纤维组织增生为主的全身性疾病即尘肺。按粉尘的性质和病因将尘肺分为五大类:①矽肺:矽肺(silicosis)是长期吸入含游离二氧化硅粉尘引起的尘肺;②硅酸盐肺:硅酸盐肺(silicatosis)是长期吸入含有结合二氧化硅如石棉、滑石、云母等粉尘引起的尘肺;③碳尘肺:碳尘肺(carbon pneumoconiosis)是长期吸入煤、石墨、炭黑、活性炭等粉尘引起的尘肺;④混合性尘肺:混合性尘肺(mixed dust pneumoconiosis)是长期吸入含游离二氧化硅和其他粉尘(如煤矽尘、铁矽尘等)引起的尘肺;⑤金属尘肺:金属尘肺(metallic pneumoconiosis)是长期吸入某些金属粉尘(如铁、铝等)引起的尘肺。

我国现行职业病名单中列入13种尘肺,即矽肺、石棉肺、煤工尘肺、石墨尘肺、滑石尘肺、云母尘肺、水泥尘肺、陶工尘肺、铝尘肺、电焊工尘肺、炭黑尘肺和铸工尘肺12种,以及根据《尘肺病诊断标准》和《尘肺病理诊断标准》可以诊断的其他尘肺。

二、矽肺

矽肺(silicosis)是由于在生产过程中长期吸入含游离二氧化硅的生产性粉尘而引起的以肺组织纤维化为主的疾病。

(一)矽尘作业

游离型二氧化硅在自然界中分布很广,在16 km以内的地壳内约占25%,95%的矿石中均含有数量不等的游离型二氧化硅。石英粉尘中游离型二氧化硅含量高达99%。将接触含有10%以上游离二氧化硅的粉尘作业,称为矽尘作业。常见的矽尘作业有煤矿、金属矿、岩石的采掘、选矿等;玻璃厂、耐火材料厂、石英粉厂等原料破碎、碾磨、筛分等;机械工厂的翻砂、砂型、喷砂、砂轮研磨等;其他方面如开山、筑路及开凿隧道等。

(二)影响矽肺发病的因素

影响矽肺发生、发展的因素较多,如粉尘浓度、分散度、理化性质,游离二氧化硅含量等,还与矽尘暴露工龄,接尘量密切相关。粉尘中游离型二氧化硅的含量、矽尘浓度、分散度越高,接尘工龄越长,吸入并蓄积在肺内的粉尘量就越多,越易引起矽肺,病情越严重。个体因素也有一定影响,如未成年工和女工以及健康状况差,有呼吸系统疾病如肺结核、肺内炎症，能促进矽肺病程的进展和加剧。防尘措施及个人防护也是影响矽肺发生的重要因素。矽肺的发病比较缓慢，多在接触矽尘15~20年后发病。若持续吸入高浓度、游离二氧化硅含量高的粉尘，经1~2年即可发病，称为"速发型矽肺"（acute silicosis）；也有些工人接触一段时间矽尘后尚未发病，X线胸片未发现明显异常，但脱离粉尘作业若干年后才发现此病，称为"晚发型矽肺"（delayed silicosis）。

（三）矽肺的发病机制

探讨发病机制对矽肺早期诊断，对治疗和预防都有重要意义。迄今，各国学者提出了很多学说，例如机械刺激学说、硅酸聚合学说、表面活性学说和免疫学说等。石英颗粒表面的羟基活性集团（硅烷醇基团）与肺泡巨噬细胞、多核白细胞等构成氢键，产生氢的交换和电子传递，造成细胞膜通透性增高、流动性降低、功能改变，进而破裂；石英在粉碎过程中，硅氧键断裂产生硅载自由基（Si·SiO·），与空气中O_2、CO_2、H_2O或与体液中水反应，生成自由基和过氧化氢，参与生物膜脂质过氧化反应，引起膜损伤；石英直接损害巨噬细胞膜，改变细胞膜通透性，促进细胞外钙离子内流，当进入胞内的钙离子浓度超过Ca^{2+}/Mg^{2+}ATP酶的排钙能力，导致细胞死亡、破裂。

近年来，矽肺纤维化发病的分子机制有一定进展。矽尘进入肺内损伤或激活淋巴细胞、上皮细胞、巨噬细胞、成纤维细胞等效应细胞，分泌多种细胞因子等活性因子。尘粒、效应细胞、活性分子等之间相互作用，构成复杂的细胞分子网络，通过多种信号转导途径、激活胞内转录因子，调控肺纤维化进程。这些活性分子包括细胞因子、生长因子、细胞黏附分子、基质金属蛋白酶/组织金属蛋白酶抑制剂等。

（四）矽肺的病理改变

矽肺基本病理改变为矽结节形成和弥漫性肺间质纤维化。矽肺病理改变可分为结节型、弥漫性肺间质纤维化型、团块型和矽性蛋白沉积。

1. 结节型矽肺 矽结节（silicotic nodule）是矽肺特征性病理改变。典型矽结节横断面由多层紧密排列呈同心圆状的胶原纤维组成，中心或偏侧为一闭塞的小血管或小支气管，状如葱头，见图21-2。粉尘中游离二氧化硅含量越高，矽结节形成时间越长，典型矽结节越多。

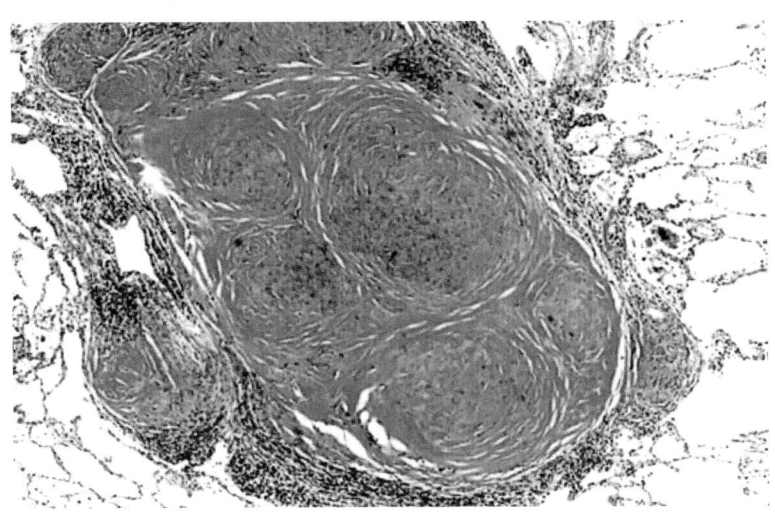

图21-2 矽结节

2. 弥漫性肺间质纤维化型矽肺 多见于长期吸入游离型二氧化硅含量较低，或游离型二氧化硅含量虽较高，但累积吸入量较少的病例，病变进展缓慢。在肺泡、肺小叶间隔、小血管和呼吸性支气管周围的纤维组织呈弥漫性增生，相互连接呈星芒状、放射状，使肺泡容积变小。

3. 团块型矽肺 随病理改变的进展，矽结节和弥漫性肺间质纤维化病灶不断增多、增大，相互融合扩展即形成团块型矽肺。

4. 矽性蛋白沉积 病理特征为肺泡腔内大量的蛋白分泌物,称为矽性蛋白,继而发生纤维性病变。多见于接触高浓度、高分散的游离二氧化硅粉尘的年轻工人。

（五）临床表现

矽肺患者可在相当长时间内无明显自觉症状,但 X 线胸片上已呈现较显著的矽肺影像改变。随着病情的进展或出现并发症时,可见胸闷、气短、胸痛、咳嗽、咳痰等表现,无特异性,与 X 线胸片改变并不一定平行。

1. X 线表现 在 X 线胸片上主要表现有小阴影和大阴影两种,阴影的类型、大小、密集度及其分布范围等是矽肺诊断的重要依据。

（1）圆形小阴影:是矽肺最常见和最重要的 X 线表现,其病理基础为结节型矽肺。在 X 线胸片上,其影像呈圆形或类圆形,边缘整齐或不整齐,按直径大小分为 p（＜1.5 mm）、q（1.5～3.0 mm）、r（3.0～10 mm）三种类型。早期多分布于两肺中、下肺区,密集度较低。随病情进展,小阴影直径增大,密集度增加,并波及上肺区。

（2）不规则形小阴影:其病理基础为弥漫性肺间质纤维化,多为接触游离型二氧化硅含量较低的粉尘所致。在 X 线胸片上表现为粗细、长短、形态不一的致密阴影,可互不相连,也可呈网状或蜂窝状。按其直径大小分为 s（＜1.5 mm）、t（1.5～3.0 mm）和 u（3.0～10 mm）三种类型。早期也多见于两肺中下区,弥漫分布,随病情进展而逐渐波及上肺区。

（3）大阴影:多由小阴影增多、增粗、聚集融合而成,是三期矽肺的主要 X 线表现,其病理基础为团块型纤维化病变。在 X 线胸片上大阴影长径在 10 mm 以上,边缘较清楚,常对称出现于两上肺区,呈"八字形",也有先在一侧出现。

除上述主要 X 线表现外,常见肺门阴影扩大,密度增高,边缘模糊不清,肺门淋巴结增大或呈蛋壳样钙化;肺纹理增多或增粗变形;胸膜增厚、肋膈角变钝或消失,或因肺纤维组织收缩和膈胸膜粘连而出现"天幕状"粘连阴影,以及弥漫性、局限性、灶周性和泡性肺气肿等次要 X 线表现。

2. 肺功能变化 矽肺早期即有肺功能损害,但由于肺的代偿功能很强,临床肺功能检查多属正常。随着病变进展,肺组织纤维化进一步加重,肺弹性下降,则可出现肺活量及肺总量降低;伴肺气肿和慢性炎症时,时间肺活量降低,最大通气量减少,所以矽肺患者的肺功能以混合性通气功能障碍多见。当肺泡大量损害、毛细血管壁增厚时,可出现弥散功能障碍。

3. 并发症 矽肺常见的并发症为肺结核、肺及支气管感染、自发性气胸、肺心病等。其中最常见的是肺结核。矽肺和并发症互为促进因素,尤其是并发肺结核,可促使矽肺迅速恶化,结核难以控制,是影响生活质量,甚至导致死亡的重要因素。因此,应及早发现、及时有效防治肺结核等并发症。

（六）诊断

1. 诊断原则 根据可靠的生产性矿物性粉尘接触史,现场劳动卫生学调查资料,以技术质量合格的 X 射线高千伏或数字化摄影（DR）后前位胸片表现为主要依据,结合工作场所职业卫生学、尘肺病流行病学调查资料和职业健康监护资料,参考临床表现和实验室检查,排除其他肺部类似疾病后,对照尘肺病诊断标准片,方可做出尘肺病的诊断。

劳动者临床表现和实验室检查符合尘肺病的特征,没有证据否定其与粉尘接触之间必然联系的,应当诊断为尘肺病。

2. 职业性尘肺病诊断标准

2015 年 12 月 15 日我国发布新的《职业性尘肺病诊断标准》（GBZ70—2015）;从 2016 年 5 月 1 日实施,尘肺病诊断标准扫描二维码 L21-2 查看。

职业性尘肺病诊断标准

（七）矽肺的治疗及预防

1. 矽肺的治疗原则 采取综合治疗措施，首先将患者调离粉尘作业，适当安排劳动和休息，调整机体功能，增加营养，增加机体抵抗力，适当的体育锻炼和娱乐活动，改善体质，延长寿命。

目前矽肺尚无根治办法。已有的治疗药物：如克矽平（P_{204}）、柠檬酸铝、汉防己甲素和磷酸哌喹等，仅具有一定的抑制胶原纤维增生、减轻症状、延缓病情进展的作用。肺泡灌洗术可排出一定数量的沉积于呼吸道和肺泡中的粉尘，一定程度上缓解临床症状，延缓矽肺病变的进展。

2. 预防控制矽肺关键在于预防 我国在综合性防尘经验基础上，总结出防尘八字经验即："革、水、密、风、护、管、教、查"。革：技术革新；水：湿式作业；密：密封尘源；风：通风除尘；护：个人防护；管：加强管理；教：宣传教育；查：定期检查。上述八字经验对我国控制粉尘危害具有重要指导意义。

（金焕荣）

第四节 物理因素及其危害

生产和工作环境中，与劳动者健康密切相关的物理性因素有：气象条件，包括气温、气湿、气流、气压；噪声和振动；电磁辐射，包括 X 射线、γ 射线、紫外线、可见光、红外线、激光、微波和射频辐射等。

与化学因素相比，作业场所常见的物理因素具有以下特点：

1. 物理因素一般多为自然存在的因素，正常情况下，有些因素不但对人体无害，反而是人体生理活动或从事生产劳动所必需的，如气温、可见光等。

2. 每一种物理因素都有特定的物理参数，对人体是否造成伤害以及危害程度由这些参数决定，对作业场所进行职业卫生学调查时要对有关参数进行全面测量。

3. 作业场所中的物理因素大都有明确的来源，称作"源"，当产生物理因素的"源"停止工作后，其相应的物理因素就会消失。

4. 作业场所中物理因素的强度通常分布不均匀，多以产生该因素的"源"为中心，向四周传播，如果没有阻挡，其强度一般随距离增加呈指数关系衰减。如果在传播途中遇有障碍，则可产生反射、折射、绕射等现象，改变这类因素的空间分布特点。

5. 在许多情况下，物理因素对人体的危害程度与物理参数不呈直线相关关系。常表现为在某一强度范围内对人体无害，只有高于或低于这一范围时才会产生不良影响，且影响的部位与表现形式可完全不同，如高温可引起中暑，而低温则可引起冻伤。

6. 多数物理因素在停止接触后，体内不再存留。

7. 对物理因素采取的预防措施，不是消除或减少到越低越好，而是将其控制在一定的适宜范围内。

一、高温作业与中暑

（一）高温作业

1. 概念 高温作业是指在生产劳动过程中，其工作地点平均湿球黑球温度（wet-bulb globe temperature，WBGT）等于或大于 25 ℃的作业。

WBGT 是指由自然湿球温度、黑球温度、露天情况下空气干球温度三部分温度构成，它综合考虑了空气温度、风速、空气湿度和辐射热四个因素,是综合评价人体接触环境热负荷的基本参量。

2. 高温作业的类型 高温作业按气象条件的特点分为三种类型:

(1) 高温、强热辐射作业:生产场所气象特点是气温高、热辐射强度大,而相对湿度较低,形成干热环境。如冶炼工业的炼焦、炼铁、炼钢车间;机械工业的铸造、锻造、热处理车间;陶瓷、玻璃、搪瓷、砖瓦等工业的炉窑车间等。

(2) 高温、高湿作业:其气象特点是高气温、高气湿,而热辐射强度不大,形成湿热环境。如印染、造纸、缫丝等工业中液体加热或蒸煮车间;潮湿的深矿井等通风不良的作业场所。

(3) 夏季露天作业:如夏季的建筑、搬运、露天采矿以及各种农业劳动等,除受太阳的直接辐射作用外,还受被加热的地面及周围物体的二次热辐射作用。

3. 高温作业对机体的影响

(1) 体温调节障碍:由于散热受阻、体内蓄热,体温升高。

(2) 水盐代谢紊乱,严重时可导致体内酸碱平衡失调。

(3) 心率、脉搏加快,皮肤血管扩张及血管紧张度增加,加重心脏负担,血压下降,但重体力劳动时,血压也可升高。

(4) 消化不良和胃肠道疾患增多:由于消化道缺血,胃液分泌减少,胃液酸度(游离酸和总酸)和消化酶活性减低,淀粉酶活性降低。

(5) 肾功能不全:高温环境下大量出汗,则尿量减少,若未及时补充水分,则可导致肾负荷加重。

(6) 中枢神经系统抑制:可出现注意力和肌肉的工作能力、动作的准确性、协调性及反应速度下降等。

(二) 中暑

中暑(heat stroke)是高温环境下由于热平衡和(或)水盐代谢紊乱等引起的一种以中枢神经系统和(或)心血管系统障碍为主要表现的急性热致疾病(acute heat-induced illness)。

1. 致病因素 环境温度过高、湿度大、风速小、劳动时间长、劳动强度高是主要致病原因,肥胖、疲劳、饥饿、脱水、失盐和心血管疾病是其诱因。

2. 发病机制 在高温环境下劳动时,人体产生热应激(heat strain),激发温觉感受器发放冲动,刺激体温调节中枢,反射性引起散热反应,出现皮肤血管扩张,血流重新分配,大量血流流向体表,皮肤温度升高,汗腺分泌增强,机体靠汗液蒸发和对流散热。其散热量远远小于机体在高热环境中获得的对流与辐射热量、劳动时产生的热量、热环境中代谢亢进而增加的产热量这三者之和,从而使热平衡失调,体内蓄热大于散热,导致体温升高,热负荷(heat stress)加重。

3. 临床表现 中暑按发病机制可分为三种类型:即热射病(heat stroke,含日射病)、热痉挛(heat cramp)和热衰竭(heat exhaustion)。这种分类是相对的,临床上往往难于区分,常以单一类型出现,亦可多种类型并存,我国职业病名单统称为中暑。

(1) 热射病:热射病(包括日射病)亦称中暑性高热,其特点是在高温环境中突然发病,体温高达40℃及以上,疾病早期大量出汗,继之"无汗",可伴有皮肤干热及不同程度的意识障碍等。严重者可出现休克、心力衰竭、肝肾衰竭或弥散性血管内凝血,癫痫样抽搐,如不及时抢救可致死亡。

(2) 热痉挛:主要表现为明显的肌痉挛,伴有收缩痛。好发于活动较多的四肢肌肉及腹肌等,尤以腓肠肌为著。常呈对称性。时而发作,时而缓解。患者意识清,体温一般正常。

（3）热衰竭：起病迅速，主要临床表现为头昏、头痛、多汗、口渴、恶心、呕吐，继而皮肤湿冷、血压下降、心律失常、轻度脱水，体温稍高或正常。

这三种类型的中暑，以热射病最为严重，尽管迅速救治，仍有20%~40%的患者死亡。

4. 诊断 根据《职业性中暑诊断标准》(GBZ41—2002)诊断，分级标准如下：

（1）中暑先兆：即观察对象在高温环境作业一段时间后出现头晕、头痛、口渴、多汗、全身疲乏、心悸、注意力不集中、动作不协调等症状，体温多正常或略升高。

（2）轻症中暑：除中暑先兆加重外，出现面色潮红、大量出汗、脉搏快速等表现，体温升高至38.5℃以上。

（3）重症中暑：可分为热射病、热痉挛和热衰竭三型，也可出现三者的混合型。

5. 治疗 中暑的治疗原则是依据发病机制和临床症状进行对症治疗，体温升高者应迅速降低体温。

（1）中暑先兆：暂时脱离高温现场，并予以密切观察。

（2）轻症中暑：患者应立即离开高温作业环境，到通风凉爽处休息，服清凉含盐饮料。

（3）重症中暑：采用物理降温，用冰袋或酒精擦浴的同时予以药物降温，纠正水与电解质紊乱，可静脉补给生理盐水加葡萄糖液和氯化钾，必要时可给升压药和中枢兴奋剂等以防止休克。

6. 预防 采取一系列综合防暑降温措施是预防与控制中暑的必要途径。

（1）医疗预防工作：对高温作业工人应进行就业前和中暑前体格检查。凡有心血管系统器质性疾病，血管舒缩调节功能不全，持久性高血压，溃疡病，活动性肺结核，肺气肿，肝、肾疾病，明显的内分泌疾病（如甲状腺功能亢进）者，均不宜从事高温作业。

（2）组织措施：根据地区气候特点，适当调整夏季高温作业劳动和休息制度。休息室或休息凉棚应尽可能设置在远离热源处，必须有足够的降温设施和饮料。大型厂矿可专门设立具有空气调节系统的工人休息公寓，保证高温作业工人在夏季有充分的睡眠与休息，这对预防中暑有重要意义。

（3）技术措施：改进生产设备和操作方法是改善高温作业劳动条件的根本措施。隔热是防暑降温的一项重要措施。可以利用水或导热系数小的材料进行隔热，其中尤以水的隔热效果最好，水的比热大，能最大限度地吸收辐射热。有热源的生产场所应进行全面自然通风。在自然通风不能满足降温需要或生产上要求车间内保持一定的温湿度时，可采用机械通风。

（4）保健措施：供给饮料和补充营养，补充水分和盐分的最好办法是供给含盐饮料，一般每人每天供水3~5 L，盐20 g左右。饮料的含盐量以0.15%~0.2%为宜。饮水方式以少量多次为宜。在高温环境劳动时，能量消耗增加，故膳食总热量应比普通工人要高，最好能达到12 600~13 860 kJ。蛋白质增加到总热量的14%~15%为宜。此外，可补充维生素和钙等。高温作业工人的工作服，应以耐热、导热系数小、透气性能好的织物制成。防止辐射热，可用白帆布或铝箔制的工作服。高温工作服宜宽大又不妨碍操作。

二、噪声

（一）概念

噪声(noise)是指频率和声强杂乱无章组合的复合音。从卫生学意义上讲，凡是使人感到厌烦的、不需要的声音都称为噪声。生产过程中产生的一切声音，称为生产性噪声。长期接触强烈的生产性噪声所引起的噪声聋是一种职业病。

（二）分类

生产性噪声按其来源可分为：

1. 空气动力性噪声 由于气体压力突然变化或流体流动所产生的声音，如各种风机、空气压缩机、风动工具、喷气发动机、汽笛等产生的声音。

2. 机械性噪声 指机械撞击、摩擦或质量不平衡旋转等机械力作用下引起固体部件的振动所产生的噪声，如各种机床、电锯、电转、砂轮机、球磨机、织布机等发出的噪声。

3. 电磁性噪声 由于磁场脉冲、磁致伸缩引起电气部件振动所致，如电动机、变压器发出的声音。

（三）噪声对人体的影响

1. 听觉系统 接触噪声可引起听力损伤，听力损失是由生理功能反应到组织病理改变的过程。噪声对人耳听力的影响用听阈移位来描述，是指噪声暴露前后的听阈差值。噪声引起的听觉器官的损伤变化一般由暂时性听阈位移逐渐发展为永久性听阈位移。

（1）暂时性听阈位移：接触噪声后引起的听阈改变，在脱离噪声环境一定时间后听力可逐渐恢复到原来水平，称为暂时性听阈位移（temporary threshold shift，TTS），属于生理功能的改变。包括听觉适应和听觉疲劳。如短时间接触强噪声，听力检查听阈提高 10~15 dB，离开噪声环境数分钟内听力即可恢复的现象称为听觉适应（auditory adaptation）。听觉适应是一种保护性生理反应。若较长时间接触强烈噪声，引起听力明显下降，脱离噪声环境后，听阈提高超过 15~30 dB，需数小时甚至数十小时听力才能恢复的现象称为听觉疲劳（auditory fatigue）。

（2）永久性听阈位移：是指噪声或其他因素引起的不能恢复到正常水平的听阈升高。由于长期接触强烈的生产性噪声，听觉感受器发生退行性病理改变，导致以高频听力下降为主的永久性听阈位移（permanent threshold shift，PTS），并发生语言听力障碍者称为职业性噪声聋（noise induced deafness）。噪声引起的永久性听阈位移早期常表现为高频听力下降，主观上无耳聋感觉，听力曲线图表现为在 3000~6000 Hz（多在 4000 Hz 处）出现高频听力损失。随病损程度加重，听力曲线图呈现典型的感音性耳聋的改变，多双侧发病，听力测定可见气导听阈与骨导听阈升高，随病程进展，语言听力也会受到影响。听力曲线图上除高频听力明显凹陷外，语言频段（500 Hz、1000 Hz、2000 Hz）也出现下降。多数患者有复响现象，即增大声压级时，其响度感增加量超过正常人增加量。此外，常伴有耳鸣与耳痛症状，对噪声敏感者可有持久性耳鸣。

根据我国《职业性噪声聋的诊断》（GBZ49—2014），符合双耳高频（3000 Hz、4000 Hz、6000 Hz）平均听阈≥40 dB 者，根据较好耳语频（500 Hz、1000 Hz、2000 Hz）和高频 4000 Hz 听阈加权值进行诊断和诊断分级，轻度噪声聋：26~40 dB；中度噪声聋：41~55 dB；重度噪声聋：≥56 dB。

（3）爆震聋：在某些生产劳动中，由于违法操作和爆破事故等原因，强烈爆炸所产生的振动造成急性听觉系统的严重损伤，引起听力丧失，称为爆震聋（explosive deafness）。可出现鼓膜破裂，听骨损坏，内耳软组织出血。患者主述耳鸣、耳痛、恶心、眩晕，严重者听力完全丧失，可致永久性耳聋。

2. 听觉外系统

（1）神经系统：表现为头痛、头昏、耳鸣、易疲倦、记忆力减退、情绪不稳和睡眠障碍等一系列神经症状。

（2）心血管系统：心率可表现为加快或减慢，血压不稳。

（3）消化系统：可出现胃肠功能紊乱，食欲缺乏，胃蠕动减慢，胃液分泌减少等。

（4）其他：可导致肾上腺皮质功能改变，免疫功能降低，脂质代谢紊乱等；在噪声环境下工作，注意力不易集中，反应迟钝，易烦躁，影响工作效率，降低工作质量。在某些作业场所，噪声还可掩盖各种信号，易引发工伤事故。

（四）预防措施

1. 控制噪声源 通过技术手段改革工艺过程和生产设备，控制或消除噪声源是噪声治理的根本措施。如采用无声的液压代替噪声高的锻压、以焊接代替铆接，加强设备维修，减少其运行中部件的撞击和摩擦，减低振动等。

2. 控制噪声的传播　根据声音的传播特性，采用吸声、消声和隔声的办法，以降低噪声的能量，控制噪声的传播。

3. 个体防护　对于暂时还不可能将噪声控制在较低水平的工作场所，加强个人防护，佩戴个人防护用品是保护工人免受噪声危害的重要措施之一，防护耳塞、耳罩或隔声头盔可不同程度降低噪声进入耳的强度，起到保护听力的作用。

4. 工业企业噪声卫生标准　尽管噪声可对人体产生不良影响，但在实际生产中想要完全消除噪声，既不经济，也不可能，因此，制定合理的卫生标准，将噪声强度限制在一定范围内，是防止噪声危害的重要措施之一，我国有关作业场所噪声卫生标准规定每天接触噪声 8 h 的情况下，容许噪声强度为 85 dB。

5. 健康监护　对参加噪声作业的工人应进行就业前体检和定期健康检查，特别是听力检查，以便早期发现听力损伤，及时采取有效防护措施；合理安排劳动和休息，休息时应离开噪声环境，使听觉疲劳得以恢复。

三、振动

（一）概念

振动（vibration）是指一个质点或物体在外力作用下沿直线或弧线围绕于一平衡位置的来回重复运动。振动普遍存在于自然界中，长期接触生产设备产生的生产性振动可对机体产生不良影响，甚至引起职业病。

（二）分类

根据振动作用于人体的方式，分全身振动（whole body vibration）和局部振动（segmental vibration），在一般的生产过程中，最常见和危害性较大的是局部振动。

1. 全身振动　是指工作地点或座椅的振动，人体足部或臀部接触振动，通过下肢或躯干传导至全身，接触机会主要包括在交通工具上作业或在作业台上作业的工人。

2. 局部振动　又称手传振动或手臂振动，是指手部接触振动工具、机械或加工部件，振动通过手臂传导至全身，接触机会主要包括使用风动工具、电动工具及高速旋转工具的作业。

（三）振动对人体的危害

评价振动的物理参量包括频率、位移、振幅、速度和加速度。振动频率、加速度和振幅是影响振动危害的主要参数。小强度的振动是一种对机体有利的刺激，具有解除疲劳，促进代谢，改善组织营养的作用，但当振动强度加大到一定程度、接触时间长，则会对机体产生不良影响，甚至引起病损。频率相同的振动，其加速度和振幅愈大，危害性也愈大。

1. 全身振动　全身振动一般为低频率、大幅度振动，普遍存在于人类生活工作环境，适宜振动有益身心健康。大强度的全身振动可引起内脏移位，甚至造成机械性损伤。全身振动可使交感神经处于紧张状态，出现血压升高、心率加快、心输出量减少、心电图出现异常改变；可抑制胃肠蠕动和胃酸分泌；坐姿接触全身振动者脊柱肌肉劳损和椎骨退行性变、椎间盘脱出等高发；女性可出现经期延长、经量过多、痛经、子宫下垂、流产及异常分娩率上升；还可引起姿势平衡和空间定向障碍，注意力不集中，影响工作效率，甚至造成工伤事故高发。

2. 局部振动　局部振动对人体的不良影响是全身性的，可引起神经系统、心血管系统、骨骼-肌肉系统、听觉器官、免疫系统和内分泌系统等多方面改变。振动和噪声共存时，可加重噪声对听力的损害。

局部振动对人体的主要危害是手臂振动病（hand-arm vibration disease）。手臂振动病是长期从事手传振动作业而引起的以手部末梢循环和（或）手臂神经功能障碍为主的疾病，并能引起手臂骨关节-肌肉的损伤。属于我国法定职业病,其典型表现是振动性白指(vibration-induced white finger,VWF)又称职业性雷诺现象,其发作具有一过性和时相性特点,一般是在受冷后出现患指麻、胀、痛,并由灰白变苍白,由远端向近端发展,界限分明,可持续数分钟至数十分钟,再逐渐由苍白、灰白变为潮红,恢复至常色。白指以中指多见,其次是环指和示指,拇指一般不受累。其判定依据应以专业医务人员检查所见为主;主诉白指,同时又有同工作场所有关人员的旁证,也可作为参考,如有必要,可以进行白指诱发试验。根据我国《职业性手臂振动病的诊断》(GBZ7—2014)进行诊断和分级:

(1) 轻度手臂振动病:出现手麻、手胀、手痛、手掌多汗、手臂无力、手指关节疼痛,可有手指关节肿胀、变形,痛觉、振动觉减退等症状体征,可有手部指端冷水复温试验复温时间延长或复温率降低,并具有下列表现之一者:①白指发作未超出远端指节的范围;②手部神经-肌电图检查提示神经传导速度减慢或远端潜伏期延长。

(2) 中度手臂振动病:在轻度的基础上,具有下列表现之一者:①白指发作累及手指的远端指节和中间指节;②手部肌肉轻度萎缩,神经-肌电图检查提示周围神经源性损害。

(3) 重度手臂振动病:在中度的基础上,具有下列表现之一者:①白指发作累及多数手指的所有指节,甚至累及全手,严重者可出现指端坏疽;②出现手部肌肉明显萎缩或手部出现"鹰爪样"畸形,并严重影响手部功能。

(四)预防措施

1. 消除或减低振动源的振动 进行工艺改革,消除或减低振动源的振动是控制振动危害的根本措施。如用水爆清砂代替风铲清砂,用液压、焊接工艺代替锻压、铆接工艺。

2. 加强个体防护 如佩戴双层衬垫无指手套或泡沫塑料衬垫手套以减轻振动并保暖。在工作间隙用40~60 ℃热水浸手,有助于振动性白指的预防。

3. 预防保健及组织措施 加强就业前和定期健康检查;加强保暖;执行振动卫生标准:我国《工作场所有害因素职业接触限值:物理因素》(GBZ2.1—2007)规定,使用振动工具或工件的作业,工具手柄或工件的4 h等能量频率计权加速度有效值不得超过5.0 m/s²,当振动工具的振动暂时达不到标准限值时,可按振动强度大小相应缩短日接振时间。我国尚未制定全身振动的卫生标准,如工作需要,可参考国际标准化组织(ISO)发布的《全身振动评价标准》。

四、非电离辐射

非电离辐射(nonionizing radiation)与电离辐射(ionizing radiation)均属于电磁辐射。非电离辐射是指量子能量小于12 eV,不足以引起生物体电离的电磁辐射,如紫外线、可见光、红外线、射频及激光等。

(一)射频辐射

射频辐射(radiofrequency radiation)是指频率在100 kHz~300 GHz的电磁辐射,也称无线电波,包括高频电磁场(high-frequency electromagnetic field)与微波(microwave)。是电磁辐射中量子能量最小,波长较长的频段。波长范围1 mm~3 km。微波波长范围1 mm~1m,高频电磁场波长范围1 m~3 km。

1. 职业接触 射频辐射的职业接触包括两部分:高频电磁场与微波的应用。

(1) 高频电磁场在工业中的应用主要分两类:一是高频感应加热:利用中长波波段的电磁场对导体及半导体进行感应加热,如钢制件的高频淬火、金属的高频熔炼及焊接等。使用频率一般为300 kHz~3 MHz;二是高频介质加热:利用短波及接近短波的超短波段对非导体进行介质加热,如塑料制品的热粘合,棉纱及木材等的干燥,橡胶硫化等。使用频率在1~100 MHz。此外,其多种波段广泛应用于无线电通讯和理疗。

(2) 微波广泛应用于导航、测距、卫星通讯和雷达探测等。在工、农业上主要应用微波加热干燥粮食、木材、药物、纸张等。医疗上应用微波理疗。家用微波炉的普及,使一般人群接触机会增加,但由于其功率小,只要屏蔽质量合格,通常不会引起损害。

2. 对健康的影响

(1) 高频电磁场对健康的影响:主要表现为轻重不一的类神经症。通常主诉有全身无力、易疲劳、头晕、头痛、胸闷、心悸、睡眠不佳、多梦、记忆力减退、多汗、脱发和肢体酸痛等。女工有月经功能紊乱,以年轻女性为主;少数男工性功能减退。个别接触场强较大的工作人员,心电图检查显示窦性心动过缓或心律不齐。大多为非器质性损害,一般脱离接触2~3个月后,症状可减轻或消失。

(2) 微波对健康的影响:除与上述高频电磁场产生的类神经症类同外,微波还可导致眼损伤、心血管系统、造血系统、生殖内分泌系统损害,导致晶状体浑浊、白内障、血压异常、外周血白细胞计数减少、女性月经异常,男性性功能减退、精子数减少等。

3. 预防 高频电磁场的主要防护措施有场源屏蔽、距离防护、合理布局。微波防护措施的基本原则是:屏蔽辐射源、加大辐射源与作业点的距离、合理的个人防护。微波作业应使用镀有金属薄膜的防护眼镜,需要时可使用镀有金属织品的防护服、防护帽。

(二) 红外辐射

红外辐射 (infrared radiation) 即红外线,也称热射线,可分为长波红外线(远红外线)、中波红外线及短波红外线(近红外线)。凡温度高于绝对零度(−273℃)以上的物体,都能发射红外线。物体温度越高,辐射强度越大,其辐射波长越短(即近红外成分越多)。

1. 职业接触 自然界的红外辐射源以太阳为最强。生产环境中,主要红外辐射源包括:熔炉、熔融态金属和玻璃、强红外线光源、开放火焰等。职业损伤多发生于使用弧光灯、电焊、氧乙炔焊的操作工。

2. 对健康的影响 红外辐射对机体的影响部位主要是皮肤和眼。

(1) 较大强度短时间照射,皮肤温度升高,出现红斑。反复照射,局部可出现色素沉着。过量照射近红外线,产生皮肤灼伤,并加热血液及深部组织。

(2) 红外辐射对眼的损伤主要表现在晶状体和视网膜黄斑部。白内障多见于工龄长的工人。目前认为致白内障的波长为 $0.8 \sim 1.2\ \mu m$ 和 $1.4 \sim 1.6\ \mu m$。波长 $<1\ \mu m$ 的红外线可到达视网膜,主要损伤黄斑区。

3. 防护 反射性铝制遮盖物和铝箔制衣服用于减少红外线暴露和降低熔炼工、热金属操作工的热负荷。严禁裸眼观看强光源。热操作工应戴能有效过滤红外线的防护眼镜。

(三) 紫外辐射

波长范围在 $100 \sim 400\ nm$ 的电磁波称为紫外辐射(ultraviolet radiation, UV),又称紫外线。凡物体温度达 $1200\ ℃$ 以上时,辐射光谱中即可出现紫外线,随温度的升高,紫外线的波长变短,强度增大。

1. 职业接触 主要为冶炼炉、电焊、电炉炼钢等工作接触,此外,从事碳弧灯和水银灯制版或摄影,以及紫外线的消毒工作均可接触紫外线。

2. 对健康的影响

(1) 皮肤:强烈的紫外线照射可引起皮炎,表现为红斑,有时伴有水泡和红肿。停止照射后,一般在 24 h 后消退,可有色素沉着。长期接触,由于结缔组织损害和弹性丧失而致皮肤皱缩、老化,更严重的是可诱发皮肤癌。

(2) 眼:波长在 $250 \sim 320\ nm$ 的紫外辐射,可被角膜和结膜上皮大量吸收,引起急性角膜结膜炎,常因电弧光引起,故称为电光性眼炎(electro-ophthalmitis)。多见于电焊辅助工。在阳光照射的冰雪环境下作业,会受到大量反射的紫外线照射,引起急性角膜、结膜损伤,称为雪盲症。作用最强的波长为 288 nm。一般在受照后 6~8 h 发病。潜伏期的长短主要取决于照射剂量，最短为 30 min 左右，最长不超过 24 h，故常在夜间或清晨发病。电光性眼炎的临床表现，早期、轻症仅有双眼异物感和轻度不适；重症患者有眼部烧灼感或剧痛，并伴有高度畏光、流泪和睑痉挛。检查时，可见眼球充血，球结膜水肿，瞳孔痉挛性缩小，眼睑及皮肤潮红。严重时，可有水疱形成，角膜上皮有点状甚至片状剥脱，荧光素染色阳性。及时处理，一般 1~2 天内即可痊愈，不影响视力。症状轻者无需处理，症状较重者，可用 0.5% 丁卡因滴眼，有镇静、止痛作用。新鲜人奶、牛奶滴眼，效果明显。

3. 预防措施 以屏蔽和增大与辐射源的距离为原则。电焊工和其辅助工必须佩戴专门的面罩和防护眼镜，以及适宜的防护服和手套。

（李 红 李 岩）

第22章 食物与健康

食物（food）是人类赖以生存和繁衍的物质条件，是维持人体生命活动和健康的物质基础。合理膳食可维持机体正常生理功能、促进生长发育、保障健康、提高机体免疫力，有利于预防疾病和增强体质；不合理膳食或食物被污染可使机体发生营养性疾病、食源性疾病，也可引起慢性中毒、致癌、致畸等严重不良后果。近年来，随着我国居民生活水平不断改善，疾病谱也不断发生变化。《中国居民营养与慢性病状况报告（2015年）》显示，与膳食营养相关的慢性病对我国居民健康的威胁日益凸显，贫困地区营养不良的问题依然存在。指导居民科学、合理地饮食对保健防病、增强居民体质及促进社会经济发展具有重要意义。

第一节 营养学基础

一、基本概念

（一）营养与营养素

营养（nutrition）是指人体摄取、消化、吸收和利用食物中的营养物质，以满足机体生长发育、生理功能、组织更新、体力活动需要的生物学过程。

食物中可为人体提供能量、构成机体成分和修复组织以及调节生理功能的化学物质叫作营养素（nutrient）。人体所需的营养素可概括为六类：蛋白质、脂类、糖类、矿物质、维生素和水。

（二）膳食营养素参考摄入量

制定膳食营养素参考摄入量（dietary reference intakes，DRIs）的目的除了预防营养缺乏性疾病外，更强调预防营养相关性、非传染性慢性疾病（non-communicable chronic diseases，NCD），如肥胖症、心脑血管疾病、骨质疏松症、恶性肿瘤等。DRIs包括以下指标。

1. 平均需要量（estimated average requirement，EAR） EAR是指某一特定性别、年龄及生理状况的群体，对某营养素需要量的平均值。按照EAR水平摄入营养素，根据某些指标判断可以满足某一特定性别、年龄及生理状况群体中50%个体需要量的水平。EAR是制定推荐摄入量的基础，由于某些营养素的研究尚缺乏足够的人体需要量资料，因此并非所有营养素都能制定出其EAR。

2. 推荐摄入量（recommended nutrient intake，RNI） RNI是指可以满足某一特定群体中绝大多数（97%～98%）个体的需要的摄入水平。长期摄入RNI水平，可以满足身体对该营养素的需要，并保证健康和维持组织中有适当的储备。RNI的主要用途是作为个体每日摄入该营养素的目标值。RNI是以EAR为基础制订的。如果已知EAR的标准差（standard deviation，SD），则RNI = EAR+2SD。如果关于需要量变异的资料不够充分，不能计算SD时，一般设EAR的变异系数为10%，即RNI = 1.2 × EAR。

能量需要量（estimated energy requirement，EER）是指能长期保持良好的健康状态、维持良好的体型、机体构成以及理想活动水平的个体或群体,达到能量平衡时所需要的膳食能量摄入量。群体的能量推荐摄入量直接等同于该群体的能量 EAR,而不是像蛋白质等其他营养素那样等于 EAR+2SD。所以能量的推荐摄入量不用 RNI 表示,而直接使用 EER 来描述。

3. 适宜摄入量（adequate intake, AI） 在个体需要量的研究资料不足不能计算 EAR,因而不能求得 RNI 时,可设定 AI 来提出这种营养素的摄入量目标。AI 是通过观察或实验获得的健康群体某种营养素的摄入量。例如纯母乳喂养的足月产健康婴儿,从出生到 4~6 个月,他们的营养素全部来自母乳,母乳中供给的营养素量就是他们的 AI 值。

4. 可耐受最高摄入量（tolerable upper intake level, UL） UL 是营养素或食物成分的每日摄入量的安全上限,是一个健康人群中几乎所有个体都不会产生毒副作用的最高摄入水平。UL 并不表示达到此摄入水平对健康有益。对大多数营养素而言,健康个体的摄入量超过 RNI 或 AI 水平并不会产生益处。因此,UL 并不是一个建议的摄入水平。目前有些营养素还没有足够的资料来制定 UL,所以没有提出 UL 的营养素并不意味着过多摄入这些营养素没有潜在的危险。

5. 宏量营养素可接受范围（acceptable macronutrient distribution ranges, AMDR） AMDR 指蛋白质、脂肪和糖类理想的摄入量范围,该范围可以提供这些必需营养素的需要,并且有利于降低发生 NCD 的危险,常用占能量摄入量的百分比表示。蛋白质、脂肪和糖类都属于在体内代谢过程中能够产生能量的营养素,属于人体的必需营养素,三者的摄入比例会影响微量营养素的摄入状况,长期摄入不足可能导致营养素缺乏,长期过量摄入又可能导致机体能量储存过多,增加 NCD 的发生风险。提出 AMDR 的目的就是预防营养素缺乏、减少摄入过量而导致 NCD 的风险。

6. 预防非传染性慢性病的建议摄入量（proposed intakes for preventing non-communicable chronic diseases, PI-NCD, 简称建议摄入量, PI） 膳食营养素摄入量过高导致的 NCD 一般涉及肥胖、高血压、血脂异常、中风、心肌梗死以及某些癌症。PI-NCD 是以 NCD 的一级预防为目标,提出的必需营养素的每日摄入量。当 NCD 易感人群某些营养素的摄入量达到 PI 时,可以降低发生 NCD 的风险。

7. 特定建议值（specific proposed levels, SPL） SPL 主要是针对膳食中的植物化学物制定的,指植物化学物的摄入量达到这个建议水平时,有利于维护人体健康。《中国居民膳食营养素参考摄入量》2013 修订版提出 SPL 值的有：大豆异黄酮、叶黄素、番茄红素、植物甾醇、氨基葡萄糖、花色苷、原花青素。

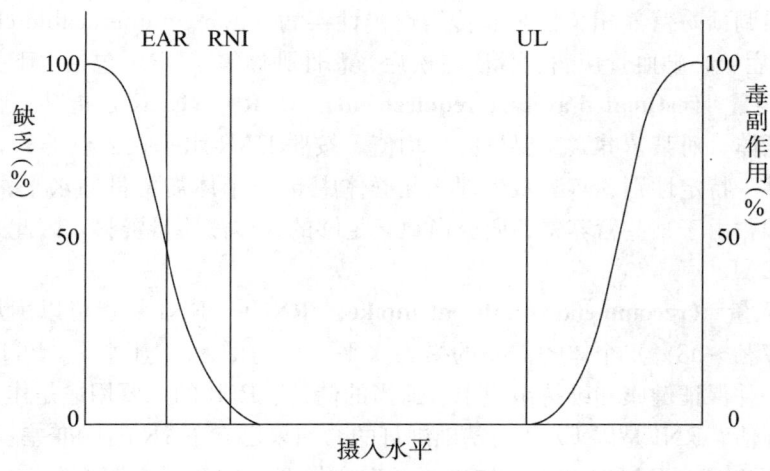

图 22-1 营养素摄入不足和过多的危险性图解

中国 18～49 岁成年居民膳食营养素摄入量见表 22-1。关注其他各年龄、特殊生理状况人群的 DRIs，可登录中国营养学会官网 http：//www.cnsoc.org。

表 22-1　中国 18～49 岁成年居民膳食营养参考摄入量

能量或营养素	RNI 男	RNI 女	AMDR	营养素	RNI 男	RNI 女	PI	UL	营养素	RNI 男	RNI 女	PI	UL
能量[a]（MJ/d）				钙（mg/d）	800			2000	维生素 A（μgRAE/d）[e]	800	700		3000
PAL（Ⅰ）	9.41[a]	7.53[a]	—	磷（mg/d）	720			3500	维生素 D（μg/d）	10			50
PAL（Ⅱ）	10.88[a]	8.79[a]	—	钾（mg/d）	2000		3600		维生素 E（mg α-TE/d）[f]	14			700
PAL（Ⅲ）	12.55[a]	10.04[a]	—	钠（mg/d）	1500		2000		维生素 K（μg/d）	80			
蛋白质（g/d）	65	55		镁（mg/d）	330				维生素 B$_1$（mg/d）	1.4	1.2		
总碳水化合物（%E[c]）	—		50～65	氯（mg/d）	2300				维生素 B$_2$（mg/d）	1.4	1.2		
—添加糖（%E）	—		<10	铁（mg/d）	12	20		42	维生素 B$_6$（mg/d）	1.4			60
总脂肪（%E）			20～30	碘（μg/d）	120			600	维生素 B$_{12}$（μg/d）	2.4			
—饱和脂肪酸（%E）			<10	锌（mg/d）	12.5	7.5		40	泛酸（mg/d）	5.0			
—n-6 多不饱和脂肪酸（%E）			2.5～9.0	硒（μg/d）	60			400	叶酸（μgPFE/d）[g]	400			1000[h]
—亚油酸（%E）	4.0		—	铜（mg/d）	0.8			8	烟酸（mg NE/d）[i]	15	12		35/310[j]
—n-3 多不饱和脂肪酸（%E）			0.5～2.0	氟（mg/d）	1.5			3.5	胆碱（mg/d）	500	400		3000
—α-亚麻酸（%E）	0.60（AI）			铬（μg/d）	30				生物素（μg/d）	40			
—DHA+EPA（g/d）			0.25～2.0	锰（mg/d）	4.5			11	维生素 C（mg/d）	100		200	2000
				钼（μg/d）	100			900					

注：EAR=Estimated Average Requirement，平均需要量；RNI=Recommended Nutrients Intakes，参考摄入量；AI=Adequate Intake，适宜摄入量；UL=Tolerable Upper Intake Level，可耐受最高摄入量，有些营养素未制定 UL，主要是因为研究资料不充分，并不表示过量摄入没有健康风险；AMDR=Acceptable Macronutrient Distribution Range，宏量营养素可接受范围；PI=Proposed Intakes for Preventing Non-communicable Chronic Disease，预防非传染性慢性病的建议摄入量；PAL=Physical Activity Level，身体活动水平；Ⅰ=1.5（轻），Ⅱ=1.75（中），Ⅲ=2.0（重）。

a. 能量需要量，EER. Estimated Engcrgy Requirement；1000kcal=4.184MJ，1MJ=239kcal；

b. 未制定参考值者用"—"表示；

c. %E 为占能量的百分比；

d. 单位为 g/d

e. 维生素 A 的单位为视黄醇活性当量（PAE），1μgRAE=膳食或补充剂来源全反式视黄醇（μg）+1/2 补充剂纯品全反式 β-胡萝卜素（μg）+1/12 膳食全反式 β-胡萝卜素（μg）+1/24 其他膳食维生素 A 类胡萝卜素（μg）；维生素 A 的 UL 不包括维生素 A 原类胡萝卜素 RAE；

f. α-生育酚当量（α-TE），膳食中总 α-TE 当量（mg）=1×α-生育酚（mg）+0.5×β-生育酚（mg）+0.1×γ-生育酚（mg）+0.02×δ-生育酚（mg）+0.3×α-三烯生育酚（mg）；

g. 膳食叶酸当量（DFE，μg）=天然食物来源叶酸（μg）+1.7×合成叶酸（μg）；

h. 指合成叶酸摄入量上限，不包括天然食物来源叶酸，单位为 μg/d；

i. 烟酸当量（NE，mg）=烟酸（mg）+1/60 色氨酸（mg）；

j. 烟酰胺，单位为 mg/d。

(三) 植物化学物

植物在生长繁殖过程中为了维系植物与其生长环境之间的相互作用，会产生多种次级代谢产物（secondary metabolites）。这些次级代谢产物能够保护植物不受杂草、昆虫、微生物侵害，还可以作为植物生长调节剂、形成植物色素，统称为植物化学物（phytochemicals）。近年对植物化学物的研究非常活跃，也是营养学界非常令人兴奋的新兴领域。目前发现，植物化学物除个别是维生素的前体物质外均为非营养素成分，但有些具有改善人体生理功能、预防非传染性慢性病（non-communicable chronic diseases，NCD）的生物学作用，主要有类胡萝卜素（carotenoids）、植物固醇（phytosterols）、皂苷（saponins）、芥子油苷（glucosinolate）、多酚类（polyphenol）（如儿茶素、原花青素、槲皮素、花色苷、大豆异黄酮、姜黄素、绿原酸、白藜芦醇等）、蛋白酶抑制剂（protease inhibitor）、单萜类（monoterpenoid）（如番茄红素、叶黄素、植物甾醇等）、植物雌激素（phytoestrogen）、含硫化合物（organosulfur compound）（如 α-异硫氰酸盐、硫辛酸、大蒜素等）、植酸（phytic acid）等。

二、营养素与能量

(一) 蛋白质

蛋白质（protein）是所有生命细胞极其重要的结构成分和活性物质，约占人体体重的 $16\%\sim19\%$，约占人体固体成分的 45%。人体内的蛋白质始终处于不断分解和不断合成的动态平衡，每天约有 3% 的人体蛋白质被更新。

1. 蛋白质的生理功能　蛋白质是人体组织和器官的主要结构成分，以多种形式参与重要物质的转运、调节人体生理功能、促进生长发育，是体内其他含氮物质的合成原料，是能量的来源之一。蛋白质摄入过多会引起肥胖，增加肝、肾、负担，还可能与动脉硬化、骨质疏松发病相关。蛋白质摄入不足可致消瘦、生长发育迟缓、体力下降、贫血、抗病力弱、营养不良性水肿等。

2. 食物蛋白质营养学评价　食物蛋白质所含的必需氨基酸（essential amino acid，EAA）种类和数量不同，它们的质量也就不同。必需氨基酸含量和比值越接近人体需要，其营养价值就越高。常用评价指标如下：

(1) 蛋白质的含量：食物中蛋白质的含量是评价食物蛋白质营养价值的基础。一般以凯氏定氮法（kjeldahl method）测定食物中的含氮量，再乘以 6.25 得出食物粗蛋白质含量。

(2) 蛋白质消化率（digestibility of protein）：是指蛋白质可被消化酶分解的程度。消化率越高，表明该蛋白质被吸收利用的程度越高。蛋白质消化率可分为真消化率（net digestibility）和表观消化率（apparent digestibility）。

$$蛋白质表观消化率=\frac{摄入氮-粪氮}{摄入氮}\times 100\%$$

$$蛋白质真消化率=\frac{摄入氮-（粪氮-粪代谢氮）}{摄入氮}\times 100\%$$

粪代谢氮是指消化道脱落的黏膜细胞和肠道微生物及由肠黏膜分泌的消化液随粪便排出所含的氮。

一般情况下，动物性蛋白质消化率高于植物性蛋白质消化率。

(3) 生物价（biological value，BV）：是反映食物蛋白质消化吸收后被机体利用程度的指标，生物价越高，表明其被机体利用的程度越高。

$$蛋白质生物学价值=\frac{储留氮}{吸收氮}\times 100\%$$

$$吸收氮=摄入氮-（粪氮-粪代谢氮）$$

$$储留氮=吸收氮-（尿氮-尿内源氮）$$

尿内源氮为机体不摄入蛋白质时尿中所含的氮,主要来源于组织分解。粪代谢氮和尿内源氮可以在实验开始第一阶段进食无氮膳食期间测定。

(4) 蛋白质净利用率(net protein utilization,NPU):是反映食物中蛋白质被利用程度的指标,它将食物蛋白质的消化率和生物价结合起来,评定蛋白质的营养价值。

$$蛋白质净利用率 = 生物价 \times 消化率 = \frac{储留氮}{摄入氮} \times 100\%$$

(5) 蛋白质功效比值(protein efficiency ratio,PER):是用处于生长阶段中的幼年动物实验期的体重增加和摄入蛋白质的量的比值来反映蛋白质营养价值的指标。该指标广泛用于婴幼儿食品蛋白质的评价。

$$蛋白质功效比值 = \frac{同期动物增加体重(g)}{实验期间动物摄入蛋白质(g)}$$

在不同的实验条件下,所测同一食物的功效比值常有明显差异。为使实验结果具有可比性,常用标化酪蛋白(其 PER 应为 2.5)设立对照组,按下列公式计算校正 PER。

$$校正 PER = \frac{2.5}{标准酪蛋白 PER} \times 实验组 PER$$

(6) 氨基酸评分(amino acid score,AAS):AAS 是食物蛋白质中 EAA 和参考蛋白质或理想模式中相应的 EAA 的比值,它反映了蛋白质构成和利用率的关系。

$$氨基酸评分 = \frac{被测蛋白质每克氮(或蛋白质)中氨基酸含量(mg)}{参考蛋白质中每克氮(或蛋白质)中氨基酸含量(mg)} \times 100\%$$

参考蛋白质(reference protein)是指某种食物蛋白质,其必需氨基酸的含量达到或接近人体对氨基酸需要量的构成模式。一般指鸡蛋蛋白质。

被测蛋白质中 AAS 值小于 1 的氨基酸称为限制氨基酸(limiting amino acid),分值由小到大排列,分别称为第一、第二、第三限制氨基酸。如精面粉中蛋白质的第一限制氨基酸是赖氨酸,其 AAS 是 0.34。

氨基酸评分方法比较简单,缺点是没有考虑食物蛋白质的消化率。因此,FDA 推荐应用经消化率修正的氨基酸评分,其计算公式:

$$经消化率修正的氨基酸评分 = AAS \times 真消化率$$

由于各种食物蛋白质中必需氨基酸构成模式不同,将富含某种必需氨基酸的食物与缺乏该种必需氨基酸的食物互相搭配混合食用,使混合食物蛋白质中必需氨基酸模式更接近人体需要模式,从而提高蛋白质的生物学价值,这种作用叫蛋白质互补作用(complementary action of protein)。如谷类缺乏赖氨酸而富含蛋氨酸,豆类缺乏蛋氨酸而富含赖氨酸,两者混合食用可提高蛋白质的生物学价值。

评价蛋白质质量的指标还有相对蛋白质比值(RPV)、净蛋白质比值(NPR)、氮平衡指数(NBI)等。几种常见食物蛋白质的质量见表 22-2。

表 22-2 几种常见食物蛋白质的质量

食物	消化率%	BV%	NPU%	PER	AAS
全鸡蛋	99	94	94	3.92	106
全牛奶	97	87	82	3.09	98
鱼	93	83	81	3.55	100
牛肉	99	74	73	2.30	100
大豆	90	73	66	2.32	63
精面粉	99	52	51	0.60	34
大米	98	63	63	2.18	59
大豆	89	67	60	—	48

3. 蛋白质的食物来源及 RNI　瘦肉含蛋白质 16%～20%，畜禽类、鱼类、蛋类蛋白质含量为 10%～20%，鲜奶类含蛋白质 1.5%～3.8%，大豆含蛋白质 20%～40%，粮谷类含蛋白质 8%～10%。

蛋白质的 RNI 按性别、年龄、生理状况、劳动强度分别制订。正常成年人每日膳食蛋白质提供能量应占全日总能量的 10%～20%，来源于动物性食物和大豆的蛋白质要占 1/2 以上。

(二) 脂类

脂类 (lipids) 包括脂肪 (fats) 和类脂 (lipoids)。脂肪又称中性脂肪，即三酰甘油 (triglycerides)；类脂包括磷脂 (phospholipids)、固醇类 (sterols)。食物中的脂类 95% 是三酰甘油。

1. 脂类的生理功能

(1) 是构成人体的重要成分：磷脂和固醇是构成生物膜的主要成分；脂肪组织的主要成分是三酰甘油，具有保护体温，支撑、保护脏器的作用。

(2) 储能、供能、节约蛋白质：1 g 脂肪在体内代谢可产生 37.7 kJ (9 kcal) 能量。人体脂肪是能量储存的重要形式，防止机体动员蛋白质分解供能。

(3) 固醇类是固醇类激素、胆汁酸合成的原料。

(4) 食物中的脂类，可改善食物的感观性状、促进食欲、增加饱腹感。

(5) 食用油脂又是脂溶性维生素的重要来源之一，并有利于其吸收。如鱼油中的维生素 A、D，植物油中的维生素 E、K 等。

(6) 提供必需脂肪酸：必需脂肪酸是体内合成三酰甘油、磷脂、胆固醇酯、类花生酸 (二十烷酸) 物质 (前列腺素、血栓素、白三烯等)、长链多不饱和脂肪酸必需的原料。

2. 必需脂肪酸和长链多不饱和脂肪酸　人体除了从食物中得到脂肪酸外，还可以自身合成多种脂肪酸。但亚油酸 (linoleic acid; C18:3, n-6) 和 α-亚麻酸 (linolenic acid; C18:3, n3) 是人体必需的，而自身又不能合成，必须通过食物供给，所以称为必需脂肪酸 (essential fatty acid, EFA)。

长链多不饱和脂肪酸 (polyunsaturated fatty acid, PUFA) 是指链长在 18 个碳原子以上并含有多个顺式不饱和键的脂肪酸，包括花生四烯酸 (arachidonic acid, AA; C20:4, n-6)、二十碳五烯酸 (eicosapentaenoic acid, EPA; C20:5, n-3)、二十二碳六烯酸 (docosahexaenoic acid, DHA; C22:6, n-3)。它们可以由必需脂肪酸来合成，但合成速度较为缓慢，因此直接从食物中获取是最有效的途径。

EPA 和 DHA 从 20 世纪 70 年代开始备受关注。目前研究认为，它们具有降低三酰甘油、调节免疫功能和抗炎作用，是脑和视网膜正常发育必需的物质。

必需脂肪酸缺乏时，婴幼儿生长发育迟缓，神经和视觉异常，皮肤湿疹样病变。过量摄入的必需脂肪酸可在体内形成过氧化物，对机体构成危害。

3. 食物脂类营养价值评价　脂肪的营养价值主要依据消化率、EFA、EPA、DHA、脂溶性维生素的含量进行评价。消化率高、EFA、EPA、DHA、脂溶性维生素含量丰富的，营养价值就高。

4. 脂类的食物来源及 AMDR　植物性来源主要有植物油和坚果类食品。动物性来源主要是动物油脂和肉、禽、鱼、蛋黄等食品。植物性脂类富含必需脂肪酸和维生素 E。动物性脂类中饱和脂肪酸含量较高，脑、肝、肾等内脏中胆固醇含量高。鱼油中维生素 A、D、EPA、DHA 含量较为丰富。蛋黄中胆固醇含量也较高，但同时含有丰富的磷脂、维生素 A、E、B_2，应综合评定其营养价值。

中国营养学会 2013 年按年龄分别制订了脂类的 AMDR：正常成人每天摄入脂类提供的能量应占总能量的 20%～30%；应尽量减少含有饱和脂肪酸、反式脂肪酸食品的摄入，增加富含 n-3、n-6 多不饱和脂肪酸食物的摄入；胆固醇摄入量不超过 300mg/d。

（三）糖类

糖类（carbohydrate）也称碳水化合物，是由碳、氢、氧三种元素组成的一类化合物。

1. 分类 中国营养学会按照 FAO/WHO 专家组 1998 年的报告，把糖类按其聚合度分为三类，见表 22-3。

表 22-3 主要的膳食糖类

分类	亚类	聚合度	举例
糖（sugar）	单糖	1	葡萄糖、果糖、半乳糖、甘露糖
	双糖	2	蔗糖、乳糖、麦芽糖、海藻糖
	糖醇	1	山梨糖、甘露醇
低聚糖（寡糖）(oligosaccharide)	异麦芽低聚糖	3～9	麦芽糊精
	其他寡糖		低聚果糖、大豆低聚糖（棉子糖、水苏糖）
多糖（polysaccharide）	淀粉	≥10	直链淀粉、支链淀粉、抗性淀粉
	非淀粉多糖		纤维素、半纤维素、果胶、亲水胶质物
	活性多糖		植物多糖（枸杞多糖、香菇多糖）、动物多糖、微生物多糖
	结合多糖		糖脂、糖蛋白

2. 糖类的生理功能

（1）提供能量：1g 葡萄糖在体内代谢可释放能量 16.7 kJ（4 kcal），最终产物是水和二氧化碳，是人体最经济、最主要的能量来源。

（2）构成机体组分：如核糖和脱氧核糖是核酸的成分，糖脂是神经组织和细胞膜的重要成分，糖蛋白是抗原、抗体、酶、激素的组成成分等。

（3）抗生酮作用：脂肪酸、氨基酸、糖类代谢产生的乙酰辅酶 A 需与草酰乙酸结合才能进入三羧酸循环彻底氧化。草酰乙酸由丙酮酸或磷酸烯醇式丙酮酸经羧化产生，后两者是葡萄糖酵解的产物。所以糖类摄入不足时，乙酰辅酶 A 不能进入三羧酸循环，而是形成酮体。食物中充足的糖类能有效地防止酮体的产生。

（4）节约蛋白质作用：糖类供应不足时，人体通过糖异生作用将氨基酸转变为葡萄糖来维持血糖稳定。摄入足量的糖类可防止蛋白质作为能量消耗，使更多的蛋白质参与机体构成与修复等重要功能。

（5）改善食物感官性状，增加饱腹感：糖不仅是食品烹制的原料，而且在烹制过程中，糖类与蛋白质发生美拉德反应，使食品具有金黄色泽和特殊香气。摄入含糖类丰富的食物，容易增加饱腹感。

（6）解毒作用：经糖醛酸途径生成的葡萄糖醛酸能与多种含极性基团，如 -OH（酚、吗啡、苯巴比妥、胆红素、类固醇激素等）、$-NH_2$、-COOH、-SH 等的毒物结合，降低其毒性，增强其水溶性易于排出体外。

（7）增强肠道功能：1999 年第 84 届 AACC（American Association of Cereal Chemists）年会对膳食纤维（dietary fiber）作出定义：膳食纤维是不能被人体消化道分泌的消化酶所消化的、且不被人体吸收利用的多糖和木质素。这里的多糖指纤维素、半纤维素、果胶、树胶和海藻多糖、抗性淀粉、不可消化寡糖。膳食纤维在小肠内虽不能消化吸收，但有较强的吸水能力，可增加肠内容物的体积，延缓营养物质的吸收，稀释致癌物质的浓度；在结肠中经细菌发酵产生短链脂肪酸可刺激肠道益生菌（如乳酸杆菌、双歧杆菌等）的生长；同时胆汁酸与膳食纤维紧密结合随粪便排出，阻断了胆汁酸的肝肠循环，是胆固醇排出的重要途径。因此膳食纤维具有润肠通便、降血糖、降血胆固醇、抗结肠癌作用。

3. 糖类的食物来源及 AMDR 糖类的主要来源是谷类（淀粉含量达 70%～80%）、根茎类（淀粉含量 15%～25%）、豆类（淀粉含量 21%～60%）。蔬菜和水果是膳食纤维的主要来源。

除 2 岁以下婴幼儿外，糖类提供的能量应占总能量的 50%～65%（AMDR），并强调应来自谷类、薯类、豆类、蔬菜和水果等多种食物。

（四）能量

1. 能量（energy）的单位 国际通用的能量单位是焦耳（Joule，J），营养学中常以千卡（kcal）、千焦（kJ）、兆焦（MJ）为能量单位。它们的换算关系：1 kcal＝4.184 kJ，1 MJ＝1000 kJ＝239 kcal。

2. 能量消耗的途径 成人每日能量代谢主要用于基础代谢、体力活动、食物特别动力作用（specific dynamic action，SDA）的消耗。不同人群还有生长发育、孕妇新生组织、哺乳的消耗。

3. 人体能量的来源 人体所需的能量主要来自食物中的糖类、脂类、蛋白质三大产能营养素。乙醇和有机酸也可提供一定的能量。体内代谢条件下，1 g 糖类、脂类、蛋白质、乙醇、有机酸分别产生能量 16.7 kJ（4 kcal）、36.7 kJ（9 kcal）、16.7 kJ（4 kcal）、29.3 kJ（7 kcal）、12.55 kJ（3 kcal）。

4. 人体能量平衡 能量长期摄入不足，机体会动用身体的脂肪贮备甚至肌肉组织来维持生命活动，导致生长停滞、抵抗力下降。能量摄入过剩时，能量以脂肪组织的形式贮存起来，使人发胖，增加患动脉硬化、糖尿病的危险性。体质指数（body mass index，BMI）是衡量能量营养状态的常用指标，BMI＝体重（kg）/［身高（cm）］^{2}。BMI 小于 18.5 为营养不良，18.5～25 为正常，大于 25 为超重或肥胖。

5. 能量的 EER 成人活动水平分级及 EER 见表 22-4。三大产能营养素供能占总能量的比例分别应为：糖类 50%～65%、脂类 20%～30%、蛋白质 10%～20%。

表 22-4 中国成人活动水平分级及 EER

活动水平	职业工作时间分配	工作内容举例	EER (kcal/d) 男	EER (kcal/d) 女
轻	75% 时间坐或站立 25% 时间站着活动	办公室工作、修理电器钟表、售货、酒店服务、化学实验操作、讲课等	2250	1800
中	25% 时间坐或站立 75% 时间特殊职业活动	学生日常活动、机动车驾驶、电工安装、车床操作、金工切割等	2600	2100
重	40% 时间坐或站立 60% 时间特殊职业活动	非机械化农业劳动、炼钢、舞蹈、体育运动、装卸、采矿等	3000	2400

（五）矿物质

人体中除碳、氢、氧、氮以外的元素称为矿物质（minerals）或无机盐。其中含量大于体重的 0.01%，每日需要量在 100 mg 以上的，称为常量元素或宏量元素（macroelement），包括钙、磷、钾、钠、硫、氯、镁 7 种。含量小于体重的 0.01%，每日膳食需要量为微克至毫克，称为微量元素（trace-elements，microelements）。1973 年 WHO 专家委员会认为必需微量元素有铁、锌、硒、碘、铜、锰、铬、氟、钼、钴、镍、锡、硅、钒 14 种。FAO/IAEA/WHO 于 1990 年和 1995 年两次修订，目前分为 3 类：第一类为人体必需微量元素，有铁、锌、硒、碘、铜、锰、铬、氟、钼、钴等 10 种；第二类是人体可能必需的微量元素，包括镍、硅、钒、硼 4 种；第三类具有潜在毒性，但在低剂量时，对人体可能具有必需功能的微量元素，包括锡、铅、镉、汞、砷、铝、锂 7 种。

无机盐的生理功能包括：①构成人体组织；②维持体内水、电解质、酸碱平衡；③调节神经、肌肉的兴奋性和细胞膜的通透性；④是酶、激素、维生素、蛋白质、核酸的构成成分或激活剂。

1. 钙（calcium） 钙是人体内含量最多的一种无机元素，约占人体重的 1.5%～2.0%，正常人体内含有 1000～1200 g 的钙。其中，99% 的钙主要以羟磷灰石结晶 [$3Ca_3(PO_4)_2·Ca(OH)_2$] 形式集中在骨骼和牙齿中，少量为无定形钙 [$Ca_3(PO_4)_2$]。其余 1% 的钙，一半与柠檬酸螯合或与蛋白质结合，另一半以离子状态存在于软组织、细胞外液和血液中，称为混溶钙池。骨骼中的钙与混溶钙池中的钙不断交换，幼儿骨骼每 1～2 年更新一次，成年人每年更新 2%～4%，40～50 岁开始骨钙以每年 0.7% 的速度减少。女性停经后骨钙丢失更快。

其生理功能包括：①构成骨骼和牙齿；②维持心肌细胞的自主节律，维持神经肌肉的兴奋性；③参与多种酶活性的调节，如脂肪酶、腺苷酸环化酶、鸟苷酸环化酶、钙调蛋白等；④是凝血酶原的激活剂，参与凝血过程；⑤维持体液酸碱平衡及生物膜的通透性。

（1）吸收和利用：钙主要在十二指肠和空肠上段吸收，是一个耗能的主动吸收过程，小肠下段也可通过被动扩散吸收钙。钙的吸收率受到机体需要量的影响，如成人吸收率只有 20%，而婴儿、孕妇、乳母吸收率可达 50%。活性维生素 D [$1,25-(OH)_2D_3$] 通过促进钙结合蛋白（calcium-binding protein, CaBP）合成而促进钙的吸收。食物中许多因素影响钙吸收。凡能在小肠中与钙形成不溶性复合物的物质均干扰钙的吸收，如植酸、草酸、磷酸盐、未被吸收的脂肪酸、膳食纤维的糠醛酸残基、碱性药物、咖啡因等。相反，能降低肠道 pH 或能与钙形成可溶性络合物的物质能促进钙吸收，如乳酸、乳糖、蛋白质等。钙主要通过肠道与泌尿系统排出体外，皮肤、乳汁也可排出一定量的钙。

（2）缺乏与过量：钙缺乏是常见的营养性疾病，主要表现在骨骼病变。儿童长期钙摄入不足，再加上蛋白质和维生素 D 不足可发生佝偻病（rickets）。我国南方地区佝偻病发病率 20%，北方有些地区高达 50%。佝偻病多发生于 2 岁以下婴幼儿，尤其是早产儿和孪生儿。成人钙缺乏表现为骨质疏松症（osteoporosis）。按 WHO 定义，女性个体骨矿物质密度（bone mineral density, BMD）低于年轻成年女性平均值的 2.5SD 以上者，即视为骨质疏松。据此标准，美国 50 岁以上女性的骨质疏松发生率为 38%，我国约为有 1/3 更年期女性患骨质疏松。

长期过量摄入钙可增加肾结石（nephrolithiasis）的危险性，干扰铁、锌、镁和磷等元素的吸收利用，还可引起奶碱综合征（milk-alkali syndrome, MAS）。奶碱综合征是以高钙血症和伴随或不伴随代谢性碱中毒和肾功能不全的症候群。

（3）食物来源及 DRIs：中国营养学会 2013 年制订的钙的 RNI 为：50 岁以下成人 800 mg/d，50 岁以上成人 1000 mg/d。钙的 UL 为：成人男性 2000 mg/d，65 岁以下女性 3500 mg/d，65 岁以上女性 3000 mg/d。钙的最好来源是奶与奶制品，不仅含量丰富，而且吸收率高，中国营养学会建议每日饮奶。小虾皮、海带、芝麻酱、大豆及其制品也是钙的良好来源。

2. 铁（iron） 铁是人体含量最多的必需微量元素之一，总量 4～5 g。体内铁分功能形式铁、运输铁和贮存铁。功能形式铁总量 6～8 mg，包括血红蛋白铁（占 65%～75%）、肌红蛋白铁（占 5%）、含铁酶类（占 1%）。运输铁约有 4 mg，与血浆中的运铁蛋白结合。铁的贮存形式有铁蛋白（ferritin）和含铁血黄素（hemosiderin）两种，存在于肝、脾、骨髓中，贮存铁量男性为 1000 mg，女性为 300～400 mg。

（1）吸收和利用：食物中铁以血红素铁和非血红素铁两种形式存在，主要在十二指肠和空肠吸收。血红素铁存在于动物性食物中，可直接被肠黏膜上皮细胞吸收，吸收率为 20%～

25%，食物中钙可妨碍其吸收。非血红素铁存在于植物性食物中，铁离子必须先从复合物中分离出来、并还原为二价铁才能被吸收。用放射性同位素示踪技术研究发现，促进非血红素铁吸收的因子有：维生素C、有机酸、肉、鱼、海产品等；抑制非血红素铁吸收的有：植酸、多酚类化合物、钙。此外，铁的吸收率还受贮存量、需要量的影响。

(2) 缺乏与过量：铁缺乏是一种常见的营养缺乏病。在发展中国家估计为30%~40%。《中国居民营养与慢性病状况报告（2015年）》显示，6岁及以上居民贫血率从2002年的20.1%降至2012年的9.7%，6~11岁儿童贫血率由2002年的12.1%降至2012年的5.0%，孕妇贫血率由2002年的28.9%降至2012年17.2%。约有50%的贫血是铁缺乏造成的。我国从2002年9月起推广铁强化酱油，对贫血率降低起到了一定作用。

铁缺乏由轻到重可分三个阶段，第一阶段：铁减少期（iron deficiency store，ID），仅有贮存铁减少，表现为血清铁蛋白含量下降，此阶段尚不会引起有害的生理学后果；第二阶段：红细胞生成缺铁期（iron deficiency erythropoiesis，IDE），其特征是因缺乏足够的铁而影响血红蛋白和其他铁化合物生成，但血红蛋白尚未下降，所以又称为无贫血的铁缺乏期。表现为血清铁蛋白、血清铁、运铁蛋白饱和度下降，红细胞游离原卟啉升高；第三阶段：缺铁性贫血期（iron deficiency anemia，IDA），此时血红细胞减少，血红蛋白、红细胞压积下降。

铁过量可引起中毒。急性铁中毒表现为胃肠道出血性坏死，多见于儿童误服过量铁剂或食用铁质器皿存放过久的酸性食物。慢性铁中毒可导致铁负荷过度（也称为含铁血黄素沉积症）或发生血色病（hemochromatosis，也称为血色素沉着症）。铁负荷过度是指身体铁含量增加，但并无器官损害。血色病表现为肝、胰、心脏、关节、脑垂体等器官组织纤维化，常见于长期口服铁剂和反复输血者。

(3) 食物来源及DRIs：膳食中铁的最好来源是动物肝、全血、畜禽肉类、鱼类。海带、紫菜、黑木耳中铁含量也较为丰富。中国营养学会2013年制订的RNI为：成年男性12 mg/d，50岁以下成年女性20 mg/d，50岁以上成年女性12 mg/d。成人UL为42 mg/d。

3. 锌 锌（zinc）是人体内含量仅次于铁的必需微量元素，体内含量2~2.5 g。锌是200多种酶和蛋白质的组成成分，如DNA聚合酶、RNA聚合酶、转录因子的锌指结构、味觉素等。锌对促进生长发育、组织再生、食欲、维生素A的代谢、调节中枢和外周免疫器官的功能、生物膜的稳定性有着广泛的作用。

(1) 吸收和利用：锌主要在十二指肠和近侧小肠吸收，吸收率约20%。锌与金属硫蛋白结合储存在肠黏膜细胞内，机体需要时锌与白浆蛋白结合进入门静脉，而肠道中锌浓度高时，金属硫蛋白合成增加，一方面阻止锌进入血流，另一方面可再分泌到肠腔，从而全面调节锌的体内平衡。当体内锌处于平衡状态时，约90%的摄入锌经粪便排出，其余部分经尿、汗、头发排出或丢失。

(2) 缺乏与过量：缺锌首先的反应是生长缓慢，严重时可引起味觉障碍、胃肠道疾病、性发育或功能障碍、皮肤疾患、认知行为改变、免疫力减退、不良妊娠等。先天性锌吸收障碍可引起肠病性肢皮炎（acrodermatitis）。长期过量补锌（100 mg/d）可发生贫血、免疫功能下降、高密度脂蛋白（HDL）降低、乳酸脱氢酶和铜蓝蛋白活性降低。成人一次性摄入2 g以上的锌会发生急性中毒，主要表现为恶心、呕吐、上腹痛、腹泻。

(3) 食物来源和DRIs：不论动物性食物还是植物性食物都含有锌，但含量和吸收利用率差别很大。贝壳类海产品、红色肉类、动物内脏类是锌的极好来源，植物性食物（谷类胚芽除外）含锌量较低。中国营养学会2013年制订的RNI为：成年男性12.5 mg/d，成年女性7.5 mg/d；成人UL为40 mg/d。

(六) 维生素

根据维生素（vitamins）的溶解性可分为脂溶性维生素（A、D、E、K）和水溶性维生素

(B族、C）两类。脂溶性维生素的吸收需要脂类，吸收后贮存在脂肪组织不易排出，摄入过多容易发生蓄积中毒。水溶性维生素烹调中易损失，体内少量贮存，摄入不足容易发生缺乏。

维生素常以酶或辅基的形式参与物质和能量代谢。摄入量不足、吸收利用率低、需要量增高及烹调不合理等是维生素缺乏的常见原因。

1. 维生素A（vitamin A，Vit A） 维生素A又名视黄醇（retinol）是所有具有视黄醇生物活性的一类物质。包括动物性食物来源的 $VitA_1$（视黄醇）和 $VitA_2$（脱氢视黄醇或视黄醛）、植物性食物来源的 β-胡萝卜素（β-carotene）及其他类胡萝卜素（α、γ 胡萝卜素）。β胡萝卜素、类胡萝卜素在体内有部分可以转化为视黄醇，所以它们又称为维生素A原。以视黄醇活性当量（retinol activity equivalent，RAE）表示膳食或食物中全部具有视黄醇活性物质的总量（μg），则：

视黄醇活性当量（RAE，μg）=膳食或补充剂来源的全反式视黄醇（μg）+1/2 补充剂纯品全反式 β-胡萝卜素（μg）+1/12 膳食全反式 β-胡萝卜素（μg）+1/24 其他膳食维生素A原类胡萝卜素（μg）

$$1 \text{ IU 维生素A} = 0.3 \text{ μg 视黄醇}$$

(1) 生理功能：维生素A参与视紫红质的合成与再生以维持正常视觉；维持上皮细胞正常生长和分化；还具有促进生长发育，调节免疫功能，抗氧化、防癌和抗癌作用。

(2) 缺乏与过量：维生素A缺乏早期表现为暗适应能力下降，严重者可致夜盲症；皮肤干燥、毛囊角化；结膜干燥角化形成眼干燥症，严重者角膜软化、溃疡、穿孔可致失明；儿童生长发育迟缓，免疫功能低下。据估计，每年世界各地约有50万学龄前儿童因维生素A缺乏导致失明。摄入大剂量维生素A可引起急性、慢性和致畸毒性，表现为厌食、恶心、呕吐、头疼、骨关节痛、皮肤干燥瘙痒、脱发、肝大等，停服后多数可完全恢复。大量摄入富含类胡萝卜素的食物可引起高胡萝卜素血症，表现为巩膜、皮肤黄染。

(3) 食物来源及DRIs：维生素A的最好食物来源是动物肝、鱼肝油、蛋黄、乳制品等；胡萝卜素主要存在于红黄色、深绿色蔬菜水果中，如胡萝卜、红薯、南瓜、芒果、柿子、杏、辣椒、西兰花、菠菜等。中国营养学会2013年制订的RNI为：成年男性 800 μgRAE/d，成年女性 700 μgRAE/d；UL 为成人、孕妇、乳母 3000 μgRAE/d。

2. 维生素D 维生素D（vitamin D，Vit D）是指含环戊烷多氢菲结构，并具有钙化醇生物活性的一大类物质。它有两种形式，即 $Vit D_2$（麦角钙化醇）和 $Vit D_3$（胆钙化醇）。$Vit D_2$ 是植物中的麦角固醇经紫外线照射形成的；$Vit D_3$ 是皮肤中的7-脱氢胆固醇经阳光紫外线照射形成的，每天约合成 10 μg。

(1) 生理功能：维生素D首先经过肝细胞微粒体和线粒体中25-羟化酶、肾近曲小管上皮细胞线粒体中 1α-羟化酶作用活化为 $1,25(OH)_2D_3$。活性维生素D的主要功能有：促进小肠吸收钙、磷；促进肾小管重吸收钙、磷；促使骨、软骨、牙齿矿化；与甲状旁腺素、降钙素一起调节血钙水平；还具有免疫调节功能。

(2) 缺乏与过量：缺乏维生素D可引起小儿佝偻病（rickets）、成人骨质软化症（osteomalacia）、中老年人骨质疏松症（osteoporosis）。我国北方地区新生儿佝偻病的发病率高达 42.1%，南方地区为 11.2%，60～75 岁老年妇女骨质疏松检出率为 50%。维生素D中毒少有报道，多发生在过量服用维生素D补充剂者，通常食物来源的维生素D一般不会引起中毒。维生素D中毒症状有：厌食、恶心、呕吐、烦躁、口渴、多尿、便秘或腹泻交替出现；高钙血症、高尿钙症、心、肺、肾等软组织钙化，肌肉乏力、关节疼痛、弥漫性骨骼脱钙、一般定向能力障碍等。

(3) 食物来源及DRIs：普通膳食的成年人每天户外活动 2 h 以上一般不会发生维生素D缺乏。因这个来源的变化很大，不能完全依赖，还需通过食物给予补充。中国营养学会2013

年制订的 RNI 为：65 岁以下为 10 μg/d，65 岁以上者及孕妇、乳母为 15 μg/d。成人 UL 为 50 μg/d。维生素 D 的量也可用 IU 表示（1 IU＝0.025 μg）。鱼肝油、鱼卵中维生素 D 含量最丰富，动物肝、蛋黄和奶制品中含量也较丰富，其他食物含量很少。

3. 维生素 B_1（vitamin B_1） 维生素 B_1 又名硫胺素（thiamine），水溶性，对酸、对热稳定，碱性溶液中极不稳定，紫外线和氧化剂可使其降解失活。焦磷酸硫胺素（TPP）是其在体内的活性形式。

(1) 生理功能：①TPP 是 α-酮酸脱氢酶复合体的辅酶，参与丙酮酸、α-酮戊二酸的脱羧反应，缺乏时糖代谢产生的丙酮酸不能进入三羧酸循环彻底氧化，表现出能量缺乏和酮酸中毒反应，受影响最大的是心脏和神经系统；②TPP 是转酮醇酶的辅酶，在磷酸戊糖途径中催化生成 5-磷酸核糖和 $NADPH+H^+$，这是体内核酸合成所需核糖的唯一来源，而 $NADPH+H^+$ 是体内物质合成的供氢体；③催化丙酮酸脱羧产生的乙酰 CoA 是乙酰胆碱合成的前体，维生素 B_1 还是胆碱酯酶的抑制剂。维生素 B_1 缺乏时，胃肠神经末梢缺乏足够的乙酰胆碱来维持正常的蠕动和分泌，表现出食欲缺乏、消化不良的症状。

(2) 缺乏与过量：维生素 B_1 缺乏可致脚气病（beriberi）。脚气病分三型：①干性脚气病：以对称性周围神经炎为主要病变，表现为肢体的感觉障碍和运动障碍；②湿性脚气病：以心功能衰竭为主要表现，患者呼吸困难、下垂部位水肿、肝脾大、腹水等；③混合型脚气病：同时出现周围神经炎和心力衰竭的表现，本类型病情危重。婴儿脚气病发病突然，以心功能衰竭症状为主，常伴有喉水肿，病情危急。维生素 B_1 过量摄入后很快随尿排出，毒性极低，受试者口服 500 mg/d，一个月未见不良反应。

(3) 食物来源和 DRIs：谷类是维生素 B_1 的最重要来源；瘦肉、动物内脏、大豆、坚果也是其良好来源；其他食物中维生素 B_1 含量较低。需特别注意的是，谷类的维生素 B_1 主要集中在谷胚部，碾磨过细可造成维生素 B_1 大量流失，经常食用精白米面者容易发生缺乏。中国营养学会 2013 年制订的 RNI 为：成年男性 1.4 mg/d，女性 1.2 mg/d，UL 未确定。

4. 维生素 B_2（vitamin B_2） 又名核黄素（riboflavin），水溶性较低（饱和浓度12 mg%），对酸、对热稳定，对碱、对紫外线不稳定。我国居民膳食以植物性食物为主，维生素 B_2 摄入不足现象比较多见。

(1) 生理功能：维生素 B_2 以黄素单核苷酸（flavin mononucleotide, FMN）和黄素腺嘌呤二核苷酸（flavin adenine dinucleotide, FAD）的形式作为黄素蛋白（flavoprotein）的辅酶，在体内生物氧化、氧化磷酸化偶联过程中作为氢的传递体。

(2) 缺乏与过量：维生素 B_2 缺乏可引起口角炎、唇炎、舌炎、睑缘炎、角膜血管增生、面部脂溢性皮炎、阴囊炎等。由于肠道吸收维生素 B_2 有上限（成人一次大量口服最高吸收 27 mg 左右，Zempleni，1996），且其水溶性较差，静脉输注也不会有太大剂量，所以目前没有维生素 B_2 毒性的报道。

(3) 食物来源及 DRIs：动物肝、蛋黄、牛奶、瘦肉中维生素 B_2 含量最为丰富；油菜、菠菜、大豆中含量也较丰富；其他食品中含量较低。中国营养学会 2013 年制订的 RNI 为：成年男性为 1.4 mg/d，女性 1.2 mg/d，UL 未确定。

5. 维生素 C 维生素 C（vitamin C，Vit C）又名抗坏血酸（ascorbic acid）。植物和许多动物可以合成维生素 C，人体缺乏古洛糖酸内酯氧化酶所以不能合成维生素 C，必须从膳食中获得。维生素 C 极易溶于水，在水溶液中不稳定，有氯存在或碱性条件下极易氧化。

(1) 生理功能：维生素 C 作为羟化酶的辅酶，广泛参与胶原合成和肉毒碱、胆汁酸、儿茶酚胺生物合成；分子中含有多个羟基，决定了维生素 C 有很强的还原性，具有促进铁的吸收、促进免疫球蛋白合成、阻断亚硝胺的合成和抗氧化作用。

(2) 缺乏与过量：维生素 C 缺乏最早出现的症状是轻度疲劳，严重时可致维生素 C 缺乏病（坏血病）。坏血病最早期出现的体征是小淤斑和淤点，最特异的体征是毛囊过度角化带有出血晕轮，患者伴有牙龈肿胀出血、球结膜出血、关节疼痛等一系列胶原结构受损、毛细血管广泛出血的表现。维生素C毒性很低，其代谢产物是草酸，长期过量摄入可能增加泌尿系统草酸盐结石的危险性。

（3）食物来源及DRIs：维生素C的主要来源是新鲜蔬菜和水果，如青椒、西红柿、菜花、柑橘、柚子、柠檬、鲜枣、山楂、猕猴桃、沙棘、酸枣等。食用前应防止过度烹调引起维生素C破坏。中国营养学会2013年制订的RNI为：成人100 mg/d，孕妇（中、晚）115 mg/d、乳母150 mg/d；UL为2000 mg/d。

6. 其他维生素　扫描二维码L22-1查看其他维生素。

表22-5　其他维生素

（唐世英　罗晓明）

第二节　特殊人群营养指导

生命的发生、发展到衰老是一个连续的过程，不同生理阶段人群在生理状况及营养代谢方面有其各自的特点，因此对营养的需求存在着差异。本节将重点讨论孕妇、乳母、婴幼儿、老年人的营养需要和膳食原则。

一、孕妇和乳母的营养

（一）孕妇

1. 妊娠期的营养需要

（1）能量：除了维持自身所需能量外，孕妇还要负担胎儿的生长发育以及胎盘和母体组织增长所需要的能量。中国营养学会建议孕中、晚期能量在非孕期妇女能量推荐摄入量的基础上每日增加0.83 MJ（200 kcal）。由于孕期对营养素的需要大于对能量的需要，通过增加食物摄入量以增加营养素摄入极易引起体重的过多增长，因此要保证适宜能量摄入应密切监测和控制孕期体重的增长。体重增长是反映妊娠期妇女健康与营养状况的一项综合指标。（孕期体重增长适宜范围扫描二维码L22-2）

孕期体重增长适宜范围

（2）蛋白质：妊娠期间，胎儿、胎盘、羊水、血容量增加及母体子宫、乳房等组织的生长发育所需蛋白质要不断从食物中获得。中国营养学会建议孕妇蛋白质推荐摄入量为孕早、中、晚每天分别增加5 g、15 g、20 g。妊娠期膳食中优质蛋白质至少占蛋白质总量的1/3。

（3）脂类：脂类是胎儿神经系统的重要组成部分，因此孕妇膳食中应有适量脂肪，但脂肪摄入总量不宜过多。中国营养学会推荐妊娠期膳食脂肪的供能百分比为20%～30%。

（4）矿物质：妊娠期对矿物质的需要量显著增加，所以孕妇要补充矿物质，以避免矿物质缺乏对孕妇和胎儿造成损伤。

（5）维生素：妊娠期维生素A缺乏可使胎儿宫内发育迟缓、低出生体重及早产；缺乏维生素D会导致孕妇骨质软化症及新生儿低钙血症和手足抽搐；缺乏水溶性维生素也会导致胎儿生长发育迟缓，甚至出现神经管畸形。

2. 妊娠期的合理膳食原则

（1）妊娠早期的合理膳食：选择清淡、易消化、增食欲的食物，要少食多餐，不偏食，保证正常的进食量；早孕反应在晨起和饭后最为明显，可在起床前吃些含水分少的，含糖类丰富的食物。建议每日服用适量叶酸和维生素B_{12}等，以预防神经管畸形的发生。

（2）妊娠中、晚期的合理膳食：要全面多样，荤素搭配，如牛奶、鸡蛋、动物肝、瘦肉、鱼虾类、豆制品、新鲜蔬菜水果等,并保持适宜体重的增长。

(二) 乳母

乳母的合理营养既有利于母体自身健康的恢复,也有利于保证乳母有充足的乳汁喂养婴儿,通常根据婴儿体重增长率作为奶量是否足够的指标。

1. 哺乳期的营养需要

(1) 能量:乳母对能量的需要量较大。衡量乳母摄入能量是否充足,应以泌乳量与母亲体重为依据。

(2) 蛋白质:蛋白质的摄入量对乳汁分泌的影响最为明显。乳母应多吃蛋类、乳类、瘦肉类、肝、肾、豆类及其制品,保证优质蛋白的摄入。

(3) 脂类:脂类与婴儿的脑发育有密切关系,尤其是不饱和脂肪酸,因此乳母脂肪的摄入量以占总能量的20%~25%为宜。

(4) 矿物质:为了保证乳母和婴儿的健康,乳母膳食应食用富含钙、铁、碘、锌等的食物。

(5) 维生素:除维生素D,乳母维生素的摄入量可影响乳汁中维生素的含量,故建议乳母多食用肝、瘦肉、蛋、奶和豆类等食物,保证维生素的充足摄入。

(6) 水:由于乳母的泌乳量和摄入的水量有密切关系,建议乳母多喝水和多吃流质食物。

2. 乳母的合理膳食原则

(1) 食物品种要多样,不偏食,保证摄入全面足够的营养素。

(2) 供给充足的优质蛋白质:乳母每天摄入的蛋白质应保证1/3以上是来源于优质蛋白质。

(3) 多食富含钙的食品:如奶和奶制品、豆类、小鱼和小虾等。

(4) 增加新鲜蔬菜、水果的摄入,以促进乳汁分泌,防止便秘。

(5) 少吃盐、腌制品和刺激性强的食物。

(6) 注意烹饪方式:多用炖、煮、炒,少用油煎、油炸。

二、婴幼儿营养

(一) 婴幼儿的营养需要

1. 能量 婴幼儿期生长发育快速,若能量长期摄入不足,可出现生长迟缓或停滞,而能量摄入过多又可导致肥胖,所以通常按婴儿的健康状况、是否出现饥饿的症状以及婴幼儿的体重增加情况判断能量供给量是否适宜。

2. 蛋白质 蛋白质供给不足或摄入过多都会对机体产生不利影响。因此建议膳食蛋白质供能占总能量的12%~14%为宜。

3. 脂类 脂肪是体内能量和必需脂肪酸的重要来源,摄入过多或过少对婴幼儿的生长发育都不利。中国营养学会推荐的婴幼儿每日膳食中脂肪能量占总能量的适宜比例6月龄以内为45%~50%,6月龄~2岁为35%~40%,2岁以上为30%~35%。幼儿膳食脂肪中必需脂肪酸供能应占总能量的1%。

4. 糖类 糖类是主要的供能营养素,婴儿糖类供能占总能量的40%~50%,随着年龄增长,糖类供能占总能量的比例上升至50%~60%。2岁以下的幼儿尽量避免选择含有太多膳食纤维和植酸盐的食物。

5. 矿物质 婴幼儿处于发育阶段,对各种矿物质都有需求,建议婴幼儿食用奶及奶制品、动物肝、全血、豆类、蛋等食物,避免出现营养缺乏症。

6. 维生素 几乎所有维生素缺乏都会影响婴幼儿的生长发育。由于脂溶性维生素在体内代谢慢、易蓄积,所以要适量补充脂溶性维生素,以防过量摄入出现中毒。

(二) 婴幼儿合理膳食原则

1. 婴儿添加辅助食品的时间和原则

（1）适宜时间：通常情况下 4~6 个月时应逐步添加辅助食品，但因个体差异，开始添加辅助食品没有一个严格的时间规定。

（2）添加辅助食品的原则：由少到多，由细到粗，由稀到稠，次数和数量逐渐增加，应在婴儿健康、消化系统功能正常时添加辅助食品，避免调味过重的食品（如高糖、盐和过多调味品的食物）。

2. 幼儿合理膳食原则

（1）以谷类为主，营养齐全，搭配合理。

（2）幼儿食物应单独制作，质地应细、软、碎、烂，避免刺激性强和油腻的食物。

（3）合理安排进餐：每日 4~5 餐，除三餐外，可增加 1~2 次点心，进餐应该有规律。

（4）营造幽静、舒适的进餐环境。

（5）注意饮食卫生：从小培养良好的卫生习惯，如餐前便后要洗手，不吃不洁的食物等。

三、老年营养

（一）老年人的营养需要

1. 能量 老年人对能量的需要降低，所以膳食能量的摄入主要以体重来衡量，以能达到并可维持理想体重为宜。

2. 蛋白质 老年人容易出现负氮平衡，且蛋白质摄入过多可增加肝、肾负担。因此，膳食蛋白质以优质蛋白质占总蛋白 1/3 以上为宜，蛋白质供能占总能量的 12%~14%。

3. 脂肪 老年人因消化功能下降，所以脂肪的摄入不宜过多，脂肪供能占膳食总能量的 20%~30% 为宜。而且饱和脂肪酸、单不饱和脂肪酸、多不饱和脂肪酸提供的能量分别占膳食总能量的 6%~8%、10% 和 8%~10% 比较合适。胆固醇的摄入量每日不宜多于 300 mg。

4. 糖类 建议糖类提供的能量占总能量 55%~65%，选择淀粉类为主食，且多选择粗杂粮，不宜摄入过多的单糖、双糖和甜食，而且应增加膳食中膳食纤维的摄入。

5. 矿物质

（1）钙：老年人对钙的吸收利用能力下降，容易发生骨质疏松症，宜食用牛奶及奶制品、虾皮、大豆及豆制品等。

（2）铁：老年人易出现缺铁性贫血，宜选择动物肝、瘦肉等，同时多食富含维生素 C 的蔬菜、水果，以利于铁的吸收。

6. 维生素 应保证老年人各种维生素的摄入量充足，以促进代谢、延缓机体功能衰退、增强抗病能力。

（二）老年人的合理膳食原则

1. 平衡膳食 维持能量摄入与消耗的平衡，饮食饥饱适中，保持理想体重，预防肥胖。

2. 控制脂肪摄入，预防心脑血管疾病的发生。

3. 蛋白质以优质蛋白质为主，提倡多吃奶类、豆类和鱼类。每日 200 ml 牛奶，25~50 g 的豆类或豆制品。

4. 糖类以淀粉为主，重视膳食纤维和多糖类物质的摄入。

5. 保证充足的新鲜蔬菜和水果摄入，补充老年人机体所需的抗氧化营养素（β-胡萝卜素、维生素 E、维生素 C 和硒等）。

6. 重视补充钙、铁、锌等矿物质。

7. 食物选择荤素搭配、粗细搭配，烹调要讲究色香味、细软易于消化，少吃或不吃油炸、烟熏、腌渍的食物。

8. 少食多餐，不暴饮暴食，饮食清淡少盐，不吸烟，少饮酒。

（刘　颖）

第三节 人群营养状况评价及营养干预策略

人群营养状况评价为实施营养干预策略提供依据,营养干预策略实施的效果还要用人群营养状况的评价方法来评价。

一、人群营养状况的评价方法

营养调查(nutritional survey)是了解、评价某个人群或个体营养状况的基本方法,是科学制订营养改善措施的依据。营养调查的内容包括膳食调查、人体营养水平的实验室检验、营养不足或缺乏的临床检查、人体测量资料分析,在此基础上对个体的营养状况进行综合判定,对人群的营养状况、存在的问题和改进措施进行研究分析。

(一)膳食调查

膳食调查(dietary survey)的目的是了解一定时间内调查对象通过膳食摄入的能量和各种营养素的数量和质量,借以评定营养需要的满足程度。

1. 膳食调查的方法

(1) 称重法:详细记录某一膳食单位(集体食堂或家庭)或个人3~7天内每餐消耗食物的生重、熟重、剩余量,计算出实际食入量,利用食物成分表计算出每人每日各种营养素和能量的摄入量。该法结果准确,但花费人力较多。

(2) 查账法:对建有食品出入库账目的集体食堂,可以查阅过去1个月内各种食品的消费总量,并根据同一时期的进餐人数,计算出每人每日能量和各种营养素的摄入量。该法简便易行,但结果不够精确。

(3) 询问法:又称回顾法,通过询问过去24 h内所消耗的食物品种及数量,粗略估计调查对象营养状况,此法结果出入较大。

(4) 化学分析法:结果最精确花费也最高,除非特殊需要,很少应用。

2. 膳食调查结果的分析评价

利用膳食调查得到的数据计算平均每人每天膳食营养摄入量,以中国居民膳食指南和中国居民参考摄入量作为参考标准,从以下几方面分析评价人群膳食营养摄入状况。

(1) 食物结构分析:膳食结构和数量是否符合膳食指南的建议。特别是全谷物、深色蔬菜、牛奶、豆类是否满足要求。

(2) 能量来源分析:计算膳食中糖类、脂类、蛋白质提供的能量占全日总能量百分比是否符合 DRIs 的要求。

(3) 蛋白质来源分析:膳食蛋白质中来源于动物和大豆的优质蛋白质是否占1/2以上。

(4) 营养素供应分析:膳食提供的主要营养素如钙、铁等是否符合中国居民膳食参考摄入量 DRIs 的要求,食物来源是否得当。

(5) 其他:如烹调用盐、油的量是否得当。

(二)实验室检查

借助生理、生化等实验手段,评价人体营养状况,及早发现营养缺乏征兆,及时采取防治措施。人体营养状况评价实验室检查常用指标见表22-5。

表 22-5　人体营养状况评价实验室检查常用指标

评价项目	常用指标
蛋白质	血清总蛋白、血清白蛋白、血清球蛋白、白/球、视黄醇结合蛋白
脂类	血脂、血清三酰甘油、血清胆固醇、α脂蛋白、β脂蛋白
铁	血清铁、血清铁蛋白、血清运铁蛋白饱和度、红细胞游离原卟啉、全血血红蛋白浓度、红细胞压积
钙、磷、维生素 D	血清钙、血清碱性磷酸酶活性、血浆 25-$(OH)D_3$ 和血浆 1,25-$(OH)_2D_3$
维生素 A	暗适应能力测定、血清视黄醇、血清胡萝卜素
维生素 B_1、B_2、烟酸、C	24 h 尿排出量、4 h 尿负荷试验

（三）临床检查

目的在于检查和发现与营养失衡有关症状和体征。与营养缺乏有关的常见症状和体征，见表 22-6。

表 22-6　与营养缺乏有关的常见症状和体征

部位	症状或体征	可能缺乏的营养素
全身	消瘦，水肿，发育不良	能量，蛋白质，锌
	贫血	蛋白质，铁，叶酸，维生素 B_{12}、B_6、B_2、C
皮肤	干燥，毛囊角化	维生素 A
	毛囊周围出血点	维生素 C
	裸露部位对称性皮炎	烟酸
	阴囊炎，脂溢性皮炎	维生素 B_2
头发	稀少，失去光泽	蛋白质，维生素 A
眼睛	毕脱斑，角膜干燥，夜盲	维生素 A
唇	口角炎，唇炎	维生素 B_2
口腔	齿龈炎，齿龈出血，齿龈松肿	维生素 C
	舌炎，舌猩红，舌肉红	维生素 B_2，烟酸
	地图舌	维生素 B_2，烟酸，锌
指甲	舟状甲	铁
骨骼	颅骨软化，方颅，鸡胸，串珠肋，O 型腿，X 型腿	维生素 D
	骨膜下出血	维生素 C
神经	肌肉无力，四肢末端蚁行感，下肢肌肉疼痛	维生素 B_1

（四）人体测量

人体测量资料可以较好地反映个体在一定时间内或较长时期的营养状况。人体测量的指标见表 22-7。

表 22-7　人体测量指标

年龄（岁）	常用指标	深入调查指标
0～	体重，身长	背高，头围，胸围，骨盆径，皮褶厚度（肩胛下、三头肌、脐旁）
1～	体重，身长，皮褶厚度（三头肌）、上臂围	坐高，头围，胸围，骨盆径，皮褶厚度（肩胛下、三头肌、脐旁），小腿围，手腕 X 线
5～20	体重，身高，皮褶厚度（三头肌）	坐高，骨盆径，二肩峰距，皮褶厚度，上臂围，小腿围，手腕 X 线
20～	体重，身高，皮褶厚度（三头肌），小腿围，上臂围	

1. 体重和身高

（1）理想体重（ideal weight）：实际体重在理想体重±10％为正常，±10％～20％为超重或瘦弱，±20％为肥胖或极瘦弱。理想体重常用计算公式如下：

理想体重（kg）＝身高（cm）－100　　　　　　　　　　　　　　　　　（Broca 公式）

理想体重（kg）＝身高（cm）－105　　　　　　　　　　　　　　　　（Broca 改良公式）

理想体重（kg）＝[身高（cm）－100]×0.9　　　　　　　　　　　　　　（平田公式）

（2）体质指数（Body Mass Index，BMI）：

$$BMI = 体重（kg） / [身高（cm）]^2$$

对成人来说，BMI＜18.5 为轻体重，18.5≤BMI＜24.0 为健康体重，24.0≤BMI＜28.0 为超重，BMI≥28.0 为肥胖。7～18 岁儿童的 BMI 另有标准。

2. 上臂围和皮褶厚度　上臂围一般量取左上臂自肩峰至鹰嘴连线中点的臂围长，1～5 岁幼儿上臂围＜12.5 cm 为营养不良，12.5 cm 以上为营养中等，13.5 cm 以上为良好。

皮褶厚度表示皮下脂肪的厚度，WHO 推荐量取肩胛下、三头肌和脐旁三个测量点皮褶厚度之和，瘦、中等、肥胖的界限分别为：男性＜10 mm、10～40 mm、＞40 mm，女性＜20 mm、20～50 mm、＞50 mm。

通过上述膳食调查、实验室检验、临床检查、人体测量资料分析的结果可以了解居民的营养状况与发育状况、第二代的发育趋势、营养不足与过剩的状况和趋势，分析原因，有针对性地采取改进措施。

二、人群营养干预策略

为了帮助居民提高居民营养知识水平，践行平衡膳食的原则，达到健康促进的目标，需要以中国居民膳食指南为蓝本、以人群营养调查的结果为基础对人群开展营养教育。

（一）平衡膳食的概念及基本要求

平衡膳食（balanced diet）是指膳食中各种营养素种类齐全，比例适宜，摄入量与机体消耗量保持相对平衡。平衡膳食的基本要求：

1. 一日膳食中食物构成要多样化，各种营养素应品种齐全，包括供能食物，即蛋白质、脂类及糖类；也包括非供能食物，即维生素、矿物质、微量元素及纤维素。粗细混食，荤素混食，合理搭配，从而能供给用膳食者必需的能量和各种营养素。

2. 各种营养素必须满足儿童生长发育需要，不能过多，也不能过少。

3. 营养素之间比例应适当。三大产能营养素供能占总能量的比例分别应为：糖类 50％～65％、脂类 20％～30％、蛋白质 10％～20％，优质蛋白质应占蛋白质总量的 1/2～2/3，动物性蛋白质占 1/3。三餐供能比例为早餐占 30％左右，中餐占 40％左右，晚餐占 25％左右，午后点心占5%～10%。

4. 科学的加工烹调，食物经加工与烹调后应尽量减少营养素的损失，并提高消化吸收率。

5. 良好的用膳制度，一日三餐定时定量，且能量分配比例适宜，养成良好的饮食习惯。

6. 食物对人体无毒无害，保证安全，食物不应含有对人体造成危害的各种有害因素，食物中的有害微生物、化学物质、农药残留、食品添加剂等应符合食品卫生国家标准的规定。

（二）平衡膳食模式与中国居民膳食指南

平衡膳食模式（balanced dietary pattern）是经过科学设计的理想膳食模式。平衡膳食模式所推荐的食物种类和比例能最大程度地满足不同年龄阶段、不同能量需求水平的健康人群的营养与健康需要。平衡膳食模式是中国居民膳食指南的核心。

1. 中国居民膳食指南 我国于1989年发布了第1版《中国居民膳食指南》，之后分别于1997年、2007年、2016年进行了修订。《中国居民膳食指南》是根据营养学原则，针对我国居民当前营养需求和膳食中存在的主要问题而制订的，是教育人民群众采用平衡膳食，以摄取合理营养促进健康的指导性意见。

《中国居民膳食指南（2016）》按一般人群，孕妇、乳母、婴幼儿、儿童少年、老年人、素食人群等特定人群分别制定了膳食指南。其中，一般人群膳食指南核心推荐主要包括以下内容：

（1）食物多样，谷类为主。
（2）吃动平衡，健康体重。
（3）多吃蔬果、奶类、大豆。
（4）适量吃鱼、禽、蛋、瘦肉。
（5）少盐少油，控糖限酒。
（6）杜绝浪费，兴新食尚。

扫描二维码 L22-3 查看中国居民膳食指南核心推荐内容。

中国居民膳食指南核心推荐内容

（三）中国居民平衡膳食模式图示

1. 中国居民平衡膳食宝塔 中国居民平衡膳食宝塔（Chinese Food Guide Pagoda）是根据《中国居民膳食指南（2016）》的核心内容的推荐，结合中国居民膳食的实际情况，把平衡膳食模式转化为各类食物的数量和比例的图形化表示，便于理解、易于实施。

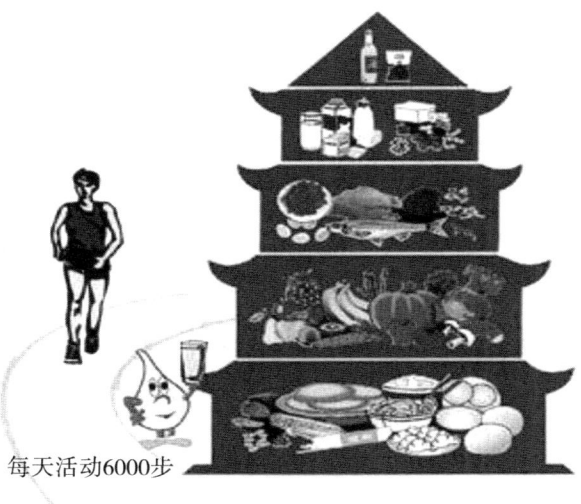

盐	<6克
油	25～30克
奶及奶制品	300克
大豆及坚果类	25～35克
畜禽肉	40～75克
水产品	40～75克
蛋 类	40～50克
蔬菜类	300～500克
水果类	200～350克
谷薯类	250～400克
全谷物杂草	50～150克
薯类	50～100克
水	1500～1700毫升

每天活动6000步

图 22-2 中国居民平衡膳食宝塔（2016）

中国居民平衡膳食餐盘和中国儿童平衡膳食算盘

中国居民平衡膳食宝塔建议每天的膳食应包括谷薯类、蔬菜水果类、畜禽鱼蛋奶类、大豆坚果等四类食品，适当加些油、盐、糖，这五类食品按重量排列，恰似宝塔形。宝塔中标注的所有食物推荐量都是以原料的可食部生重计算的，每类食物又覆盖了多种多样的不同食物，每种食物可以同类互换，灵活调配。

中国居民平衡膳食餐盘（Food Guide Plate）和中国儿童平衡膳食算盘（Food Guide Abacus）为居民提供了更加直观、容易识记的方式。扫描二维码L22-4查看膳食餐盘和膳食算盘。

人群营养教育中应掌握以下几个关键点：①食物多样化、平衡膳食的原则。②提倡和鼓励多吃的食物。③提倡和建议少吃的食物。④应注意的饮食行为和文明、节俭不浪费为重点。⑤鼓励实践，培养良好饮食习惯。⑥特别提及的概念、新观点和措施，如合理运动、能量平衡、估量食物、分餐制、生态环境等。

各地居民的饮食习惯和食物品种不尽相同，要因地制宜，倡导充分利用本地资源，选用新鲜食物，低碳环保不浪费资源，树立平衡膳食模式的饮食新食尚。

（唐世英）

第四节　食品安全与食物中毒

一、概述

（一）概念

食品安全主要包括食品数量安全和食品质量安全。食品数量安全指的是要有充足的食品供应，保证居民食品消费的能力；食品质量安全强调食品本身对消费者的安全性，即食品中不应含有可能损害或威胁人体健康的有毒有害物质或因素，不应导致消费者急性或慢性毒害或感染疾病或产生危及消费者及其后代健康的隐患，涉及从农田到餐桌的各个环节。扫描二维码L22-5查看食品的腐败变质。

食品的腐败变质

（二）食品安全问题

随着食品资源的不断开发，食品种类增加和食品生产规模扩大，加工、储藏、运输等环节的增多，消费方式的多样化等，人类食物链日益复杂，食品消费过程中存在的不安全因素也逐渐增加，主要包括以下方面：

1. 物理性不安全因素　主要来自生产过程中带入的泥土、杂草等。

2. 化学性不安全因素　环境中的农药、兽药残留可通过食物链影响人类健康；食品加工、生产、储存过程中也可能产生有机污染；某些动植物和真菌类食品自身含有的天然毒物，如果误食或烹调不当也可对健康产生损害。

3. 生物性不安全因素　主要是细菌、真菌、病毒、寄生虫等，如食品腐败变质可能产生对人体健康有害的细菌、真菌等。

4. 新型食品的安全问题　转基因食品具有高产、生长期短、抗涝、抗虫、富于营养等特点，在农业生产中广受欢迎，但转基因作物对生态是否无害、转基因食品对人类健康的远期效应，仍待于进一步证实；蛇、蝎子等有毒动物作为食品原材料也存在一定的安全问题。

5. 假冒伪劣食品的安全问题　假冒伪劣食品的生产原料和加工过程往往没有质量控制，掺假、掺杂的物质常含有危害人体健康的成分或可以在一定程度上降低食品的营养价值。

二、食品污染及其预防

(一) 食品污染概述

食品污染是指在种植、养殖到生产、加工、贮存、运输、销售、烹调直至餐桌等环节,食品中混入或产生各种有毒有害物质的过程。食品污染根据污染物的性质,可分为生物性、化学性和物理性污染三大类。食品污染造成的危害,可以分为:①影响食品的感官性状。②造成食物中毒。③引起机体的慢性危害。④对人体的致畸、致突变和致癌作用。

(二) 常见食品污染物及预防

1. 黄曲霉毒素污染及预防

(1) 特性:黄曲霉毒素是由黄曲霉菌和寄生曲霉菌代谢产生的次生代谢产物,具有较强的毒性和致癌性,耐热,一般烹调温度下破坏很少,在280℃时才裂解破坏,遇碱可破坏。黄曲霉毒素最常见于霉变的花生和玉米,在大豆、稻谷、牛奶和奶制品、食用油等食品中也经常发现黄曲霉毒素。我国华中、华南、华北霉变食物较多。

(2) 临床表现:黄曲霉毒素中毒主要是肝损害,引发急慢性肝炎、肝硬化、肝坏死等。大剂量摄入时,临床表现有胃部不适、食欲减退、恶心、呕吐、腹胀及肝区触痛等,严重者出现肝性脑病,以致抽搐而死亡。动物实验主要诱发肝癌,也见胃癌、肾癌、直肠癌、乳腺癌、卵巢癌及小肠癌等。

(3) 预防措施

1) 防霉:是防止食品被真菌毒素污染最根本的措施。可种抗倒伏的植物并适时收获,及时晒干、入库,贮存在通风、干燥、防潮的粮库。选用环氧乙烷等熏蒸粮库,以防霉变。

2) 去毒:可采用挑选霉粒法、碾压加工法、加水搓洗法等去毒。还可用加碱法去除花生油中的黄曲霉毒素。

3) 加强食品黄曲霉毒素的监测:按照我国食品黄曲霉毒素含量卫生标准监测食品中黄曲霉毒素的含量,玉米、花生米、花生油及其制品中≤20 μg/kg,婴儿代乳品中不得检出。

2. N-亚硝基化合物污染及预防　N-亚硝基化合物是对动物具有较强致癌作用的一类化学物质,易溶于有机溶剂。N-亚硝基化合物前体物包括硝酸盐、亚硝酸盐和胺类物质,广泛存在于环境和食品中,在适宜的条件下,可通过化学或生物学途径合成N-亚硝基化合物。

(1) 危害:N-亚硝基化合物与人类许多肿瘤的发生都有关,如胃癌、食管癌、结直肠癌、膀胱癌、肝癌。我国河南林县是食管癌高发区,当地食品中N-亚硝基化合物检出率高达23.3%,低发区为1.2%。日本人胃癌高发与日本人爱吃咸鱼和咸菜有关,这些食物中硝酸盐和亚硝酸盐含量较高。N-亚硝基化合物除致癌性外,还具有致畸作用和致突变作用。

(2) 预防措施:①食品应合理储存和加工:新鲜食品应冷藏、保鲜、防腐败,尽量少食用加工、食用腌制和酸渍食品。②增加维生素C的摄取量:经常摄入含维生素C丰富的新鲜蔬菜、水果,可以阻止前体物在胃内合成N-亚硝基化合物。③不要长期饮用大量啤酒。④注意口腔卫生:饭后要漱口,以防止口腔内合成N-亚硝基化合物。⑤施用钼肥:钼肥有利于降低蔬菜中硝酸盐和亚硝酸盐含量。如白萝卜和白菜等施用钼肥后,亚硝酸盐含量平均降低1/4。扫描二维码L22-6查看食品添加剂。

食品添加剂

三、食物中毒

(一) 食物中毒概述

1. 概念　食物中毒(food poisoning)是指摄入了含有生物性、化学性有毒有害物质的食物或将有毒有害物质当作食物摄入后所出现的非传染性的急性、亚急性疾病。食物中毒是食源性疾病中最常见的一类疾病。但食物中毒不包括暴饮暴食所引起的急性胃肠炎、食源性肠道传染病和寄生虫病、食物过敏引起的腹泻,也不包括进食者本身有胃肠道疾病或因一次大量或长期少量多次摄入含有有毒有害物质的食物引起的以慢性毒性损害(如致癌、致畸、致突变)为主要特征的疾病。

2. 分类 按病原物质分类,一般可将食物中毒分为4类:

(1) 细菌性食物中毒:食用被致病菌或其毒素污染的食品引起的食物中毒,是食物中毒中最常见的类型,发病率高,但死亡率较低,发病有明显的季节性,以5~10月最多。

(2) 真菌及其毒素食物中毒:食用被真菌及其毒素污染的食物引起的食物中毒。发病率高,死亡率也较高,发病有明显的季节性和地区性。

(3) 有毒动植物性食物中毒:食用有毒动物性、植物性食物引起的食物中毒,发病率及死亡率均较高。

(4) 化学性食物中毒:食用化学性有毒食物引起的食物中毒。发病没有明显的季节性和地区性,死亡率高。

3. 特征 食物中毒的原因不同,产生的症状也有差异,但通常具有以下共同特征。

(1) 暴发性:潜伏期短,发病突然。

(2) 临床表现相似:中毒患者以恶心、呕吐、腹痛、腹泻等胃肠道症状为主。由于存在个体差异,临床症状可能也会有一些差异。

(3) 相关性:发病者均与进食某种食物有明确的关系,发病范围局限在食用该类有毒食物的人群,未食用者不发病。

(4) 非传染性:疾病没有传染性,停止食用该食物,发病很快停止,发病曲线呈现突然上升,又很快下降的趋势,无传染病流行时的余波。

(5) 病因明确:从所食用的有毒食物和中毒患者的生物样品中能检出与引起中毒临床表现一致的病原物质。

(二) 常见的食物中毒

1. 细菌性食物中毒 细菌性食物中毒是国内外食物中毒中最为常见的一类。我国近年来细菌性食物中毒以沙门菌属、变形杆菌、金黄色葡萄球菌和副溶血性弧菌较为常见。

(1) 细菌性食物中毒的诊断与治疗原则

1) 诊断原则:细菌性食物中毒的诊断应根据流行病学调查资料、患者的临床表现和实验室检查资料做出诊断。实验室检查包括对可疑食物、患者的呕吐物、粪便、血液等进行细菌学与血清学检查,必要时可以进行动物实验。

2) 治疗原则:①迅速排除毒物。对潜伏期短的中毒患者,可催吐、洗胃以促进毒物排出。特别是对于病死率高,且尚无特效治疗药物的食物中毒。对肉毒毒素中毒的早期患者,可用清水或1:4000高锰酸钾洗胃。②对症治疗。纠正酸中毒和电解质紊乱,保护肝肾功能,治疗腹痛和腹泻,抢救呼吸循环衰竭等。③特殊治疗。细菌性食物中毒一般可用抗生素治疗;金黄色葡萄球菌引起的中毒,一般不用抗生素,以补液、调节饮食为主;肉毒毒素中毒患者应尽早使用多价抗毒素血清,并可用盐酸胍促进神经末梢释放乙酰胆碱。

3) 预防措施:①防止食品污染。加强对污染源的管理,做好牲畜宰前、宰后的卫生检验,禁止病死畜禽肉出售。对海产品要加强管理,防止污染其他食品。防止食品在加工、贮存和销售环节的污染。认真执行食品从业人员体检制度,凡患传染病和化脓性皮肤病者,在治愈以前不得参与接触食品的工作。食品从业人员要遵守个人卫生制度,养成良好的个人卫生习惯。②控制病原体繁殖和外毒素的形成。食品加工厂、饮食行业、食堂和食品商店应有冷藏设备,做到食品低温保存或放在低温通风处。③彻底加热杀灭病原体和破坏毒素。食品在食用前应充分加热,以彻底杀灭病原体或破坏形成的毒素。如蛋类应煮8~10 min,肉块不应太大,要使肉块内部温度达到 80 ℃，需持续 12 min。对可疑葡萄球菌肠毒素污染的食品，日常烹调方法无法实现杀灭该毒素，建议不要食用。

（2）沙门菌属食物中毒

1）流行特点：全年均可发生，以 5~10 月发生最多。引起沙门菌属食物中毒的食品主要是动物性食品，特别是畜肉类及其制品，其次为禽肉、蛋类、乳类及其制品。

2）临床表现：潜伏期一般为 12~36 h，短者 4~6 h，长者可达 72 h。中毒开始表现为头痛、恶心、食欲缺乏，继而出现呕吐、腹泻、腹痛。腹泻一日可数次至十余次，主要为黄绿色水样便，少数带有黏液或血。发热，体温 38~40 ℃，重者可出现神经系统症状，少尿、无尿、呼吸困难等症状，如不及时抢救可导致死亡。病程一般为 3~7 天，多数预后良好。

（3）副溶血性弧菌食物中毒

1）流行特点：多发生在沿海地区，高峰期在 7~9 月。中毒食品主要是海产食品，海产品带菌率高达 90%，见于各种海鱼、贝蛤类，如虾、贝、墨鱼、海蜇等，也见于腌渍食品，如咸菜、腌制的肉禽类食品等。中毒的主要原因是食物的污染或加工不当。烹调食物时没有烧透煮熟，未能彻底杀灭病原菌，或烹调后的食物重新受污染以及蝇类带菌污染食物。

2）临床表现：潜伏期 11~18 h，多以剧烈腹痛开始，并有腹泻、呕吐、发热。腹痛多在脐部附近，呈阵发性胀痛或绞痛；腹泻每日几次或十几次，开始时水样便或洗肉水样便，后转为脓血便或黏液血便；呕吐物多为胃内容物，次数不多，持续时间较短；患者可能发烧，温度在 38~40 ℃，重者出现脱水、虚脱、血压下降。病程 3~4 天，预后良好。

（4）金黄色葡萄球菌食物中毒

1）流行特点：全年皆可发生，多发生于夏秋季。引起中毒的食物主要是营养丰富且含水分较多的食物，如剩饭、糕点、冰激凌、奶及奶制品，其次是熟肉类，偶见鱼类及其制品、蛋制品等。国内报道以奶油蛋糕、冰激凌为常见，近年由熟鸡、鸭制品引起的食物中毒逐渐增多。

2）临床表现：潜伏期短，一般为 2~5 h。主要症状为突然恶心，剧烈呕吐，呕吐物中常有胆汁、黏液和血，同时伴有上腹部痉挛性疼痛以及腹泻，腹泻物呈水样便，一般不发热。病程 1~2 天，预后良好。儿童对肠毒素比成年人更为敏感，故其发病率较高，病情也严重。

（5）肉毒杆菌食物中毒

1）流行特点：肉毒杆菌食物中毒一年四季均可发生，大部分发生在 3~5 月，1~2 月也有发生。引起中毒的食物因饮食习惯和地区而异，我国多为家庭自制的发酵食品，如豆豉、臭豆腐、豆酱，也见于风干肉、腊肉等肉类食物。在国外，主要的中毒食物是火腿、腊肠、肉类罐头制品等。如果这些食物及其原料污染了肉毒梭状芽孢杆菌或芽孢，在厌氧条件下储存，芽孢便生长繁殖，并产生毒素。食用前不加热或加热不彻底，无法破坏或杀灭肉毒毒素或芽孢，造成中毒。

2）临床表现：潜伏期一般为 12~48 h。潜伏期越短，病死率越高，潜伏期越长，病情进展越缓慢。早期出现头晕、头疼，少数患者有恶心、呕吐、腹胀、腹痛、便秘或腹泻等胃肠道症状。随后出现神经系统症状，如视力减弱、视力模糊、眼球震颤、复视、斜视、眼睑下垂、眼球固定、瞳孔放大、声音嘶哑、吞咽困难。严重者呼吸困难，不能抬头，四肢软瘫，口腔和咽喉干燥、呼吸困难，最后引起呼吸功能衰竭而死亡。患者体温一般正常，如及时治疗，多在 4~10 天内好转，但视力恢复较慢，预后可无后遗症。

2. 真菌及其毒素食物中毒 通过食用被真菌毒素污染的粮食、食物而中毒或食用被真菌毒素污染饲料喂养的畜禽肉、奶、蛋而引起的食物中毒。

（1）赤霉病麦食物中毒：赤霉病麦食物中毒是由于食入了赤霉病麦食物引起的一种急性中毒。

1）流行特点：麦类赤霉病每年都会发生，我国每 3 年至 4 年就有一次大流行，在我国长江中下游地区较为常见，东北、华北地区也有发生。中毒原因主要是吃了受病害的新麦，也有误食库存的赤霉病麦或霉玉米所致。

2) 临床表现：潜伏期 0.5~2 h，主要症状为恶心、呕吐、腹痛、腹泻等消化系统症状；还可出现头晕、头痛、手足发麻、四肢酸软、步态不稳、颜面潮红，形似醉酒，故又称为"醉谷病"。起病急，症状轻，病程短，预后好。

3) 预防措施：预防赤霉病麦中毒的关键在于防止谷物受到真菌的侵染和产毒。主要措施有：①加强田间和贮藏期的防霉措施，选用抗霉品种，及时脱粒、晾晒，降低谷物水分含量至安全水平。②对已霉变的谷物，应采取去毒措施。由于赤霉病变谷物粒轻、比重小，可采用风除和水浮的方法，除去重病粒和瘪粒。③制定粮食中赤霉病麦毒素的限量标准，加强粮食卫生管理。

(2) 霉变甘蔗中毒：霉变甘蔗中毒是指食用了因保存不当而霉变的甘蔗引起的急性食物中毒。

1) 流行特点：常发生于我国北方春季，多见于儿童，病情较严重甚至危及生命。甘蔗在不良条件下，经过冬季长期贮存，大量微生物繁殖引起病变。霉变甘蔗易于鉴别，如蔗体光泽不好，变色变质，断面可见白色絮状或绒毛状菌丝，呈浅棕色和棕色，结构疏松质地较软，闻之有霉味。

2) 临床表现：潜伏期较短，最短仅 10 min，最长几小时。发病初为消化道症状：恶心、呕吐、腹痛、腹泻，随后出现头晕、头痛和复视。重者可出现阵发性抽搐，眼球侧向凝视，四肢强直，手呈鸡爪状，牙关紧闭，瞳孔散大，大小便失禁，进入昏迷状态，常死于呼吸衰竭。幸存者可留下严重的后遗症。病死率高，目前尚无特效治疗。

3) 预防措施：甘蔗成熟后才可收割，贮存时应防止霉变，已变质的严禁售卖。加强宣传教育工作，学会辨认霉变的甘蔗。

3. 有毒动植物食物中毒 食入有毒的动物性、植物性食物引起的食物中毒称为有毒动植物食物中毒。

(1) 河豚鱼中毒：河豚鱼又名河鲀，是一种味道鲜美但剧毒的鱼类，淡水、海水中均能生活，我国沿海以及长江下游均有出产。河豚鱼体内的有毒成分为河豚毒素（tetrodotoxin，TTX），TTX 主要存在于河豚鱼的内脏、血液以及皮肤中。卵巢毒性最大，肝次之。每年 2 月至 5 月为卵巢发育期，毒性最强，6~7 月产卵后，卵巢萎缩，毒性减弱。新鲜洗净的鱼肉一般不含毒素，但鱼死后较久，毒液以及内脏的毒素可渗入肌肉组织中。

1) 临床表现：河豚鱼中毒的特点为发病急速、剧烈，潜伏期为 10 min~3 h。早期有手指、舌、唇刺痛感，然后出现恶心、发冷、口唇以及肢端知觉麻痹，后发展至四肢肌肉麻痹、瘫痪，逐渐失去运动能力，呈瘫痪状态。最后可出现瞳孔散大，呼吸困难，血压和体温下降，呼吸中枢和血管运动中枢麻痹而死亡。目前尚无特效解毒药。

2) 预防措施：最有效的方法是将河豚集中加工处理，禁止零售。新鲜河豚应去除头、内脏及鱼皮充分放血，肌肉经反复冲洗，加 2% $NaHCO_3$ 处理 24 h，经鉴定合格后方可出售。同时应大力宣传教育，使群众认识河豚、了解河豚对人体的毒性作用，以防中毒事件的发生。

(2) 鱼类引起的组胺中毒：鱼类引起的组胺（histamine）中毒是由于食用了不新鲜或腐败的鱼类（含有一定数量的组胺），而引起的类过敏性食物中毒。

1) 临床表现：潜伏期仅数分钟至数小时，表现为面部、胸部以及全身皮肤潮红，眼结膜充血，并伴有头痛、头晕、胸闷、心跳加快和血压下降。有时可出现荨麻疹，咽喉烧灼感，个别患者出现哮喘。体温正常，患者在 1~2 天内恢复健康。

2) 预防措施：防止鱼类腐败变质，尽量保证低温贮存和运输鱼类，市场不出售腐败变质鱼。市售鲜鱼应及时鲜销或采取冷冻保鲜处理，不吃腐败变质的鱼，特别是青皮红肉的鱼类。

(3) 毒蕈中毒：我国食用蕈近 300 种，已知毒蕈（toxic mushroom）有 100 多种，其中剧毒的有 10 多种。常因误食而中毒，中毒症状复杂，如不及时抢救，病死率较高。毒蕈中毒多发生于夏秋季采蘑菇的季节。

1) 临床表现：根据毒蕈毒素的成分、中毒症状可分为五型。

①胃肠炎型：有毒成分为类树脂类、甲酚类化合物等胃肠毒素。潜伏期 10 min～6 h。主要症状为剧烈恶心、呕吐，腹痛、腹泻等。经过适当对症处理可迅速恢复，病程 2～3 天，预后好。

②神经精神型：有毒成分为毒蝇碱、蟾蜍素和幻觉原等。中毒症状除有胃肠炎外，主要表现为多汗、流涎、流泪、瞳孔缩小、缓脉；也可出现谵妄、精神错乱、幻听、幻视等。病程短，1～2 天可恢复，无后遗症。

③溶血型：中毒成分是鹿蕈素、马鞍蕈素等。潜伏期 6～12 h，除急性胃肠炎症状外，可有溶血性贫血、血尿、肝脾大等溶血症状，严重者可致死亡。病程一般 2～6 天，病死率不高。

④脏器损害型：主要由毒伞七肽、毒伞十肽等毒素引起。患者在发病初期有胃肠道症状，1～2 天后缓解，进入假愈期，轻度中毒者由此可转入恢复期。严重者则进入脏器损害期，出现肝、肾、脑、心脏等内脏损害。以肝损害最严重，可出现肝大、黄疸、转氨酶升高，严重者出现肝坏死、肝性脑病。侵犯肾时可出现少尿、无尿或血尿，出现尿毒症、肾衰竭。该型中毒症状凶险，如不及时积极治疗。病死率很高。经积极治疗，2～3 周后可进入恢复期。

⑤类光过敏型：可因误食胶陀螺（猪嘴蘑）引起。患者身体暴露部位，出现肿胀、疼痛。特别是出现嘴唇肿胀外翻，指尖疼痛，指甲根部出血的症状。

2) 预防措施：宣传教育，防止误食，提高鉴别毒蕈的能力。可以借鉴一些传统的经验，如色泽鲜艳，菌盖上长疣子，不生蛆、不被虫咬，有腥、辣、苦、酸、臭味，碰坏后容易变色或流乳状汁液的是毒蕈；煮时能使银器或大蒜变黑的为毒蕈。为防止毒蕈中毒的发生，最根本的方法是切勿采摘不认识的蘑菇食用。

4. 化学性食物中毒　化学性食物中毒是指由于食用了有毒有害化学物质污染的食物引起的食物中毒。最常见的是亚硝酸盐食物中毒。

(1) 临床表现：潜伏期长短与硝酸盐摄入量有关，如误食亚硝酸盐引起的中毒，10 min 左右发病；大量食用蔬菜所致中毒，潜伏期为 1～3 h。主要症状为口唇、指甲以及全身皮肤出现发绀等组织缺氧表现，也称为"肠源性青紫"，并有头晕、头痛、心率加速、嗜睡、烦躁不安、呼吸急促等症状。严重中毒者起病急，发展快，病情重，若不及时抢救治疗，可因呼吸困难、缺氧窒息或呼吸麻痹、循环衰竭而死亡。

(2) 预防措施：亚硝酸盐运输和贮藏要有明显标志，严格管理，防止污染食物和误食误用；腌制肉制品以及肉类罐头加入的亚硝酸盐量，应严格按照国家标准添加；要加强蔬菜运输贮存过程中的卫生管理，不吃腐败变质蔬菜以及腌制不充分的蔬菜；加强水质监测，不饮用硝酸盐和亚硝酸盐含量高的井水。

(三) 食物中毒的调查与处理

1. 食物中毒的调查　食物中毒的调查是为了及时掌握食物中毒的发生情况，找出引起中毒的食物及其中毒途径，为患者的急救治疗提供依据，采取控制措施制止中毒的继续发生。

接到食物中毒的报告后，应立即着手在 2 h 内做好相关的准备，由食品卫生监督人员、检验人员、流行病学医师等组成的调查处理小组赶赴现场，对较为疑难的情况要请相关的专业人员协同调查。到现场后要认真听取病情介绍，积极参与组织抢救患者，在适当的时候与患者合作填写统一制定的"食物中毒患者临床表现调查表"，同时要尽可能采集患者吐泻物、血样和尿样。根据初步的分析结果，调查人员要追踪至相关的可疑中毒食物制造单位，对可疑食物的原料、质量、加工烹调方法、加热温度、时间、用具容器的清洁度和食品贮存条件进行认真调查，同时对剩余可疑食物和可能污染的环节进行涂抹采样。

2. 食物中毒的处理　经过初步调查，确认疑似食物中毒后，调查人员要依法立即予以处置，防止食物中毒扩大。

事故发生单位和接收患者进行治疗的单位应当及时向事故发生地卫生行政部门报告。接到食品中毒报告后,卫生行政部门应当立即会同有关农业行政管理、质量监督、工商行政管理、食品药品监督管理部门进行调查处理,并采取下列措施,防止或者减轻社会危害:①开展应急救援工作。②封存可能导致食物中毒食品及其原料,并立即进行检验;对确认属于被污染的食品及其原料,责令食品生产经营者停止经营并销毁。③封存被污染的食品用工具及用具,并责令进行清洗消毒。④做好信息发布工作,依法对食物中毒及其处理情况进行发布,并对可能产生的危害加以解释、说明。

调查食物中毒事故,除了查明事故单位的责任,还应当查明负有监督管理和认证职责的监督管理部门、认证机构的工作人员失职、渎职情况,按执法程序进行行政处罚。

(李海斌)

第四篇

疾病预防与控制

第23章 健康管理

第一节 健康管理概述

目前，我国人群健康领域面临着来自慢性非传染性疾病与传染性疾病的双重疾病负担。2013年，我国914万因各种因素导致的死亡中，由高血压、糖尿病、心脑血管疾病及慢性阻塞性肺疾病（COPD）等慢性病所占比例为86%；与此同时，传染病虽然得到了一定程度的控制，但每年仍有数量不少的新发、再发传染病的发病；2014年，我国病毒性肝炎发病120多万、结核约88万，梅毒约40万。所以，我们的疾病预防、控制工作任重道远。自20世纪90年代以来，慢性病的发病、患病呈现上升趋势，近几年又出现加速倾向，其上升速度之快，超过了同期大部分发达国家的增长趋势，令人担忧。这一方面是由于人口的老龄化以及社会环境和生活方式的急剧变化，另一方面说明我国对慢性病的预防与控制工作亟待加强与提高。慢性病一旦患病，临床上无法彻底治愈，终身带病。而这些复杂疾病的基础性研究和新药开发也没有突破性的进展。在这样的社会需求和背景下，出现了以现代健康理念和新的医学模式为指导，集流行病学、健康教育等预防医学、健康体检、疾病管理、社区卫生等临床医学以及管理学而形成的先进理念和医学模式——健康管理，同时也逐渐形成新的职业和学科：健康管理师、健康管理学。健康管理是对个体或群体的健康进行全面监测、分析、评估，提供健康咨询和指导以及对健康危险因素进行干预的全过程。健康管理是健康科学进步的产物，预防疾病于病前的健康危险因素阶段，重视个性化与针对性，对于慢性病的预防和控制非常有效。因此，本章将介绍健康管理的基本策略与方法，以便医护人员在工作中积极开展临床预防，控制慢性病。

健康管理的理念和方法适用于健康服务业的所有人员，医院和体检机构的医生、护士和防保人员以及疾控中心、健康保险机构的专业人员均可把健康管理运用到自己的工作中，而且在不同的专业领域，有着不同侧重的管理内容，如婴幼儿的健康管理、孕妇乳母的健康管理、老年人的健康管理、慢性病的健康管理等；但共性的内容都是监测和管理服务对象的健康危险因素、防病于未然，将患者的治疗纳入疾病管理。

第二节 健康管理的基本内容与流程

健康管理是一种前瞻性的卫生服务模式，其目的是以最少的投入获取最大的健康效应，从而提高医疗服务的效益，提高医疗保障体系的承受能力。它包括三个基本内容：即健康信息收集和健康状况监测、健康风险评估与预测、健康危险因素干预与管理。

1. 全面、客观、真实地采集服务对象的健康信息，找出危险因素，从而为下一步进行健康风险评估、制订健康管理计划，实施有效的健康维护做准备。包括收集服务对象的一般情况、目前健康状况、疾病家族史、职业特点、生活方式、心理情况、体格检查和实验室检查结果等。运用的基本手段有问卷，体检，有时还需要访谈。这个阶段的技能涉及问卷的设计、体检方案的设计（参见第 25 章疾病的早期发现和处理）、访谈的方法和技巧；收集信息之后的清理、核对、检错、统计分析、保存和管理。最终建立个人或群体健康档案，为后续工作提供基线信息。

2. 健康风险评估与预测，即根据所收集的个人健康信息，对个体目前一般健康状况与生活方式开展评估，帮助个体识别存在的健康危险因素（不健康的生活习惯、不正常的生理指标或医学检查结果、疾病的家族史），同时对未来疾病发生或死亡的危险性用数学模型进行评估预测，即疾病风险预测，相当于一个"健康的天气预报"，最后提供评估和指导报告，其中包括个人健康体检报告、个人健康评估报告等。其主要目的是帮助个体认识健康风险，帮助人们纠正不健康的行为和习惯，对疾病的风险进行预警，对人群健康进行分层管理等。比如高血压分层管理。理想血压是在 120/80 mmHg 以下。血压超过 140/90 mmHg 时，根据《中国高血压防治指南》对高血压患者进行心血管疾病危险度分层，将高血压患者分为低危、中危、高危和极高危，分别表示 10 年内将发生心、脑血管病事件的概率为 <15%、15%～20%、20%～30% 和 >30%，量化估计预后。具体分层标准根据血压升高水平（1、2、3 级）、其他心血管病危险因素、靶器官损害以及并发症情况，见表 23-1。

a. 用于分层的其他心血管危险因素：男性 >55 岁，女性 >65 岁；吸烟；血胆固醇 >5.72 mmol/L (220 mg/dl)；糖尿病；早发心血管疾病家族史（发病年龄女性 <65 岁，男性 <55 岁）。

b. 靶器官损害：左心室肥厚（心电图或超声心电图）；蛋白尿和（或）血肌酐轻度升高（106～177 μmol/L 或 1.2～2.0 mg/dl）；超声或 X 线证实有动脉粥样斑块（颈、髂、股或主动脉）；视网膜动脉局灶或广泛狭窄。

c. 并发症：心脏疾病（心绞痛，心肌梗死，冠状动脉血运重建术后，心力衰竭）；脑血管疾病（脑出血，缺血性脑卒中，短暂性脑缺血发作）；肾疾病（糖尿病肾病，血肌酐升高超过 177 μmol/L 或 2.0 mg/dl）；血管疾病（主动脉夹层，外周血管病）；重度高血压性视网膜病变（出血或渗出，视盘水肿）。

表 23-1 高血压患者心血管危险分层标准

其他危险因素和病史	血压（mmHg）分级		
	1 级（收缩压 140～159 或舒张压 90～99）	2 级（收缩压 160～179 或舒张压 100～109）	3 级（收缩压 ≥180 或舒张压 ≥110）
无其他危险因素	低危	中危	高危
1～2 个危险因素	中危	中危	极高危
3 个以上危险因素，或糖尿病，或靶器官损害	高危	高危	极高危
有并发症	极高危	极高危	极高危

健康风险评估是一个广义的概念，它包括了简单的健康风险分级方法和复杂的患病危险性预测模型。在健康管理的学科发展过程中，研究开发了许多健康风险的评估方法。近年来随着循证医学、流行病学和生物统计学和信息技术的发展，对大数据的处理成为可能，使更精确的健康风险评估成为现实。

3. 健康危险因素干预与管理，即开展健康咨询与指导，并且有计划地干预、管理健康，是健康管理中最难、最关键的部分。在前两部分的基础上，以多种形式来帮助个人采取行动、纠正不良的生活方式和习惯，控制健康危险因素，实现个人健康管理计划的目标。医生在诊断疾病时，有许多可以利用的高科技的仪器，治疗方面有经过近百年积累的手术方法和上千种的药物。而健康管理师手中只有健康信息和健康风险评估软件，干预与管理时主要是通过口头的说服、教育来改正一个人长期以来形成的生活习惯，可以想象这个过程有多么艰难。一般健康教育和健康促进所用的泛泛教育方法往往难以收效，健康干预要求个性化的、量体裁衣式的干预，即根据个体的健康危险因素，由健康管理师进行个体指导，设定个体目标，并动态追踪、评估效果，不断改进干预方法，这样才能取得实际的效果。为了开展有效的健康干预，需要运用行为改变的理论、健康教育的理念和方法、人际交流的技巧，同时需要对营养、运动和心理方面知识的深刻理解和掌握，只有这样，才能制定出人性化的、具有操作性的饮食处方、运动处方，开展有效的心理疏导。健康管理的这三方面的内容可以通过互联网的服务平台及相应的用户端计算机系统来帮助实施，也可通过手机、新媒体等现代通讯手段来互动。

健康干预与一般的健康教育和健康促进的不同在于健康管理中的健康干预是个性化的，根据个体的健康危险因素，由健康管理师进行个体指导，设定个体目标，并动态追踪效果，如健康体重管理、糖尿病管理等，通过个体健康管理日记、参与专项健康维护课程及跟踪随访措施来达到改善健康的效果。例如一位糖尿病高危个体，除血糖偏高外，还有超重和吸烟等危险因素，因此除控制血糖外，健康管理师还需指导个体通过膳食与运动等方式减轻体重和戒烟，对相关多种危险因素进行控制。具体服务方式包括个人健康咨询、个人健康管理后续服务、专项健康与疾病管理服务。

（1）个人健康咨询：在了解健康情况、进行评估之后，可以为个体提供不同层次的健康咨询服务，例如通过咨询当地健康管理服务中心或个人健康管理师通过电话或面谈进行一对一的指导，让服务对象了解自己健康状况和疾病的危险因素、了解提高健康水平的具体措施、确定预防疾病发生的具体方案。内容主要包括：解析个人健康信息、评估健康检查结果、提供健康指导意见、制订个人健康管理计划和制订随访跟踪计划等。

（2）个人健康管理后续服务：个人健康管理后续服务是健康管理计划实施的监督、保证与完善步骤，具体根据被服务人群或个体的需求，结合实际的医疗资源而实施。内容和方式主要包括以现代信息技术建立平台，对个体健康信息进行查询、做出指导、定期寄送健康管理通讯与提示，以提供个性化的健康改善计划。监督随访则是检查健康管理计划的实现情况，并检查主要危险因素的变化状况。此外，健康教育课堂也是后续服务的重要措施，在营养改善、生活方式改变和疾病控制方面有很好的效果。

（3）专项健康与疾病管理服务：除以上健康管理服务外，对于特殊个体或人群，可为特定的健康目标或疾病的预防制定专项健康与疾病管理服务。对于已经患有慢性病的个体，可针对特定疾病或危险因素提供专项服务，如糖尿病管理，血脂管理，心血管疾病危险因素管理，精神压力缓解，戒烟、运动、减重、营养和膳食咨询等。对于没有慢病的个体，可选择的服务也很多，如个人健康教育、生活方式改善咨询和疾病高危人群的教育等。

健康管理的这三个内容是一个总的框架，应根据不同的危险因素和差异综合起来制定个体化的健康管理方案，并积极地采用现代信息管理技术等多种管理手段以达到全过程、细致化的健康干预。应强调的是健康管理是一个长期的、连续的过程，即在实施健康干预措施一定时间后，需要评估效果、调整计划和干预措施。只有周而复始，长期坚持，细致入微才能达到健康管理的预期效果。

近十年来预防医学关于健康风险、循证医学及健康干预的大量研究以及健康教育学的发展为健康管理的起步提供了理论和实践基础；此外，互联网、物联网的出现和信息产业的迅猛发展为健康管理的发展提供了技术手段；近年来不少小型的、可携带、可穿戴的仪器被开发出来，可以进行动态的血压监测、体成分测量、睡眠监测，也能够对脉搏、心率、体温、体力活动能量消耗监测；还可以开展紫外线和空气污染指数（PM2.5等）的监测，此外，比较客观地测量心理和精神紧张的仪器也开发出来，这些技术手段大大增强了健康管理人员的实操能力。管理人员与服务对象的互动也可以通过互联网的服务平台及相应的用户端计算机系统来帮助实施，也可通过手机、新媒体等现代通讯手段来实现。

第三节 健康管理的基本策略

慢性病的发生、发展一般有从正常健康人→低危人群→高危人群（亚临床状态）→疾病→并发症的自然规律。从任何一个阶段实施干预，都将产生明显的健康效果，干预越早，效果越好。健康管理工作者所面对的可以是没有疾病的健康人，但可能有一些不健康的生活习惯；更多的对象是亚临床状态的人，即所谓的高危人群，有一项或几项（血压、血脂或血糖）指标异常，但还没有明确的可诊断的疾病；也可能面对的是患者，已经有明确诊断的疾病，如糖尿病或冠心病等。临床医生是用临床的手段开展诊断和治疗，而健康管理工作者主要是用非临床的手段，对一般人、高危人群或患者进行健康评估和健康管理，主要是生活方式管理，干预和管理饮食、运动以及心理；对于患者来说，健康管理应该将就医和治疗纳入管理，同时管理生活方式，配合、辅助临床治疗，提高患者的依存性，加强治疗效果。后一项内容也称之为疾病管理。因此，健康管理的基本策略根据对象分为生活方式管理和疾病管理以及灾难性病伤管理。

1. 生活方式管理 除遗传因素和环境因素外，饮食营养、运动与身体活动、烟酒习惯和心理精神状态等生活方式是慢性病的主要危险因素。遗传因素和环境因素是个人难以改变的危险因素，而生活方式是可以改变、可以干预的危险因素，因此，生活方式的管理成为健康管理的主要策略。它主要关注个体的生活、行为等方式可能带来的健康风险和产生的医疗需求，帮助个体建立、选择最佳的健康行为。生活方式管理使用对健康有益的行为改变方法促进个体建立健康的生活、行为方式或习惯，以减少或避免健康风险因素。它要帮助个体做出最佳的健康行为选择，调动个体对自己健康的责任心，通过采取行动来降低健康风险、促进健康行为，预防、延缓疾病的发生。因此，生活方式管理的效果取决于如何使用生活行为干预技术来激励个体和群体的健康行为。生活方式的管理策略也可以是健康管理策略的基本组成部分。

生活方式管理是健康管理策略的基础成分。在实践中，四种主要方法常用于促进人们改变生活方式。

1）教育：传递知识，确立态度，改变行为。
2）激励：通过正面强化、反面强化、反馈促进、惩罚等措施进行行为矫正。
3）训练：通过一系列的参与式训练与体验，培训个体掌握行为矫正的技术。
4）营销：利用社会营销的技术推广健康行为，营造健康的大环境，促进个体改变不健康的行为。

单独应用或联合应用这些方法，可以帮助人们朝着有利于健康的方向改变生活方式。实践证明，行为改变绝非易事，形成习惯并终生坚持是健康行为改变的终极目标。在此过程中，亲朋好友、社区等社会支持系统的帮助非常重要，可以在传播信息、采取行动方面提供有利的环境和条件。

在实际应用中，生活方式管理可以通过多种不同的形式出现，也可以融入到健康管理的其他策略中去。例如，生活方式管理可以纳入疾病管理项目中，用于减少疾病的发生率，或降低疾病的损害；可以在需求管理项目中出现，帮助人们更好地选择食物，提醒人们进行预防性的医学检查等。不管应用了什么样的方法和技术，生活方式管理的目的都是相同的，即通过选择健康的生活方式，减少疾病的危险因素，预防疾病或伤害的发生。

2. 疾病管理 主要是为患有特定慢性疾病的个体提供需要的医疗保健服务，如糖尿病、冠心病等。疾病管理是临床医护人员开展健康管理服务的主要策略。它将就医、诊断治疗纳入管理，同时管理生活方式，配合、辅助临床治疗，提高患者的依存性，加强治疗效果。它以个案管理为基础，重视疾病的发生、发展全过程，强调诊疗服务的综合协调及与生活方式干预的结合，关注个体或群体连续性的健康状况与生活质量，不以单个疾病和（或）单次就诊事件为中心（患者可能同时患有几种疾病、去多家医院、多个科室就诊），综合考虑多种疾病、多次就诊以及临床和非临床的方法，重视为患者制订保健计划、与医疗队伍其他人员沟通，必要时转诊，提供全方位的疾病诊断、治疗、监测、干预、管理服务。疾病管理强调患者自我保健的重要性，通过实施良好的疾病管理和医疗保健计划有助于建立良好的医患关系。

3. 灾难性病伤管理 关注的是为健康危害十分严重、医疗卫生花费巨大的"灾难性"疾病或伤害提供各种医疗服务，是疾病管理的一种特殊类型的管理方式。通过帮助协调"灾难性"疾病医疗活动和管理多维化的治疗方案，来减少疾病或伤害的花费，改善预后结果，最终使患者在临床、财政、心理上都能获得最优化的结果。

第四节 健康管理的应用现状与前景

近年来，随着中国改革开放与经济的快速发展，社会结构、经济结构以及人们的生活方式都发生了一系列的变化。人们的健康意识正在发生着巨大的变化。2016年10月25日，国务院发布了《"健康中国2030"规划纲要》，推进健康中国建设，是全面提升中华民族健康素质、实现人民健康与经济社会协调发展的国家战略。未来十多年，是推进健康中国建设的重要战略机遇期。健康管理是实现健康中国目标的基本手段。

目前，健康的消费需求已由简单、单一的医疗治疗型，向疾病预防型、保健型和健康促进型转变。患者群体、保健群体、健康促进群体、特殊健康消费群体和高端健康消费群体逐步形成。预防性医疗服务及体检市场的兴起、健康保险及社保的需求、人们对健康维护服务的需求、医疗市场分化的结果使得健康群体受到越来越多的关注，也催生了健康管理在国内的诞生。以人的"个性化健康需求"为目标，系统、完整、全程、连续、终身解决个人健康问题的健康管理服务显然在中国有着巨大的需求及潜力，也逐步吸引着越来越多的投资，产业发展前景远大。

健康管理帮助医疗机构、企业、保险公司以及社区、集体单位采用有效的健康服务，对个人的健康进行个性化管理，以达到有效预防疾病、提高健康水平、节约医疗支出的良好作用。

但是，健康管理职业与学科发展也面临一些困难：与现行的医疗卫生政策体系不接轨、不配套；人们传统的就医理念，习惯于生病就医，而不习惯未病就接受健康教育和管理并为此付费买单；健康管理缺乏有效的、有特色的方法和技术。

1. 健康管理在健康体检中的应用 近十几年来，国内健康体检发展迅速，大型医院基本上都建立了体检中心，也有不少民营体检机构成立。随着体检业务的发展，许多体检中心拓展健康服务内容，由体检中心升级为健康管理中心，不仅开展疾病的早期筛查，同时开展健康风险的评估、预测以及后续的健康干预、管理。目前，体检机构的医护人员形成了国内最大的健康管理专业群体，成为健康管理的主力军。为了早期发现健康危险因素，专业技术人员开发了许多可穿戴健康监测设备，无创的健康检查设备，并在体检中心试用，验证其灵敏度、特异性及准确性等，健康管理研究人员也研发出多种健康评估、疾病风险的预测模型。不少健康管理中心对会员实施长期的健康咨询、监测、干预与管理等健康管理服务，逐步形成颇具特色的健康服务模式，拓展、补偿了医疗服务内容，也研发、制定了诸多健康检查、疾病早期筛查的专家共识与指南，对健康管理的学科发展和职业推动发挥着巨大的引领作用。

2. 健康管理在医疗机构中的应用　医院的传统职能是疾病的诊断与治疗。近年来，随着疾病谱的变化，愈来愈提倡预防与临床的融合，要求临床医生将预防保健与医疗工作结合，在临床的场所对基本上健康的人和无明显症状的"患者"开展一些疾病预防保健服务，即健康管理服务。通过对就医者的健康咨询、筛检，能够发现健康危险因素，发现高危人群，早期发现疾病，有效地健康干预，开展药物预防、早期治疗，以便延迟发病时间，提高治疗效果，减少患者和社会经济负担。我国在各级医院基本上都建立了预防保健科，逐步形成了三级预防保健网，开展了许多临床预防服务工作。此外，对于慢性疾病患者，通过有效的疾病管理，综合协调临床治疗与生活方式的配合，让患者掌握疾病的自我管理方法，对于提高疗效、长期控制疾病也非常重要。

3. 健康管理在健康保险中的应用　如前所述，健康保险、医疗保险是健康管理在国外应用的一个主要方面。在美国，首先广泛应用健康管理服务的是保险行业。控制投保人群的健康风险、预测投保人群的健康费用，是健康管理在保险业中的主要应用。近年来，国家致力于推动健康保险专业化的发展，商业健康保险快速成熟、壮大，对医疗卫生服务的影响力日益增长。

从健康保险的经营目的出发，健康管理通过提供专业化、个性化的服务，可以满足客户健康服务的需求；通过实施专业化的健康诊疗风险控制，可以降低保险公司的赔付率，扩大利润空间。从健康保险的现实需要来看，健康管理涉及医疗服务全过程的管理，理想的风险控制效果，是保险经营各环节中实现费用保障与服务保障相结合的有效手段。高水平的健康管理服务能够体现健康保险专业化经营的水准，是体现健康保险专业化经营效益和水平的重要标志。由此不难预测，在不远的将来健康管理在健康保险中将扮演越来越重要的角色。同时，商业健康保险也将大大促进健康管理服务的落地、发展、推广，成为健康管理服务的主要支付方和经济支撑力量。

4. 健康管理在社区卫生服务中的应用　社区卫生服务在我国的医疗卫生体系建设中扮演重要的角色，是人民群众接受医疗卫生服务的"守门人"，是医疗卫生体系的基础，也是社区发展建设的重要组成部分。社区卫生服务以全科医生为骨干，合理使用社区资源和适宜技术，以妇女、儿童、老年人和慢性病、残疾人等为重点，以解决社区主要健康问题，满足基本医疗卫生服务需求为目的，融合预防、医疗、保健、康复、健康教育、计划生育服务6位一体，旨在提供有效、经济、方便、综合连续的基础卫生服务。

原卫生计生委公布的《国家基本公共卫生服务规范（2017年版）》（以下简称《规范》）有12项内容，其中7项内容和健康管理有关。但现实情况是：我国目前社区卫生服务中心的医生总人数80多万，平均每人的服务对象为6000余人，即使这些医生们把全部时间用于提供预防保健、健康管理服务，每天必须工作24 h以上。所以，现实中社区医护人员是根本无法完成《规范》的服务内容的；反过来说，要完成《规范》提出的健康管理服务，全国需要300多万具有健康管理专业能力和资质的健康管理专业人员。

结合社区卫生服务的特点和需要，健康管理可以在以下3个方面提供帮助。第一：识别、控制健康危险因素，实施个性化健康教育；第二：指导医疗需求和医疗服务，辅助解决临床决策；第三：实现全程健康信息管理。健康管理个性化的健康评估体系和完善的信息管理系统，有望成为社区利用健康管理服务的突破点和启动点。

5. 健康管理在企业中的应用　企业人群是健康管理的又一重要目标人群。根据国外的实践经验，健康管理在企业的应用主要在企业人群健康状况评价、企业人群医疗费用分析与控制、企业人力资源分析等3个方面，其出发点及归宿点都是为了企业生产效率和经济效益的提高以及竞争力的增强。因为，除了健康效益（员工健康状况的改善和医疗费用的节约），企业的其他效益，例如出勤率的提高、工作绩效的提高、凝聚力的增强，以及员工流失率的降低等，都是企业健康管理项目期望和关注的重要结果。

当前，国内越来越多的企业认识到员工健康对于企业的重要性，疾病预防和健康维护获得了企业广泛的关注与认可。不少企业已将员工定期体检作为保障员工健康的一项重要措施。部分理念先进的企业开展员工健康风险评估和健康管理，将它列入人力资源管理的基本内容。随着健康管理服务的不断深入和规范，针对企业自身的特点和需求，开展体检后的健康干预与促进，实施工作场所的健康管理项目是健康管理在企业应用中的主要方向。

6. 健康管理在老年健康服务、医养结合中的应用　我国已进入老年社会，截至2016年底，全国60岁及以上老年人口23 086万人，占总人口的16.7%，其中65岁及以上人口15 003万人，占总人口的10.8%。老年人群大多患有多种慢性疾病，所以需要养老机构在提供长期护理的同时，也提供医疗、健康服务。健康管理是其中最基本的服务内容。作为国家的一项主要任务，政府提出加快发展健康养老服务，推进医疗机构与养老机构等加强合作。统筹医疗服务与养老服务资源，合理布局养老机构与老年病医院、老年护理院、康复疗养机构等，形成规模适宜、功能互补、安全便捷的健康养老服务网络。在《"健康中国2030"规划纲要》中，政府将促进健康老龄化作为重点任务进行专节论述，具体内容包括：推进老年医疗卫生服务体系建设，推动医疗卫生服务延伸至社区、家庭。健全医疗卫生机构与养老机构合作机制，支持养老机构开展医疗服务。推进中医药与养老融合发展，推动医养结合，为老年人提供治疗期住院、康复期护理、稳定期生活照料等一体化的健康和养老服务。所以，未来在医养结合、健康养老服务这个有着巨大潜力的行业中，除了老年医学的医护人员外，还需要培养大量的健康管理专业人才，为1.5亿多的老年人提供健康管理服务。

综上所述，健康管理是一个先进的医学模式、理念和技能，它适用于健康领域的所有人员，医院、社区卫生服务中心、体检机构、疾病预防控制中心（CDC）的医生、护士和防保人员；同时，为了应对不断上升的慢性病和人口老化，应该建立、培养一支专职的健康管理队伍，真正实现国家基本公共卫生服务，将广大居民的健康纳入管理，对高危人群开始健康危险因素管理，从源头上改善健康状况，减少慢性病的发生。健康管理虽然面临诸多困难，但由于其先进的理念和巨大的社会需求，健康管理在中国仍具有广泛应用前景；它能帮助医疗机构、企业、社区以及健康保险公司等采用一种有效的服务手段对个人的健康进行个性化的管理，以达到有效预防疾病、节约医疗支出的良好作用。然而，其行业的发展很大程度上取决于卫生行政的政策和态度。目前，不少省市的卫生行政部门支持、鼓励社区卫生服务中心和体检机构的医护人员学习掌握健康管理的知识和技能，并作为效绩考核的指标；但部分地区对健康管理师没有明确的政策，在相关机构也没有设置健康管理师的岗位，对健康管理服务的收费也没有具体的规定，这些在一定程度上影响了这个行业的发展。各地在开展健康管理教学和培训时，首先要取得当地的卫生行政部门的理解和支持；在教学内容方面，仅仅依靠健康管理师培训教材是不够的，还需要参考流行病学和健康教育学以及营养、运动、心理干预的相关内容。同时，还要学习利用信息平台，运用互联网、物联网新媒体等现代通讯手段来加强与服务对象的互动，强化干预手段和效果，加强健康管理的理论研究和政策研究，使健康管理的理论和技术日渐成熟、完善。

（王培玉）

第24章 公共卫生监测

第一节 概 述

一、概念与发展简史

疾病监测既是预防和控制疾病的重要对策，也是十分具体的重要措施。在制定和执行疾病的防治策略与措施的同时，必须进行疾病监测，将监测资料加以科学的分析，以便对对策和措施不断地进行恰当的评价，提出修改意见，使疾病的防治措施更加完善，从而提高疾病防治效率和水平。

（一）概念

疾病监测（surveillance of disease）又称公共卫生监测（public health surveillance），是指长期、连续、系统地收集疾病的动态分布及其影响因素的资料，经过分析将信息上报和反馈，传达给所有应当知道的人，以便及时采取干预措施并评价其效果。

定义强调要长期、连续、系统地收集资料，这样才能发现疾病的分布规律、发展趋势及其影响因素的变化；同时定义强调了信息的利用和反馈，疾病监测的最终目的是为控制疾病服务。

最早的疾病监测主要是对疾病的发生和死亡进行观察，因此称为疾病监测。随着监测内容的扩大，也称之为公共卫生监测或流行病学监测（epidemiological surveillance）。疾病监测是公共卫生监测的基础，也是公共卫生监测的重要组成部分。

（二）发展简史

疾病监测最早的实例之一是17世纪末伦敦的鼠疫流行监测。伦敦教区执事每周向教区执事办公室报告葬礼数以及死者死因，公司执事负责汇编伦敦市及其邻近教区的死亡统计，再对其提供的首都鼠疫流行程度的情报进行解释，并将这些情报在每周公布的"死亡通知书"上进行宣传，以便采取适当的预防措施。英国统计学家John Graunt根据这些数据分析居民的健康状况，发现死亡率和死亡原因有一定的规律，并提出了出生和死亡统计的原则，他的研究工作被认为是最原始的疾病监测，也是疾病监测的萌芽。到18世纪，监测已被认为是人类健康的重要组成部分。1741年，英国在北美洲的殖民地罗德岛地方当局通过一项法令，要求旅店必须及时报告患有天花、霍乱、黄热病等烈性传染病的旅客，形成了传染病监测的雏形。到了19世纪，欧洲开始用生命统计来描述居民健康状况。英国医生、统计学家William Farr一直致力于收集、分析和解释生命统计资料，并建立英国官方人口统计制度，被认为是人口统计制度的奠基人和疾病监测的奠基人。进入20世纪，监测主要针对法定报告传染病（notifiable communicable disease），欧洲和美国各州以法律的形式规定了法定报告传染病。1925年，美国所有的州都加入了国家报告系统。1943年，丹麦建立癌症登记制度，这是非传染病监测的开端。

有系统的疾病监测工作本世纪 40 年代末开始于美国疾病预防控制中心（Centers for Disease Control and Prevention，CDC）开展了针对疟疾（1950 年）、脊髓灰质炎（1955 年）、流行性感冒（1957 年）、肝炎（1961 年）等多种疾病的监测工作。以后，许多国家广泛开展监测，从观察传染病疫情动态扩展到非传染病，而且逐渐从单纯的生物医学角度转向生物-心理-社会方面进行监测。1968 年，第 21 届世界卫生大会确定了疾病监测的地位，明确了其范围包括传染病在内的所有卫生问题。此后数十年，世界卫生组织（World Health Organization，WHO）作为全球卫生的领导机构，制定了多项与监测有关的技术文件，在消灭天花、脊髓灰质炎和防控流行性感冒大流行等全球性传染病防控项目中高度强调监测的作用。

我国在 1950 年成立全国法定报告传染病疫情报告及反馈系统，这一系统在我国传染病防治工作中发挥了举足轻重的作用，报告的病种从 18 种、25 种、35 种增加到目前的 39 种。70 年代后期西方国家疾病监测的概念传入我国，1980 年建立了全国疾病监测点系统（disease surveillance points system，DSPs），开展了以传染病为主并逐渐增加非传染病内容的监测工作。随着计算机和网络技术的应用，1986 年建立了全国省级疫情微机通信网；1993 年建立全国范围内的数字通信网和电子信箱系统；2004 年实现了实时的传染病网络直报信息平台，不仅提高了监测资料报告的及时性和工作效率，而且加快了信息分析和反馈的速度。

二、监测的目的

（一）确定主要的公共卫生问题

通过系统、连续地收集公共卫生问题的资料，并进行分析，可以确定当前的主要公共卫生问题的分布和流行趋势，有针对性地开展预防干预工作。例如，全国法定传染病报告系统甲肝报告数据显示，1990 年以来甲肝报告发病率急速下降。1990—2008 年，甲肝报告发病数由 63.8 万例减少到 5.6 万例；报告发病率由 55.7/10 万降低到 4.2/10 万。在甲肝高流行区（发病率＞8/10 万）和中度流行区（发病率 4/10 万～8/10 万），都以＜10 岁组儿童发病率最高，因此应加强儿童甲肝疫苗的预防接种。

（二）查明原因，采取干预措施

通过连续的监测，可以为研究人员提供线索，进一步开展流行病学调查和分析，发现原因。1979 年，监测资料显示美国妇女中出现了中毒性休克综合征（toxic shock syndrome，TSS）流行，病例主要集中在月经期的妇女。通过病例对照研究发现，某一品牌的卫生棉条与妇女中毒性休克综合征有关，将该品牌的卫生棉条撤市之后，中毒性休克综合征流行终止。

（三）评价干预措施效果

监测能够提供疾病和其他卫生事件的动态变化趋势，通过对比干预前后的变化情况，可以评价干预效果。

（四）确定高危人群，预测疾病流行

通过对疾病的连续、动态数据进行分析，可以确定高危人群，预测疾病流行趋势，为合理配置卫生资源，采取有效的预防控制措施提供科学依据。例如，通过对我国 1995—2009 年艾滋病哨点监测主要人群艾滋病病毒感染流行趋势分析发现，男男性行为人群 HIV 抗体阳性检出率呈上升趋势；吸毒者、暗娼、性病门诊就诊者、孕产妇人群的 HIV 抗体阳性检出率趋于相对平稳状态。2010 年，在原卫生部的指导下，对全国艾滋病哨点重新设置和布局，确定全国共设置 1888 个艾滋病哨点，覆盖吸毒者、男男性行为者、暗娼、性病门诊男性患者、男性长途汽车司乘人员、孕产妇、青年学生和流动人群 8 类高危人群。

（五）估计卫生服务需求，制定科学、有效的公共卫生策略和措施

通过监测了解疾病的变化趋势，为制定公共卫生策略提供理论依据。在消灭天花过程中，

WHO 最初希望通过群体接种策略消灭天花。监测资料显示，接种延缓了天花流行，但不能阻止天花的传播。WHO 据此改变策略，加强天花病例的监测和采用环形接种，最终在全球消灭了天花。

三、监测的分类

（一）疾病监测

1. 传染病监测 传染病监测是疾病监测的起源，也是疾病监测最重要的内容。世界卫生组织将疟疾、流行性感冒、脊髓灰质炎、流行性斑疹伤寒和回归热等五种疾病列为国际监测的传染病。我国根据具体情况又增加了登革热，共规定了 6 种国际监测的传染病。随着对外开放政策的实施，为防止艾滋病传播和蔓延，我国原卫生部已把该病列为国境检疫监测的传染病。目前我国法定传染病共计 39 种，其中甲类传染病 2 种，乙类传染病 26 种，丙类传染病 11 种。

传染病监测主要内容包括：人口学资料；传染病发病和死亡及其分布；病原体型别、毒力、耐药性变异情况；人群免疫水平的测定；动物宿主和媒介昆虫种群分布及病原体携带状况；传播动力学及其影响因素的调查；防治措施效果的评价；疫情评测。

2. 非传染病监测 随着疾病谱的改变，近年有些国家已把监测范围扩大到非传染病，包括出生缺陷、职业病、流产、吸烟与健康；还包括营养监测、婴儿死亡率监测、社区和学校健康教育情况监测、围产期监测以及食品卫生、环境、水质和医学气象监测等等，范围极广，监测内容根据监测目的而异。

国际著名的非传染病监测包括美国国立癌症研究所（National Cancer Institute，NCI）进行的癌症监测和 WHO 资助的"多国心血管疾病趋势及其决定因素监测（Multinational Monitoring of Trends and Determinants in Cardiovascular Diseases，MONICA）"，MONICA 于 1984—1993 年在 27 个国家、39 个中心和 113 个报告单位开展心血管病发生、死亡及其影响因素的监测，我国也参加了 MONICA 项目。我国部分地区已对恶性肿瘤、心血管疾病、出生缺陷等非传染病开展了监测。

非传染病监测的主要内容包括：人口学资料；非传染病发病和死亡及其分布；人群生活方式和行为危险因素监测；地理、环境和社会人文（包括经济）因素的监测；饮食、营养因素的调查；基因型及遗传背景因素的监测；高危人群的确定；预防和干预措施效果的评价。

（二）健康相关问题的监测

随着疾病谱和医学模式的改变，现代生物-心理-社会医学模式提出了遗传因素、环境因素和社会因素对疾病和健康的综合作用。因此，监测的范围也逐渐扩大，涵盖了与健康相关的问题，包括行为危险因素监测、出生缺陷监测、环境监测、药物不良反应监测、营养和食品安全监测、突发公共卫生事件监测、健康素养监测和计划生育监测等。

四、监测的程序和方法

（一）监测的程序

开展疾病监测首先需要建立监测组织和监测系统，在此基础上，有组织、有计划地进行资料收集、分析和解释，并进行信息反馈和信息利用。

1. 建立监测组织和监测系统 监测组织是专门的机构，具备相应的行政职能、技术条件和运作经费。WHO 除了在总部设有负责全球监测的部门外，还在世界各地设置了专门机构，如血清保存中心、流行性感冒中心、虫媒病毒中心等。中国疾病预防控制中心是负责管理全国公共卫生监测系统的机构，我国的监测系统主要有以下四种：

（1）以人群为基础的监测系统：此类系统以人群为现场开展工作，如我国的法定传染病报告系统、综合疾病监测网。法定传染病报告系统的作用是从宏观上监测主要传染病病种的动态变化，并有《中华人民共和国传染病防治法》作保障，是我国最基本、最主要的传染病监测系统。

（2）以医院为基础的监测系统：该系统以医院为现场开展工作，主要是对医院内感染和病原菌耐药进行监测的系统以及出生缺陷监测系统。我国有组织的医院感染监测系统始于 1986 年，由中国预防医学科学院流行病学微生物学研究所牵头。

（3）以实验室为基础的监测系统：此类系统主要利用实验室方法对病原体或其他致病因素开展监测，例如，我国的流行性感冒监测系统，它不但开展常规的流感病毒的分离工作，而且有信息的上报、流通和反馈制度。

（4）国家法定报告的传染病监测系统：这是最基本和最主要的传染病监测系统，主要从宏观上监测主要传染病的动态变化，并有法律或强制性的制度做保证。1950 年，我国正式建立了全国疫情报告系统。1955 年国务院批准的《中华人民共和国传染病管理办法》、1978 年颁发的《中华人民共和国急性传染病管理条例》和 1989 年《中华人民共和国传染病防治法》等，都规定了管理传染病的类别和病种，并实行疫情报告制度。

2. 监测的基本过程　在现代医学发展中，疾病的控制基于健康与疾病过程产生的信息，又依赖于这种反馈效应。开展流行病学监测就是通过常规报告、实验室检测、人群统计调查和现场实验等方法取得大量有关人群健康与疾病联系的医学和社会信息，从群体生态学角度，用联系的、转换的观点，用概率语言描述、分析、认识疾病，预防和控制疾病的发生。

（1）信息资料的收集：统一标准和方法，制定规范的工作程序，建立完善资料信息系统，长期收集和管理有关疾病的信息资料，包括发病报告、死亡登记、疾病流行及个案调查、病原和血清学监测及与疾病有关的其他各类基础数据，如疾病在人、时、地的动态变化，社会学、人口学、气象学和生物学等各类资料。

（2）资料的整理和分析：综合监测点上和面上的资料，进行全面分析的内容包括确定疾病的自然史，发现疾病变化的趋势和影响疾病分布的因素，确定疾病流行的薄弱环节。揭示不同地区人口构成、出生和死亡频率、婴幼儿及孕产妇的健康指标。描述不同疾病的发病水平和人群图像以及城乡居民的死亡谱。反映重点人群计划免疫状况和血清抗体水平并对主要预防措施的经济效益和社会效益进行评价。

（3）监测信息的交流及其反馈：交流情报开发信息：疾病监测过程中收集的大量信息，经整理、分析，定期交流并迅速反馈产生疾病的防治效应。例如 WHO 的《疫情周报》、美国 CDC 的《发病和死亡周报》和中国预防医学科学院的《疾病监测》等。监测信息流通使有关人员能快速获得相关信息，便于及时提出主动监测方案，或对重要疫情做出迅速反应，为制定预防控制疾病的策略和措施提供依据。

评价对策，考核防制效果：①评价所制定的对策是否正确，所采取的措施是否有效。一般是对比采取对策、措施前后的发病率或死亡率是否有明显下降。②经济效益评价，费用—效益分析（cost-benefit analysis）是目前评价经济效益最为常用的方法。其基本思想是根据疾病和死亡的直接与间接损失费用计算，将对策、措施所需费用及其效益进行对比，效益按货币现值折算。

费用—效益差度和费用—效益比值是两种常用的评价指标。费用—效益差度是指用货币现值表示的对策或措施的效益减去费用（成本）消耗后节余的全部资金。费用—效益比值（cost-benefit ratio，BCR）是指对策、措施实施后所产生的经济效益相当于所消耗费用即成本的倍数。

（二）监测的方法

1. 常规报告（regular report）　常规报告指国家和地方的常规报告系统，如我国的法定传染病报告系统，其漏报率高和监测质量低是不可避免的。

2. 哨点监测（sentinel surveillance） 根据某些疾病的流行特点，由设在全国各地的哨兵医生（sentry doctor）对高危人群进行定点、定时、定量的监测，这种监测系统为哨点监测。如我国的艾滋病哨点监测系统。

3. 主动监测和被动监测 下级单位常规上报监测数据和资料，而上级单位被动接收，称为被动监测（passive surveillance）。根据特殊需要，上级单位亲自调查收集或者要求下级单位严格按照规定收集资料，称为主动监测（active surveillance）。各国常规法定传染病报告即属于被动监测范畴。我国卫生防疫部门开展的传染病漏报调查，以及按照统一要求对某些传染病和非传染病进行重点监测，努力提高报告率和报告质量，均属主动监测。主动监测的质量明显优于被动监测，只有通过漏报调查这种主动监测方式，才有可能掌握疾病的实际发生情况。

4. 症状监测（syndromic surveillance） 症状监测是系统、持续地收集、分析临床明确诊断前能支持疾病暴发的相关资料并作出合理解释，以便以此为依据开展公共卫生调查。收集资料包括：实验室送检、急诊科住宿、救护车反应记录、处方及非处方药物销售、学校缺课或工厂缺勤、急诊记录的其他体征与症状信息等。可以是新开发的数据源，也可以来自现有的疾病监测系统。症状监测的目标包括：发现生物恐怖首例患者或早期病例；在广泛暴露背景下，发现疾病流行异常动态；追踪已知暴发事件的代表症状（如发热、皮疹等），以早期发现新病例；提供未发生生物恐怖或疾病暴发流行的证据等。

五、监测的评价

为了提高疾病监测系统的质量，完善监测体系，使监测信息更有效地为公共卫生活动服务，需要对疾病监测系统进行评价。美国CDC提出用监测系统的属性作为标准对疾病监测系统进行评价。不同监测系统的监测目的不同，因此对不同属性的重视程度也不同。各属性之间相互关联，提高对某个属性的要求，可能降低其他属性的要求。常用的评价指标如下：

1. 敏感性（sensitivity） 是指监测系统发现公共卫生问题的能力，包括2个方面：①监测系统报告的病例占实际病例的比例；②监测系统判断疾病或其他卫生事件暴发或流行的能力。

2. 及时性（timeliness） 是指监测系统发现公共卫生问题将信息反馈给有关部门的时间，反映了监测系统信息反馈速度，通常采用计算从发病、诊断、报告、采样、实验室检测、数据录入、分析解释、识别暴发、采取控制措施到信息反馈等各环节的平均间隔天数来评价。

3. 代表性（representativeness） 是指监测系统发现的公共卫生问题在多大程度上能够代表目标人群的实际情况。通过对监测点收集的数据特征与该病的流行特征进行比较分析，对监测系统的代表性进行评分。

4. 阳性预测值（positive predictive value） 是指监测系统发现报告的病例中真正的病例所占的比例。

5. 简便性（simplicity） 是指监测系统收集资料、监测方法和运作简便易行的程度。主要从监测目的的可实现程度、病例定义的判断难易度及可操作性、数据收集的数量、种类和方法、数据管理、分析反馈、系统的维护及人员培训等方面对监测系统的简便性进行评价。

6. 灵活性（flexibility） 是指监测系统能针对新的公共卫生问题进行及时的改变或调整的能力。评价内容主要包括病例定义是否能依据不同的监测目的进行修改、是否可以调整或增加监测数据的种类和数量、改变数据收集的来源和方法。

7. 可接受性（acceptability） 是指监测系统各个环节的工作人员对监测工作的参与意愿。评价内容包括报告单位参与率、监测机构报告率、监测工作方案的可行性及实施的难易程度、监测人员的工作量及可承受度。

第二节 传染病监测

2003年SARS的爆发，暴露了我国传染病监测和报告存在的信息系统发展滞后、信息不通、决策迟缓、指挥不灵等问题。国务院原卫生部明确提出建立通畅的疫情信息网络。要利用现代通信手段，在全国建立统一、高效、快速、准确的疫情报告系统；形成纵横贯通的信息报告网络；协助地方完善卫生信息网络与医疗机构信息网络互联互通等工作，制定疫情和突发公共卫生信息发布制度，根据需要向社会及时发布，增强人们的预防意识，督促各地区采取积极的应对措施。

一、网络直报系统

2003年11月建成国家疾病监测数据中心机房。2004年1月1日正式启动基础疫情报告系统，全国93%县级及以上医院，43%乡镇卫生院从网上报告疫情，平均每日约有5000用户上网直报，全年共有412.4万传染病个案从网上报告，全国每分钟会有3张传染病报告卡通过网络进行直报，平均每日产生1万多监测病例的个案信息；2004年4月26日正式启动医院死因报告系统，共有40万死亡案例经网上报告，估计占全国死亡的8.9%；2005年1月启动的结核病专病报告系统，使结核追踪、治疗信息和全国结核基本发病信息结合，有利于了解结核病感染和控制全貌；2005年3月20日启动艾滋病专病报告系统，使HIV追踪、治疗信息和全国HIV感染的基本发病信息结合，有利于了解HIV感染和控制全貌。

中国已建成全球规模最大的法定传染病疫情和突发公共卫生事件网络直报系统，100%县级以上疾病预防控制机构、98%县级以上医疗机构、94%基层医疗卫生机构实现了法定传染病实时网络直报，平均报告时间由直报前的5天缩短为4h。设立3486个国家级监测点，主动监测霍乱、流感等28种重点传染病的发病规律及蚊、蝇、鼠、蟑等媒介生物的消长规律。

二、症状监测系统

症状监测系统可以主动监测公共卫生事件的萌芽状态，为采取有效的防治措施提供依据。目前主要应用于公共卫生危机应对（如生物恐怖事件早期发现、自然灾害和传染病应急监测）、早期探测新发传染病、掌握疾病发病水平与流行趋势（如流感样病例监测系统），以及大规模人群集会活动的公共卫生保障。2003年严重急性呼吸综合征（severe acute respiratory syndrome，SARS）流行之后，症状监测系统迅速发展，主要包括以下方面：

1. 流感样病例监测系统 流行性感冒（influenza）简称流感，被列为我国丙类法定传染病，对于儿童、老年人和有心肺疾病、糖尿病、癌症等慢性病患者，流感会造成严重后果，甚至导致死亡。流感流行期间，流感和流感相关肺炎可引起超额死亡率增加。

流感为第一个实行全球性监测的传染病，目前已有80多个国家、110余个国家/地区流感中心组成了全球流感监测网络。我国于1952年开展流感监测工作，1957年成立了国家流感监测中心，1981年恢复参加WHO组织的国际流感监测网。自2000年，中国原卫生部与WHO合作，开展了为期五年的流感监测合作项目，建立了覆盖23个省，以流感样病例报告和病毒分离为主的流感监测网络。通过该合作项目的顺利实施，我国流感监测的整体水平有了显著提高。

2005年，国家疾病预防控制中心发布《全国流感/人禽流感监测实施方案》，指导和规范全国流感和人禽流感的监测工作，建立科学、规范、灵敏、高效覆盖全国的流感监测网络，培养一支我国流感监测与防治的专业技术队伍。流感样病例定义为发热（体温≥38℃），伴咳嗽或咽痛之一者，监测网络由各级各类医疗机构、流感样病例监测哨点医院和各级疾病预防控制中心组成。

2. 不明原因肺炎监测系统 为了加强对不明原因肺炎病例监测、排查和疫情处置的规范管理，及时发现 SARS、人禽流感病例，及时发现其他以肺炎为主要临床表现的聚集性呼吸道传染病，2004 年国家疾控中心制定了《全国不明原因肺炎病例监测实施方案（试行）》。在此基础上，总结前一阶段工作经验 2007 年原国家卫生部制定了《全国不明原因肺炎病例监测、排查和管理方案》。

不明原因肺炎定义：发热（腋下体温≥38 ℃）；具有肺炎的影像学特征；发病早期白细胞总数降低或正常，或淋巴细胞分类计数减少；经规范抗菌药物治疗 3～5 天病情无明显改善或呈进行性加重。

聚集性不明原因肺炎病例定义：两周内发生的有流行病学相关性（指病例发病前曾经共同居住、生活、工作、暴露于同一环境，或有过密切接触，或疾病预防控制专业人员认为有流行病学相关性的其他情况，具体判断需由临床医务人员在接诊过程中详细询问病例的流行病学史，或由疾病预防控制专业人员经详细的流行病学调查后予以判断）的 2 例或 2 例以上的不明原因肺炎病例。

3. 发热出疹性疾病监测系统 加强麻疹监测是消除麻疹的主要策略之一，为配合《2006—2012 年全国消除麻疹行动计划》的实施，进一步加强麻疹监测工作，2009 年国家疾控中心制定了《全国麻疹监测方案》。麻疹疑似病例（监测对象）定义为：具备发热、出疹，并伴有咳嗽、卡他性鼻炎或结膜炎症状之一者；或传染病责任疫情报告人怀疑为麻疹的病例。

4. 感染性腹泻监测系统 感染性腹泻是一组由细菌、病毒、原虫等多种病原体引起的、以腹泻为主的肠道传染病。我国感染性腹泻的监测主要在医院的肠道门诊进行，近年来也扩展到儿科、感染科和急诊科等。腹泻样病例（监测对象）定义为：≥1 岁的儿童及成人排便≥3 次/天，并伴有大便性状的改变，呈稀便、水样便、黏液便或脓血便等。

第三节 非传染病监测

慢性非传染性疾病（noninfectious chronic disease，NCD）又称为慢性病或非传染性疾病。影响我国人民群众身体健康的常见慢性病主要有心脑血管疾病、糖尿病、恶性肿瘤、慢性呼吸系统疾病等。慢性病发生和流行与经济社会、生态环境、文化习俗和生活方式等因素密切相关。伴随工业化、城镇化、老龄化进程加快，我国慢性病发病人数快速上升，现有确诊患者 2.6 亿人，是重大的公共卫生问题。慢性病病程长、流行广、费用贵、致残致死率高。慢性病导致的死亡已经占到我国总死亡的 85%，导致的疾病负担已占总疾病负担的 70%，是群众因病致贫返贫的重要原因，若不及时有效控制，将带来严重的社会经济问题。

一、慢性病及行为因素监测

我国先后开展过 4 次国家营养状况调查，并于 2010—2012 年开展了中国居民营养与健康状况监测，为不同历史时期的营养改善政策提供重要依据。针对慢性病，还先后于 2004、2007、2010 和 2013 年开展了 4 次全国成人慢性病及行为危险因素监测。

2013 年中国慢性病及危险因素监测以全国 605 个死因监测点为基础，由原来 162 个监测点，扩大到 302 个监测点。同时抽取了 100 个点开展中国居民心脑血管事件报告试点，抽取 150 个点开展中国儿童与乳母营养健康监测，抽取 125 个点开展中国居民慢性阻塞性肺病监测试点，抽取 50 个点开展农村义务教育学生营养健康状况监测，在 20 个点开展中国食物成分监测。当年还开展了精神卫生流行病学调查,监测点增加了口腔健康检查的内容。

2008年开始,原卫生部组织开展居民健康素养监测。健康素养是指个人获取和理解基本健康信息和服务,并运用这些信息和服务做出正确决策,以维护和促进自身健康的能力。提升城乡居民健康素养,有利于提高广大人民群众发现和解决自身健康问题的能力,是提升人民群众健康水平的重要策略和措施,是推进健康中国建设的重要内容,是《"健康中国2030"规划纲要》的主要指标之一。历次监测健康素养水平分别为6.48%(2008年)、8.80%(2012年)、9.48%(2013年)、10.25%(2015年)、11.58%(2016年)。健康素养划分为三个方面(即基本健康知识和理念、健康生活方式与行为、基本技能)、六类健康问题(即科学健康观、传染病防治素养、慢性病防治素养、安全与急救素养、基本医疗素养和健康信息素养)。

二、死因监测

1990年,原中国预防医学科学院(2002年改名为中国疾病预防控制中心)建立全国疾病监测点系统(disease surveillance points system,DSPs),145个疾病监测点,监测人群3万~10万人,总覆盖人口约1000万(占中国总人口的1%左右),收集出生和死亡(含死因)的数据,这项工作一直延续到2000年。2003年,中国疾病预防控制中心对全国疾病监测点进行调整,增加到161个监测点,主要收集死亡数据。2008年,我国死因监测采用了基于互联网的死因登记网络直报。疾病监测点系统和原卫生部的生命登记系统,几十年一直用于提供有关健康状态的全国代表性数据,以进行准确的医疗保健决策和绩效评估。然而,这两个系统都无法在死亡率和死因方面提供省级代表性数据,以确定地方的卫生服务需求和政策优先事项。此外,这两个系统在相当大的程度上互相重叠,因此导致重复劳动。2013年,中国疾病预防控制中心完成了死因监测系统升级改造工作,将这两个系统纳入全国死亡率监测综合系统,形成了605个监测点组成的具有省级代表性的国家死因监测点。新系统将监测人口从中国总人口的6%提升至24%。涵盖区或县的各监控点数量从161个增至605个,覆盖全国31个省,并每年发布《全国疾病监测系统死因监测数据集》。

(刘爱萍)

疾病的早期发现和处理

第25章

根据疾病的自然史，在最终出现临床症状之前，往往先有生物学特性的改变，并以一定的速率进展。急性病的潜伏期可能很短，其进展速率也较快，而一些慢性非传染性疾病进展时间可能很长。如果在疾病的早期或无症状期通过一些检测手段发现这些疾病，即疾病的筛检（disease screening），那么就能采取进一步的措施来中止或在一定程度上减缓疾病的发展，可以达到一级预防或者第二级预防的目的。

疾病的早期发现的形式，如果按照筛检对象的范围可以分为整群筛检（mass screening）和选择性筛检（selective screening）。根据筛检组织的方式可分为主动性筛检（active screening）和机会性筛检（opportunistic screening）。详见第15章。在临床预防服务中的疾病筛检，主要是在临床场所针对求医者的实际情况开展的。

本章重点介绍在临床场所如何确定合适的疾病进行筛检，以及具体的实施要求。重点讨论什么疾病应该进行筛检？筛检项目的检查相隔多久为宜（即筛检频率），一年一度的体检是否必要？是不是所有对象都要接受同样项目和频度的检查？是不是筛检的项目越全面越好？等等。

第一节 疾病筛检计划的制订

一、确定疾病筛检项目时需遵循的最低标准

筛检的实施需要巨大的人力、物力、财力的投入，因此在临床场所实施一项筛检计划前，要认真考虑一系列与筛检实施有关的标准，包括4个方面：筛检的疾病、筛检试验、医疗保健系统和伦理学问题。

（一）筛检的疾病

1. 所筛检的疾病或状态必须是该地区现阶段重大公共卫生问题，即有较高的死亡率或患病率。
2. 对所筛检疾病或状态的自然史有比较清楚的了解，有足够长的可识别临床前期和可识别的临床前期标识，且这种标识要有比较高的流行率。
3. 对所筛检的疾病或状态的预防效果及其副作用有清楚的认识。

（二）筛检试验

1. 筛检方法的可接受性 筛检方法必须快速、简便、廉价和安全，以避免在时间、人力和金钱方面的成本过高，便于为受检者所接受，同时也不能给受检者带来任何的伤害。

2. 筛检方法或程序的灵敏度和特异度 如果检查方法的灵敏度下降，阳性预测值仅轻微下降，但特异度下降，阳性预测值则下降非常明显。此外，阳性预测值也会随着该疾病患病率的下降而下降（详见第15章）。

筛检方法的不同灵敏度和特异度将会带来一些不良的结果：

筛检方法的灵敏度和特异度对阳性预测值的影响

（1）误诊（假阳性）的后果：一个假阳性结果就是一个假警报，会对个人、卫生系统产生影响。被误诊的个体将承受很大心灵创伤；卫生系统要额外提供足够的设施和人力以确诊真正患有该疾病者；个人、单位、国家或保险公司要为这些服务花费买单。

（2）漏诊（假阴性）的后果：假阴性结果给受筛检者错误的安全感，并且肿瘤有可能进展至无法治愈的阶段从而导致患者死亡。这有可能引起医疗法律纠纷，尤其是如果目前已经存在更敏感的检查方法。漏诊一例患者将引起不良的公众效应，并对筛检计划造成负面影响。

（三）医疗保健系统方面

1. 对筛检阳性者能实行有效的随访，以确定是否患病，随后的诊断试验可能花费更多的经费、时间，并可能造成创伤等风险。对于某些筛检项目，人力和经费大多数花费在随访阶段，而不是开始的筛检阶段。

2. 在开展一项特殊疾病的筛检计划前，患者应该已经得到有效治疗，若因为资源有限，让已有疾病症状者不接受治疗，而仍在表面上健康的人群中筛检同一疾病，这不符合伦理学，也不符合成本-效益原则。

3. 必需治疗筛检和诊断过程发现的疑难病症者，否则筛检过程不符合伦理学原则，亦无医学意义。治疗的花费需要由地方医院或其他机构支付。

4. 干预措施应该易于被筛检人群接受。

5. 应该明确实施筛检的目标人群。

6. 应该明确筛检的负责人和用于判断筛检试验阳性结果的截断值，应该清楚如何使筛检结果成为受检者常用医疗保健场所的医学记录。

（四）伦理学问题

1. 实施筛检必须遵守尊重个人意愿、有益无害、公正等一般伦理学原则。

2. 筛检计划的受检者有"知情权"，医务人员有义务向受检者提供足够的信息，包括参与这项计划的利益与风险，并使他们理解提供的信息，据此做出理性的选择，决定是否同意参加。

3. 有益无害原则在筛检实施的标准中有明确体现　如筛检试验必须安全可靠，无创伤性、易于被群众接受，不会给被检者带来身体和精神上的伤害。对筛检试验阳性者，有进一步的诊断、治疗的方法，不会给他们带来不必要的心理负担，对健康产生负面影响。再者，应该尊重筛检获得的受检者健康资料中涉及的个人隐私权。除非得到本人允许，不得向外泄露。

4. 考虑个体的预期寿命是否长于无症状患者早期筛检的获益时间。

预期寿命与无症状患者早期筛检的获益时间

5. 公正原则　公平、合理地对待每一个社会成员。

除了上面这些基本标准外，疾病筛检项目必须经高质量随机对照试验证明其可以有效地降低所筛检疾病的死亡率和病死率，筛检所带来的益处应当超过临床确诊检查和治疗引起的躯体和精神损害，与其他医疗卫生服务项目相比，该筛检项目的成本效益更合理，在临床、社会和伦理等方面，群众和医护人员可以接受该项筛检服务。即系统地运用循证医学和经济学的方法评价包括各项疾病筛检方法的效果。临床医生还可以根据及时更新的各项指南，来指导自己的选择。

美国临床预防服务工作组 2017 年推荐（等级：A 和 B）的疾病筛检服务

二、确定筛检的频率

疾病筛检应该是一个连续的过程，并不是进行一次筛检若未发现问题就高枕无忧了。未发现问题有几种可能：一是身体确实没有所要筛检的疾病，二是这个疾病还没有发展到可以检测到的程度，三是由于筛检试验的灵敏度较低，未能发现已经存在的疾病，即假阴性。因此，在确定所要筛检的疾病后，还要考虑筛检的频率。

（一）影响筛检频率的因素

1. 疾病的病理特点和速度　如肿瘤细胞从基因突变开始，演变成肿瘤细胞，再以几何速度发展成为可以用筛检手段发现的肿瘤，不同的病理时期其进展速度是不一样的。

2. 筛检方法的灵敏度　如果某一筛检试验的灵敏度高，一次筛检就能把大部分的病例发现出来，而在第二次筛检时能发现第一次不能发现的病例就很少。这样，筛检的频率就可以根据疾病的病理发展的速度来决定，而不必考虑通过采取增加频次的方法把漏诊的病例找出来。反之，如果筛检试验的灵敏度过低，则可能需要增加筛检的频次。

（二）确定筛检频率时需注意的问题

1. 疾病的危险度并不是决定筛检频率的因素　某一疾病筛检的频率是由筛检试验的灵敏度和疾病进展速度决定的，而不是疾病发生的危险度。危险度更多的是决定是否要做这项筛检，而不是筛检的频率。

疾病危险度与筛检频率关系

2. 首次筛检和以后重复筛检频次　从人群的角度看，首次筛检往往都会发现很理想的效果，因为首次筛检发现的是累积了很多年的现患病例。这样就较容易做出很快重复实施筛检（如间隔一年）的决策。但是间隔时间较短的重复筛检几乎不可避免地发现筛检效果不佳。因为重复筛检发现的是新发病例（从上次筛检后新出现的病例），从而使第二次筛检发现的病例数较少。另外，一个人被筛检的次数越多，越容易出现假阳性结果。如一项研究对 2400 名 40～69 岁女性随访了 10 年。结果发现，在此期间女性平均有 4 次乳腺钼靶 X 线摄影检查和 5 次临床乳腺检查。将近 1/3 的人至少 1 次被判定为假阳性。为了排除疾病，专家建议这些假阳性者多次重复检查，从而导致受检者严重的经济负担和焦虑情绪。

由此可见，太长的筛检间隔将增加重要疾病漏诊的危险，但筛检频率过高将会出现过多的假阳性，同时增加后续检查费用，浪费时间和其他医疗资源。所以，医务人员必须根据所学的医学知识，对服务对象筛检的频率作出选择。一般而言，对无症状的求医者，可根据自己的业务知识，确定一个筛检频率的范围。

主要疾病筛检的频率

三、确定一次筛检所包括的项目

有人认为，在同一时间、同一受检者用多项筛检方法来筛检多种疾病可提高筛检工作的效率。如当收集血样时，采用现代的、自动实验室设备，很容易实施多种试验。然而，多项筛检的收益存在较多问题。

首先，在老年受试人群中的多项筛检，发现的很多疾病或健康问题，是早已被发现并给予治疗的，从而使受检者的花费用于不必要的检查。其次，多项筛检产生较多的假阳性结果，从而使很多受检者花费更多的经费进行后续检查。例如，采用一组独立试验的筛检每 1 例非患者，至少一项筛检试验产生 1 例假阳性结果的概率，计算公式为：$1-(1-\alpha)^n$，α 为假阳性率（误诊率），n 是所作筛检试验数。如果实施 2 项筛检试验，α 为 5%（试验的特异度为 95%），非患者进行进一步试验的概率为：$1-(1-0.95)^2=1-0.9025\approx10\%$。如果实施 4 项筛检试验，概率为：$1-(1-0.95)^4=1-0.8154\approx18.5\%$。若实施 25 项筛检试验，超过 70% 的非患者要采取不必要且较昂贵的后续检查。

实施筛检试验数与至少有 1 例假阳性者概率的相关性

四、以定期健康检查取代每年全面体格检查

年度全面体查（annual complete physical examination，ACPE）是指每年一次为服务对象进行全面的身体健康检查，以便早发现疾病进行早治疗。随着慢性病逐渐攀升，ACPE 自 20 世纪第二次世界大战以后在发达国家开始盛行。随后，ACPE 的两个关键词"一年一度"和"全面"开始受到学术界的质疑。正如上面所说的，因为疾病的进展并没有日历年轮这样的时

间规律,而是不同疾病的病理特点决定了其进展的速度;全面而没有目的性的检查,不仅会产生更多的假阳性,还增加受检者和社会的经济和精神负担。而有些疾病是随着个体增长到一定年龄后才可出现,且存在性别差异。如果不管年龄和性别,"一刀切"地进行 ACPE,从伦理学的角度看,那些本不该体检但接受体检的个体无辜受到了一些由于体检带来的伤害,同时这些人也占用了其他应该接受体检人的资源(包括费用和医务人员的时间等)。因此,到了上世纪 70 年代,循证预防医学服务概念的提出和应用,一个新的词"定期健康检查(period health examination)"取代了年度全面体格检查。定期健康检查就是按照上述确定疾病筛检项目和筛检频率的原则,根据求医者的性别和年龄,科学地制定出个性化疾病筛检方案,形成一个针对特定疾病应间隔多长时间检查一次的健康维护计划。

五、实施筛检的基本程序

在具体开展筛检项目时,负责项目的医生应该制定具体的实施方案,规范体检的各个步骤,保证体检质量。

1. 遵循筛检原则 按照第 15 章所介绍的评价筛检试验方法的标准和上面所描述的筛检项目要求,并根据受检者的实际情况,严格挑选合理的疾病筛检项目。

2. 检查前准备 不同的检查项目对受检者有不同的要求,负责检查的医生一是要核对所要开展检查的各个环节是否符合要求,二是要告诉受检者按照检查的要求做好检查前的准备。

3. 检查方法 遵循规范,掌握该项检查技术的实施方法和要点。

4. 提供健康咨询 疾病筛检的另一重要价值在于向受检者提供第一级和第二级预防的健康咨询。即使体检没有发现异常,医生也应该告诉受检者关于如何预防疾病及何时再来复查的建议。

5. 筛检异常的处理 对于那些已发现异常的受检者,医生应提出随访和治疗意见。

6. 筛检的不良作用 了解并向受检者介绍筛检可能带来的心理和生理上的不良后果。

7. 筛检方法的真实性和可靠性 对一种疾病可能有几种筛检的方法,得出的结果可能也不完全一致,所以,应该掌握各种筛检方法的判断依据,并向受检者解释清楚。

8. 注意事项 向受检者介绍筛检过程中应注意的问题。筛检过程可能使受检者产生一些顾虑或增加其对患某种病的焦虑感。最好发给受检者一些宣传资料,解释检查的意义。

第二节 异常筛检结果的处理原则

一、发现异常筛检结果

异常筛检结果通常是临床医生首先发现的,只要具备足够的专业知识和警惕性,临床医生一般不会遗漏重要的异常筛检结果。但有时,筛检报告可能并未交给临床医生亲自处理,而是被受检者、受检者家属或其他辅助医疗人员进行了非专业的判断。由此导致的遗漏和延误,临床上常有发生。因此,临床医生在为受检者进行体检或开具有关检查时,就应告知其筛检报告的重要性,并建立相关的复诊或随访机制。

二、可能需要的进一步检查

筛检结果通常只能提供一种诊断的倾向性,为明确诊断,可采用进一步的实验室检查、影像学检查或其他诊断性操作来除外筛检的假阳性结果或做鉴别诊断。在任何诊断过程中,应根据反映疾病的病理生理过程，有逻辑、有计划地来选择应做的检查，而不是越多越好。在通常情况下，确定疾病的一般情况时，只需要做一或两项检查即可（如区别是小细胞、正常细胞还是巨细胞性贫血，原发或继发性甲状腺功能减退）；而后再选择有针对性的检查项目以明确诊断。在选择最佳的检查方法时应考虑检查的准确性和有效性。通过详细的病史收集和有关的体格检查通常可以避免一些不必要的检查。

三、可能需要的治疗方案

根据检查结果和相应的诊断，可能有健康教育和治疗的指征。合适的干预措施和处理有赖于诊断，但对治疗方案的选择应依据该措施的有效性，并有患者的参与。为确保患者或儿童的父母理解诊断和治疗的收益和风险以及选择恰当的治疗方案，必须对患者进行适当的健康教育。

四、转诊、专家咨询和会诊

当遇到难于解决的问题时，可有以下几种方法解决：①可将疑难病例转诊至上级医疗机构进行进一步检查、诊断与治疗。②可向有关专家咨询。即由主管医生向有关专家介绍病情、诊断倾向和拟采用的治疗方案，在听取专家咨询意见后再做出明确诊断和治疗方案，或再做进一步的检查。③必要时也可申请组织会诊，即邀请各方面有关专家共同对患者的筛检结果和进一步检查的结果进行讨论，彼此交换看法并形成会诊意见，再据此做出诊断、治疗或进一步检查的决定。

五、随访

患者接受初步检查和治疗后还要继续监测。负责患者的临床医生尤其是全科医生，应为患者安排随访。随访应包括阶段性的病史采集和体检，以检查有何新出现的症状和体征。必要时还包括血液实验室检查、影像学检查和其他诊断措施，以证实治疗的合理性或监测早期的并发症。强调检查的选择应合理且适度。对多数病例来说，随访检查间隔的最佳时间是因病和因人而异的，并无充分的科学依据来划分。

六、健康教育

健康教育是帮助个体和群体掌握卫生保健知识，树立健康观念，自觉地采纳有利于健康的行为和生活方式，消除或控制健康危险因素，从而预防疾病、促进健康、提高生活质量的一系列有组织、有计划、有目的的教育活动的总称。在基层医疗工作中，全科医生和其他基层医疗卫生保健人员应根据所在区域的人群特点，多印发一些有关常见疾病的预防和筛检知识的读物以及宣传材料，让人们认识到疾病筛检的重要性和必要性，提高第一级预防和第二级预防的效果。这是达到人人享有卫生保健的重要环节。

第三节　疾病的早期发现在预防服务工作中的应用

一、避免某些不必要检查的标准

在疾病的早期发现中，临床医生不仅要确定为受检者提供哪些检查，也必须确定哪些检查

第四篇 疾病预防与控制

不能提供,并非所有检查项目均能改善健康。如果检查有害、很少或没有效果,或者有益和有害尚未确定,可以不提供该检查项目。

(一) 检查项目造成危害

筛检试验的危害可能直接来自试验本身,或者随后的诊断检查或过度治疗。大多数筛检试验可能无害,但是某些筛检(如结肠镜检查)可以引起直接的危害(如结肠穿孔)。筛检也可以通过产生比真阳性人数更多的假阳性者,增加受检者及其家属的焦虑,引起明显的间接危害。筛检也可以通过过度治疗导致危害。过度治疗是指疾病治疗后可能无临床意义。

筛检通过过度治疗导致的危害

(二) 仅极少数人获益或无人获益

仅极少数人或无人从筛检项目中获益的可能原因,至少有如下三个方面:在目标人群中该项目产生的效果很少或无效;所预防的疾病患病率较低;筛检无重点。

1. 无效的检查项目 当检查项目对那些本应该得到帮助的人,仅极少数或无人获益时,检查项目是"无效的"。偶尔对受检者有益的检查项目未常规提供给全人群,可能有两方面原因。第一,常规提供的检查项目可能仅造成危害。第二,即使没有危害,也有机会成本,即由于提供有疑问的检查项目需要花费较多的时间和人力,使应提供的检查项目未予实施。

BRCA基因筛检

2. 目标人群的疾病患病率较低 当在低患病率人群实施筛检时,假阳性结果的危害更容易超过收益。

3. 无重点筛检 无重点的筛检或健康体检发现的疾病经常无临床意义,患者也未获益。

(三) 检查项目的收益和危害不确定

应该避免那些收益和危害不确定的检查项目。干预的效能缺乏足够的证据或者证据质量不高时,就会出现收益和危害不能确定的情况,需要进一步研究获得检查项目的真正收益和危害的数据。

低患病率人群实施筛检的危害与收益

有时检查项目的收益和危害很清楚,但是危害和收益的相对重要性依靠于受检者的个人偏好。

无重点筛检实例

二、不适宜的筛检技术

下面列举了一些目前的科学依据认为是不适宜的,但在许多场合还在使用的筛检技术。

1. 血液检查 血液检查包括血液生化(肝功能、肾功能、血糖、血脂等)和全血细胞(白细胞、红细胞、血小板等)计数。近年来各医疗机构从市场经济出发每年都组织大量健康人群进行体检,包括参加工作不久的年轻人。由于普查样本大,少则几百人,多则几千人到数万人,加上检查条件(标本不能及时按规定要求存放)、技术(医疗机构和检验人员水平参差不齐)和时间(急于完成大批量的检查和检验)的限制,常出现错误结果。另一种情况是,虽然部分项目复查后确实是异常的,但没有重要的临床意义,如碱性磷酸酶轻度升高、白蛋白/球蛋白比例轻度异常等,医生反而要为此花费许多时间做解释工作。据报道在美国由于频繁血液检查,每年浪费几十亿美元的卫生保健费用。

收益和危害不确定的检查项目

乳腺钼靶X线摄影的收益和危害

2. 尿常规检查 尿液化学分析和显微镜检查可以发现脓尿、血尿、蛋白尿、糖尿、酮尿、胆色素尿、血红蛋白尿和其他异常,从而发现泌尿系统和其他系统疾病,如糖尿病、肝胆系统疾病、溶血性疾病等。对无症状者的尿液分析,有助于发现无症状性菌尿、隐匿性肾炎、IgA肾病及糖尿病等。无症状性菌尿的早期发现对儿童而言是重要的,因为早期治疗可避免其发展为慢性肾功能不全。然而仍无足够证据表明,尿常规检查作为筛检方法有足够的预期价值,并能改善那些无症状者的预后。同样,也没有证据表明此法能降低肾、膀胱和泌尿系统其他肿瘤的死亡率。此外健康人群中泌尿系统疾病发生率不高,而尿液分析又有较高的假阳性,这些均限制了其作为筛检方法在大样本人群中的应用。

血液检查问题

尿常规检查问题

3. **血清肿瘤标志物检测** 肿瘤标志物通常以抗原、蛋白质、激素或代谢产物的形式存在于肿瘤细胞内或宿主血清及其他体液中。根据其生化和免疫特性以及含量升高的程度，肿瘤标志物可作为肿瘤的诊断与鉴别诊断的辅助指标，并可在肿瘤的治疗和随访中发挥一定的作用。但由于不同肿瘤标志物对检测不同肿瘤的灵敏度、特异度相差很大，所以必须根据具体的检查指标和筛检的疾病来分析。中华医学会检验医学分会肿瘤标志物专家委员会对使用肿瘤标志物进行临床检测的基本原则提出了建议，其中与开展筛检有关的内容如下：

（1）肿瘤标志物对肿瘤的辅助诊断价值：由于目前临床常用的肿瘤标志物在诊断恶性肿瘤时灵敏度和特异度有待提高，故目前主要用于肿瘤的辅助诊断；不能作为肿瘤诊断的主要依据；也不提倡对无症状人群进行普查。

（2）肿瘤标志物用于高危人群筛检的原则：应用肿瘤标志物对高危人群进行筛检时应遵循下列原则：①该肿瘤标志物对早期肿瘤的发现有较高的灵敏度；②测定方法的灵敏度、特异度高和重复性好（如甲胎蛋白和前列腺特异抗原）；③筛检费用经济、合理；④筛检时肿瘤标志物异常升高，但无症状和体征者必须复查和随访。

常用的血清肿瘤标志物检测问题

4. **肝炎病毒标志物** 目前已确定的肝炎病毒有甲、乙、丙、丁、戊五种。感染时或感染后血清中均有某些肝炎病毒标志物存在。可通过肝炎病毒标志物的检测了解患者目前感染状态。由于乙肝病毒感染常为隐匿性、慢性状态，且与原发性肝癌的发病有关，因此引起人们对乙肝病毒标志物检测的关注。近年来由于我国对乙肝患者隐私的保护，综合性体检、入职体检等检查中已经禁止进行乙肝标志物的检测，因此更不可能在全人群中进行普查。肝炎病毒标志物筛检只限于某些特定群体，如献血员、托幼教师、餐饮行业以及肝炎或肝癌患者的家属等。

5. **心电图** 心电图检查通常为综合性体检的一个部分。它可发现一些隐匿性冠心病和听诊无法发现或听诊无法鉴别的心律失常，从而指导临床用药。但大范围普查发现的最常见的心电图异常是窦性心动过速、窦性心动过缓、窦性心律不齐、不完全性右束支传导阻滞及T波改变等，这些发现常无重要临床意义，也无需治疗。此外，单次心电图检查的灵敏度较低，对于期前收缩、阵发性心律失常等有临床意义的疾病的发现能力较弱。因此心电图检查作为一项筛检方法也无必要。

6. **胸部X线摄片** 大量循证医学证据不支持使用胸部X线摄片技术进行肺癌的筛检。胸部X线摄片可以发现更多早期肺癌，提高手术切除率，但不能降低肺癌死亡率。目前，尽管低剂量螺旋CT检查仍存在许多缺点与不足，实际上其已成为高危人群肺癌筛检和早期诊断最常用的临床工具之一，但在普通人群中的普查还缺乏相应依据。

7. **违禁药物检测** 虽然通过血清或尿液分析在判断受检者是否吸毒、滥用药物，或在鉴定原因不明的神经精神症状中有重要作用，但此法是否可用于无症状者的常规筛选检查颇有争议。在我国，因为普通人群中吸毒和滥用药物的比例相对较低，与发达国家相比更没有必要开展此类筛检。当然对某些特定人群如运动员及一些有疑似症状者进行强制性尿液违禁药物检测是必要的。

违禁药物检测是否可用于无症状者的常规筛选检查

8. **腹部超声检查** 超声是临床上常用的检查方法，不仅检查方便、没有创伤、重复性强，而且价格便宜。其对检测腹腔、盆腔实质器官如肝、脾、胰腺、肾、子宫和卵巢的占位性病变有一定灵敏度与特异度，尤其是对肝肿瘤、囊肿及血管瘤的诊断与鉴别诊断有重要价值。2017年原国家卫生计生委印发的《原发性肝癌诊疗规范》中已经明确超声联合甲胎蛋白（AFP）作为高危患者原发性肝细胞肝癌早期筛检的重要作用。

虽然腹部超声对诊断腹主动脉瘤有高度灵敏度和特异度，但此病的发病率很低，因此没有必要在人群中开展普查。腹部超声不适于胰腺癌、无症状卵巢癌的普查。值得注意的是在医疗机构经常开展的体检性普查中，腹部超声检查常发现大量肝囊肿、肾囊肿及胆石症患者，对这些患者几乎没有任何处理，相反还给部分患者带来心理压力，形成医源性疾病。

腹部超声检查存在问题

9. 血管超声检查 多普勒彩色超声是检测脑血管病和外周血管疾病的无创性方法之一，但此法对无症状者的灵敏度与特异度均较低。即使发现脑血管或外周血管血流异常，亦无病因诊断价值，对药物治疗效果也难以评价，而且其成本效益尚有待验证，因此不适合人群普查。

10. 骨密度测定 骨质疏松症是一种以骨量降低、骨微结构破坏、骨脆性增加、骨强度下降、骨折风险性增大为特征的全身性、代谢性骨骼系统疾病。随着骨密度检测技术的提高，目前已能准确测定骨骼的矿物质成分，其中双能X线吸收法（dual energy X-ray absorptiometry，DXA）是目前国际公认的骨密度检查方法，也是诊断骨质疏松症的金标准。但该方法需要使用大型设备且有一定辐射，成本也高，不适合作为筛检方法。新开发的定量超声测定法经济、方便、无放射性，但尚无统一的诊断标准，目前也不适合作为筛检方法开展。

11. 阴道镜 如果宫颈脱落细胞涂片发现有异常细胞时，常采用具有放大系统的阴道镜检查宫颈，或同时使用3%醋酸溶液涂抹及实施宫颈的活组织检查。有人提倡用阴道镜作为宫颈癌的筛选检查可提高诊断灵敏度。但最近报告此法灵敏度仅为30%～50%，特异度约为70%，即有较高的假阳性率。而且此法使用的仪器昂贵，对操作者需进行专业培训，检查给患者带来的不适感较常规巴氏涂片为重。因此阴道镜检查并不作为常规宫颈癌筛检方法，而是宫颈涂片异常者的进一步诊断措施。

12. 子宫内膜活检 当妇女出现异常阴道流血，或宫颈癌患者出现子宫内膜异常增生时常需进行子宫内膜活检。有人建议对所有绝经后使用雌激素替代治疗的高危妇女，应常规进行子宫内膜活检。但研究表明对无症状妇女进行这一手术的灵敏度与特异度并不高，也不能证实用此法筛检出的子宫内膜癌患者的生存期显著延长。甚至有人研究发现没有经过筛选者预后通常更好些。基于这是一项有创性检查，存在一定风险，且大多数子宫内膜癌病例会因阴道流血而被早期发现，因此临床上并不以此作为子宫内膜癌的筛检方法。

13. 眼压测定 青光眼是一种慢性、进行性视神经病变，其特征是视盘与视野进行性损害。据文献报道在美国青光眼患者约250万人，是不可逆致盲的第二位原因。青光眼筛检的总目标应是在人群中早期诊断青光眼，防止因其致盲。但青光眼发病率较低，且病因复杂，早期诊断困难，早期治疗的效果也不确定，因此青光眼筛检的成本-效益有待探讨。眼压测量仅是青光眼相关检查方法之一，其他还包括视野检查和视神经检查。眼压测量具有简易、快捷、价廉的优点，但是其灵敏度及特异度均较差。当用眼压≥21 mmHg作为临界值时，灵敏度仅47.1%，特异度为92.4%；将眼压的临界值降低时，灵敏度提高但特异度降低，如眼压临界值为19 mmHg时，特异度仅为65%。因此，以眼压测定作为普通人群青光眼的筛检方法并不可行。

（刘宝花）

第26章 传染病的预防与控制

传染病是严重危害人类健康的一类重要疾病。20世纪以来，随着医学的发展，传染病的控制取得了巨大的成就。但是，从全球范围看，传染病仍然是世界各国最重要的卫生问题之一。本章主要叙述传染病发生和流行的基本条件及其影响因素和预防控制措施，同时介绍了传染病报告、免疫规划和预防接种的相关内容，为医学生今后参与传染病的防治工作奠定基础。扫描二维码 L26-1 查看传染病暴发案例。

传染病暴发案例

第一节 传染病的流行过程

一、概述

（一）基本概念

传染病（infectious diseases）是由特异病原体引起的能在人与人、动物与动物或人与动物之间相互传播的一类疾病。

传染病的流行过程是指传染病在人群中的发生、传播和终止的过程，即病原体从传染源排出，经过一定的传播途径，侵入易感者机体而形成新的感染，并不断发生、发展的过程。

（二）传染病流行现状

有史以来，传染病一直是严重危害人类健康的重要疾病。19世纪，全球传染病死亡人数占总死亡人数的一半以上。近一个多世纪，随着社会经济和医学技术的迅速发展，传染病逐渐得到了有效控制，到20世纪中、后期传染病在总死因构成中占到了10%以下。我国自新中国成立以来，在传染病的预防和控制方面也取得了巨大的成就。目前，我国多数免疫规划疫苗可预防的传染病的发病与死亡率降至历史最低水平。但是，从全球卫生状况看，传染病仍然是各国最重要的卫生问题。尤其在大多数发展中国家，传染病对人类健康的危害更为严重。在我国，近年来由于一些古老传染病的死灰复燃（如结核、霍乱、疟疾等）和一些新传染病（如艾滋病、传染性非典型性肺炎、人感染高致病性禽流感、寨卡病毒病等）的出现，使传染病的防控任务依然相当艰巨。根据中国疾病预防控制中心公布的统计数据：2017年我国共报告法定传染病发病703万余例，死亡1.9万余人，报告发病率为509.54/10万，报告死亡率为1.43/10万。报告发病数居前5位的病种依次为手足口病、其他感染性腹泻病、病毒性肝炎、肺结核、梅毒；报告死亡数居前5位的病种依次为艾滋病、肺结核、病毒性肝炎、狂犬病和人感染H_7N_9禽流感。因此今后对于传染病的防控仍然不能放松。扫描二维码 L26-2 查看寨卡病毒病简介。

寨卡病毒病简介

二、传染病发生的基本条件

传染病在个体能否发生主要取决于病原体和宿主两方面的因素，一方面取决于病原体的特征、数量及入侵门户，另一方面也取决于宿主的抵抗力。

（一）病原体

病原体（pathogen）是能够引起宿主致病的各种微生物和寄生虫。病原体以下几方面的特征与传染过程能否发生有关。

1. 病原体的基本特性

（1）传染力（infectivity）：是指病原体引起易感宿主发生感染的能力，其大小可通过引发感染所需的最小病原微生物量来衡量，也可通过续发率来评价。

（2）致病力（pathogenicity）：是指病原体侵入宿主后引起临床疾病的能力，其大小一般取决于病原体在体内的繁殖速度、引起组织损伤的程度以及病原体能否产生特异性毒素及毒素的毒性。

（3）毒力（virulence）：是指病原体感染机体后引起严重病变的能力。毒力和致病力的差别在于毒力强调的是疾病的严重程度，可用病死率和重症病例比例来表示。

（4）抗原性（antigenicity）和免疫原性（immunogenicity）：抗原性是指病原体的抗原与其所诱导产生的抗体或致敏淋巴细胞特异性结合的能力。免疫原性是指病原体的抗原能够刺激机体形成特异抗体或致敏淋巴细胞的能力。

（5）变异性：病原体可因环境条件或遗传因素的变化而发生变异。主要包括耐药性变异、抗原性变异和毒力变异。

2. 侵入门户 病原体的侵入门户是指病原体侵入人体的最初部位。侵入门户与发病有密切关系，侵入门户适当，病原体才能定居、繁殖，引起感染。

3. 病原体数量 同一种传染病，病原体侵入数量大时，病情较重；反之，病情较轻或不发病。

（二）宿主

宿主（host）指在自然条件下被传染性病原体寄生的人或其他动物。宿主受到感染后，不仅能受到损害，也能抵御、中和并清除外来侵入。

1. 宿主的防御机制 宿主的防御机制包括宿主的皮肤黏膜屏障、体液屏障、吞噬细胞的吞噬作用以及特异性免疫反应（包括体液免疫和细胞免疫）等。宿主的多种防御机制在抵御传染病过程中发挥重要作用。

2. 宿主的遗传易感性 目前，陆续发现了多种传染病的易感基因，提示在传染病发生过程中不同个体的遗传易感性不同，可能对传染病的发生起一定的作用。

（三）感染过程和感染谱

1. 感染过程 感染过程也称传染过程（infectious process），就是病原体侵入宿主机体后，与机体相互作用、相互斗争的过程。传染病的发生必须有感染过程，但感染过程不一定都导致传染病。

2. 感染过程的表现 感染过程可以有多种表现，包括：病原体被清除、隐性感染、显性感染、病原携带状态、潜伏性感染和死亡等。

3. 感染谱 指某种传染病导致宿主感染后，呈现轻重程度不同的反应的表现形式，这种表现称为感染谱（spectrum of infection）。各种传染病传染过程的结局不同，常呈现不同的感染谱。了解传染病的感染谱，有助于制定相应的防治对策与措施。感染谱主要有以下三种类型：

（1）以隐性感染为主：在这类传染过程中，隐性感染所占比例很大，只有一小部分感染者在感染后有明显临床征象出现，严重的和致死性病例更属罕见。这种感染状态称为"冰山"现象（iceberg phenomenon, iceberg concept）。许多传染病是以隐性感染为主，如流行性脑脊髓膜炎、脊髓灰质炎等。

（2）以显性感染为主：这类传染过程中绝大多数呈显性感染，而隐性感染及严重症状或导致死亡的病例占极少数，例如麻疹、水痘等。

（3）大部分感染者以死亡为结局：这类传染病的特征是绝大部分感染者呈现严重临床症状和体征，以死亡为结局，例如狂犬病。

三、传染病流行的基本环节

传染病的流行过程与感染过程不同，感染过程是在个体中发生的纯生物学现象，而流行过程是群体现象。流行过程应具备三个基本条件，也称为流行过程三环节，即传染源、传播途径和易感人群。这三个环节必须相互依赖、相互联系，缺少其中任何一个环节，传染病的流行就不会发生。

（一）传染源

传染源（source of infection）是指体内有病原体生长、繁殖并且能排出病原体的人和动物。包括传染病患者、病原携带者和受感染的动物。

1. 患者 患者体内通常存在大量病原体，又具有一些临床症状如咳嗽、腹泻等有利于病原体排出，因此，患者是最重要的传染源。患者作为传染源的意义在其病程的不同阶段有所不同，主要取决于各阶段排出的病原体数量和频度。

（1）潜伏期（incubation period）：自病原体侵入机体到最早临床症状出现前这一段时间称为潜伏期。各种传染病均有相对固定的潜伏期。潜伏期的流行病学意义：①根据潜伏期判断患者受感染时间，用于追踪传染源，查找传播途径。②根据潜伏期确定接触者的留验、检疫和医学观察期限。一般为平均潜伏期加1~2天，危害严重者按该病的最长潜伏期予以留验和检疫。③根据潜伏期确定免疫接种时间。例如，在麻疹潜伏期最初5天内，进行被动免疫效果最佳。④根据潜伏期评价预防措施效果。一项预防措施实施后经过一个潜伏期，如果发病数明显下降，则可认为可能与措施有关。⑤潜伏期长短还可影响疾病的流行特征。一般潜伏期短的疾病，常呈暴发。

（2）临床症状期（clinical stage）：出现疾病特异性症状和体征的时期。由于此期患者体内病原体数量多，临床症状又有利于病原体排出和传播，因此此期患者的传染性最强。严格的隔离措施有助于限制病原体的播散。

（3）恢复期（convalescent period）：此时疾病的传染性逐步消失，有些传染病患者已不再作为传染源，如麻疹、水痘患者；但也有些疾病如痢疾、伤寒等患者仍有恢复期排菌。

患者排出病原体的整个时期，称为传染期（communicable period）。传染期是决定传染病患者隔离期限的重要依据。同时，传染期的长短也可影响疾病的流行特征。

2. 病原携带者（carrier） 病原携带者是指没有任何临床症状而能排出病原体的人。病原携带者按其携带状态和临床分期的关系，可分为潜伏期病原携带者、恢复期病原携带者和健康病原携带者。

病原携带者作为传染源的意义取决于其排出的病原体的数量、携带时间长短、携带者的职业、社会活动范围、个人卫生习惯、环境卫生条件及防疫措施等。在饮食服务行业、供水企业、托幼机构等单位工作的病原携带者对人群健康的威胁非常严重。

3. 受感染的动物 人类的某些传染病是由动物传播所致。人类罹患以动物为传染源的疾病，统称为动物传染病，又称为人畜共患疾病（zoonosis），如狂犬病、血吸虫病等。

动物作为传染源的意义主要取决于人与受感染的动物接触的机会和密切程度，动物传染源的种类和密度，以及是否有适宜该疾病传播的环境条件等。

（二）传播途径

传播途径（route of transmission）指病原体从传染源排出后，侵入新的易感宿主前，在外环境中所经历的全部过程。参与传播病原体的环境因素（媒介物）称为传播因素（传播媒介）。

传染病可通过一种或多种途径传播。

1. 经空气传播　经空气传播（air-borne transmission）其传播方式包括经飞沫、飞沫核和尘埃传播。

经空气传播的传染病流行特征为：①因传播途径易实现，传播广泛，发病率高；②冬春季高发；③少年儿童多见；④在未接受免疫预防人群中周期性升高；⑤受居住条件和人口密度的影响。

2. 经水传播　经水传播（water-borne transmission）常见于肠道传染病和某些寄生虫病，包括经饮用水传播和经疫水传播。

经饮用水传播的疾病常呈暴发流行。其流行特征为：①病例分布与供水范围一致，有饮用同一水源史；②在水源经常受到污染处病例终年不断；③除哺乳婴儿外，发病无年龄、性别、职业差别；④停用污染水源或采取消毒、净化措施后，暴发或流行即可平息。

经疫水传播通常由于人们接触疫水时，病原体经过皮肤、黏膜侵入机体所致，如钩端螺旋体病、血吸虫病等。其流行特征为：①患者有疫水接触史，发病有职业差异；②发病有季节性和地区性；③大量易感者进入疫区接触疫水时可致暴发或流行；④加强疫水处理和个人防护，可控制病例发生。

3. 经食物传播　经食物传播（food-borne transmission）常见于肠道传染病和某些寄生虫病，个别呼吸道传染病也可通过食物传播。当食物本身含有病原体或生产、加工、运输、贮存及销售的各个环节受到病原体的污染时，可引起传染病的传播。

经食物传播的传染病的流行病学特征主要有：①患者有进食某一食物史，不食者不发病；②一次大量污染可致暴发；食物多次被污染，暴发或流行可持续较长时间。③停止供应污染食物后，暴发可平息。

4. 接触传播　接触传播（contact transmission）包括直接接触传播和间接接触传播。

（1）直接接触传播（direct contact transmission）：是指在没有外界因素参与下，传染源直接与易感者接触的一种传播途径，如狂犬病、性病等。

（2）间接接触传播（indirect contact transmission）：是指易感者接触了被传染源的排出物或分泌物污染的日常生活用品所造成的传播。被污染的手在此传播中起重要作用。许多肠道传染病、体表传染病及某些人畜共患病均可通过间接接触传播。经间接接触传播的传染病的流行特征：①一般呈散发，可呈现家庭和同住者聚集的现象；无明显季节性。②个人卫生习惯不良和卫生条件较差地区发病较多。③加强传染源管理，严格消毒制度，注意个人卫生，可减少此类传播。

5. 经节肢动物传播　经节肢动物传播（arthropod/vector-borne transmission）其传播方式包括机械携带和生物性（吸血）传播。

机械携带：肠道传染病病原体如伤寒、痢疾等可以在苍蝇、蟑螂等体表和体内存活数天。节肢动物通过接触、反吐和粪便排出病原体，污染食物或餐具，感染接触者。

生物性（吸血）传播：吸血节肢动物通过叮咬血液中带有病原体的感染者，再感染易感者。病原体在节肢动物体内发育、繁殖，经过一段时间的增殖或完成其生活周期中的某阶段后才具有传染性。这段时间称为外潜伏期。

经节肢动物传播的传染病的流行特征：①分布有明显地区性的节肢动物，其传播的传染病分布也具有地区性；②职业性；③一定的季节性；④有明显的年龄差异。

6. 经土壤传播　经土壤传播（soil-borne transmission）指易感者接触了被病原体污染的土壤所导致的传播。一些能形成芽孢的病原体（如炭疽、破伤风等）污染土壤后可保持传染性达数十年之久。有些寄生虫卵从宿主排出后，需在土壤中发育一段时间，才具有感染新易感者的能力。

经土壤传播的传染病往往与病原体在土壤中的存活时间、个体与土壤接触的机会和个人卫生条件有关。如赤脚下地劳动易感染钩虫病，皮肤破损易发生破伤风等。

7. 医源性传播 医源性传播（iatrogenic transmission）指在医疗、预防工作中，由于未能严格执行规章制度和操作规程，人为地造成某些传染病的传播。如医疗器械消毒不严，药品或生物制剂被污染，患者在输血时感染艾滋病、丙型肝炎等。

上述传播途径均是病原体在外环境中借助传播媒介而实现人与人之间的相互传播，故又称为水平传播（horizontal transmission）。

8. 垂直传播 垂直传播（vertical transmission）是指在围产期病原体通过母体传给子代，又称为围生期传播或母婴传播。垂直传播的主要方式包括：

（1）经胎盘传播：受感染的孕妇经胎盘血液将病原体传给胎儿引起宫内感染。常见的如风疹、乙型肝炎、艾滋病和梅毒等。

（2）上行性感染：病原体从孕妇阴道到达绒毛膜或胎盘引起胎儿宫内感染，如单纯疱疹病毒、白色念珠球菌等。

（3）分娩时传播：分娩过程中胎儿在通过严重感染的孕产道时可被感染。淋球菌、疱疹病毒均可通过这种方式实施传播。

（三）易感人群

易感人群是指对某种传染缺乏免疫力，易受该病感染的人群，也是指那部分尚未形成免疫屏障的人群。人群作为一个整体对传染病的易感程度称为人群易感性（herd susceptibility）。人群易感性的高低取决于该人群中易感个体所占的比例。人群易感性高低对传染病的流行有重要影响。与易感性相反的是群体免疫力（herd immunity），即人群对于传染病的侵入和传播的抵抗力，可以从群体中有免疫力的人口占全人口的比例来反映。当一个群体中相当一部分人对一种疾病免疫时，他们就为其他一些易感人群提供了保护，使得易感人群也很难感染这种疾病，这就形成了群体免疫屏障。群体免疫的获得受到病原体特征和人工免疫方案及其覆盖程度的影响。

1. 影响人群易感性升高的主要因素

（1）新生儿增加：出生后6个月以上的婴儿，其源自母体的抗体逐渐消失，而获得性免疫尚未形成，缺乏特异性免疫，因此对许多传染病易感。

（2）易感人口迁入：流行区的居民因隐性或显性感染而获得免疫力。而一旦大量缺乏相应免疫力的非流行区居民进入，则会使流行区人群的易感性增高。

（3）免疫人口免疫力自然消退：当人群的病后免疫或人工免疫水平随时间逐渐消退时，人群的易感性升高。

（4）免疫人口死亡：免疫人口的死亡可相对地使人群易感性增高。

2. 影响人群易感性降低的主要因素

（1）计划免疫：预防接种可提高人群对传染病的特异性免疫力，是降低人群易感性的重要措施。

（2）传染病流行：一次传染病流行后，总有相当部分人因发病或隐性感染而获得免疫，这种免疫力持续时间长短因病种而定。

四、疫源地与流行过程

（一）疫源地

1. 疫源地的概念 疫源地（epidemic focus）是指传染源及其向外排出的病原体所能波及的范围，即可能发生新病例或新感染的范围。一般将范围较小的或单个传染源所构成的疫源地称为疫点，较大范围的疫源地或若干疫源地连成片时称为疫区。

2. 疫源地的范围及影响因素 形成疫源地的条件包括两方面：一是传染源的存在，二是病原体能够持续传播。疫源地范围大小，主要取决于传染源存在时间和活动范围、传播途径的特点及周围人群的免疫状况。

3. 疫源地消灭的条件 疫源地消灭必须具备下述三个条件：传染源被移走（住院或死亡）或不再排出病原体（治愈）；传染源排于外环境的病原体彻底清除；所有易感接触者，经过该病最长潜伏期未出现新病例或证明未受感染。

（二）流行过程

疫源地是构成传染病流行过程的基本单位。每一个疫源地都由前一个疫源地引起，而它本身又是形成新的疫源地的基础。因此，一系列相互联系、相继发生的疫源地就构成了传染病的流行过程。如果疫源地一旦被消灭，流行过程也就中断。

五、影响传染病流行过程的因素

传染病的流行依赖于传染源、传播途径和易感者三个环节的连接和延续，任何一个环节的变化都可能影响传染病的流行和消长。这三个环节本身及其之间的连接往往受到自然因素和社会因素的影响和制约。

（一）自然因素

自然因素包括气候、土壤、地理和动植物等因素，对传染病流行过程的三个环节都可能产生影响。

1. 对传染源的影响 地理环境因素可影响传染源的存在和分布。例如某些地理环境条件适合动物传染源和传播媒介的生存，在该地区可形成该病的自然疫源地。

2. 对传播途径的影响 自然因素对虫媒传播的传染病影响较大。全球气候变暖促进了媒介昆虫的繁殖生长，增强了其体内病原体的致病力，促进了疟疾、乙型脑炎等虫媒传染病的暴发和流行。

3. 对易感人群的影响 气候条件可对易感人群的生活方式产生影响。例如夏季炎热，人们吃生冷食品较多，导致肠道传染病感染机会增加。

（二）社会因素

社会因素与自然因素相比，对传染病流行过程三个环节的影响更大也更为复杂，它可以阻止传染病的发生、蔓延，也可以促进传染病的流行。

第二节 传染病预防控制的策略与措施

一、传染病的预防与控制策略

（一）预防为主

我国传染病预防策略可概括为：预防为主，群策群力，因地制宜，发展三级保健网，采取综合性防治措施。传染病的预防就是要在疫情尚未出现前，针对可能暴露于病原体并发生传染病的易感人群采取措施。

1. 加强健康教育 健康教育可以通过多种形式的宣传教育活动，使人群获得有关传染病预防的知识，改变人们的不良卫生习惯和行为，以切断传染病的传播途径。健康教育是一种低成本高效益的方法，对传染病预防控制的成效显著。

2. 加强人群免疫 免疫预防是控制具有有效疫苗免疫的传染病发生的重要策略。实践证明，开展全面、有效的人群大规模免疫接种可控制传染病流行，或将发病率降至相当低的水平。

3. 改善卫生条件 加强爱国卫生运动，改善居民的居住水平；保护水源、提供安全的饮用水；加强食品卫生监督和管理；加强粪便管理和无害化处理等，都有助于从根本上杜绝传染病的发生和传播。

4. 加强国境卫生检疫 国境卫生检疫是指为了防止传染病由国外传入或者由国内传出，在国际通航的港口、机场以及陆地边境和国界江河的口岸，设立国境卫生检疫机关，对进出国境的人员、交通工具、货物、行李和邮件等实施医学检查和必要的卫生学处理的综合性措施。《中华人民共和国国境卫生检疫法》规定，鼠疫、霍乱、黄热病以及国务院确定和公布的其他传染病为检疫传染病。

（二）加强传染病监测

传染病监测是疾病监测的一种，我国的传染病监测包括常规报告和哨点监测。其监测内容包括传染病发病、死亡；病原体型别、特性；媒介昆虫和动物宿主种类、分布和病原体携带状况；人群免疫水平及人口资料等。必要时还开展对流行因素和流行规律的研究，评价防疫措施效果。

我国传染病防治法规定，国家建立传染病预警制度。根据传染病发生、流行趋势的预测，及时发出传染病预警，并根据情况予以公布。

（三）传染病的全球化控制

传染病的全球化流行趋势越来越明显，因此传染病的全球化控制策略日益重要。全球控制传染病的行动在陆续展开。继1980年全球宣布消灭天花后，1988年WHO启动了全球消灭脊髓灰质炎行动。2001年WHO发起了全球"终止结核病"合作伙伴的一系列活动。此外，针对艾滋病、疟疾和麻风的全球性策略也在世界各国不同程度地展开。2002年成立的全球基金在全世界开展的抗击艾滋病、结核和疟疾的工作业务范围已覆盖150多个国家和地区，支持这些国家抗击这三种疾病的1000个大规模预防、治疗和护理项目。全球化预防传染病策略的效果正日益凸现。

二、传染病预防和控制措施

传染病的预防措施包括针对传染源、传播途径和易感人群的多种预防措施。

（一）传染病报告

传染病报告是传染病监测的手段之一，也是控制和消除传染病的重要措施。

1. 报告病种类别 我国法定报告传染病为三类39种。

甲类（2种）：鼠疫、霍乱。

乙类（26种）：传染性非典型肺炎、艾滋病、病毒性肝炎、脊髓灰质炎、人感染高致病性禽流感、麻疹、流行性出血热、狂犬病、流行性乙型脑炎、登革热、炭疽、细菌性和阿米巴性痢疾、肺结核、伤寒和副伤寒、流行性脑脊髓膜炎、百日咳、白喉、新生儿破伤风、猩红热、布鲁杆菌病、淋病、梅毒、钩端螺旋体病、血吸虫病、疟疾、人感染H_7N_9禽流感。其中传染性非典型肺炎、炭疽中的肺炭疽采取甲类传染病的预防控制措施。

丙类（11种）：流行性感冒、流行性腮腺炎、风疹、急性出血性结膜炎、麻风病、流行性和地方性斑疹伤寒、黑热病、包虫病、丝虫病，除霍乱、细菌性和阿米巴性痢疾、伤寒和副伤寒以外的感染性腹泻、手足口病。

2. 责任报告单位及报告人 各级各类医疗机构、疾病预防控制机构、采供血机构均为责任报告单位；其执行职务的人员和乡村医生、个体开业医生均为责任疫情报告人。传染病报告实行属地管理。传染病报告卡由首诊医生或其他执行职务的人员负责填写。

3. 报告时限 责任报告单位和责任疫情报告人发现甲类传染病和乙类传染病中的肺炭疽、

传染性非典型肺炎病例或疑似病例时，或发现其他传染病和不明原因疾病暴发时，应于2h内将传染病报告卡通过网络报告；未实行网络直报的责任报告单位应于2h内以最快的通讯方式（电话、传真）向当地县级疾病预防控制机构报告，并于2h内寄送出传染病报告卡。

对其他乙、丙类传染病病例、疑似病例和规定报告的传染病病原携带者在诊断后，实行网络直报的责任报告单位应于24h内进行网络报告；未实行网络直报的责任报告单位应于24h内寄送出传染病报告卡。

其他符合突发公共卫生事件报告标准的传染病暴发疫情，按《突发公共卫生事件信息报告管理规范》要求报告。

(二) 针对传染源的措施

1. 患者 应做到早发现、早诊断、早报告、早隔离、早治疗。患者一经诊断为传染病或可疑传染病，就应按传染病防治法规定实行分级管理。只有尽快管理传染源，才能防止传染病在人群中的传播蔓延。

甲类传染病患者和乙类传染病中的传染性非典型肺炎、肺炭疽患者必须实施医院隔离治疗。乙类传染病患者，根据病情可在医院或家中隔离，隔离通常应至临床或实验室证明患者已痊愈为止。对传染源作用不大的肾综合征出血热、钩端螺旋体病、布鲁杆菌病患者可不必隔离。丙类传染病中的瘤型麻风患者必须经临床和微生物学检查证实痊愈才可恢复工作、学习。

传染病疑似患者必须接受医学检查、随访和隔离措施，不得拒绝。甲类传染病疑似患者必须在指定场所进行隔离观察、治疗。乙类传染病疑似患者可在医疗机构指导下治疗或隔离治疗。

2. 病原携带者 对病原携带者应做好登记、管理和随访至其病原体检查2～3次阴性后。在饮食、托幼和服务行业工作的病原携带者须暂时离开工作岗位，久治不愈的伤寒或病毒性肝炎病原携带者不得从事威胁性职业。艾滋病、乙型和丙型病毒性肝炎、疟疾病原携带者严禁做献血员。

3. 接触者 凡与传染源有过接触并有受感染可能者都应接受检疫。检疫期为最后接触日至该病的最长潜伏期。

留验：即隔离观察。甲类传染病接触者应留验，即在指定场所进行观察，限制活动范围，实施诊察、检验和治疗。

医学观察：即对接触者进行密切观察和检查，但不限制其活动。乙类和丙类传染病接触者可正常工作、学习，但需接受体检、测量体温、病原学检查和必要的卫生处理等。

应急接种和药物预防：对潜伏期较长的传染病如麻疹可对接触者施行预防接种。此外还可采用药物预防，如服用乙胺嘧啶或氯喹预防疟疾等。

4. 动物传染源 对危害大且经济价值不大的动物传染源应予彻底消灭。对危害大的病畜或野生动物应予捕杀、焚烧或深埋。对危害不大且有经济价值的病畜可予以隔离治疗。此外还要做好家畜和宠物的预防接种和检疫。

(三) 针对传播途径的措施

对传染源污染的环境，必须采取有效的措施，去除和杀灭病原体。不同传染病的病原体在外环境中停留和转移所经历的途径不同。肠道传染病通过粪便等污染环境，因此应加强被污染物品和周围环境的消毒；呼吸道传染病通过痰和呼出的空气污染环境，通风和空气消毒至关重要；艾滋病可通过注射器和性活动传播，因此应大力推荐使用避孕套，杜绝吸毒和共用注射器；而杀虫是防止虫媒传染病传播的有效措施。

消毒（disinfection）是用化学、物理、生物的方法杀灭或消除环境中致病性微生物的一种措施，包括预防性消毒和疫源地消毒两大类。

1. 预防性消毒（preventive disinfection） 对可能受到病原微生物污染的场所和物品施行

消毒。如乳制品消毒、饮水消毒等。

2. 疫源地消毒（disinfection of epidemic focus） 对现有或曾经有传染源存在的场所进行消毒。其目的是消灭传染源排出的致病性微生物。疫源地消毒分为随时消毒和终末消毒。

随时消毒（current disinfection）是当传染源还存在于疫源地时所进行的消毒。终末消毒（terminal disinfection）是当传染源痊愈、死亡或离开后所作的一次性彻底消毒，从而完全清除传染源所播散、留下的病原微生物。只有对外界抵抗力较强的致病性病原微生物才需要进行终末消毒，对外界抵抗力较弱的病原体如水痘、流感、麻疹病毒等一般不需要进行终末消毒。

（四）针对易感者的措施

1. 免疫预防 传染病的免疫预防包括主动免疫和被动免疫。其中计划免疫是预防传染病流行的重要措施。此外，当传染病流行时，被动免疫可以为易感者提供及时的保护抗体。

2. 药物预防 药物预防也可以作为一种应急措施来预防传染病的传播。但药物预防作用时间短、效果不巩固、易产生耐药性，因此其应用具有较大的局限性。

3. 个体防护 传染病流行时，加强易感者的个体防护非常重要。接触传染病的医务人员和实验室工作人员应严格遵守操作规程，配置和使用必要的个人防护用品。

（五）传染病暴发、流行的紧急措施

根据传染病防治法规定，在有传染病暴发、流行时，当地政府需立即组织力量防治，报经上一级政府决定后，可采取下列紧急措施。

1. 限制或者停止集市、影剧院演出或者其他人群聚集的活动。
2. 停工、停业、停课。
3. 封闭或者封存被传染病病原体污染的公共饮用水源、食品以及相关物品。
4. 控制或者扑杀染疫野生动物、家畜家禽。
5. 封闭可能造成传染病扩散的场所。

第三节 免疫规划及其效果评价

一、预防接种

（一）概念

预防接种（vaccination）是将抗原或抗体注入机体，使人体获得对某些疾病的特异性抵抗力，从而保护易感人群，预防传染病发生。

（二）种类

1. 人工自动免疫（artificial active immunization） 指通过人工免疫方法，将免疫原物质接种给易感者机体，使机体自身的免疫系统产生对于相关传染病的特异性免疫力。其作用的大小取决于宿主所产生的免疫反应强度。常用疫苗有减毒活疫苗、灭活疫苗、类毒素、亚单位疫苗等。

2. 人工被动免疫（artificial passive immunization） 将含有抗体的血清或其制剂注入机体，使机体立即获得抗体而受到保护。常用制剂有免疫血清和人免疫球蛋白制剂。

3. 被动自动免疫 同时给机体注射抗原物质和抗体，使机体迅速获得特异性抗体，并刺激机体产生持久的免疫力。

（三）预防接种的反应

（1）一般反应：接种 24 h 内在接种局部出现红、肿、热、痛等炎症反应，有时可能同时伴有发热、头晕、恶心、腹泻等全身反应。

(2) 异常反应：少数人在接种后出现并发症，如晕厥、过敏性休克、变态反应性脑脊髓膜炎、过敏性皮炎、血管神经性水肿等。

(3) 偶合病：与预防接种无关，只是因为在时间上的巧合而被误认为由疫苗接种所引起。

（四）疫苗保藏条件

冷链是保证疫苗质量的重要措施之一。所谓冷链（cold chain）是指疫苗从生产、保存、运输直至接种始终处于冷藏条件以保证其效价不受损害的特殊供应链系统，即一系列冷藏冷运设备的统称。

二、免疫规划

（一）概念

免疫规划是指根据国家传染病防治规划，使用有效疫苗对易感人群进行预防接种所制定的规划、计划和策略，按照国家或者省、自治区、直辖市确定的疫苗品种、免疫程序或者接种方案，在人群中有计划地进行预防接种，以预防和控制特定传染病的发生和流行。

（二）免疫规划的内容

2007年12月原卫生部印发了《扩大国家免疫规划实施方案》，将甲肝、流脑等15种疫苗有效预防纳入国家免疫规划。其内容包括：在乙肝疫苗、卡介苗、脊髓灰质炎疫苗、百白破疫苗、麻疹疫苗、白破疫苗等6种疫苗基础上，以无细胞百白破疫苗替代百白破疫苗，将甲肝、流脑、乙脑疫苗、麻腮风疫苗纳入国家免疫规划。

在重点地区对重点人群进行出血热疫苗接种；发生炭疽、钩端螺旋体疫情或发生洪涝灾害可能导致钩端螺旋体病暴发流行时，对重点人群进行炭疽疫苗和钩体疫苗应急接种。

（三）免疫规划程序

免疫规划程序是指儿童应该接种疫苗的先后次序、起始月（年）龄、剂量、间隔时间和要求，以达到合理使用疫苗的目的。2008年起全国均按《扩大国家免疫规划实施方案》规定制定相应的免疫程序，见表26-1。

表 26-1 我国扩大国家免疫规划的疫苗免疫程序

疫苗	接种对象月（年）龄	接种剂次	接种部位	接种途径	接种剂量/剂次	备注
乙肝疫苗	0、1、6月龄	3	上臂三角肌	肌内注射	酵母苗 5 μg/0.5 ml，CHO苗 10 μg/1 ml、20 μg/1 ml	出生后24 h内接种第1剂次，第1、2剂次间隔≥28 d
卡介苗	出生时	1	上臂三角肌中部略下处	皮内注射	0.1 ml	
脊灰疫苗	2、3、4月龄，4周岁	4		口服	1粒	第1、2剂次，第2、3剂次间隔均≥28 d
百白破疫苗	3、4、5月龄，18~24月龄	4	上臂外侧三角肌	肌内注射	0.5 ml	第1、2剂次，第2、3剂次间隔均≥28 d
白破疫苗	6周岁	1	上臂三角肌	肌内注射	0.5 ml	

续表

疫苗	接种对象月（年）龄	接种剂次	接种部位	接种途径	接种剂量/剂次	备注
麻风疫苗（麻疹疫苗）	8月龄	1	上臂外侧三角肌下缘附着处	皮下注射	0.5 ml	
麻腮风疫苗（麻腮疫苗、麻疹疫苗）	18~24月龄	1	上臂外侧三角肌下缘附着处	皮下注射	0.5 ml	
乙脑减毒活疫苗	8月龄，2周岁	2	上臂外侧三角肌下缘附着处	皮下注射	0.5 ml	
A群流脑疫苗	6~18月龄	2	上臂外侧三角肌附着处	皮下注射	30 μg/0.5 ml	第1、2剂次间隔3个月
A+C流脑疫苗	3周岁，6周岁	2	上臂外侧三角肌附着处	皮下注射	100 μg/0.5 ml	2剂次间隔≥3年；第1剂次与A群流脑疫苗第2剂次间隔≥12个月
甲肝减毒活疫苗	18月龄	1	上臂外侧三角肌附着处	皮下注射	1 ml	
出血热疫苗（双价）	16~60周岁	3	上臂外侧三角肌	肌内注射	1 ml	接种第1剂次后14 d接种第2剂次，第3剂次在第1剂次接种后6个月接种
炭疽疫苗	炭疽疫情发生时，病例或病畜间接接触者及疫点周围高危人群	1	上臂外侧三角肌附着处	皮上划痕	0.05 ml（2滴）	病例或病畜的直接接触者不能接种
钩体疫苗	流行地区可能接触疫水的7~60岁高危人群	2	上臂外侧三角肌附着处	皮下注射	成人第1剂0.5 ml，第2剂1.0 ml 7~13岁剂量减半，必要时7岁以下儿童依据年龄、体重酌量注射，不超过成人剂量1/4	接种第1剂次后7~10 d接种第2剂次
乙脑灭活疫苗	8月龄（2剂次），2周岁，6周岁	4	上臂外侧三角肌下缘附着处	皮下注射	0.5 ml	第1、2剂次间隔7~10d
甲肝灭活疫苗	18月龄，24~30月龄	2	上臂三角肌附着处	肌内注射	0.5 ml	2剂次间隔≥6个月

三、免疫规划的效果评价

（一）免疫学效果评价
通过测定接种后人群抗体阳转率、抗体平均滴度和抗体持续时间来评价。

（二）流行病学现场效果评价
可用随机对照双盲的现场试验结果来计算疫苗保护率和效果指数。

（三）计划免疫工作考核
计划免疫工作考核内容包括：组织设置和人员配备；人员能力建设及宣传动员；免疫规划工作的实施与管理；冷链装备及运转情况；疫苗的使用管理；疫情监测及暴发控制等。主要考核指标有：建卡率、疫苗合格接种率、国家免疫规划疫苗覆盖（全程接种）率、冷链设备完好率等。

（高玉敏）

慢性非传染性疾病的预防与管理

第一节 慢性非传染性疾病的流行现状

一、慢性非传染性疾病的概念

慢性非传染性疾病（noncommunicable diseases，NCDs）简称"慢性病"，不是特指某种疾病，而是对一类起病隐匿、病程长且病情迁延不愈、缺乏明确的传染性生物病因证据、病因复杂或病因尚未完全明确的疾病的概括性总称。这类疾病通常不会在人与人之间传播，主要以心脑血管疾病（冠心病、脑卒中等）、糖尿病、恶性肿瘤、慢性阻塞性肺病（慢性气管炎、肺气肿等）、精神异常和精神病等为代表，通常与社会心理因素和生活方式密切相关，因而又称为生活方式疾病（the diseases of lifestyles）。目前研究提示慢性非传染性疾病有四个公认的共同危险因素：吸烟、缺乏运动、不健康饮食以及过量饮酒。慢性非传染性疾病的患病率高，知晓率、治疗率、控制率低；并发症发生率高，致残率高，病死率高；是终生性疾病，需要长期管理；对卫生服务利用的需求高；慢性病病因、病情复杂，具有个体化的特点。由于慢性病通常是终身性疾患，病痛、伤残和昂贵的医疗费用给患者的生存质量带来严重影响，给家庭和社会造成沉重的经济负担。因此，开展行之有效的慢性病的预防与控制已刻不容缓。

二、慢性非传染性疾病的流行概况

（一）全球慢性病流行概况

慢性病是导致全球死亡与伤残的主要原因。根据 WHO 报告，2012 年全球总死亡人数为 5600 万，慢性病死亡占总死亡的 68%。在慢性病死亡中，心血管病占 46.2%、恶性肿瘤占 21.4%、慢性呼吸系统疾病占 10.7%、糖尿病占 4%、其他慢性病占 18%。WHO 2014 年报告中显示，非传染性疾病的四种主要类型仍为心血管疾病（如心脏病发作及卒中）、癌症、慢性呼吸系统疾病（如慢性阻塞性肺病和哮喘）以及糖尿病。WHO 按照经济收入状况的不同，将世界各国划分为低收入国家、中低收入国家、中高收入国家和高收入国家四类。非传染性疾病对低收入和中等收入国家造成的影响尤甚，这些国家非传染性疾病死亡几乎占四分之三。每年 1700 万例非传染性疾病死亡发生在 70 岁之前，这类"过早"死亡有 87% 发生在低收入和中等收入国家。

心血管疾病是全球的头号死因，每年死于心血管疾病的人数多于任何其他死因人数。2012 年全球约 1750 万人死于心血管疾病，占全球死亡人数的 31%。其中，约 740 万人死于冠心病，670 万人死于脑卒中。癌症是第二大死因，2015 年导致 880 万人死亡，近六分之一的死亡由癌症造成，其中居于首位的肺癌导致 169 万例死亡。2015 年全球估计大约有 300 万人死于慢性阻塞性肺病，超过 90% 发生在低收入和中等收入国家。慢性阻塞性肺病的主要原因是接触烟草烟雾，其中部分是由长期哮喘造成的。目前大约有 2.35 亿人罹患哮喘，2015 年有 38.5 万人死于哮喘，多数死亡发生在老年人中间。糖尿病患者数量从1980年的1.08亿增加到2014年的4.22亿，全球18岁以上成人糖尿病患病率从1980年的4.7%增加到2014年的8.5%，低收入和中等收入国家的糖尿病患病率上升速度更快。2012年，有220万例死亡归因于高血糖。2015年，糖尿病估计直接造成160万例死亡。世界卫生组织预测，2030年糖尿病将成为第七位主要死因。

（二）我国慢性病的流行特点

随着我国人民生活方式发生巨大变化，人群暴露于各种危险因素的机会明显增加以及人口的老龄化，慢性病已成为影响我国人民健康的首要原因。2016年中国卫生统计年鉴数据显示，我国居民慢性病的总患病率在2008年为15.74%，2013年增至24.52%，循环系统疾病（如心脏病和脑血管病）、糖尿病、呼吸系统疾病、恶性肿瘤等疾病位居前列。我国慢性病增长速度较快，2013年全国第五次卫生服务调查结果显示，调查地区居民慢性病患病率已超过20%。

中国心血管病患病率处于持续上升阶段，2016年中国心血管病报告推算现患人数2.9亿，其中脑卒中1300万，冠心病1100万，心衰450万，肺心病500万，风湿性心脏病250万，先天性心脏病200万。2015年心血管病死亡率仍居首位，高于肿瘤及其他疾病。农村死亡率从2009年起超过并持续高于城市水平，2015年农村死亡率为298.42/10万，其中心脏病死亡率为144.79/10万，脑血管病死亡率为128.23/10万；城市死亡率为264.84/10万，其中心脏病死亡率为136.61/10万，脑血管病死亡率为128.23/10万。心血管病死亡人数2013年较1990年增加46%，其中，缺血性心脏病死亡人数增加了90.9%，脑血管病死亡人数增加了47.7%。2015年心脑血管疾病住院费用中，急性心肌梗死为153.40亿元，颅内出血为231.99亿元，脑梗死为524.26亿元。自2004年以来，年均增长速度分别为30.13%、18.06%和23.47%。我国于1979年、1994年、1996年、2002年和2010年组织过5次全国糖尿病流行病学调查。从1979—1996年，糖尿病患病率增长了5倍，且各年龄组的患病率均有增长。糖尿病的死亡率呈现出和患病率相似的变化趋势。根据1988—1995年卫生统计年报的资料，我国城市和农村糖尿病死亡率分别以平均每年7.85%和7.25%的速度递增。2010年我国15~64岁近10亿的劳动人口中，18~44岁年龄组糖尿病患病率为5%，超重率为27%；45~59岁年龄组糖尿病患病率为13%，超重率为37%。2012年中国18岁及以上居民糖尿病患病率为9.7%，其中城市为12.3%，农村为8.4%，患者人数约1亿。我国恶性肿瘤发病率和死亡率有逐年上升的趋势。2000年发生213.6万，2011年发生癌症337.2万。估计男性发病率这两个时期分别为174/10万和277/10万；女性分别为120.5/10万和221/10万。2014年全国肿瘤登记中心收集177个肿瘤登记处肿瘤登记数据显示，全国登记地区发病率250.28/10万，死亡率为156.83/10万。其中，肺癌死亡率居高不下，占据首位。2012年慢性呼吸系统疾病死亡率为68/10万，全国40岁及以上人群慢性阻塞性肺病患病率为9.9%。

第二节　慢性非传染性疾病的主要危险因素

2012年WHO关于慢性非传染性疾病的报告中，把与慢性病预防控制关联最密切的两大类危险因素归纳为可改变的行为危险因素和代谢性/生理性危险因素。

一、行为危险因素

吸烟、不健康饮食、缺乏运动以及过量饮酒会增加罹患大多数非传染性疾病的风险，或者导致发病。2016年全球疾病负担研究，全球约710万人死亡和17700万DALYs（伤残调整生命年）归因于烟草，其中大部分归因于吸烟。吸烟是男性死亡和导致DALYs的第二大主要危险因素，死亡率为16.3%，DALYs为9.5%。女性吸烟导致死亡人数第6位，DALYs第9位，死亡率为5.8%，DALYs为2.9%。不健康饮食是全球死亡和DALYs的第二大危险因素，占所有死亡的18.8%和所有DALYs的9.6%。不健康饮食占男性总死亡的比例最高为19.0%，女性排名第二为18.6%。同时，不健康饮食占男性DALYs总数的9.6%和女性的8.4%。全球约137万人死亡和2432万DALYs归因于体力活动缺乏。酒精使用是15岁至49岁DALYs的主要风险因素。原国家卫计委推出"健康121工程"与"三减三健"活动，"健康121工程"的内涵是"日行一万步，吃动两平衡，健康一辈子"，"三减加三健"提倡"减盐、减油、减糖，健康口腔、健康体重、健康骨骼"。

（一）吸烟

全球有逾10亿的吸烟者，而烟草导致了其半数使用者的死亡。烟草每年使700多万人失去生命，其中有600多万人缘于直接使用烟草，有大约89万人属于接触二手烟雾的非吸烟者。中国是世界上最大的烟草消费国，吸烟人数达到3亿，目前烟草使用导致的死亡已经超过100万，按此趋势2030年归因于烟草使用的死亡将超过200万，2050年超过300万。中国疾病预防控制中心2010年全球成人烟草调查中国报告中，2010年15岁及以上人群现在吸烟率为28.1%，吸烟总数达3.01亿，其中男性吸烟率为52.9%，女性为2.4%，男性吸烟率依然居高不下。吸烟是导致肺癌的首要危险因素，也是导致心血管疾病、慢性支气管炎、肺气肿和慢性气道阻塞的主要诱因之一。

二手烟雾指人们燃烧卷烟、比迪烟（一种印度传统烟草）和水烟等烟草制品时弥漫在餐馆、办公室或其他封闭空间内的烟雾。在烟草烟雾中约有4000多种化学品，其中至少有250种已知有害物质，有50多种已知可致癌物质。在成人中，二手烟雾可引起严重的心血管病和呼吸道疾病，包括冠心病和肺癌。在婴儿中，二手烟雾可造成猝死。在孕妇中，可造成低出生体重。二手烟雾每年导致大约89万人过早死亡。2004年，儿童在二手烟雾造成的死亡人数中占28%。2010年中国二手烟暴露依然是十分严重的问题，72.4%的非吸烟者暴露于二手烟，其中38.0%的人每天受到暴露。

（二）膳食因素

健康饮食能帮助预防所有形式的营养不良以及包括糖尿病、心脏病、脑卒中和癌症在内的非传染性疾病。有益健康的饮食是：水果、蔬菜、豆类（例如滨豆和豆荚等）、坚果和全豆类（例如未加工的玉米、小米、燕麦、大麦、糙米）；每天至少食用400g（5份）水果和蔬菜。土豆、红薯、木薯和其他淀粉类根茎食物不属于水果或蔬菜。对于一个有着健康体重每天消耗大约2000卡路里的人来说，应只有不到10%的能量来自游离糖，相当于不到50g（或大约12茶匙）。如果低于总能量的5%，可能更有益于健康。多数游离糖由厂商、厨师或消费者添加入食品，并天然存在于蜂蜜、糖浆、果汁和浓缩果汁中；脂肪含量占总能量的30%以下。不饱和脂肪（来自鱼、鳄梨、坚果、葵花油、菜籽油和橄榄油等）优于饱和脂肪（来自肥肉、黄油、棕榈油和椰子油、奶油、奶酪、酥油和猪油等）。工业制作的反式脂肪（来自加工食品、快餐、零食、油炸食品、冰冻比萨饼、馅饼、饼干、人造黄油和涂抹食品的酱膏等）无益于健康；每日食盐量低于5g（相当于大约一茶匙），并使用加碘盐。

慢性病的发生和人们不合理的膳食结构有很大关系，不良的饮食习惯会给健康带来严重的损害，主要可导致肥胖症、糖尿病、心血管病、溃疡病、恶性肿瘤等。膳食中脂肪量高、维生素不足及纤维含量低是影响慢性病发生的主要因素，此外还有微量元素、食盐、食物的加工与烹调以及进食方式等也影响慢性病的发生。高能饮食是明确肯定的2型糖尿病的重要危险因素。目前认为，摄取高脂肪、高蛋白、高碳水化合物和缺乏纤维素的膳食可能与发生2型糖尿病有关。高脂肪膳食和心血管疾病与癌症的发生有密切关系。膳食中脂肪和胆固醇的摄入量与动脉粥样硬化的发病率和死亡率呈正相关。脂肪的摄入量与结肠癌、乳腺癌的发病率呈正相关，还可能与前列腺癌、膀胱癌、卵巢癌的发生有关。高脂肪膳食可致女性高泌乳素血症，增加乳腺癌发生的危险性。而30年来中国居民膳食结构发生了很大变化，1982—2012年四次全国营养调查结果表明，在三大供能的营养素中，蛋白质摄入量变化不大，而脂肪摄入量增加明显，碳水化合物摄入量明显减少，总能量摄入也呈明显下降趋势，维生素摄入也呈下降趋势。

能量摄入（热量）和能量消耗应保持平衡。有证据显示，摄入的脂肪总量不应超过摄入总能量的30%，以免不当增加体重，还应从饱和脂肪转向摄入不饱和脂肪，并争取消除工业制作的反式脂肪。在健康饮食中，需要将游离糖摄入量降至摄入总能量的10%以下。为了更有益于健康，建议将游离糖的摄入量进一步降至摄入总能量的5%以下。钠摄入量高（>2g/d，相当于每天5g食盐）和钾摄入不足（低于每天3.5 g）导致高血压，增加心脏病和脑卒中风险。2012年膳食钠的摄入量（5702 mg/每标准人日）高于推荐的摄入量（中国：<6 g/d，世界卫生组织：<5 g/d）一倍以上。将盐摄入量控制在每日5 g以下有助于预防高血压并降低成人心脏病和脑卒中风险。

（三）体力活动不足

身体活动系指由骨骼肌肉产生的需要消耗能量的任何身体动作，其中包括工作期间的活动、游戏、家务、出行和休闲娱乐活动。在日常生活中，每天适当的体力活动为6~10千步当量。1千步当量指走路1千步，大约相当于正常走路10 min，洗碗15 min，或者慢跑3 min。

缺乏身体活动是全球十大死亡风险因素之一，缺乏身体活动是心血管疾病、癌症和糖尿病等非传染性疾病的一个主要风险因素。2010年，全球约有23%的18岁以上成人（男性20%，女性27%）身体活动不足。在高收入国家，26%的男性和35%的女性缺乏身体活动；而在低收入国家，12%的男性和24%的女性身体活动不足。2010年，全球有81%的11~17岁青少年缺乏身体活动。少女比少男更缺乏活动，不符合世界卫生组织建议的少女和少男身体活动量的比率分别为84%和78%。而中国健康与营养调查结果显示，1991—2011年18~60岁居民体力活动量呈明显下降趋势，其中职业活动下降最为明显。2014年全国经常参加体育锻炼的人为33.9%，20~49岁青壮年人群的锻炼率偏低。

（四）过量饮酒

酒类对人体健康的影响与其摄入量有关。许多研究表明，适度饮酒要比不饮酒及过量饮酒者有更少的机会得高血压、心肌梗死和脑卒中等心脑血管疾病，但大量饮酒甚至酗酒将会对人体大脑、神经、心脏、肝等器官造成损害，我们称之为有害饮酒。有害饮酒会导致严重的疾病及死亡，还可导致意外伤害、各种事故、抑郁症、精神异常等。据报告，在大量饮酒的人群中，肝癌的死亡率可增加50%；在中度严重饮酒者中，高血压的患病率远高于正常人群；酗酒可以增加脑出血的危险性。有害使用酒精是导致200多种疾病和损伤的一个因素，和一系列精神和行为障碍、其他非传染性疾病以及损伤之间存在因果关系，包括酒精依赖、肝硬化等主要非传染性疾病、一些癌症和心血管病等。全世界每年因有害使用酒精导致330万例死亡，占所有死亡数的5.9%。

我国的饮酒状况不容乐观：2012年全国18岁及以上成人的人均酒精摄入量为3 L，饮酒者中有害饮酒率为9.3%，其中男性为11.1%。2002年中国居民营养与健康状况调查结果显示，我国居民的饮酒率为21.0%，男性为39.6%，明显高于女性的4.5%。与1991年全国高血压流行病学调查相比，我国居民饮酒率增长了17.3%。男、女饮酒率分别增长了12.8%和73.1%。在饮酒者中18岁之前开始饮酒的比例为8.8%。39.9%的男性和29.5%的女性饮酒者每天或几乎每天饮酒。

二、生理指标危险因素

(一) 肥胖

肥胖是指可损害健康的异常或过量脂肪累积。身体质量指数（BMI）是身高别体重的简便指数，通常用于对成人进行超重和肥胖分类。其定义为按公斤计算的体重除以按米计算的身高的平方（kg/m^2），国际标准成人 BMI 大于 30 时为肥胖。2016 年，全球逾 19 亿 18 岁（含）以上成人超重，其中超过 6.5 亿人肥胖，超过 3.4 亿名 5~19 岁儿童和青少年超重或肥胖。全球肥胖流行率在 1975 年和 2016 年之间增长近三倍。中国 2012 年 18 岁及以上居民超重率为 30.1%，肥胖率为 11.9%，与 2002 年相比分别上升了 7.3% 和 4.8%。6 岁以下城乡儿童的超重率（8.4%）和肥胖率（3.1%）较 2002 年（6.5%，2.7%）明显升高，7~17 岁城乡儿童超重率（9.6%）和肥胖率（6.2%）较 2002 年（4.5% 和 2.1%）也明显升高。

随着身体质量指数的升高，非传染性疾病的患病风险也随之提高，如心血管疾病、糖尿病、肌肉骨骼疾病、癌症等。儿童期肥胖会使成年期肥胖、早逝和残疾出现的概率更大。但是，除了未来风险升高之外，肥胖儿童还会经历呼吸困难、骨折风险升高、高血压、心血管疾病的早期征兆、胰岛素耐受及心理影响。

(二) 高血压

高血压是指以体循环动脉血压［收缩压和（或）舒张压］增高为主要特征（收缩压≥140 mmHg，舒张压≥90 mmHg），可伴有心、脑、肾等器官的功能或器质性损害的临床综合征。高血压在临床上可分为原发性高血压和继发性高血压两类。原发性高血压是一种以血压升高为主要临床表现而病因尚未明确的独立疾病，占所有高血压患者的 90% 以上。继发性高血压又称为症状性高血压，在这类疾病中病因明确，高血压仅是该种疾病的临床表现之一，血压可暂时性或持久性升高。

从 20 世纪 50 年代以来，我国进行了 5 次高血压的大规模抽样调查，15 岁及以上居民高血压的患病率 1959 年为 5.1%，1979 年为 7.7%，1991 年为 11.9%，2002 年为 17.6%。2012 年全国营养调查，我国 18 岁及以上居民高血压的患病率达 25.2%，其中，18~44 岁年龄组高血压患病率为 10.6%，45~59 岁年龄组高血压患病率为 35.7%。虽然在这几十年间高血压的诊断标准经过了一些变迁，但这些资料明显反映了我国人群高血压患病率的上升趋势。

高血压是心脑血管疾病的最主要危险因素。高血压可增加各年龄组的死亡危险，特别是增加心血管病和脑卒中的危险。对于 40~70 岁的成年人来说，血压在 115/75 mmHg 开始到 185/115 mmHg 范围内，收缩压（SBP）每增加 20 mmHg，或舒张压（DBP）每增加 10 mmHg，发生心脑血管疾病的风险就增加一倍。我国 10 组人群前瞻性研究综合分析结果表明收缩压每增高 10 mmHg，出血性脑卒中的发病危险增加 54%，缺血性脑卒中的发病危险增加 47%；舒张压每增高 5 mmHg，发生脑卒中的危险增加 46%。我国 21 个省农村及少数民族地区调查显示，有高血压病史者发生脑卒中的危险性增加 13~24 倍。

(三) 血脂异常

血脂异常是人体内脂蛋白的代谢异常，主要包括总胆固醇和低密度脂蛋白胆固醇、三酰甘油升高和（或）高密度脂蛋白胆固醇降低等。血脂异常可分为继发性高脂血症和原发性高脂血症。继发性高脂血症指由于全身系统性疾病所引起的血脂异常。原发性高脂血症是指在排除了继发性高脂血症后，即可诊断为原发性高脂血症。已知部分原发性高脂血症是由于先天性基因缺陷所致，而另一部分原发性高脂血症的病因目前还不清楚。血脂异常是导致动脉粥样硬化的重要因素之一，是冠心病和缺血性脑卒中的独立危险因素。

2010 年中国慢性病监测研究报告了中国 31 省（市、自治区）≥18 岁人群的血清总胆固醇、三酰甘油水平，均较 2002 年明显增高。总胆固醇水平男性为 4.06 mmol/L，女性为

4.03 mmol/L；三酰甘油水平男性为 1.45 mmol/L，女性为 1.21 mmol/L。总胆固醇升高（≥6.22 mmol/L）的患病率男性为 3.4%，女性为 3.2%；三酰甘油升高（≥2.26 mmol/L）的患病率男性为 13.8%，女性为 8.6%。

（四）糖尿病

糖尿病是一组以高血糖为特征的代谢性疾病。高血糖则是由于胰岛素分泌缺陷或其生物作用受损，或两者兼有引起。糖尿病患者长期存在的高血糖，导致各种组织，特别是眼、肾、心脏、血管、神经的慢性损害、功能障碍。糖尿病包括 1 型和 2 型糖尿病。1 型糖尿病，原名为胰岛素依赖型糖尿病，多发生在儿童和青少年，也可发生于各种年龄。起病比较急剧，体内胰岛素绝对不足，容易发生酮症酸中毒，必须用胰岛素治疗才能获得满意疗效，否则将危及生命。2 型糖尿病原名为成人发病型糖尿病，多在 35～40 岁之后发病，占糖尿病患者 90% 以上。2 型糖尿病患者体内产生胰岛素的能力并非完全丧失，有的患者体内胰岛素甚至产生过多，但胰岛素的作用效果较差，因此患者体内的胰岛素是一种相对缺乏，可以通过某些口服药物刺激体内胰岛素的分泌。但到后期仍有一些患者需要使用胰岛素治疗。

据 WHO 统计报告显示，全球糖尿病患者数量从 1980 年的 1.08 亿增加到 2014 年的 4.22 亿，全球 18 岁以上成人糖尿病患病率从 1980 年的 4.7% 增加到 2014 年的 8.5%。2015 年糖尿病估计直接造成 160 万例死亡，2012 年另有 220 万例死亡可归因于高血糖。高血糖导致的所有死亡中约有半数发生在 70 岁之前。世界卫生组织预测，2030 年糖尿病将成为第七位主要死因。2013 年中国成人糖尿病患病率为 9.7%，城市患病率高于农村，患病率随着年龄的增加而增加。糖尿病前期人群是糖尿病的后备军，糖尿病前期人群每年以 5%～10% 的速度发展为糖尿病。中国目前糖尿病前期者至少有 1.48 亿。糖耐量减低者心血管事件（44.44%）和死亡风险（20.00%）均显著高于糖耐量正常人群（29.59%，7.52%）。

糖尿病和高血压是缺血性脑卒中的独立危险因素，是失明、肾衰竭、心脏病发作、脑卒中和下肢截肢的主要病因。糖尿病成人出现心脏病发作和脑卒中的危险会上升 2～3 倍。足部神经病变（神经受损）与血流量减少结合在一起，增加了患足部溃疡、感染以及最终需要截肢的可能。

第三节　慢性病防治策略与措施

一、WHO 的慢性病防治策略

2030 年可持续发展议程，确认非传染性疾病是可持续发展的一项重大挑战。作为该议程的一部分，国家元首和政府首脑承诺到 2030 年制定非传染性疾病的国家应对措施，通过预防和治疗，将非传染性疾病导致的过早死亡减少三分之一。这一具体目标来自 2011 年和 2014 年联合国大会关于非传染性疾病问题的高级别会议，这些会议重申了世界卫生组织在促进和监测全球防治非传染性疾病行动方面的领导和协调作用。

联合国大会将于 2018 年召开第三次非传染性疾病问题高级别会议，审查进展情况，并就 2018—2030 年的前进方向达成共识。

为了支持各国在其本国开展努力，世界卫生组织制定了《2013—2020 年预防和控制非传染性疾病全球行动计划》，其中包括对全球非传染性疾病死亡率影响最大的九项全球目标。这些目标涉及预防和管理非传染性疾病。总目标为通过在国家、区域和全球层面开展多部门协作与合作，减少非传染性疾病导致的可预防和可避免的发病率、死亡率和残疾负担，从而使所有人群在各个年龄都能达到最高的健康和生产力标准，使非传染性疾病不再是影响人类幸福或制约社会经济发展的因素。

二、我国慢性病防治策略

我国对慢性病主要采取三级预防的综合措施。疾病的预防工作可以根据疾病自然史的三个阶段采取相应措施，这就是疾病的三级预防策略（prevention strategies at three levels），即：第一级预防是病因预防；第二级预防是"三早"预防，即早发现、早诊断、早治疗；第三级预防是对症治疗、防止伤残和加强康复工作。

为进一步加强慢性病防治工作，降低疾病负担，提高居民健康期望寿命，努力全方位、全周期保障人民健康，我国依据《"健康中国 2030"规划纲要》，制定了《中国防治慢性病中长期规划（2017—2025 年）》。规划目标为到 2020 年，慢性病防控环境显著改善，降低因慢性病导致的过早死亡率，力争 30～70 岁人群因心脑血管疾病、癌症、慢性呼吸系统疾病和糖尿病导致的过早死亡率较 2015 年降低 10%。到 2025 年，慢性病危险因素得到有效控制，实现全人群全生命周期健康管理，力争 30～70 岁人群因心脑血管疾病、癌症、慢性呼吸系统疾病和糖尿病导致的过早死亡率较 2015 年降低 20%。逐步提高居民健康期望寿命，有效控制慢性病疾病负担。

通过以下策略与措施实现防治目标：

1. 加强健康教育，提升全民健康素质；
2. 实施早诊早治，降低高危人群发病风险；
3. 强化规范诊疗，提高治疗效果；
4. 促进医防协同，实现全流程健康管理；
5. 完善保障政策，切实减轻群众就医负担；
6. 控制危险因素，营造健康支持性环境；
7. 统筹社会资源，创新驱动健康服务业发展；
8. 增强科技支撑，促进监测评价和研发创新。

三、社区综合防治

综合性防治需要所有有关部门，包括卫生、财政、外交、教育、农业、计划及其他部门共同努力，采取有效的干预措施，减少与慢性非传染性疾病有关的危险。其中重要的一点就是将重点放在减少与这些疾病有关的危险因素方面，降低常见可改变危险因素（主要是吸烟、不健康饮食和缺乏运动，以及过量饮酒），这可以通过初级卫生保健的方法得到实施，加强早期发现和及时治疗。证据表明，这类干预措施属于绝佳的经济投资，如果早期实施，就可降低患者对更加昂贵的治疗方案的需求。这些措施可在资源状况存在差异的各种情况下加以实施。通过制定健康的公共政策，合理的卫生改革解决这类疾病患者的需求，就可以取得最好效果。

（刘爱萍）

第五篇

卫生服务体系与卫生管理

第28章 卫生系统及其功能

第一节 卫生事业管理概述

一、卫生事业管理的概念

卫生事业管理（health care management）指政府、卫生行政部门以及有关行政部门根据卫生事业的规律和特点，对卫生资源进行优化配置，对维护和增进人民健康的组织体系、系统活动和社会措施进行管理，并及时地向全体人民提供适宜的医疗卫生服务的过程。

卫生事业管理属于公共管理的一个分支，其内容涵盖了国家和社会采取的以防治疾病、维护和促进人民健康为目的的所有管理事务，并随社会经济发展和公共管理与卫生事业发展而发展变化。在内容上从医疗卫生服务发展到预防、保健和康复服务管理；在形式上从单纯依靠卫生行政部门管理，发展到动员全社会和全民参与，共建共享管理；在理念上从以治病为中心向以健康为中心转变。

管理的概念

卫生事业管理分为宏观管理、中观管理和微观管理。卫生事业管理的主体主要分为两大类：第一类主体是政府、政府卫生行政部门和政府其他相关部门；第二类主体主要是社会其他管理者，如行业协会、学会等社会团体。卫生事业管理的客体是卫生组织及其构成要素和职能活动。卫生事业管理手段主要有法律手段、行政手段、经济手段和项目管理手段等。扫描二维码 L28-1 查看管理的概念。

1. 卫生事业管理的目的与目标 卫生事业管理的目的是最大限度地发挥卫生资源的作用，促进卫生事业发展，保障人民健康。

卫生事业管理的直接目的并不是获利，而是促进卫生事业发展，满足人民的健康需求。因此，政府在卫生事业发展过程中的管理目标是建立基本医疗保障制度，满足人民群众的基本医疗卫生服务需求，促进基本医疗服务和基本公共卫生服务的公平性，维护公民的健康权；规范医疗卫生服务市场和医疗卫生服务行为，促进公平竞争；建立和保持高质量和高效率的卫生系统，不断提高医疗卫生服务质量和资源的利用效率，满足人民群众日益增长的医疗卫生服务需求。

卫生事业管理的具体责任主要包括保障健康公平性、健全法律法规、完善医疗保障、行政管理监督和维持市场经济秩序等。

2. 卫生事业管理的主要内容 卫生事业管理的主要内容包括研究、制定与实施卫生政策、合理配置卫生资源、编制和实施卫生计划、卫生组织管理。

（1）研究、制定与实施卫生政策（health policy）：卫生政策属于公共政策的范畴，是国家和社会为保障国民健康而制定的一系列方针、措施和法律法规等的总称。卫生政策既是进行卫生事业管理的依据，也是影响卫生事业发展的关键因素。在卫生事业管理中，管理者首先涉及的问题就是研究卫生政策、制定和实施卫生政策。

（2）合理配置卫生资源（health resources）：卫生资源指社会在提供卫生服务的过程中所

占用和消耗的各种资源的总称，包括卫生人力资源、卫生物力资源、卫生财力资源、卫生信息和技术以及卫生政策等，是卫生部门开展医疗卫生保健活动的物质技术基础。卫生资源配置是指使卫生资源公平且有效率地在不同的领域、地区、部门、项目、人群中分配，从而实现卫生资源的社会和经济效益最大化。卫生资源的配置应包括卫生资源的增量配置与存量调整两个方面。

（3）编制和实施卫生计划（health plan）：包括制订、实施卫生计划和对卫生计划实施情况进行监督检查评价。卫生计划是以卫生资源为基础，以提高医疗卫生服务能力为手段，以保护和发展人民健康为目的而制定的一系列行动方案。制订卫生计划指根据卫生工作实际，通过科学预测，权衡卫生事业发展的客观需要和主管可能性，设立未来卫生事业发展的目标，确定实现目标的一系列政策和措施。卫生计划包括卫生项目计划、卫生机构计划和卫生发展计划。

（4）卫生组织（health organization）管理：卫生组织是卫生系统为实现系统功能，落实国家卫生方针政策，根据人群健康需求，按照法律法规的规定和一定的结构形式设置的权责角色结构体系。卫生组织包括卫生行政组织、卫生专业组织和群众性卫生组织。卫生组织管理包括对卫生组织的设置、投入和运行等的管理。

二、我国医疗卫生事业的性质和卫生与健康工作方针

（一）我国医疗卫生事业的性质

医疗卫生事业的性质界定至关重要，因为其直接决定了医疗卫生服务的对象、内容、方式，以及主要筹资渠道。最重要的是，医疗卫生事业的性质决定国家、社会、市场的关系和边界，决定各自的责任范围。因此，医疗卫生事业的科学定性是卫生事业实现健康发展的首要问题。

我国医疗卫生事业定性为社会公益事业（《中华人民共和国基本医疗卫生与健康促进法（草案）》）。社会主义社会的性质、制度和社会主义初级阶段的经济社会发展程度，决定了我国以人民为中心，以维护和增进人民健康为目的，把人民健康放在优先发展的战略地位的医疗卫生事业建设和发展指导思想，决定了我国医疗卫生事业是社会公益事业的性质定性。

社会公益事业的性质，决定了我国医疗卫生事业以政府为主导，不以营利为目的，坚持非营利性医疗机构为主体、营利性医疗机构为补充的特点。国家承担建立卫生制度（基本医疗卫生制度，重点完善分级诊疗制度、现代医院管理制度、全面医疗保险制度、药品供应保障制度和综合监管制度）和政策，承担建立健全覆盖城乡居民的公共卫生服务体系和医疗服务体系的责任，并管理卫生机构。各级人民政府负责举办非营利性公立医疗卫生机构，以保障基本医疗卫生服务公平可及。

（二）我国卫生与健康工作方针

卫生工作方针（guideline for health care）是国家指导卫生事业发展的重要指导原则和基本思想，是卫生基本政策的总概括，是指导国家各项卫生工作和制定各项具体卫生政策的依据。

适应于社会发展新形势的需要，卫生工作方针也不断地调整与发展，从20世纪50年代至今，我国卫生工作方针历经了数次调整。与20世纪50年代的国家经济和卫生形势相适应，我国建立了"面向工农兵，预防为主，团结中西医，卫生工作与群众运动相结合"的卫生工作方针。1997年1月，《中共中央国务院关于卫生改革与发展的决定》制定了"以农村为重点，预防为主，中西医并重，依靠科技与教育，动员全社会参与，为人民健康服务，为社会主义现代化建设服务"的卫生工作方针。

2016年8月，全国卫生与健康大会适应国家经济社会和卫生事业发展新形势的需要，再次对卫生工作方针进行了调整，确立了"以基层为重点，以改革创新为动力，预防为主，中西

医并重,将健康融入所有政策,全民共建共享"的我国新时期卫生与健康工作方针。

与1997年的卫生工作方针相比,新的方针有许多变化,反映了国家经济社会发展的新形势和新需求:

1. 方针的名称改为"卫生与健康"工作方针,体现了国家在医疗卫生事业发展上的新理念:由卫生事业的概念向卫生与健康事业的概念转变,由以治病为中心向以健康为中心转变,突出健康作为社会可持续发展的基础和动力,体现了健康中国建设的国家战略性质,极大地拓展了卫生事业发展的空间。

2. 用"基层"代替"农村",反映了社会的变迁,契合城镇化建设大局和统筹城乡发展趋势。只有普遍提高基层机构的医疗水平和服务能力,全面提升基层群众的健康素养和健康追求,才能实现分级诊疗制度和全民健康。

3. 将改革创新作为动力,代替原来"依靠科技与教育"。当前,我国卫生与健康事业发展面临着层出不穷的新技术、新产业、新业态和日新月异的远程医疗、智慧医院、精准医学、健康大数据的挑战;面临着健康产业发展待开拓,人民群众健康诉求待满足;面临着妨碍卫生与健康事业发展的一些体制机制问题需要解决。卫生与健康事业需要从理论、体制机制、管理、医学技术等多个层面进行改革与创新。唯有改革与创新才能使我国卫生与健康事业发展与时代同步。

4. 将健康融入所有政策、人民共建共享是新时期卫生与健康工作方针的核心,不仅体现了卫生与健康事业为人民健康服务的宗旨,体现出党和政府维护人民利益的责任和决心,也体现出人民在卫生与健康事业发展中的主人翁地位。这一方针确立了我国卫生与健康事业发展的路径和指导思想:在所有政策中融入健康,人民共建共享。制定政策时必须要有健康的意识,要以人民为中心,真正既将人的健康作为经济社会发展的基石,又将人的健康作为经济社会发展的目的。"人民共建共享"体现了人民的主人翁地位,由被动寻求和接受服务,转变为主动亲身参与卫生与健康事业的发展与建设。政府、社会和全民共筑健康防线,全社会共享健康成果,实现健康公平可及。

第二节　卫生系统与卫生组织机构

一、卫生系统概述

卫生系统(health systems)又称卫生体系。在《2000年世界卫生报告》中,世界卫生组织(WHO)认为,卫生系统是一个开放的、非集中的、没有明确界限和统一管理的,是包括了所有以促进、恢复和维护健康为基本目标的活动集合。人类的所有活动,只要是以促进、恢复和维护健康为基本目标就属于卫生系统。包括专业的、非专业的医疗卫生活动,以及以促进和保护健康为基本目的的其他活动。如提高道路交通和环境安全的各种活动(如为汽车安装安全带、安全气囊、增添保险杠等)、以促进健康为目的的学校教育活动等。WHO对卫生系统的定义极大地拓展了卫生系统的范畴,与"健康中国"建设的概念相契合。但由于其范畴远远超出了传统的卫生系统的概念,没有明确的边界和范围,在"大数据"时代远未成熟的今天,在管理学上尚不具有可操作性。

在卫生事业管理学中,广义的卫生系统是指以促进、恢复和维护公众健康为基本目的的所有组织、机构和资源的集合。狭义的卫生系统是指由各类医疗卫生机构组成的组织网络。

维护和增进人民健康是国家建设卫生系统的根本目的。卫生事业是造福人民健康的事业,卫生系统的服务对象是全体人民,承担着提供医疗卫生与健康服务,促进人民健康的使命。因此,建设公平、有效的卫生系统是政府和全社会的职责,卫生系统必须在一定的法律和政策的框架内构建和运行,必须服务于全民共享的卫生与健康事业,必须以实现促进和维护人民的健康,提高生活质量为目的。

卫生系统有四项基本功能:提供服务、开发资源、筹措资金和监督管理。

1. 提供服务(service delivery) 是卫生系统使用卫生资源向城乡居民提供医疗、预防、保健和康复等医疗卫生服务的过程。

医疗卫生服务可分为两类:一是公共卫生服务,如疾病预防控制、环境保护、计划生育和健康教育等。其特点是对人群(主要是健康人群)的服务;二是医疗服务,包括医院和基层医疗卫生机构提供的疾病诊疗服务,其特点是对患病个体的服务。

医疗卫生服务产品具有公共产品或准公共产品的属性,因此强调服务获得的公平性,不以谋求利润最大化为价值取向,而是应将社会效益最大化放在首位,谋求社会和经济效益的统一;具有价格需求弹性低、供求信息不对称、市场竞争不充分等特点。

医疗卫生服务需求的相对无限性和资源的相对有限性,决定了卫生系统提供的服务无论从数量、质量还是种类上,始终难以完全满足社会不断增长的医疗卫生服务需求。

2. 开发资源(creating resources) 卫生资源(health resources)指社会在提供卫生服务的过程中所占用和消耗的各种资源的总称,包括卫生人力、财力、物力等有形资源和医学科技、医学教育、卫生信息和卫生政策等无形资源。

卫生资源是卫生系统为社会及人民群众提供卫生服务的基础,是开展卫生服务活动的基本条件。卫生资源开发就是有效地筹集和合理地配置卫生资源,使有限的资源发挥最大的社会效益和经济效益。包括卫生人力资源开发(培养、使用和配置)、卫生物力资源开发(机构建设、房屋开发、医疗设备、药品、材料等筹集)、卫生财力资源开发(卫生资金的筹集、使用、补偿)、医学科学技术、信息和政策的开发等。

3. 筹措资金(financing) 广义的卫生筹资是指卫生领域的资金筹集、合理分配和有效使用。狭义的卫生筹资指卫生资金的筹集,包括卫生资金的来源渠道、各渠道的具体内容、数量、比例等。

卫生筹资的目标:筹集足够的用于卫生服务的资金,不断提高医疗服务的公益性和公平性,确保服务质量,满足人群的卫生服务需求,并提供经济风险保护,同时实现可利用卫生资源的最佳使用效率。

卫生筹资方式主要有政府卫生筹资、社会健康保险筹资、商业健康保险和个人现金支付四种。政府卫生筹资是卫生筹资中最主要的一个来源渠道,包括普通税收(通过预算的方式给卫生领域分配资金)、专项税和其他的筹资渠道,如彩票等。社会健康保险筹资由政府、用人单位和参保人共同负担。其特点筹资具有强制性和保险费通过法律的形式规定。商业健康保险由参保人自愿出资购买,覆盖率比较低。个人现金卫生支付指患者在接受医疗服务时直接向服务提供者付费。此外,卫生筹资还包括社会捐赠援助、社区卫生筹资等方式。

医疗卫生服务具有公共产品或准公共产品的属性,决定了医疗卫生服务领域存在着"市场失灵",不可能通过市场机制有效地实现卫生资金的筹集和配置。因此,政府有责任投入资金,向全社会提供公共产品,对准公共产品给予补贴,对贫困人群和脆弱人群提供医疗救助。

4. 监督管理(supervision) 有效的监督管理是促进卫生事业健康发展的基础。医疗卫生监督是指各级政府卫生行政部门、卫生综合监督执法机构依据法律、法规的授权,依法对医疗卫生机构和卫生技术人员在执业活动中遵守医疗卫生管理的法律、法规、规章的情况进行监督检查,对违反医疗卫生管理法律、法规的行为追究法律责任的一种行政监督执法管理活动。包括对各种医疗卫生执业主体资格的管理和对执业主体各种行为活动的监督和指导。

医疗卫生监督的主要职责包括:①对医疗机构的执业资格、执业范围及其医务人员的执业资格、执业注册进行监督检查,规范医疗服务行为,打击非法行医;对医疗机构的传染病疫情报告、疫情控制措施、消毒隔离制度执行情况和医疗废物处置情况进行监督检查，查处违法行为。②对采供血机构的执业资格、执业范围及其从业人员的资格进行监督检查，打击非法采供血行为；对采供血机构的采供血活动、传染病疫情报告和医疗废物处置情况进行监督检查，查处违法行为。③对疾病预防控制机构的传染病疫情报告、预防控制措施和菌（毒）种管理情况进行监督检查，查处违法行为。

二、卫生系统结构与组织机构

卫生系统是国民经济大系统的组成部分，其内部由多级子系统和机构组成，包括卫生行政管理体系、医疗卫生服务体系、医疗保障体系和药品供应保障体系等部分。各部分既相互独立，自成系统，同时又相互密切联系，通过有效配合实现卫生系统的最终产出。

（一）卫生行政管理体系

分为由政府各相关职能部门构成的卫生行政管理主体和群众性卫生组织两部分。

1. 卫生行政管理主体 即卫生行政组织体系，是行使国家行政权力，管理国家卫生行政事务的组织体系。由各级卫生行政组织机构构成，包括各级卫生健康委员会（局）（以下简称卫健委）及其下属的中医药管理局、各级市场监督管理总局（局）及其下属的药品监督管理局、各级医疗保障局以及各级民政、财政等部门组成。各级卫健委是政府职能部门中主管卫生行政事务的部门，政府的其他相关部门根据职责划分，在卫生管理体系中承担食品和药品安全监管、卫生规划、筹资、保险管理和医疗救助等相应职责。

根据政府组织法规定，国家卫生行政机构按行政区划设立。我国卫生行政主管机构分为四级，从中央到地方分为国家卫健委、省（自治区、直辖市）卫健委、地市卫健委（局）和县区卫健委（局）。乡（镇）一般不设独立的卫生行政机构。

国家卫生健康委员会：简称国家卫健委，是国家管理卫生事务的最高行政机关。其主要职责是拟订国民健康政策，协调推进深化医药卫生体制改革，组织制定国家基本药物制度，监督管理公共卫生、医疗服务、卫生应急，负责计划生育管理和服务工作，拟订应对人口老龄化、医养结合政策措施等。

国家中医药管理局：是政府管理中医药事业的国家机构，隶属于国家卫健委。主要职能是拟定中医药和民族医药事业发展的战略、规划、政策和相关标准，起草有关法律法规和部门规章草案，参与国家重大中医药项目的规划和组织实施；承担中医医疗、预防、保健、康复及临床用药等的监督管理责任；规划、指导和协调中医医疗、科研机构的结构布局及其运行机制的改革；拟订各类中医医疗、保健等机构管理规范和技术标准并监督执行等。

省、市、县级卫生行政主管机构根据国家法律、卫生工作方针和政策，在同级政府领导下及上级卫生行政机构的指导下，负责辖区内的卫生行政事务管理工作。

2. 群众性卫生组织 是指独立于政府卫生行政管理机构和卫生服务专业组织之外的、非营利性的、协助管理国家卫生事务的非政府组织。群众性卫生组织由医疗卫生专业人员和群众自发组建、自律管理和参与，并依法登记成立。分为各类专业学会、协会和基金会。

学会是医学科学技术工作者自愿组成并依法登记成立的学术性法人社团。以团结、组织广大医学科学技术工作者，遵守国家宪法、法律和法规，贯彻国家科学技术工作和卫生工作方针为宗旨。主要任务是充分发扬学术民主，提高医学科技工作者专业技术水平，促进医学科学技术的繁荣和发展，促进医学科技的普及与推广，促进医学科学技术队伍的成长，承担政府委托职能及承办委托任务、向党和政府反映医学科技工作者的意见和要求。全国性的医学学会有中华医学会、中华预防医学会、中华全国中医学会、中华中医药学会、中华护理学会、中国药学会等。主要职责包括组织在职培训或继续教育，向政府及有关部门反映医药工作者的意见、建议和要求，组织专家协助政府对相关法规政策进行论证等。

协会是由医学工作者及单位会员自愿组成并依法登记成立的行业性、非营利性的群众法人社团。其宗旨是发挥行业服务、协调、自律、维权、监督、管理作用,团结和组织全国医师遵守国家宪法、法律、法规和政策,弘扬救死扶伤人道主义的职业道德,努力提高医疗水平和服务质量,维护医师的合法权益。全国性的医学协会有中国医院协会,中国医师协会、中国中药协会等。

在我国,学会与协会在组织、职能上存在许多交叉重叠。学会侧重于行业科技和学科发展以及人才培训、职称评审、资格认证等方面。协会侧重于行业服务、协调、自律、维权、监督和管理。

基金会是指利用自然人法人或者其他组织捐赠的财产,以从事公益事业为目的,按照《基金会管理办法》的规定成立的非营利性法人组织。全国性基金会有中国红十字基金会、中国肝炎防治基金会、中国癌症基金会等。

(二)医疗卫生服务体系

是以促进人民健康为主要目标,由各级各类医疗卫生专业机构组成的,直接或间接向城乡居民提供医疗、预防、保健等服务的组织网络系统。该系统由多种职能不同的机构组成,根据机构的职能和服务类型,分为医院、基层医疗卫生机构、专业公共卫生机构以及医学信息、医学教育和医学科研机构等,见图28-1。

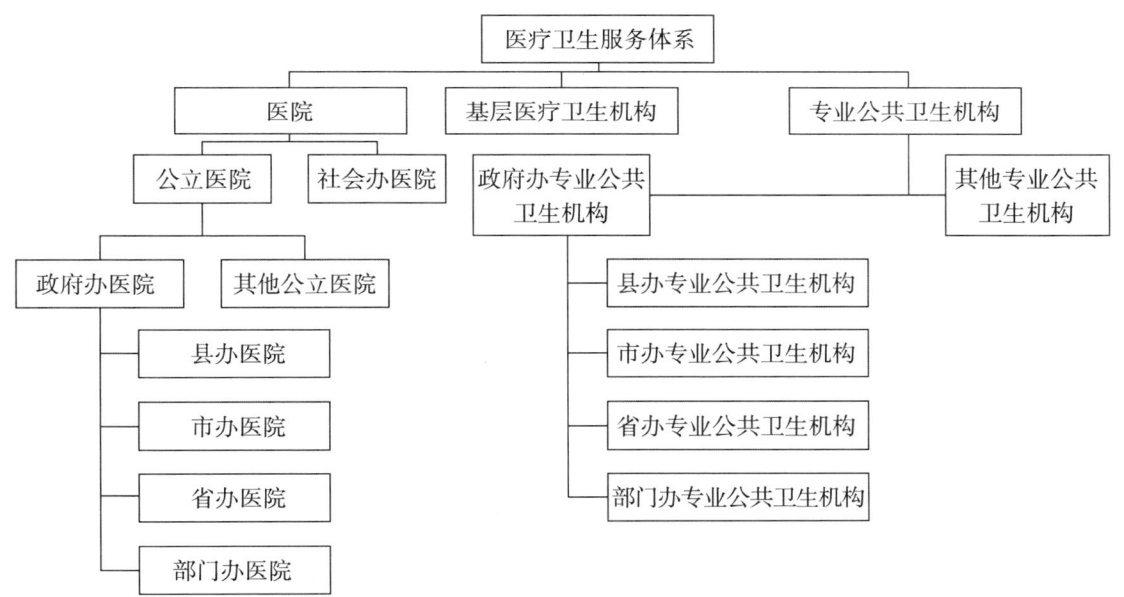

图 28-1 医疗卫生服务体系结构

医院是运用医学理论和技术,为患者提供疾病诊疗服务为主要职能的医疗机构。其服务对象包括患者和伤员,处于特定生理状态的健康人(如孕妇、产妇、新生儿)以及完全健康的人(如来医院进行体格检查或口腔清洁的人)。

基层医疗卫生机构指县(区)级以下的医疗卫生机构,包括社区卫生服务中心(站)、乡镇卫生院和村卫生室等。其主要职能是为区域居民提供基本公共卫生服务、基本医疗服务。

专业公共卫生机构是向辖区内提供专业公共卫生服务,并承担相应管理工作的机构。主要包括疾病预防控制机构、综合监督执法机构、妇幼保健计划生育服务机构、急救中心(站)、血站等。专业公共卫生机构原则上由政府举办,根据属地层级的不同,政府办专业公共卫生机构划分为县办、市办、省办及部门办四类。

随着社会进步和科技发展,互联网医疗将会成为新型的医疗卫生服务形式,互联网卫生服务机构的出现将使现行的卫生服务机构的组成和运行机制发生改变。

（三）医疗保障体系

是社会（国家）为帮助公民个人（家庭）抵御疾病风险而依法建立的医疗保险体系、医疗救助体系和狭义的医疗福利体系等，属于社会保障体系的重要组成部分。

根据医疗保险资金筹集方式，医疗保险体系分为政府（国家）医疗保险体系、社会医疗保险体系、商业医疗保险体系和其他医疗保险体系（如储蓄医疗保险、社区医疗保险等）。医疗保险的主要功能是筹集、分配和使用医疗保险基金，即向社会和个人筹集医疗保险费，建立医疗保险基金，当被保险人患病并去医疗机构就诊而发生医疗费用后，由医疗保险基金给予一定的经济补偿。

医疗救助体系是为因疾病而陷入生活困境者以及因生活困难对必需的医疗服务没有支付能力者提供一定经济支持的社会保障体系。经济支持包括资金支持、提供免费或低价的医疗服务等。医疗救助是一种无偿救助，但通常是临时性的，目的是帮助救助对象抵御即期的疾病风险。医疗救助体系包括政府和非政府组织医疗救助体系两部分。

狭义的医疗福利指主要由政府在基本医疗方面为公民提供社会医疗保险以外的经济支持的一种医疗保障形式。主要采取医疗补贴等形式，包括对个人或家庭的现金补贴以及医疗服务价格补贴（提供免费和低费用的预防保健服务和医疗服务）。

医疗保障体系可以起到降低个人医疗风险水平，减轻利用医疗服务的经济障碍，提高医疗服务可及性的作用。

我国的医疗保障体系包括社会医疗保险体系、医疗救助体系、狭义的医疗福利体系和各类商业医疗保险。社会医疗保险体系包括城镇职工基本医疗保险，城镇居民基本医疗保险和新型农村合作医疗三大基本医疗保险，与狭义的医疗福利体系一起构成了我国医疗保障体系的基础。大病医疗保险、医疗救助（重特大疾病医疗救助、疾病应急救助）和商业医疗保险构成了医疗保障体系的补充。

根据国务院《关于整合城乡居民基本医疗保险制度的意见》（国发〔2016〕3号）要求，城镇居民基本医疗保险和新型农村合作医疗将逐步整合，在覆盖范围，筹资政策，保障待遇，医保目录，定点管理和基金管理上实现统一。

（四）药品供应保障体系

指以国家基本药物制度为基础，以保障人民群众基本用药和安全用药为目的，由药品生产、研发、流通、采购、使用、储备和质量监管等体系共同构成的集合体。其核心职能是保障药品供应和临床用药安全。

药品供应保障体系建设是一项复杂的系统工程，涉及国家基本药物制度、药品生产流通体制、药品价格形成机制和管理体制、药品质量监管体制等多方面制度的综合建设。药品供应保障体系建设的主要内容：

（1）建立健全国家基本药物制度。遵循保障基本需求和安全、有效的原则，建立国家基本药物目录；遵循政府主导与市场机制相结合的原则，建立药品生产、研发、流通、采购和规范使用的体制和机制，形成供应保障、质量保证、定价合理、安全有效、企业有活力的药品供应体系，以保障公众的基本用药需求。

（2）提高药品的生产、研发与创新能力，这是保障药品供应能力的基础。政府需要发挥引导作用，在组建创新团队，搭建创新平台方面给予支持，鼓励和推动企业加大创新和研发投入，提高企业的研发和创新能力。

（3）建立健全短缺药品监测预警和分级应对机制，发挥政府的调控作用，实施短缺药品的定点生产。

（4）遵循市场化原则，建立竞争有序、配送高效的现代化药品流通体系。推广应用现代物流管理与技术，规范医药电商发展，推动药品流通企业向智慧型医药服务商转型，以保障药品及时配送。

（5）遵循市场化原则，建立科学的药品价格形成机制和药价管理体系，控制药费过快增长。

第三节　公共卫生服务体系

一、公共卫生服务体系概述

（一）公共卫生概述

"公共卫生"，英文为 public health，准确的翻译应该是"公众健康"。公共卫生有非常广泛的内涵和外延，随着人们对其认识和理解的不断加深，公共卫生的定义和内涵也随之发展。19 世纪，公共卫生的定义很大程度上等同于环境卫生和预防疾病的策略。1920 年美国耶鲁大学 Winslow 教授提出：公共卫生是通过社会、团体、公与私、社区与个体的有组织的努力和知情选择，来预防疾病，延长寿命和促进健康的科学和艺术。这些努力包括：改善环境卫生、控制传染病，教育人们注意个人卫生，组织医疗人员对疾病做出早期诊断和预防性治疗，并建立一套社会体制，以保证每个公民都能享受与生俱来的健康与长寿。这个定义于 1952 年被 WHO 采纳。

2003 年我国时任国务院副总理兼卫生部部长吴仪代表政府在全国卫生工作会议上提出了我国公共卫生新定义：公共卫生就是组织社会共同努力，改善环境卫生条件，预防控制传染病和其他疾病流行，培养良好的卫生习惯和文明生活方式，提供医疗服务，达到预防疾病、促进人民身体健康的目的。

尽管公共卫生定义尚不统一，但综合上述观点，公共卫生定义可以表述为：通过国家和全社会共同努力，改善与健康相关的自然和社会环境，提供预防保健和必要的医疗服务，培养公众健康素养，创建人民共建共享健康的社会，达到预防和控制疾病，促进人民健康的社会公共事业。

公共卫生的性质：社会公共事业。做好公共卫生工作需要国家和全社会的共同努力。各级政府都负有保障和促进公众健康不可推卸的责任，既要主导公共卫生工作，更要组织动员全社会参与；全体人民都是公共卫生事业的主人翁，公共卫生事业的兴衰直接关系着国民的健康水平，全体民众和社会各界对公共卫生都有义不容辞的责任。

公共卫生的宗旨：建设人民共建共享健康的社会，预防疾病，保障和促进公众健康。公共卫生强调保障每个公民的健康权利，使社会中的每一个人，无论其年龄、性别、民族或种族、教育水平、职业、贫富、出生地或身体状况如何，都有公平享有健康和长寿的权利。只有建设"人民共建共享健康的社会"才能实现世界卫生组织提出的"人人享有健康"的目标。

公共卫生的基本任务：

（1）预防和控制疾病与伤残：①应对突发公共卫生事件；②应对长期存在的公共卫生问题；③预防、监测和控制传染性和非传染性疾病。

（2）改善与健康相关的自然和社会环境。

（3）提供预防保健与必要的医疗服务：①常规的预防保健服务；②对特殊人群和弱势群体提供的预防保健服务；③必要的基本医疗服务和基本公共卫生服务。

（4）培养公众健康素养。

（二）公共卫生服务体系

公共卫生服务体系是由政府主导并全力支持的，由各类公共卫生机构组成的提供公共卫生服务的组织系统。广义的公共卫生服务体系包括基本医疗体系、疾病预防控制体系、医疗救治保障体系和卫生监督执法体系等。

我国公共卫生服务机构主要包括三类：一是专业公共卫生服务机构，包括疾病预防控制机构、妇幼保健机构、卫生监督执法机构、采供血机构等。二是基层医疗卫生机构，包括社区卫生服务机构、乡镇卫生院、村卫生室等。社区、乡镇和村不单独设置专业公共卫生服务机构，相关公共卫生职能整合在社区卫生服务中心、乡镇卫生院、村卫生室的功能中。三是综合医院。这三类机构根据自身职能，提供不同类型的公共卫生服务。

二、我国公共卫生服务与管理组织

我国已建立了从国家到地方的一套完整的公共卫生与疾病预防控制网络体系，包括各级专业疾病预防控制机构、卫生监督执法机构和基层医疗卫生机构以及各级各类医院。

（一）疾病预防控制机构

1. 专业疾病预防控制机构 主要指疾病预防控制中心（center for disease prevention and control，CDC），其主要职能是：疾病预防与控制、突发公共卫生事件应急处置、疫情报告及健康相关因素信息管理、健康危害因素监测与干预、实验室检测分析与评价、健康教育与健康促进、技术管理与应用研究指导。

疾病预防控制中心机构设置：疾病预防控制中心分为国家级、省级、设区的市级和县级共4级，各级在同级卫生行政部门的领导下开展职能范围内的疾病预防控制工作，承担上级卫生行政部门和上级疾病预防控制机构下达的各项工作任务。

2. 各级各类医疗机构 接受疾病预防控制机构的指导和考核，协助疾病预防控制人员开展流行病学调查和标本采集，依法承担职责范围内的传染病疫情和突发公共卫生事件报告、传染病隔离治疗、院内感染控制等疾病预防控制工作。

3. 基层医疗卫生机构 主要指乡（镇）卫生院、村卫生室、城市社区卫生服务中心（站），在上级疾病预防控制机构的管理指导下，承担基本公共卫生服务和基层其他疾病预防控制工作。

（二）卫生监督执法机构

我国卫生监督执法机构按行政隶属关系分为国家级、省级、设区的市级、县级共4级。乡镇（街道）不设置独立的卫生监督执法机构，乡镇卫生院、社区卫生服务机构承担卫生监督协管工作，接受县级监督执法局和乡镇（街道）计划生育办公室的业务指导。村（居）计生专干兼任村（居）卫生计生监督信息员，承担区域信息收集和报告工作。

在实际的改革中，我国卫生计生监督执法机构有三种模式：一是未进行改革，仍保留原卫生和计生两支执法队伍不变，各自独立执法；二是整合卫生和计生两支执法队伍，组建为独立于卫生行政部门之外的综合监督执法机构，开展综合执法；三是按规定整合卫生和计生两支执法队伍，组建为卫生行政部门内设综合监督执法机构，开展综合执法。

卫生监督执法局职能：负责公共卫生、医疗卫生、计划生育综合监督，监督检查卫生计生法律法规的落实情况，查处违法行为。

第四节 医疗保健体系

医疗保健体系（medical care system）是由向居民提供医疗保健和康复服务的医疗机构和保健机构等组成的系统。医疗机构是从事疾病诊断、治疗和康复的卫生专业机构，包括各级各类医院、急救医疗机构、采供血机构、康复机构、临床检验中心、护理院（站）等。

基层医疗卫生机构也属于医疗机构，除承担基本公共卫生服务的任务外，还负责常见病、多发病的基本医疗服务和院前急救等医疗服务。

保健机构主要指各级妇幼保健机构，包括妇幼保健院（所、站）、妇幼保健计划生育服务中心，是集妇幼保健、医疗、预防、康复和妇幼卫生管理为一体的综合妇幼卫生专业机构。

一、医院

（一）医院分类

1. 按登记注册的所有制类型分类 分为公立医院和社会办医院。

（1）公立医院（governmental hospital）：分为政府办医院和其他公立医院（主要包括军队医院、国有和集体企事业单位等举办的医院）。政府办医院是指政府举办的纳入财政预算管理的公益性事业单位，不以营利为目的。根据属地层级的不同，政府办医院划分为县办、市办、省办和部门办医院4级。

（2）社会办医院（non-governmental hospital）：指由社会资本投资举办的，其收支未纳入政府部门预算的医院，包括民营企业和个人投资举办的医院、股份制、股份合作制、中外合资合作和外资独资举办的医院等。社会办医院是医疗卫生服务体系不可或缺的重要组成部分，是满足人民群众多层次、多元化医疗服务需求的有效途径。社会办医院可以提供基本医疗服务，与公立医院形成有序竞争；可以提供高端服务，满足非基本需求；可以提供康复、老年护理等紧缺服务，对公立医院形成补充。

2. 按专业性质分类 分为综合医院、专科医院、中医医院（含中西医结合医院、民族医医院）、康复医院（中心）等。

（1）综合医院（general hospital）：指提供全科或主要综合科目医疗服务的医疗机构。

（2）专科医院（special hospital）：指侧重于针对某专一病种或特殊人群提供医疗服务的医院，如口腔医院、五官科医院、肿瘤医院、心血管医院等，以及以专属病患人群为服务对象的儿童医院、老年医院、妇产医院等。

（3）中医医院（hospital of traditional chinese medicine）、中西医结合医院、民族医医院：侧重于以中医理论、民族医学理论和技术为患者提供医疗服务的医院。

（4）康复医院（rehabilitation hospital）或康复中心：是为因生理或心理上的缺陷导致劳动、生活和学习严重障碍者提供医治、训练与服务的医疗机构。

3. 按医院分级管理办法分类 医院分级管理是依据医院的功能、任务、设施条件、技术建设、医疗服务质量和科学管理的综合水平对医院进行的现代医院管理。根据《医院分级管理办法》的规定，依据医院的综合水平，医院分为三级十等。其中，一级和二级医院分别分为甲，乙，丙三等。三级医院分为特，甲，乙，丙四等。此外，未达到一级等级的医院列为未定级医院。

一级医院：是直接向一定人口的社区提供预防、医疗、保健、康复服务的基层医院、卫生院。

二级医院：是向多个社区提供综合医疗卫生服务和承担一定教学、科研任务的地区性医院。

三级医院：是向几个地区提供高水平专科性医疗卫生服务和执行高等教学、科研任务的区域性以上的医院。

4. 根据经营目的分类 根据经营目的，社会办医院可分为营利性和非营利性医院两类，公立医院全部是非营利性医院。根据《卫生部关于社会资本举办医疗机构经营性质的通知》，举办营利性或非营利性医疗机构应由社会资本按照经营目的自主申办。国家优先支持举办非营利性医疗机构。社会资本举办的非营利性医疗机构按国家规定享受税收优惠政策，用电、用水、用气、用热与公立医疗机构同价，提供的医疗服务和药品要执行政府规定的相关价格政策。营利性医疗机构按国家规定缴纳企业所得税，提供的医疗服务实行自主定价，免征增值税。

（二）医院的功能定位

公立医院是我国医疗服务体系的主体，应当坚持维护公益性，充分发挥其在基本医疗服务提供、急危重症和疑难病症诊疗等方面的骨干作用，承担医疗卫生机构人才培养、医学科研、医疗教学等任务，承担法定和政府指定的公共卫生服务、突发事件紧急医疗救援、援外、国防卫生动员、支农、支边和支援社区等任务。

县办医院主要承担县级区域内居民的常见病、多发病诊疗，急危重症抢救与疑难复杂疾病向上转诊，培训和指导基层医疗卫生机构人员，相应公共卫生服务职能以及突发事件紧急医疗救援等工作，是政府向县级区域内居民提供基本医疗卫生服务的重要载体。

市办三级医院主要向地市级区域内居民提供代表本区域高水平的综合性或专科医疗服务，接受下级医院转诊，并承担人才培养和一定的科研任务以及相应公共卫生和突发事件紧急医疗救援任务。

省办三级医院主要向省级区域内若干个地市提供急危重症、疑难病症诊疗和专科医疗服务，接受下级医院转诊，并承担人才培养、医学科研及相应公共卫生和突发事件紧急医疗救援任务。

市办和省办中的城市二级医院主要接收三级医院转诊的急性病恢复期患者、术后恢复期患者及危重症稳定期患者。

部门办医院主要向跨省份区域提供疑难危重症诊疗和专科医疗服务，接受下级医院转诊，并承担人才培养、医学科研及相应公共卫生和突发事件紧急医疗救援等任务和技术支撑，带动医疗服务的区域发展和整体水平提升。

二、急救医疗机构

（一）机构类别

医疗急救分院前急救和院内急救，急救医疗机构主要指院前急救医疗机构。包括急救中心（又称紧急救援中心，First Aid Centre）、急救站和承担院前医疗急救和突发事件紧急救援任务的网络医院。院前急救医疗体系是以急救中心（站）为主体，与急救网络医院共同组成的院前医疗急救网络，按照就近、安全、迅速、有效的原则承担所辖区域院前急救任务。

（二）机构设置

院前医疗急救是政府举办的公益性事业，鼓励、支持社会力量参与。各级政府卫生行政部门按照"统筹规划、整合资源、合理配置、提高效能"的原则，对院前急救医疗机构统一规划、分级管理。设区的市设立一个急救中心。因地域或者交通原因，设区的市院前急救医疗网络未覆盖的县（县级市），可以依托县级医院或者独立设置一个县级急救中心（站）。在有核电站、核设施、大型核辐射装置的重点省份可以建设核辐射应急救治基地。

（三）指挥与调度

急救中心（站）负责院前医疗急救工作的指挥和调度，开展现场抢救和转运途中救治、监护。急救网络医院按照急救中心（站）指挥和调度开展院前医疗急救工作。设区的市级急救中心统一指挥调度县级急救中心（站）并提供业务指导。全国院前医疗急救呼叫号码为"120"。

（四）运行模式

目前我国急救中心（站）主要有四种运行模式。一是独立型模式：急救中心的管理和运行完全独立，且是具有法人资质的机构，从受理急救电话到患者送达医院均由急救中心负责；二是依托型模式：管理体制上急救中心属于独立机构，但设在医院内，部分急救人员、救护车、急救设备和经费支出由医院解决，由政府和医院共同投入解决中心的运行成本；三是依附型模式：不作为独立机构，不但设在医院内，而且急救人员、救护车、急救设备和经费支出全部由医院解决，属于医院的一个部门；四是指挥型模式：急救中心是独立法人机构，但承担的职能仅仅是受理急救电话，调度指挥其他医院的救护车和人员到现场进行急救。

三、妇幼健康服务机构

妇幼健康服务机构指各级妇幼保健院（所、站）和妇幼保健计划生育服务中心。其性质是政府举办的，具有公共卫生性质、不以营利为目的的公益性事业单位。根据举办者（政府）的属地层级不同，分为省办、市办和县办妇幼健康服务机构。

（一）功能定位

妇幼健康服务机构是集妇幼保健、医疗、预防、康复、妇幼卫生管理和计划生育技术服务为一体的综合性妇幼卫生专业机构。各级机构按照全生命周期和三级预防的理念，以一级和二级预防为重点，为妇女儿童提供从出生到老年、内容涵盖生理和心理的主动、连续的服务与管理。

（二）功能与任务

妇幼健康服务机构为妇女儿童提供妇幼健康服务，并承担辖区妇幼卫生和计划生育技术服务业务管理和技术支持工作。

1. 妇幼健康服务 以孕产保健、儿童保健、妇女保健和计划生育技术服务为中心，以必要的临床诊疗技术为支撑提供妇幼健康服务。

（1）孕产保健：主要包括婚前、孕前、孕期、分娩期、产褥期保健服务等。

（2）儿童保健：主要包括新生儿保健、儿童生长发育、营养、心理卫生、五官保健、儿童康复、儿童常见病诊治和中医儿童保健等。

（3）妇女保健：主要包括青春期保健、更年期保健、老年期保健、心理卫生、营养、乳腺保健、妇女常见病诊治、生殖保健和中医妇女保健等。

（4）计划生育技术服务：主要包括宣传教育、技术服务、优生指导、药具发放、信息咨询、随访服务、生殖保健和人员培训等。

2. 辖区妇幼健康工作业务管理

（1）掌握本辖区妇女儿童健康状况及影响因素。

（2）组织对辖区内提供妇幼保健和计划生育技术服务的各级各类医疗卫生机构进行技术指导、业务培训、监督考核等，重点加强对基层医疗卫生机构的指导和考核。

（3）组织开展辖区妇幼卫生健康教育、适宜保健技术开发和推广。负责辖区托幼机构卫生保健工作业务指导。

各级妇幼健康服务机构按照职能提供服务并实行上下联动、分级管理。县区级侧重辖区管理、人群服务和基层指导；地市级根据区域卫生规划承担妇幼保健技术分中心任务；省级除承担妇幼保健技术中心任务外，还应当协助卫生行政部门开展区域业务规划、科研培训、信息分析利用、技术推广及对下级机构的指导、监督和评价等工作。妇幼健康服务机构应当与辖区内基层医疗卫生机构建立稳定的业务指导和双向转诊关系，与其他医疗卫生机构和相关科研教学机构建立技术协作机制。

四、采供血机构

采供血机构是指采集、提供临床用血和采集供应血液制品生产用原料血浆的单位，分为血站和单采血浆站。根据《中华人民共和国献血法》《血站管理办法》《单采血浆站管理办法》和《血站设置规划指导原则》的规定,省级卫生行政部门负责辖区内采供血机构的规划和设置审批,并报国家卫健委备案。

(一) 血站

血站是指不以营利为目的,采集、提供临床用血的公益性卫生机构。

1. 血站分类 血站分为一般血站和特殊血站。一般血站包括血液中心、中心血站和中心血库。特殊血站包括脐带血造血干细胞库和国家卫健委根据医学发展需要批准、设置的其他类型血库。

2. 血站设立与监督管理

(1) 设立:血液中心、中心血站和中心血库由地方人民政府设立。

(2) 监督管理:国家卫健委主管全国血站的监督管理工作。县级以上地方人民政府卫生行政部门负责本行政区域内血站的监督管理工作。

3. 血液中心 每个省级行政区域只设一个血液中心。血液中心设置在直辖市、省会市、自治区首府市。其主要职责是:

(1) 在规定范围内开展无偿献血者的招募、血液的采集与制备、临床用血供应以及医疗用血的业务指导等工作;

(2) 承担所在省、自治区、直辖市血站的质量控制与评价;

(3) 承担所在省、自治区、直辖市血站的业务培训与技术指导;

(4) 承担所在省、自治区、直辖市血液的集中化检测任务;

(5) 开展血液相关的科研工作;

(6) 承担卫生行政部门交办的任务。

4. 中心血站 设置在设区的市级人民政府所在城市。其主要职责是:

(1) 在规定范围内开展无偿献血者的招募、血液的采集与制备、临床用血供应以及医疗用血的业务指导等工作;

(2) 承担供血区域范围内血液储存的质量控制;

(3) 对所在行政区域内的中心血库进行质量控制;

(4) 承担卫生行政部门交办的任务。

5. 中心血库 设置在血液中心和中心血站服务覆盖不到的县级综合医院内。其主要职责是:在规定范围内开展无偿献血者的招募、血液的采集与制备、临床用血供应以及医疗用血业务指导等工作。

同一城市内不得重复设置血液中心、中心血站。血站与单采血浆站不得在同一县级行政区域内设置。

(二) 单采血浆站

单采血浆站是指根据地区血源资源,按照有关标准和要求并经严格审批设立,采集供应血液制品生产用原料血浆的单位。单采血浆站由血液制品生产单位设置,具有独立的法人资格。其他任何单位和个人不得从事单采血浆活动。

1. 单采血浆站的监督管理 国家卫健委负责全国单采血浆站的监督管理工作。县级以上地方人民政府卫生行政部门负责本行政区域内单采血浆站的监督管理工作。

2. 单采血浆站的设置与审批 血液制品生产单位设置单采血浆站应当符合当地单采血浆站设置规划,并经省、自治区、直辖市人民政府卫生行政部门批准。单采血浆站应当设置在县(旗)及县级市,不得与一般血站设置在同一县级行政区域内。上一年度和本年度自愿无偿献血未能满足临床用血的市级行政区域内不得新建单采血浆站。

第五节 基层医疗卫生机构

基层医疗卫生机构主要指社区卫生服务中心(站)、乡镇卫生院、村卫生室、医务室、门诊部(所)和军队基层卫生机构等。主要职责是提供预防、保健、健康教育、计划生育等基本公共卫生服务和常见病、多发病的诊疗服务以及部分疾病的康复、护理服务,向医院转诊超出自身服务能力的常见病、多发病及危急和疑难重症患者。

一、乡镇卫生院和社区卫生服务中心

(一)机构性质与财政补助

乡镇卫生院和社区卫生服务中心分为政府办和社会办两类。政府举办的乡镇卫生院和社区卫生服务中心是公益性全额拨款事业单位,不以营利为目的。非政府举办的基层医疗卫生机构,通过政府购买服务等方式对其承担的公共卫生服务给予合理补助,符合条件的纳入医保定点范围,执行与政府办基层医疗卫生机构相同的医保支付和报销政策。

(二)功能定位

1. 提供基本公共卫生服务。
2. 开展常见病、多发病的诊疗、护理、康复等综合服务,以及现场基本应急救护,向上级医院转诊超出自身服务能力的常见病、多发病及危急和疑难重症患者。
3. 受县级卫生行政部门委托,承担辖区内的公共卫生管理工作,负责对村卫生室、社区卫生服务站的综合管理、技术指导和乡村医生的培训等。

乡镇卫生院分为中心乡镇卫生院和一般乡镇卫生院。中心乡镇卫生院除具备一般乡镇卫生院的服务功能外,还应开展普通常见手术等,着重强化医疗服务能力并承担对周边区域内一般乡镇卫生院的技术指导工作。

(三)机构设置

乡镇卫生院按照乡镇行政区划设置,每个乡镇设置1所乡镇卫生院。社区卫生服务中心按照街道办事处(社区)行政区划范围设置或每3万~10万居民设置1所社区卫生服务中心。

二、村卫生室、社区卫生服务站

村卫生室和社区卫生服务站是我国设置在城乡最基层的、非政府举办的、非营利性医疗卫生服务机构,是城乡公共服务体系的重要组成部分。县(区)级卫生行政部门负责社区卫生服务站和村卫生室规划设置和监督管理等工作。

(一)功能定位

在乡镇卫生院和社区卫生服务中心的统一管理和指导下,承担行政村、居委会范围内人群的基本公共卫生服务和普通常见病、多发病的初级诊治、康复等工作。

(二)机构设置

根据乡镇卫生院、社区卫生服务中心覆盖情况以及服务半径、服务人口等因素设置村卫生室和社区卫生服务站。原则上每个行政村设置1个村卫生室。

(三)财政补助形式

1. 通过政府购买其提供的基本公共卫生服务的方式获得政府合理补助。
2. 符合条件的社区卫生服务站和村卫生室纳入社会医疗保险报销的定点医疗机构。
3. 执业人员参加城乡居民社会养老保险。

4. 实行基本药物制度后,政府采取专项补助的方式对执业人员给予定额补偿。
5. 在房屋建设、设备购置以及人员培训等方面给予一定扶持。

(宋沈超)

第29章 全球卫生保健策略与我国医疗卫生体制改革

第一节 人人享有卫生保健策略与初级卫生保健

一、内涵与进展

(一) 初级卫生保健的内涵

初级卫生保健理念和策略形成的基础,是世界各国在20世纪60、70年代初期开展的大量以社区为基础的国家或地方卫生运动。当时已经认识到,以疾病为中心不能解决最重要的卫生问题,许多社会和环境因素影响人们的健康,而且过度强调先进的治疗技术正在扭曲许多发展中国家的卫生系统。以社区为基础的卫生运动的核心是动员"草根阶层"即基层民众参与卫生决策,将改善健康的努力置于基本人权框架之内,并同当地的经济、社会、政治和环境发展需求相协调。研究发现该项运动可以更好地面对和处理主要卫生问题,满足占人口多数的贫困人群迫切的卫生需求。

结合以社区为基础的卫生运动的经验,针对世界上许多国家的卫生服务不能满足人群需要、大众对卫生服务普遍不满、人群健康差距大、卫生费用迅速增长等问题,1977年5月第30届世界卫生大会正式提出了一项全球性战略目标:到2000年世界全体居民达到使他们的社会和经济生活富有成效的健康水平,即"人人享有健康"。1978年9月,由世界卫生组织和联合国儿童基金会在哈萨克斯坦的阿拉木图联合主持召开了国际初级卫生保健会议,来自134个国家和67个国际机构的3000名代表通过了著名的《阿拉木图宣言》,正式提出了"初级卫生保健"的概念,并认为初级卫生保健是实现"2000年人人享有健康"目标的基本策略和关键途径。这次会议被公认为是现代公共卫生的里程碑。

《阿拉木图宣言》指出:"初级卫生保健是建立在切实可行、学术上可靠而又为社会所接受的方法与技术之上的基本卫生保健,通过社区、个人及家庭的参与、本着自力更生及自决精神、使其在发展的各个阶段的社区和国家都能负担得起并覆盖所有人的卫生保健。它既是国家卫生系统的组成部分,作为其主要重点并发挥核心功能,也是社区整体社会经济发展的组成部分。初级卫生保健是个人、家庭和社区同国家卫生系统接触的第一环节,它使卫生保健尽可能接近人民居住及工作的场所,并构成了连续性卫生保健过程的第一步。"

《阿拉木图宣言》提出了初级卫生保健的一系列原则,同时提出初级卫生保健任务的具体内容因不同的国家和居民团体可以有所不同,但是至少应该包括以下八项要素:①对当前流行的卫生问题以及预防及控制方法的宣传教育;②促进食品供应和适当的营养;③充足的安全饮水供应和基本卫生设施;④妇女儿童保健,包括计划生育;⑤针对主要传染病的免疫接种;⑥预防和控制地方病;⑦常见病和外伤的妥善处理;⑧提供基本药物。第34届世界卫生大会(1981年)在上述八项内容基础上,增加了"使用一切可能的方法,通过影响生活方式控制自然、社会、心理环境来防治非传染性疾病和促进精神卫生"一项内容。

综上所述,初级卫生保健是指最基本的、人人都能得到的、体现社会平等权利的、人民群众和政府都能负担得起的卫生保健服务。初级卫生保健所反映的核心价值观是社会公平,所信奉的理论是"健康是人类的基本权利",所追求的目标是"人人享有健康",所采用的技术是适宜技术。

(二)国际初级卫生保健进展

在实现初级卫生保健目标引导下,世界卫生组织相应调整了其工作重点,致力于通过实施初级卫生保健实现"人人享有健康"的目标。世界许多国家在初级卫生保健的旗帜下,组织了跨部门行动、调整卫生资源投入和卫生系统组织方式,努力消除卫生不公平现象,并涌现出一批发展中国家开展初级卫生保健的典范。典型的做法包括实行基本卫生服务包和建立相应的筹资制度。

一般国家基本卫生保健服务包可分为两大块:预防保健服务和基本医疗服务。预防保健服务包含妇幼卫生服务、产前、产时、产后保健和儿童常见病系统管理,儿童的计划免疫,地方病和传染病的预防与控制以及常见和高发的慢性非传染性疾病(高血压、糖尿病等)的预防与控制等。基本医疗服务包含常见病和多发病的治疗服务。针对常见病和多发病的基本医疗服务包随着社会经济发展水平的提高不断扩大,如肿瘤治疗等可以逐步纳入该服务包。泰国已经把这些服务作为基本医疗服务保障范畴,纳入了其服务包。服务包的大小可以比照社会经济发展水平。

但是基本卫生服务包并没有真正解决卫生公平性问题。在一些发展中国家,虽然公立医疗机构提供免费的基本卫生服务,但服务质量不高、服务数量不足,给基本卫生服务包制度带来巨大挑战。

建立与初级卫生保健相适应的卫生筹资制度需要综合考虑多个因素。首先,应明确筹资机制。采取自愿性的保险市场或是财政税收机制。社会保险等形式则更多依赖于正规就业人群的工资收入,采用累进收入纳税的方式。与自愿性的保险市场相比,由于财政税收的强制性、集体性和政治性,在行政管理、风险管理以及购买力等方面易产生规模效应,具有明显的优势:第一,由于所有人在工资收入、购物、财产、资本收入等方面都要缴纳税收,该方式能够避免逆向选择,在一个很大的群体中达到风险共担的效果。第二,筹资基础广泛,包括增值税、销售税、进口关税等。许多国家(如泰国、巴西、墨西哥和英国等)往往先开始以社会保险作为主要的卫生筹资方式,然后再建立以财政税收为基础的卫生筹资机制。其次,建立以财政税收为基础的卫生筹资机制还需明确主要依靠中央政府的财政税收还是地方政府的财政税收。依靠中央财政有利于国家将卫生资源由富裕地区向贫穷地区转移支付。而依靠地方财政税收,当地区间经济水平差异较大时,很难达到公平性的目的。但是,依靠地方财政税收,可以增加地方政府对卫生事业的责任感。不过也应考虑到,贫困地区的地方财政可能无法保证对卫生事业的投入。

根据国际社会保障协会统计和世界卫生组织的分析,在世界卫生组织全球191个成员国中,80个国家基本实现了覆盖全民的基本医疗保障(占42%)。其中,包括亚洲的泰国、蒙古和菲律宾;北美洲的墨西哥;南美洲的秘鲁、巴西、阿根廷和哥伦比亚;非洲的埃及;以及欧洲的土耳其。另外,印度、印度尼西亚和南非等国家也已提出了建立全民基本医疗保障制度的设想。

二、面临的挑战与发展方向

初级卫生保健的发展面临诸多挑战。在20世纪后期,受"有选择的初级卫生保健"策略和"新自由主义"思潮的双重影响,初级卫生保健的思想未能完整而持续地付诸实践。"有选择的初级卫生保健"策略主张集中力量对国家或地区引起死亡或发病的少数主要因素进行符合成本效益的干预,忽略了对卫生系统的全面加强,放弃了《阿拉木图宣言》中有关社会公平和卫生系统发展的核心内容。"新自由主义"思潮的核心思想是没有政府干预的自由市场能够最好、最有效地分配资源。给教育和卫生等社会发展部门带来了消极的后果，贫困社区和弱势群体的健康状况进一步恶化，卫生不公平性加剧。

2008年，世界卫生组织提出，卫生系统目前的发展方向几乎无益于维持公平和社会公正，而且未能实现投资于健康的最大效益，并总结了现阶段初级保健发展中存在的最令人担忧的三种趋势：①卫生系统专注于狭义的专业性治疗服务的提供，且比例失衡；②卫生系统中对疾病控制的指挥控制方法仅关注短期效果，使得卫生服务的提供失去完整性；③卫生系统中放任的管理方式使得不规范的卫生服务商业化现象泛滥。另外，在一些发展中国家，公立医疗机构提供的基本卫生服务质量不高、服务数量不足，给初级卫生保健带来巨大挑战。

尽管在过去30年间经历了各种曲折，但是仍有许多国家将初级卫生保健作为国家卫生发展战略，并取得了显著的成效。在一些发达国家如瑞典、新西兰、澳大利亚等，初级卫生保健已经植根于卫生体系和政策。发展中国家，如2008年世界卫生发展报告中所列举的阿曼、马来西亚、泰国等国也愈发重视初级卫生保健工作，并取得显著成果。

21世纪，为促进卫生系统更公平、更有效，世界各国和国际组织都在重新思考初级卫生保健发展的方向。第51届世界卫生大会肯定了《阿拉木图宣言》的历史作用；通过了《21世纪人人享有健康》的文件，明确了21世纪的全球总目标是：使全体人民增加期望寿命和提高生活质量，在国家间和国家内部促进卫生公平，使全体人民获得可持续的卫生系统和服务。2008年在《阿拉木图宣言》发表30周年之际，世界卫生组织发表了《初级卫生保健：过去重要，现在更重要》的报告，该报告呼吁重振初级卫生保健，并提出了四个方面的改革措施：普遍覆盖的改革，服务提供的改革，公共政策的改革和领导力的改革。

第二节 全球卫生面对的挑战与应对策略

一、全球卫生面对的挑战

传染病和妇幼卫生问题、慢性非传染性疾病（包括精神卫生问题）和意外伤害仍是全球卫生的巨大负担。传统的传染性疾病呈下降趋势，但发展不平衡，部分传染性疾病仍局部流行，热带病被忽视。妇女、儿童和生殖健康问题仍然面临巨大挑战，大部分中低收入国家尚未达成联合国千年发展目标。同时，快速人口老龄化对社会经济和健康具有多重影响，使老年健康问题日渐紧迫，被提上全球卫生日程。

慢性非传染性疾病已成为全球主要的疾病负担，特别是发达国家；在中低收入国家发展趋势迅猛，易导致因病致贫和因病返贫；行为因素是非传染性疾病的危险因素之一。精神卫生问题迅速上升。除老年痴呆外，与社会快速发展导致的紧张和压力有关的抑郁症、焦虑症等非重性精神疾病的患病率持续上升，是可预见的未来的主要疾病负担。另外，意外伤害持续增加，道路交通伤害主要出现在高收入国家；但随着经济的发展，预计中低收入国家的伤害问题也会日趋严重。

全球疾病和健康受诸多因素影响。行为因素，吸烟、缺乏体力活动、不健康饮食、过量饮酒，是非传染性疾病明确的危险因素，可导致代谢和生理学的改变——引起血压升高、超重和肥胖、高血糖、高血脂等。环境因素（特指物理环境）是另一影响因素。目前公认的影响全球健康的环境因素是气候变化和空气污染。人类活动释放的大量二氧化碳及其他温室气体，所造成的全球气候变化带来一系列健康风险，如极端的天气事件、影响食物和水供应的多变气候、传染病暴发的新模式以及与生态系统变化相关的新型疾病；空气污染是世界上最大的环境健康风险，包括室内、室外两类，研究显示空气污染与癌症、急性呼吸道感染和慢性阻塞性肺病等呼吸道疾病、脑卒中和缺血性心脏病等心血管疾病有关。同时，个人的健康程度如何在很大程度上受到社会因素的左右。健康问题社会因素主要是指人们出生、生长、生活、工作和老年环境以及卫生系统，社会因素是造成卫生不公平现象的主要因素。另外，卫生服务因素也是健康的影响因素，主要包括健康保障（全民健康覆盖）和卫生筹资、卫生系统和卫生信息等。

全球卫生领域面临诸多挑战。首先是健康公平性问题。不同地区、同一地区的不同民族、种族、性别、年龄的人群健康结果存在很大差异；同时，受教育程度、收入和职业不同也会影响健康结果。差异形成的原因与政治承诺、经济增长、卫生投入、新技术研发与运用有关，证明通过人为努力，有全球健康趋同的可能性。第二是伦理问题。当个人的权利和自由与集体利益发生冲突的时候如何处理，全球并未达成一致的看法。第三是卫生体系问题。卫生体系越是强有力，就越有可能尽快地缩小健康公平差距。在一个卫生体系整体脆弱的国家或地区（如非洲），稀缺的卫生体系资源严重依赖外部力量，但卫生援助一般只集中在特定服务，这些国家需要建立一个全面整合的卫生体系以应对未来各类健康问题。第四是全球卫生治理。对全球卫生发展的效果和全球卫生问题优先重点重视，引发了对全球卫生治理的普遍关注。同时，由于传统行为体预算缩减，新兴行为体的加入，全球卫生需要更多的协商和整合的行动。第五是国际卫生发展援助。国际卫生发展援助进入了一个多元化的时代，需要重新思考援助的形式和内容。

二、全球卫生策略

全球卫生策略是指全球社会为实现特定的卫生保健目标而采取的决定、计划与行动。全球卫生策略将在全球范围内，从社会、社区和个体层面产生行动，提高全球健康。回顾全球卫生发展历史，重要的全球卫生策略包括：初级卫生保健、健康的社会决定因素、健康融入所有政策、健康的全民覆盖以及2015年后发展目标等。初级卫生保健已在第一节有所展开，不再赘述。本部分将主要介绍除初级卫生保健外的其他重要的全球卫生策略。

（一）健康社会决定因素和健康融入所有政策

长期以来，健康及其决定因素的复杂性引起国际社会的高度关注。2005年，"健康社会决定因素委员会"成立，专门研究世界各国的健康和健康公平性的现状、影响因素及其应对政策和措施。大量研究表明健康社会决定因素影响健康及其公平性。造成健康不公平现象普遍存在的因素除了医疗卫生服务体系不合理外，主要是个人出生、生长、生活、工作和养老的环境不公平。要实现促进人群健康这一重要的社会发展目标，必须重视医疗卫生以外的其他经济社会因素。"健康社会决定因素"的主要内容可以由2000年联合国制定的"千年发展目标"涵盖，主要包括消灭贫困、普及教育、男女平等、充分就业、住房保障、城市化。这些目标的如期实现，将极大促进全球人口健康，缩小健康的差距。

世界卫生组织一直在倡导将健康融入所有政策，推动多部门合作促进健康，并且通过发布有影响力的宣言、声明等方式将这一理念在世界范围推广。《阿拉木图宣言》《渥太华宪章》等都明确要求为了增进居民健康，卫生部门应与其他部门及社会组织共同协作。在这一背景下，2006年芬兰卫生部门率先提出并发展了"健康融入所有政策"（Health in All Policies，HiAP）的概念。2010年获得WHO的认同，以《2010阿德莱德声明》为标志，HiAP成为WHO面向世界的倡导政策。同时，WHO提出了一个完整的管理框架：为了健康促进和健康公平、可持续，要在所有部门间建立新的社会契约；并提出了将健康融于各项政策的方法，包括：明晰的授权、政府的合作、跨部门间的协调、问责制、透明度和分担机制，以及参与、激励机制等；而对于卫生部门，则要成为学习型的、外向型的部门，要学习和各方的合作。这一框架使HiAP更具有操作性和推广性。

(二) 全民健康覆盖

WHO 早在 2005 年就提出了实现全民健康覆盖的目标；2013 年之后 WHO 再次明确了实现全民健康覆盖（universal health courage，UHC）是 2015 年之后全球发展议程中重要的指标之一，是实现人人公平享有最高可得健康水平这一 WHO 根本宗旨的基础和前提。目前，关于全民健康覆盖的概念，国际社会达成的共识包括：卫生资源的公平享有、卫生服务公平享有、保障制度公平享有。全民健康覆盖的概念框架与世界银行倡导的医疗服务体系的目标模式比较契合。同时，这一理念也与我国深化医改的基本政策框架一致。

(三) 千年发展目标

2000 年 9 月，在联合国千年首脑会议上，世界各国领导人提出千年发展目标，商定到 2015 年前达成消灭极端贫穷和饥饿、普及小学教育、促进男女平等并赋予妇女权利、降低儿童死亡率、改善产妇保健、与 HIV 病毒/艾滋病、疟疾和其他疾病作斗争、确保环境的可持续能力、全球合作促进发展八项指标。千年发展目标通过一种自上而下方式，促进了国际援助在卫生方面的投入，引起绝大部分国家政府对卫生领域的关注，并采取了行动。过去十年内，中低收入国家在孕产妇和儿童保健、对抗传染病方面取得了巨大进展。

千年发展目标虽已取得巨大进展，但仍面临挑战。首先，部分国家在 2015 年前未能达到所设定的目标。第二，千年发展目标没有测量公平性，过于强调宏观的、国家层面的平均水平，而忽视了国家内部和国家之间的平等。另外，对于卫生系统关注不足、对健康的促进作用分散、没有明确的指标的界定和测量方法等问题也是千年发展目标面临的挑战。

现有的千年发展目标框架在总体上取得了引起世人瞩目的巨大进展，在全球空前的积极发展势头下，各项行动由 WHO 领导、协同 UNICEF、UNAIDS、UNFPA 等其他组织开展制定卫生领域 2015 后发展目标。在卫生领域，千年发展目标尚未完全实现，同时全球面临一些新的健康挑战。卫生目标需具有概括性，涵盖不同疾病领域，并且能够与其他领域具有交叉影响，同时还要符合不同国家的发展实际情况。因此，卫生领域 2015 后发展目标最终聚焦到全民医疗覆盖与健康期望寿命指标。全民医疗覆盖包括卫生服务（包括预防、健康促进、治疗和康复）全民覆盖、医疗保险全民覆盖两方面。健康期望寿命是对于可持续发展的全面测量。另外，卫生领域 2015 年后发展目标还包括关注弱势群体健康发展，促进健康公平性；继续遏制传染病在全球范围内的传播，有效控制慢性病非传染性疾病流行。

第三节 我国卫生事业面临的挑战与医疗卫生体制改革

一、我国卫生事业面临的挑战

2012 年中国前 10 位主要死因分别是：脑卒中、缺血性心脏病、慢性阻塞性肺病、气管/支气管/肺癌、肝癌、胃癌、道路交通伤害、高血压性心脏病、糖尿病和下呼吸道感染。与 2000 年相比，除脑卒中、气管/支气管/肺癌、高血压性心脏病排名保持不变，慢阻肺、下呼吸道感染排名下降外，其余疾病排名皆有上升。

以伤残调整生命年—DALYs 计算，2012 年位居前 11 位的疾病负担分别是：心血管疾病与糖尿病、癌症、其他慢性非传染性疾病、无意伤害、慢性呼吸道疾病、肌肉骨骼疾病、产妇/新生儿/营养疾病、其他传染性疾病、急性呼吸道感染、自杀/他杀和冲突、艾滋病/结核病/疟疾。

传统的传染性疾病显著下降。随着人民卫生意识的增强及生活水平的提高，法定报告的甲、乙类传染病发病率显著下降。但部分传染性疾病，如性病、艾滋病、寄生虫病等仍存在威胁，病毒性肝炎居全国传染病报告发病数量、发病率首位。此外，我国是结核病高负担国家之一，病原体与传播媒介耐药性日益增强给结核病的防治带来重大挑战。慢性非传染性疾病逐渐成为我国公民面临的主要疾病威胁。目前我国确诊的慢性病患者已超过2.6亿人,因慢性病而导致的死亡占到全部死亡的85%以上,同时慢性病所造成的疾病负担已经达到了70%;2013年国家卫生服务调查结果显示,我国近五年城乡居民慢性病患病率快速上升。慢性病已成为影响我国人民生命健康和社会经济发展的重大公共卫生问题。同时,老年健康问题日益严峻。中国是世界老年人口最多的国家,并且仍处于人口老龄化迅速发展时期,具有未富先老、未备而老和孤独终老的特点。有效的健康促进与社会支持对于老年健康问题的预防和处理尤为重要。另外,我国伤害死亡率有所下降,低于世界平均水平,但仍是发达国家的两倍。道路交通事故是造成居民伤害死亡的主要原因,位于我国死因顺位前十位。

从卫生策略来看,初级卫生保健的可持续性问题还未解决。政府缺乏专项投入,在基层也没有系统地开展实施活动,新一轮农村初级卫生保健的实施面临许多困难。同时,实现公平、高效、可持续的全面健康覆盖目标仍有困难。首先不同医保制度的筹资和保障水平差异巨大,且缺乏制度化的稳定筹资增长机制;即使同种基本医保制度,由于各地经济发展水平差异、统筹层次低且统筹单位多,地区之间也差异巨大。另外,新农合与城镇居民基本医保按照社会保障制度进行管理,增加了筹资和管理成本,影响制度的效率和可持续性;新农合、城镇居民基本医保和医疗救助等基本医保制度分属卫生、人保和民政等不同部门管理,不能适应我国快速工业化和城镇化带来的人口大规模转移的形势。

二、我国的医疗卫生体制改革

我国医疗卫生体制改革大体可分为以下四个阶段:第一阶段:1978年至1984年。这一阶段医疗卫生体制改革的主要内容是加强医疗机构内部的管理,同时对医疗卫生体制进行了初步的探索。第二阶段:1984年至1992年。这一阶段医疗卫生体制改革正式启动,其核心思想是"放权让利",扩大医院自主权,内容涉及办医体制、管理体制、分配机制、收费制度、事业经费补偿机制等医疗体制的多个方面。第三阶段:1992年至2005年。这一阶段医疗卫生体制改革进一步向前推进,改革的内容主要涉及城镇职工医疗保障制度、医药卫生体制、城市卫生服务体系、农村卫生体制等方面。第四阶段:2005年至今。在总结我国医疗卫生体制改革的经验与教训的基础上,医改进入了一个新的发展阶段。

2009年启动的深化医药卫生体制改革,将建立全民健康覆盖作为重要目标,并按照"保基本、强基层、建机制"策略稳步推进,在保障医疗卫生资源的可得性、医疗卫生服务的可及性以及提高保障水平上取得了巨大进展。一是卫生投入和卫生资源明显增加,服务能力显著增强。医改四年来,中央和地方政府加大用于卫生资源的扩大和医疗保障制度建设的财政投入。我国千人口床位数、千人口医生的人数显著增长。另外,农村与城市、东中西部的差距不断缩小。二是医疗卫生服务利用率显著提高。随着保障制度不断完善,居民患病后应住院而未住院率指标呈下降趋势;住院率快速增加,目前已经超过美国的水平。三是基本医保覆盖面、保障范围和保障水平快速扩大。建立了对城乡贫困人口的医疗救助制度,为农村无保户和城乡低保人群交纳基本医疗保障的保费。同时,由于财政承担了城乡居民基本医保80%左右的保费,人群覆盖率从无到有、大幅提升。另外,保障涵盖的服务内容和项目在增加,医疗费用报销比例有所提升。

根据2009年中央政府制定的深化医改的总体方案,2020年基本建立起具有中国特色的基本医疗卫生制度,实现人人享有基本医疗卫生服务的目标。基本医疗卫生制度的重要内容是建立由基本医疗保障制度为主体、商业健康险以及各种补充保险为辅的多层次医疗保障体系。国务院制定的深化医改"十二五"规划即实施方案也把完善医疗保障制度作为未来的改革重点之一。

第四节 健康中国 2030

党中央、国务院高度重视人民健康工作。党的十八届五中全会作出"推进健康中国建设"的战略决策。按照党中央、国务院部署，2016 年 3 月成立了起草工作组及专家组，开展了《"健康中国 2030"规划纲要》（以下简称《纲要》）编制工作：进行专题研究、平行研究和国际比较研究，借鉴国内其他领域和国际国民健康中长期发展规划经验，并广泛听取多方面意见，反复修改。最终于 2016 年 10 月 25 日，中共中央、国务院发布了《"健康中国 2030"规划纲要》。

《纲要》是今后 15 年推进健康中国建设的行动纲领。《纲要》是中华人民共和国建国以来首次在国家层面提出的健康领域中长期战略规划。编制和实施《纲要》是贯彻落实党的十八届五中全会精神、保障人民健康的重大举措，对全面建设小康社会、加快推进社会主义现代化具有重大意义。同时，这也是我国积极参与全球健康治理、履行我国对联合国"2030 可持续发展议程"承诺的重要举措。

《纲要》除序言外，共包含八篇、二十九个章节。《纲要》首先阐述维护人民健康和推进健康中国建设的重大意义，总结我国健康领域改革发展的成就，分析未来 15 年面临的机遇与挑战，明确基本定位。并突出强调了三项重点内容：一是预防为主、关口前移，推行健康生活方式，减少疾病发生，促进资源下沉，实现可负担、可持续的发展；二是调整优化健康服务体系，强化早诊断、早治疗、早康复，在强基层基础上，促进健康产业发展，更好地满足群众健康需求；三是将"共建共享 全民健康"作为战略主题，坚持政府主导，动员全社会参与，推动社会共建共享，人人自主自律，实现全民健康。《纲要》明确将"共建共享"作为"建设健康中国的基本路径"；将"全民健康"作为"建设健康中国的根本目的"，强调"立足全人群和全生命周期两个着力点"，分别解决提供"公平可及"和"系统连续"健康服务的问题。

《纲要》坚持以人民健康为中心，站在大健康、大卫生的高度，紧紧围绕健康影响因素（包括遗传和心理等生物学因素、自然与社会环境因素、医疗卫生服务因素、生活与行为方式因素）确定《纲要》的主要任务，包括健康生活与行为、健康服务与保障、健康生产与生活环境等方面。是以人的健康为中心，按照从内部到外部、从主体到环境的顺序，依次针对个人生活与行为方式、医疗卫生服务与保障、生产与生活环境等健康影响因素，提出普及健康生活、优化健康服务、完善健康保障、建设健康环境、发展健康产业五个方面的战略任务。

为保障规划目标的实现，《纲要》从体制机制改革、人力资源建设、医学科技创新、信息化服务、法治建设和国际交流六个方面，提出保障战略任务实施的政策措施，强调加强组织领导，要求各地区党委政府、各部门将健康中国建设纳入重要议事日程，完善考核机制和问责制度，营造良好的社会氛围，做好实施监测，确保《纲要》落实。

（谢 铮）

第30章 医疗安全与管理

对医疗伤害的认识和讨论由来已久，1956年，《新英格兰医学杂志》发表文章，提到现代医学进展之一是处理医源性疾病问题。1978年，"哈佛医学实践研究"明确提出医疗保健服务导致患者伤残的信息，进一步使得医疗服务带来的不良后果暴露出来。随着现代医学技术的发展，医学技术和医疗服务体系带来的问题和对患者造成的损害也越来越多地进入人们的视线。同时，医务人员的职业危害暴露、医患纠纷及社会暴力伤害也成为医疗服务领域的社会问题。世界卫生组织曾经提出，医疗服务质量的三个标准是安全、有效和经济，可见，医疗服务安全应该成为医疗服务的底限和基本保障。而且，医务人员的职业安全也是医疗服务顺利开展的基本要素。本章从患者安全、医疗设施安全、患者安全管理以及医务人员安全几个角度详细阐述医疗服务安全问题。

第一节 患者安全

一、患者安全问题的由来

1. 现代医疗保健系统的复杂性是导致患者安全的根本原因

（1）患者因素：由于患者的脆弱性、疾病的复杂性和不确定性，不同患者在同样的服务环境和服务内容下，会产生的反应和健康结局可能不同，有可能对于绝大多数患者都不会带来伤害的服务，对于某些患者会产生不良影响。药物副作用和过敏是最常见的患者特殊的个体不良反应。

（2）服务提供者因素：卫生专业人员的专业化提高，使得患者治疗和服务的范围更广，涉及任务的多样性，同时出现问题，发生错误的机会也增加了。但医务人员不熟悉任务、缺乏经验、时间不足、未充分检查、流程简陋、缺乏人机界面等现象都是影响患者安全的因素。同样，医疗机构也是服务提供者的重要部分。在倡导整合医疗服务模式的同时，也需要认识到，医疗保健服务途径及涉及机构的多样性也会造成潜在的危害，例如信息传递。

（3）技术和工具因素：用于医疗卫生实践的技术越来越多，但是医疗技术本身可能存在规范多样性的问题，或者某些技术或者服务内容缺乏技术规范都给技术的实际应用带来某种不确定性。人们在期待新技术、新设备、新药品等多地进入医疗卫生实践的同时，对其可能带来的风险估计、认识和评价不足。

（4）环境因素：现代医院的环境越来越复杂，临床环境物理布局也呈现出多样性。

（5）协同因素：卫生保健服务者之间的相互依赖，患者、患者照顾者、卫生保健服务者、辅助人员、管理人员、家属及社区成员间存在的大量关系，这些关系处理过程中的问题都有可能成为患者风险的来源。

（6）制度因素：医疗卫生管理体制问题，对过去发生的问题或者其他行业和领域汇总的教训没有及时吸取经验，指责与批评的文化等系统性问题，同样是影响患者安全、带来服务风险的原因。

2. 患者安全问题的严重性 一些研究发现，患者伤害问题非常严重。有研究显示，有0.4%~0.8%的手术，直接后果是造成患者死亡，有3%~16%手术后，患者遭遇并发症。全球每年有超过2.3亿台大型手术，这相当于全球每年有100万人死亡，另外600万人致残。美国医学研究所发布的《孰能无错》（*To Err is Human*）报告中，在美国因为可预防性的医疗不良事件所致死亡每年44 000~98 000人。

发达国家曾报告，医源性感染波及5%~15%的住院患者，影响9%~37%的重症监护室患者。欧洲每年大约五百万例医源性感染发生在急性病医院，导致患者住院时间增加2500万天；英国每年超过十万例医源性感染，直接导致5000多人死亡；2002年美国的医源性感染发生率为4.5%。欧洲的数据显示，每年医源性感染带来130亿~240亿欧元的经济负担。发展中国家对相关问题的大规模调查较少，但研究人员估计，随着发展中国家医疗服务内容的不断增加，医院感染的风险也越来越大。发展中国家的手术部位感染风险明显高于发达国家，是医院的主要感染问题。

安全问题带来的后果是全方位的。对于患者来说，医疗安全问题的不良后果是疾病加重，甚至导致死亡，也可能是增加痛苦，延长治疗时间，增加医疗费用，加重个人和家庭的经济负担。对于医院来说，医疗安全问题的不良后果是增加医疗成本，加大医院经济负担；降低患者满意度，有损医务人员形象；降低医患诚信度，有损医患关系和谐；降低医院信誉，造成不良社会影响。而对于整个医疗卫生行业来说，医疗安全问题的不良后果同样增加医疗成本，加大社会的卫生经济负担，有损医务人员形象；损害医患关系，造成不良社会影响。

二、患者安全的相关概念

1. 患者安全 随着医疗技术的发展和医疗服务的广泛应用，医疗卫生保健过程带来的健康问题也逐渐被医学界认识和正视，从20世纪90年代开始，世界各国逐渐开始关注患者安全问题。1999年，美国医学研究所出版《孰能无错》（*To Err is Human*）一书，2000年英国政府首席医疗官发表《有记忆的组织》（*An Organization with a Memory*）正式提出患者安全（Patient Safety）的概念。

美国退伍军人管理局在1999年提出，患者安全包括几个方面内容：第一、对于医疗风险的认知；第二、一系列测量、鉴定和评估患者安全风险的工具和方法；第三、使风险最小化的手段和措施。该患者安全的内涵包括了从理念、到评价方法再到管理措施的一系列内容。2009年，WHO提出的患者安全是指：将卫生保健相关的不必要伤害风险降低到可以接受的最低水平。由此可见，患者安全的本质是一系列认识、测量、评估患者安全风险，保证患者免受医疗伤害和医疗意外的评价和管理活动。这一系列管理活动的客体和指向是医疗差错和医疗意外。

2. 常见的患者安全问题

(1) 医疗意外：指医务人员在对患者诊断治疗过程中，虽然是按照常规操作（并未违反有关法规及医疗操作的常规规定），但由于对疾病认识的不完备和疾病本身的复杂性，出现了原来预想不到或无法抗拒的特殊情况，并导致了不良的后果。

(2) 医院感染：WHO将医源性感染（又称"医院感染"）定义为："患者因非感染原因入院在医院中遭受感染，以及在医院或其他卫生保健机构中的患者，遭受到的、住院期间并未发生或在潜伏期的感染。这包括在住院期间发生的但在出院后才出现的感染以及卫生保健机构人员之间的职业感染。"

(3) 药物负性事件（adverse drug event, ADEs）：由于医疗服务管理问题（并非疾病原因）引起的非故意损伤或者伤害，从而导致入院治疗、住院时间延长、出院时的病态问题以及死亡。

(4) 药物不良反应（adverse drug realtion，ADR）：WHO 对药物不良反应的定义是在预防、诊断、治疗疾病或调节生理机能过程中，给予正常剂量的药物时出现的任何有害的和与作用目的无关的反应。我国对药物不良反应的定义是：合格药品在正常用量下出现的与用药目的无关的或意外的有害反应。

(5) 药物过敏反应（变态反应）：属于药物副作用的特殊情况，但从安全角度讲，也是患者重要的不安全因素。药物过敏反应会在极短的时间内引起患者整个机体生理功能紊乱或组织器官的病理性损伤。

三、患者安全问题发展的经验与发展历程

1. 患者安全问题的国际经验 在美国，有多个参与医疗卫生服务中患者安全相关问题的政府和行业组织，例如美国卫生保健研究与质量中心（Agency for Healthcare Research and Quality，AHRQ）、美国国家质量协调特别工作组（Quality Interagency Coordination Task Force，QuIC）、美国食品及药品监督管理局（Food and Drug Administration，FDA）等。

美国作为一个医疗领域行业组织发达且具备相当行业领导力的国家，在医疗风险和患者安全问题上也发挥了重要作用。1999 年，美国医学研究所出版《孰能无错》一书，揭示了美国医疗差错的严重性，分析了问题的根源，并指出相当一部分医疗差错是可预防的，也给出了解决问题的方式和方法，更突出将"管理"改善作为抵御医疗风险，减少医疗差错的重要途径和手段。

在美国，《患者安全和质量改进法》（2009 年版）于 2009 年 1 月 19 日生效。卫生保健提供者与新的专家实体组织即患者安全组织（Patient Safety Organization，PSO）工作时，所形成的患者安全信息为法律要求保密和特权保护。AHRQ 建立一个患者安全数据库，用来接收和集合自愿递交的、不可辨认的数据。

英国政府在 2001 年 7 月成立国家患者安全委员会（National Patient Safety Agency，NPSA），专门负责全国医疗差错事件的信息收集、分析，鼓励患者和医生以匿名方式上报不良事件、差错事故，针对主要问题和高危领域采取干预措施，以及构建网上学习平台，开展教育、培训和改进活动，以减少医疗差错和医疗损害事件的发生，减少由此带来的健康损害和经济损失。针对暴露出来的患者安全问题，英国女王顾问、御用大律师罗伯特·弗朗西斯（Robert Francis）主导的独立调查成为最重要的医疗改革文件，也促成《患者安全案例研究》（*Case Studies in Patient Safety*）一书的出版。

2. 世界卫生组织（WHO）倡导患者安全 2002 年，WHO 大会通过 55.18 号决议提出密切关注患者安全，2004 年 9 月，首届世界患者安全联盟日大会在上海召开，同年 10 月，WHO 宣布成立全球患者安全联盟，中国成为联盟成员国，目前，该联盟已经有 192 个成员国。

2017 年 3 月 29—30 日，德国联邦卫生部与世界卫生组织（WHO）主办了第二届全球患者安全部级峰会，本次会议指出：不安全的治疗相当于没有治疗，并且关注到中低收入国家中患者安全相关的四个方面：

首先，全民健康覆盖范围的扩大也应该是患者安全的同步扩大。不安全的医疗会直接影响整体卫生状况及患者对他们经历的看法。治疗带来的负面影响，可能消弭掉医疗保障的收益。

其次，不安全医疗造成的患者伤害消耗社会财富，这些问题对经济不发达国家或地区尤其重要。如果继发诉讼，成本将成指数般增加。

再次，不安全医疗有损公众信任并会付出健康和情感的代价。当医疗过程中抗生素耐药性使感染风险不断增加时，患者可能会质疑医院和医生的诊疗行为，需要确认医院能够应对而不会造成更大的伤害。安全的医疗更是促进新技术开展、使用的前提。

最后，确保安全医疗的解决方案不一定需要非常昂贵的投资。高收入国家的证据显示，安全文化的特征包括开放沟通、免于恐惧和持续学习。

3. 患者安全在我国的发展　我国在继续强调医疗质量的同时，也逐渐将医疗安全和患者安全提上日程，2005年原国家卫生部下发《医院管理评价指南》，将医院管理年活动的首项任务定位在提高医疗质量、保障医疗安全，巩固基础医疗和护理质量，保证医疗服务的安全性和有效性。

在2006年10月，中国医院协会第一次发布《2007年患者安全目标》，至此，患者安全的概念、管理理念、评价方法和改进措施在我国的医疗卫生服务领域正式确立起来。2010年"医疗质量万里行"活动中，一是大力开展医务人员医疗质量和医疗安全宣传教育工作，二是开展公众就医知识宣传教育，三是加强舆论引导。2009年"医院管理年活动"中，首次确立了患者安全目标。2008—2009年，开展了"以患者为中心"的"医疗安全百日专项检查活动"，其中对"全员的医疗安全教育、医疗纠纷防范和处置、患者安全目标、医疗质量和医疗安全管理体系"等方面都做出了明确要求。

《三级综合医院评审标准实施细则》2011年版中，将"保证医疗安全"作为医院评审的目标之一，并用专门一章"第三章　患者安全"专门分析评价医院的患者安全管理问题，包括了若干个评审中的核心条款。2011年，原卫生部发布的《医疗质量管理与控制指标》中，包括了七大类指标，其中第一类就是"患者安全指标"。

在原国家卫生计生委的指导下，中国医院协会、中国医师协会等社会团体，以不同的形式推动患者安全在国内发展。2014年中国医院协会在原国家卫生计生委医政医管局指导下，在重庆成立了由36所大型医院共同参加的"中国患者安全教育与研究协作网"。2015年原国家卫生计生委医疗管理服务指导中心联合中国医院协会举办"中国患者安全大会"；中国医师协会协同北京大学医学部，在北京成立"患者安全与医患关系研究中心"；同年，广东省成立了"省级医疗安全协会"协助政府部门制定医疗安全管理标准和规范等。2016年年初，山东省医院协会"患者安全管理专业委员会"成立。通过学会、协会、研究机构等系列组织可很好地推动患者安全运动的开展。

第二节　医疗设施安全

任何医疗服务都是需要依托于一定的物理设施和设备来完成的，医院的物业和后勤服务内容繁多，一般包括：供配电、医用氧气、锅炉房、空调、污水处理、热力站、电梯、医用垃圾、生活垃圾处理、营养食堂、职工食堂、库房、被服洗涤、物流、门禁管理、车辆服务与管理、电话、环卫、绿化、太平间、一般综合维修等二十余个服务门类。

医院后勤服务工作是一项系统性工作，不仅表现在各个后勤业务单元之间的关联性，而且表现在医院后勤与医疗服务前勤之间的关联性、联动性。例如医院供电安全贯穿在设计、施工和运行的各个环节中，当医院由于医疗工作，需要增加大型耗电设备，如果影响到医院的电力容量变化，物业管理部门需要主动管理介入，在设备购置之前设计相应的电力配置线路和容量，而不只是电力增容导致医院发生用电故障后的被动反应，从而将医院用电隐患的管理提前到设备购置之前，提前到用电事件发生之前，变被动反应为主动干预。因此，在安全管理问题上，同样应该将医院设施后勤领域的安全问题纳入管理范畴。下面以供电安全、医用气体安全、无障碍设施安全为例，阐述医疗设施安全问题。

一、供电安全

随着医院规模的扩张和诊疗项目的发展，医院的电力消耗呈持续上升状态。据北京市的调查显示，与 2010 年相比，2011 年，市属各综合医院的电力消耗量和支出的增长率分别为 4.71% 和 3.72%；专科医院分别为 4.58% 和 3.24%，床单位耗电量年均增长率为 0.47%。医院总体耗电量的增加更多是由于医院规模的增加。

不论是区域性的灾难性事件，还是单个医院的电力供应障碍，都可能演变为患者的伤害事件。美国媒体曾报道，在 2001 年休斯敦洪涝，2003 年美国东北部大停电，2004 年 Charlie、Jean 飓风，2005 年 Katrina 飓风，所在地区的医院临床手术都受到了极大影响。联合委员会警讯事件数据库在 1995 年至 2006 年间有 3 起与紧急电力系统故障相关的事故记载，每起事故均有 1 名或数名患者死亡。

医院的用电系统是保障医院医、教、研、防及生活的基础设备设施之一，稳定的电力供给对医疗机构的运行至关重要，保障电力安全是医院供电系统运行的基本要求，减少因电力故障而带来的风险不仅是医院电力工程师的责任，也是管理部门、应急管理者、事故指挥负责人以及医务人员的责任。为确保医院供电安全，杜绝安全隐患，防范安全生产事故的发生，根据《中华人民共和国电力法》《电力监管条例》《电力安全事故应急处置和调查处理条例》等法律法规，医院的用电管理应该达到以下标准：

（1）严格执行各项国家标准和行业标准，严格执行各项规章制度、操作规程和岗位职责。

（2）工作人员严格持证上岗，按规定验证，按计划参加在职继续教育活动。

（3）完善档案管理。变配电站（室）平面分布图、配电线路平面分布图、配电系统图、一/二次接线图、建筑电气照明动力图、主要材料与设备的使用说明书、出厂合格证及检（试）验报告等资料保存完整，并分类归档。逐步完善地下电缆的空间与属性数据信息及专业管线图等资料。

（4）完善台账管理。安全培训考核记录、值班记录、报修服务记录、安全检查记录、设备运行记录、设备维修保养记录、电费台账、应急预案演练记录等各类管理记录、运行记录、维修记录、用电计量数据齐全，填写详细、准确、规范，并动态管理，及时更新。

（5）有全院供电系统分布图，严格按照供电计划和线路负荷配备、使用电器设备，不得私自设置临时用电线路和设备。

（6）变配电室严格执行双人值班制度、交接班制度、巡检制度，并做好相关记录。严格按照操作规程实施变配电操作，所有设备线路的停送电操作均应严格执行倒闸操作制度。

（7）高压设备应设置有设备命名、编号、铭牌、操作转动方向、切换位置指示和区别电气相别的色标等明显标识。全部低压供电回路应设置明确的负荷标识，供电系统按照规定负荷工作。新增用电设备，应经验收合格后方可使用。

（8）变配电室以及电器设备维修保养时的安全措施由值班人员负责实施，未经值班人员许可任何人不得在已停电设备上工作，未经现场工作负责人同意，值班人员不得对检修设备送电。

（9）制订变配电系统维修保养计划，定期检查、维修各种用电设备，禁止带故障运行或使用。在进行计划类维修工作时，严格执行操作制度。按照《电力设备预防性试验规程（DL/T596—1996)》，对相关设备进行年检预实验。

（10）加强用电计量管理，动态掌握全院变配电系统的电力负荷状况，及时发现用电隐患及各种供电系统运行中的异常情况，采取相应措施，并做好相关记录。

（11）变配电室严格执行门禁制度，变配电室有安全防护装置，工作人员安全防护用具齐备，存放于醒目位置，有明确标识。运行和维修工作中，操作人员应按操作规程佩戴防护用具。

（12）制定医院供电系统应急管理预案及恶劣天气的供电系统防护预案，定期对避雷针、避雷模块等进行巡检，对避雷器进行清尘，做好雷雨天气变配电系统安全防护措施。定期组织应急演练，并做好记录。做好供电事故的调查、分析、总结工作。

（13）医院应配备发电机组，并按要求定期进行空载与待载试验、维护保养。UPS、EPS 等不间断电源的使用者和管理者，负责不间断电源的巡视、维护与测试，并建立管理台账。相关部门及时发现应急供电环节中存在的问题，确保应急电源设施完好。

（14）变配电室应配备数量足够、有效的消防器材，确保变配电室及设备消防检修通道畅通。发生火灾时，应切断火区电源并向 119 报警，并通知有关单位采取有效措施自救。

（15）对全院供电系统实施科学管理，定期汇总整理各种资料，分析系统运行、负荷分配、设备状态、安全用电状态等信息，制定系统运行方式、系统负荷、设备检修、更新、改造计划，提出负荷布局改造建议。在保障供电系统安全运行的同时，提高供电系统的工作效率。

（16）制定电力故障应急预案，并对此进行全员培训和演练。通过建立应急供电系统并为医务人员制订应急预案，医疗卫生机构可以降低因暂时或长时间电力故障所致的不良事件发生的风险。

二、医用气体

医院用到的气体除了作为能源的天然气之外，还有用于医疗目的的各种气体，医用气体包括氧气、压缩气体、二氧化碳、氦气、氮气和一氧化二氮，使用时也需要处方。这些医用气体既可用于治疗，也可作为运转医疗设备的动力。

据美国医院评价联合委员会报告，2000 年发生了两起因医用气体混淆事件导致 4 人死亡、5 人受伤。美国发布此类公共卫生警讯强调医用气体混淆事件的常见原因有：①未对工作人员进行运输、连接、识别医用气体容器的适当培训。②未使用医用气体专用连接装置。③医用气体容器标识错误。

基于医用气体的安全问题和我国的相关规定，医用气体的安全管理需要达到以下要求：

（1）严格执行各项国家标准和行业标准。建立健全并严格执行各项规章制度、操作规程和岗位职责。

（2）工作人员严格持证上岗，按规定验证，按计划参加在职继续教育活动。

（3）压力容器、压力管道等相关设备经过检验合格，方可使用。

（4）设备应定期检验，有压力管道安装安全质量监督检验报告，保留安全附件效验、修理和更换情况记录。有系统设备维修保养计划，定期检查、维修设备腐蚀、磨损情况，修理与改造应经批准后实施。禁止带故障运行或使用。

（5）完善台账管理。各种相关设计施工档案［包括安装竣工资料、竣工图、竣工验收文件；竣工平面图（单线图）、焊缝位置及编号］、设备档案（管道、阀门及主要管件明细表）、修理改造档案等技术资料完整，填写详细、准确、规范，并分类归档保存。

（6）液氧站严格执行值班制度、交接班制度、巡检制度，及时消除管道隐患，并做好记录。

（7）液氧站严格执行门禁制度，工作人员配备安全防护用具，存放于醒目位置，有明确标识。运行和维修工作中应按操作规程佩戴防护用具。

（8）做好防火、防爆工作。液氧站严禁放置易燃、易爆物品，配备数量足够、合格的消防器材，保持消防检修通道畅通。工作人员应掌握消防知识，熟练使用消防工具。

（9）制定医院供气系统应急管理预案，定期组织应急演练，并做好记录。做好供气事故的调查、分析、总结工作。

三、无障碍设施

患者的跌倒问题是重要的医疗质量评价指标，但这个问题首先是通过医院的设施安全和无障碍设施来解决的。美国1990年的《医疗器械安全法案》规定医院和其他机构必须向FDA报告任何由于医疗器械（包括病床护栏）的使用而造成的死亡、病痛和伤害。美国曾经研究了22个非自杀性质的患者跌倒的案例，1/3的案例包含从床上跌倒的情况。其余2/3案例，包含行走中跌倒，浴室跌倒，从马桶、轮床或座椅上跌倒。三分之一的跌倒被专家称为"极端情况"，包括从楼梯上跌倒、从洗衣机滑槽跌倒，从楼上的窗户、房顶或阳台跌倒。22个案例个体中，17人在跌倒同时因慢性精神病或急性中毒出现精神状况的改变。有跌倒史，使用镇静剂或抗凝剂通常被视为相关危险因素。夜晚、周末和假期是跌倒的高发时段。

相对而言，医院的建筑与设备设施安全是较晚时候才进入到我国医院管理视野当中。至今，人们也由对患者在医院内发生跌倒事件的关注，发展到对医院更广泛的设备设施安全问题的关注，进一步要求医院的环境设施为对患者提供支撑与帮助作用。特别是随着我国人口老化和老龄患者的大量增加，医院建筑与设施安全问题必须引起更高的关注。

根据2012年我国国家标准委发表的《无障碍设计规范（GB50763—2012）》的要求，设置无障碍设施的场所包括综合医院、专科医院、疗养院、康复中心、急救中心、其他医疗及休养建筑等。无障碍设施应用的范围包括：门前广场、人行通路、庭院、停车车位、建筑入口及门、水平与垂直交通、门诊用房、急诊用房、住院病房、疗养用房、放射、检验及功能检查科室、理疗用房、公共厕所、服务台、挂号处、药房、公共电话、饮水器及查询台等。由此可见，对医疗康复机构的无障碍设计已经有具体要求。

第三节　患者安全管理

一、患者安全管理的理论基础

1. 患者安全管理的个体取向　个体论和系统论是医疗风险管理问题上先后出现的两个主导理念。个体论在改善患者安全的问题上强调个体责任，强调从医务人员的个人角度进行努力，改善患者的服务结果。

个体化的医疗风险应对方式是"指责文化"的表现。在个体论的管理理念下，不论是医务人员还是管理者，都倾向于从直接关系人的角度评估和报告医疗差错和不良事件。个体论的理念进行医疗风险管理有很多弊端，首先，医务人员并不想犯错误，只有极少数情况是故意违反，不解决根本问题，只会使情况变得更糟。其次，追究完个人责任以后，看上去是"解决"这个问题，但可能只是产生了一个虚假的安全感，并没有造成个人出错背后的根源。再次，与个体论的医疗安全管理理念相联系的是惩罚机制，而惩罚个人会使得医务人员倾向于隐藏错误，导致问题重复出现，在惩罚之后仍然出现后续的犯错者和更多的受害人。

2. 患者安全管理的系统论　随着医疗服务机构的复杂化和医疗服务内容的复杂化，仅仅惩罚出现在导致患者安全问题的最终个人是不充分的。而系统论则是更多地从体系和制度的角度，着力研究和分析可能造成最终问题的系统设计、制度和管理层面的问题，努力通过纠正系统性问题来改善医疗服务质量，保证患者安全。

一个最终出现的不良医疗服务问题往往是一系列错误叠加的结果。1998年4月3日至5月27日，深圳某医院共计实施产科手术292例，截至当年8月20日，发生了产妇感染事件166例，切口感染率为56.85%。经调查发现，此次感染是以龟型分枝杆菌为主的混合感染，感染原因是浸泡刀片和剪刀的戊二醛因配制错误未达到灭菌效果。戊二醛用于手术器械灭菌浓度应为2%，浸泡4h，而该院制剂员将新购进未标明有效浓度的戊二醛（浓度为1%）当作浓度为20%的消毒液稀释200倍提供给有关科室使用，致使浸泡手术器械的戊二醛浓度仅为0.005%，且长达半年之久未能发现。6月份现场调查发现，手术室浸泡手术刀片、剪刀的消毒液近两周尚未更换，明显违背有关规定。此外，医院使用的 JL—强化戊二醛的使用说明书不标有效浓度、消毒与灭菌概念不清等问题，也是导致医院制剂员错配消毒剂引发严重医院感染暴发事件的重要因素。由此可见，医院大范围的产妇院内感染事件，是由不同岗位工作人员的三重错误叠加最终导致的，如果某一个或某几个环节能够认真执行相关的规章制度，都不会导致问题的出现。由此可见，重大的患者安全事件往往是一系列错误叠加的结果，一个协同纠错的管理体系对于防范患者风险至关重要。

二、患者安全管理措施

1. 纳入医院质量管理评价体系　各国经验表明，在医院评审过程中纳入医院质量管理评价体系，能帮助医疗机构持续改进管理水平，对促进患者安全起到了积极的推进作用。美国、德国分别通过联合委员会（The Joint Commission，TJC）、医疗透明管理制度与标准委员会的评审评价活动来规范患者安全行为，构建患者安全文化，促进医疗质量的持续改进，保障患者安全。国际医疗卫生机构认证联合委员会（JCI）于 2008 年将患者安全纳入其第三版评审标准，从此患者安全随同 JCI 在多个国家和地区得以开展和推广。

2011 年我国启动新一轮等级医院评审工作，并发布《三级综合医院评审标准（2011 年版）》等系列标准，该标准专门设置了患者安全章节。标志着我国将患者安全作为重点工作列入医院的日常质量管理中。原国家卫生计生委通过医院评审评价这一手段来实现围绕以患者安全为核心的医疗质量标准化，逐步建立了一套患者安全评估标准，发现医院管理在系统层面存在的各种问题并不断完善。扫描二维码 L30-1 查看中国患者安全目标。

中国患者安全目标

2. 开展患者安全的教育与培训　2005 年，澳大利亚卫生保健安全及质量委员会制定了"国家患者安全教育框架"（the national patient safety education framework，NPSF）。该指南中的课程涉及学生知识和履行患者安全的行动两方面，包含患者安全概要、人体工程学、系统因素等 11 大主题。

我国高等医学教育还未将患者安全的概念和原则设置到本科医学课程中。医学生缺乏患者安全的知识、技能和行为来为患者提供安全照护。患者安全应当从根本抓起，从医学生开始进行系统的患者安全教育培训，帮助学生在学习阶段开始掌握患者安全知识，让安全的意识整合于医疗服务的各个环节中，以促进医务人员自觉遵守患者安全行为。《患者安全》师资培养、课程设置、教材建设等方面还需更多的医学院校积极参与，共同研究与促进。

3. 利用信息技术促进患者安全　安全利用健康信息化技术（health information technology，HIT）手段，能有效提高工作效率，改进医疗水平，降低医疗成本。近年来，人们越来越关注信息安全和患者隐私问题。美国医疗信息技术全国协调员办公室就如何通过健康信息技术保障患者安全，提出了患者安全行动和监管方案：加强用户和开发者之间的报告机制；加强传播 HIT 安全相关知识；完善资源分配和奖惩措施，高效率利用电子病历，并将信息技术安全纳入所有医疗卫生服务人员的医学教育和培训中。

HIT 的使用是一把双刃剑，给我们带来支持临床决策、优化流程的好处时，HIT 系统的设计、使用和维护不完善也可能产生新的安全风险。我国医疗机构对 HIT 的利用尚属起步阶段，为了少走弯路，必须研发具有我国各医疗机构特色的 HIT 产品，并借鉴先进国家和地区的 HIT 发展经验，结合国内医疗行业发展现状，最优化、安全地使用 HIT 以促进患者安全。

4. 构建高可靠型组织　要让医疗机构在应对患者风险、保障患者安全方面更有作为，需要建设一个可靠型组织。高可靠型组织的特点：①专注故障；②提高弹性；③对操作敏感；④安全文化。

高可靠型组织的关键管理原则：①保持一个强大和统一的安全文化；②利用优化结构和程序；③提供个人和团队的密集和持续的培训；④进行全面的组织学习和安全管理。

高可靠型组织的管理活动包括事故监控、设立警讯事件管理政策、恰当地处理投诉以改进医疗卫生保健服务工作，关注系统性问题，深入调查分析。报告与体会也是患者安全当中非常重要的内容，必须高度重视报告的作用，要努力把医疗过程中存在的问题、出现的差错或事故通过一定的渠道和程序报告和反映出来。

三、患者安全管理技术

1. 警讯事件管理（sentinal event） 警讯事件是指即将发生或已经发生的对医疗安全有明显危害的事件。JCI 于 1996 年第一次在评审标准中设立了警讯事件管理制度，在建立患者安全管理制度之后，又进一步将警讯事件纳入患者安全管理。管理没有发生实质性损害后果的警讯事件，促使医院对问题进行系统的分析，促使医务人员认真对待没有产生严重后果的潜在危害，做出改进工作降低风险的政策措施。汲取免费经验，实现系统的改善。

医疗安全警讯事件包括：

（1）可能引起患者人身损害或者死亡的事件。如本院因术后并发症需再次手术的，手术或有创操作中异物留置体内，手术、放疗、石膏固定等有区域高度局限治疗时部位错误，正常分娩母婴意外伤害事件，血型不合的输血、溶血反应，输入污染或过期血液，出现中、重度药物不良反应，输液或输血反应。

（2）可能引起患者额外经济损失的事件。如发生医院内感染。

（3）可能引发医疗纠纷的事件。如出现医疗意外、越级、超权限开展有创诊断和治疗、主诊医师擅自改变集体或科主任查房制订的诊疗计划或手术方式。

（4）可能给医院带来经济损失的事件。

（5）可能给医务人员带来人身损害或经济损失的事件。如收治"三无"患者。

（6）可能给医院带来信誉等各种无形损失的事件。例如：家属对医疗过程提出异议或有纠纷倾向。

2014 年 5 月，我国原卫生部医疗服务监管司委托相关学会、协会组织专家，对收集到的医疗事故信息进行系统分析、归纳和总结，先后编发两期《医疗质量安全警讯》，提醒广大医务人员引以为戒，持续改进医疗质量，避免类似事故再次发生。

2. 患者参与（patient engagement） 患者参与度与患者安全紧密相关。高参与度的患者能减少伤害及再入院的风险；参与度较低的患者不容易听从医生的诊疗建议，预后也较差。强有力的医患沟通能增加患者满意度、减轻精神紧张、提高治疗连续性及遵从医嘱情况、改善健康状况，对医务人员满意度提高和职业疲倦感减轻也密切相关。鼓励和引导患者积极参与患者安全行动，是十分重要和必要的。达到这一点需要建立"以患者为中心"的诊疗模式，做到以下原则：

（1）患者安全是所有决策的基础。

（2）患者和家属参与到诊疗的每个环节。

（3）以患者为中心和以家庭为中心的诊疗模式得到认可和激励。

（4）获得独立执业许可的医师或其指定的人员向患者及其家属公开诊疗过程中的任何意外结果。

（5）虽然联合委员会标准不要求道歉，但有证据表明，当医生向患者公开伤害结局，并表示同情和道歉，患者将受益且很少提出诉讼。

（6）员工充足，医疗照护团队具有必要的诊疗工具和技能。

（7）医疗机构专注于评估、学习和改进。

（8）医疗照护团队成员和独立执行许可的医师必须充分参与以患者或其家庭为中心的诊疗过程中，充分发挥他们的技能、知识和富有同情心的沟通能力。

患者参与具体体现在医疗卫生服务过程中的很多方面，患者参与的气氛使得患者可以及时说出任何问题和担心，患者有权询问每一个参与治疗的工作人员，例如在用药的问题上：

（1）患者需要让医生都知晓了自己服用的每一种药物。包含处方药和非处方药（OTC），以及膳食补充剂或保健品。

（2）就诊时，患者应该带上所有正在服用的药物和保健品。让医生有可能判断是否存在药物之间的配伍禁忌，以及患者是否存在没有讲出来的其他疾病，以便于给予更好的诊疗。

（3）让医生知道患者的药品有过敏和不良反应史。

（4）看懂医生的处方。

（5）尽可能询问医生关于您要服用的药物的详细信息。例如这个药有什么作用？如何服用？应该服用多久？应该注意忌服哪些食物、饮料，以及避免做哪些活动？

（6）患者取药的时候，核对处方确认药品。

（7）有问题及时询问。

（8）患者需要知道如何服用药物，例如计算每天、每一次服药量。

（9）请求医生提供药物副作用的书面信息。

在其他的医疗服务过程中也有很多环节涉及患者参与问题，例如，住院患者出院时，了解回家后的治疗计划和注意事项，包括服药、复诊，以及饮食、活动等生活注意事项等，而不是让这些信息停留在书面的出院通知上。患者做了某项检查，应知道什么时候以及如何才能得到检验报告，以及拿到结果以后怎么做。检验、检查等报告未汇齐，勿妄下结论。

第四节 医务人员安全

一、医务人员安全

医院的特定环境，致使医务人员经常暴露于各种生物、物理、化学、社会心理等与工作性质有关的各种危险因素之中。工作环境特殊（病原微生物集中）、服务对象（患者）特殊，造成医务人员面临职业感染危险性增加，遭受职业伤害的机会和频率增高。另外，我国目前仍缺乏相应的保护措施与制度也使医务人员面临较大的职业风险。医务人员的职业暴露危险因素具有复杂性、经常性、多变性的特点。复杂性是指医院中的有害性物质种类繁多，可以通过不同的途径和不同的剂量作用于人体，可以单独作用，也可以联合作用；经常性是指医院环境中的危险因素存在于整个医疗活动的全过程，医务人员经常暴露于充满危险因素的空间中；多变性不仅是指新的试剂、药品不断涌现，而且还包括过量接触作用剂量较小，未出现症状被忽视的常用药品和试剂，当累积到一定的量时，也可以对人体造成危害等。

二、医务人员的职业危害暴露

医务人员所处的环境具有普通人群环境的共性，即暴露于自然环境和社会环境中，但同时又具有特殊性，即暴露于医院的特定环境之中。这种共性和特性的结合就构成了医务人员职业暴露的环境。医务人员职业暴露环境中的危险因素主要有物理因素、化学因素、生物因素、社会心理因素等与工作有关的因素。

1. 物理因素 锐器伤是医务人员、特别是护理人员最常见的职业事故。有调查表明，护理人员每年针刺伤发生率为80%。美国疾病预防控制中心监测报道，每年至少发生100万次意外针刺伤，引起20余种血源性疾病的传播，每年因血源性传播疾病造成医务人员死亡人数超过几百人。英国医学会对针刺伤与人类免疫缺陷病毒（HIV）、乙肝病毒（HBV）和丙肝病毒（HCV）感染发生的危险性做过调查，认为两者相关性较大，特别 HBV 传染性更强。我国的多项调查表明，针刺伤的发生率在 70%～85% 之间。医务人员锐器伤的最严重后果是增加了传染 HIV、HBV、HCV 等的概率。

另外辐射也是造成医务人员职业危害的一个重要的物理因素。我国原卫生部曾经对 15 个省市的医院进行检测，结果发现，医务人员接受辐射居各行之首。放射性诊断检查和治疗、血管造影技术、核医学扫描等技术的运用可以产生较强的离子辐射，具有长久累积而损害组织的效应。长期接触 X 线会产生疲乏无力、头晕头痛、食欲下降和恶心等症状，可以引起放射病，严重者甚至致癌。微波、紫外线、激光束、放射性核素粒子射线等诊疗技术将产生非离子辐射，如激光可造成眼角膜损伤、晶状体浑浊、巩膜损伤和视网膜裂孔等损伤。若发生放射性核素溢漏事故，会使工作人员暴露于高剂量的射线范围内引起放射病。

2. 化学因素 对医务人员造成职业伤害的化学因素主要有细胞毒性药物和化学消毒剂两类。细胞毒性药物的接触方式主要有：准备药物时由呼吸道吸入含细胞毒性药物的气溶胶（如麻醉医师和护士所接触的麻醉药物废弃）、药液接触皮肤直接吸收、沾污后经口摄入。另外，医务人员在工作中经常接触各种化学消毒剂，如甲醛、环氧乙烷、戊二醛、过氧乙酸等。这些空气、物品、地面等常用的挥发性消毒剂，轻者刺激皮肤引起接触性皮炎、鼻炎、哮喘，重者引起中毒或致癌。

3. 生物因素 医院聚集的各种微生物对医务人员的职业健康构成了严重威胁。医务工作者所面临的生物危险因素主要有细菌、病毒等，它们广泛存在于患者的呼吸道、血液、尿液、粪便、积液、脓液等各种分泌物和排泄物中，也可能存在于患者所用过的各种器具及衣物中。医务人员在医疗护理工作中，经常近距离接触患者的血液、体液、分泌物、排泄物等，均有可能受相关生物因素的感染，接诊传染病患者时还可能通过呼吸道传播某些疾病。近年来，医务人员感染 HIV、HCV 等的事件已经不是个案。最严重的事件是 2003 年发生在我国的非典型肺炎（SARS），在 SARS 流行初期医务人员发病比例为 33%；根据流行末期的统计，医务人员累计发病比例为 18.81%（1002/5327），位居各职业之首。

4. 社会心理因素 医务人员是一个特殊的职业群体，置身于特殊的职业环境，面对的是生理和心理都存在一定问题的人群。医护人员虽然是医疗方案的决策者和实施者，但存在决策和实施技术风险，承受的心理压力与工作压力很大。医护人员和患者一样具有生物属性，同样置身于纷繁复杂的人际关系中，而且医护人员具有自身及服务对象的双重影响，因此，社会心理因素对医务人员的影响是相当严重的。

目前，在医院诊疗场所针对医务人员的暴力事件已经成为全社会关注的问题，给医务人员造成了严重的心理和人身伤害。特别是心理暴力正逐渐成为医院严重的职业伤害问题。医院暴力承受对象主要是医生、护士，暴力的主要地点是病房和护士站，暴力的主要危险因素有社会人员醉酒滋事、精神障碍和医患纠纷等。医院工作场所的暴力不仅影响了医院的正常秩序和信誉，对医务人员的人身安全也构成了严重威胁，而且会使患者的医疗权益得不到保障。因为这些暴力现象使医生对具有风险性的手术等诊疗措施心存顾忌，更多地考虑如何规避风险，导致一些本来可以探索的医疗问题无人敢面对。针对护士的暴力已经严重影响了护理人员的士气，直接威胁护理人员的人身安全，并成为护士离开护理岗位的第一大原因。暴力事件还使护士的工作情绪受挫，心情紧张使工作中的差错增加，最终影响患者的权益。

三、医务人员安全防范措施

为了保护广大医务人员的工作安全，应该规范医疗操作，以减少可能造成的医源性感染。

1. 医务人员安全防范原则 医院内所有区域都应当采取标准预防。标准预防即认定患者的血液、体液、分泌物、排泄物均具有传染性，不论是否有明显的血迹污染或是否接触非完整的皮肤与黏膜，接触者必须采取防护措施。通过标准预防既要防止血源性疾病的传播，也要防止非血源性疾病的传播。并且强调双向防护，既要防止疾病从患者传至医务人员，又要防止疾病从医务人员传至患者。还要根据疾病的主要传播途径，采取相应的隔离措施，包括接触隔离，空气隔离和微粒隔离。

2. 预防的具体措施　包括：①接触血液、体液、分泌物、排泄物等物质以及被其污染的物品时应当戴手套；②脱去手套后应立即洗手；③一旦接触了血液、体液、分泌物、排泄物等物质以及被其污染的物品后应当立即洗手；④医务人员的工作服、脸部及眼睛有可能被血液、体液、分泌物等物质喷溅时，应当带一次性外科口罩或者医用防护口罩、防护眼镜或者面罩，穿隔离衣或围裙；⑤处理锐器时应特别注意，防止被刺伤；⑥患者用后的医疗器械、器具等应当采取正确的消毒措施。

3. 医护人员的分级防护

（1）一级防护：适用于发热门（急）诊的医务人员。工作室应穿工作服、隔离衣、戴工作帽和防护口罩，必要时戴乳胶手套；严格执行洗手与手消毒制度；下班时进行个人卫生处置，并注意呼吸道与黏膜的防护。

（2）二级防护：适用于进入传染性非典型肺炎留观室及肺炎专门病区的医务人员，接触从患者身上采集的标本、分泌物、排泄物、使用过的物品和死亡患者尸体的工作人员，转运患者的医务人员和司机。进入隔离留观室和专门病区的医务人员必须戴防护口罩、手套、工作帽、鞋套，穿工作服、防护服或隔离衣。严格按照清洁区、半污染区和污染区的划分，正确穿戴和脱摘防护用品，并注意呼吸道、口腔、鼻腔黏膜和眼睛的卫生与保护。

（3）三级防护：适用于为患者实施吸痰、气管插管和气管切开的医务人员。除二级防护外，还应当加戴面罩或全面型呼吸防护器。

4. 实验室人员安全防护措施　实验室医务人员每天要处理大量的临床标本，且大多是患者的血液、分泌物和排泄物（如粪、尿等）。这些标本内可能含有多种病原体，而且为了提高标本阳性检出率，选送的标本往往都是含病原体最多的部分。另外，带菌者、亚临床感染者、潜伏期患者或没有明显临床症状的人送检标本做例行检查时，标本中也可能含有病原体。

实验室人员在采血工作中被针头刺伤是最常见的职业伤害，导致医务人员血液暴露，有感染 HBV、HCV 和 HIV 等的危险。另外，针刺伤还可传播一些其他疾病，如疟疾、败血症、伤口感染等，对医务人员身体健康造成直接威胁。在检验操作过程中的各个环节都有可能产生危害性的微生物气溶胶。如：直接涂片或制作湿片时、吸取和稀释体液标本或排除注射器内的气泡时、倾倒微生物悬液时、使用组织搅拌器后立即打开搅拌器盖或当培养管振摇后打开管塞时。

为保护实验室医务人员的健康，防止污染向实验室外扩散，特制定实验人员职业安全防护措施：

（1）健全各项规章制度：根据实验室医源性感染的管理工作的要求，建立实验室微生物学监控制度、保洁工作制度、消毒工作程序和感染性垃圾分类、收集、运送及登记制度。

（2）加强医务人员职业安全防护知识培训：个人操作习惯是造成锐器伤发生的决定性因素。要改变不正确的个人操作习惯，保证在任何时候进行操作时都能采用符合规定的安全技术和预防措施。要增强医务人员对医疗环境中职业感染的危险性认识，把职业安全教育作为职业培训的一项内容，减少安全隐患。

（3）增强自身防护意识：工作人员应自觉遵守实验室规章制度，在实验操作中戴一次性手套、口罩，高危操作环境中要穿隔离衣、戴防护眼镜。正确配制消毒液，定期对工作环境消毒，经常保持实验室内空气流通。

（4）加强锐器损伤的防护和处理：医务人员被锐器意外刺伤后，应先脱去手套，再自近心端向远心端挤压受伤部位,同时用流动净水冲洗伤口,使部分血液排出,然后用碘酊、乙醇消毒受伤部位,用无菌敷料包扎伤口。锐器伤的防范措施有:①强化安全意识,提高防范能力。手持针头和锐器时,不要让锐器面对他人,以防不慎刺伤。操作完毕,处理针头时不要太匆忙、禁止双手回套针帽,防止刺伤自己的手;禁止用手去折弯或弄直针头;在为不合作患者做治疗时,应取得他人的协助。②培养良好的工作习惯。将用过的针头、刀片、缝针等及时处理,丢入合适的锐器盒内,不要将针头、刀片、缝针等丢在一般的垃圾桶内,以免刺伤保洁员。③严格操作规程。医务人员必须熟悉掌握各项操作规程。手术科室医务人员与锐器接触机会多,操作者更要严格操作规程,准确、无误,做到忙而不乱,从而避免锐器刺伤自己或他人。当手要接触血液、体液或污染物品时,要戴手套进行操作,特别是医务人员手上有伤口时必须戴手套操作。虽然戴手套不能防止锐器刺伤,但可以减少血液进入人体的量而减少感染的机会。如有手套破损应立即更换,处理血液污染的器械时也应戴手套进行,脱手套后需立即彻底洗手。④完善防护措施,接种乙肝疫苗,定期体检,并进行有效的预防接种。

(5) 加强接触部位的消毒:在配制、使用和处理污染物的过程中如发生接触,必须做到:迅速脱去手套和隔离衣;肥皂和流动水清洗接触部位的皮肤;眼睛接触后迅速用水或等渗洁眼液冲洗;记录接触情况,必要时就医治疗。

(6) 个人保健:①很小的伤口和擦伤都应以防水的敷料覆盖;②患有急性疾病和严重慢性疾病时不应进入医院生物安全 P2 级实验室;③进入 P2 实验室者,要穿隔离衣、戴一次性手套,如接触物传染性危险大,可戴两副手套以增加保护;④进实验室前要摘除首饰,修剪长的、带刺的手指甲,以免刺破手套;⑤在脱去隔离衣后、离开实验室前必须洗手;⑥应避免用可能已受到污染的手套触摸面部;⑦在有危险化学品溅出或爆炸可能时,应配戴安全眼镜和面罩,如把样品管移出液氮时;⑧严禁在 HIV 病毒和相关实验室用嘴吸取液体,严禁在实验室内吃、喝、吸烟。

(7) 实验室安全事故处理方案:如针刺损伤、感染性标本溅及体表或口鼻眼内,或污染实验台面等均视为安全事故,应立即进行紧急处理。①小型事故:任何一种小的损伤,包括皮肤的破损或刺伤等都可能与传染性物质接触,必须用肥皂和水冲洗,如果可能尽量挤出损伤处的血液,使用 70% 乙醇或其他皮肤消毒剂,立即进行医疗处理。②皮肤污染:污染部位用水和肥皂清洗,并用适当的消毒剂浸泡,例如 70% 乙醇或皮肤消毒剂(外科用药)。③针刺和切割伤:怀疑皮肤有损伤或针刺时,建议尽可能挤压伤口,然后用大量的水冲洗。④眼睛溅入液体:眼睛溅入液体,立即用水冲洗。必须迅速,避免揉擦眼睛。连续冲洗至少 10 min。⑤衣物污染:尽快脱掉隔离衣以防感染物触及皮肤并防止进一步扩散,脱掉防护手套,洗手并更换隔离衣及手套;如果个人衣物被污染,应立即将污染处浸入消毒剂。⑥重大事故:指严重损伤或暴露,应有主管领导和专家到场并提供指导。⑦涉及污染物的重大损伤及泼溅:发生泼溅事故后应立即采取措施保护易污染物质;如果怀疑有严重事故,应按较严重情况处理,同时疏散人员,防止污染扩散;控制污染,防止人员再进入;通知实验室主管领导和安全负责人查清情况,确定消毒的程序。

(8) 建立报告与补偿机制:在发生安全事件后,要及时进行相应的登记报告,对报告的病例要进行定期分析以发布相关信息,进行相关医务人员的风险沟通。建立登记报告制度是进行有效预防的关键措施之一。对工作中因血源或体液污染出现的生物感染事件(主要是 HBV、HCV 与 HIV)的员工的补偿,将列入新版的职业病名录。

5. 防范社会暴力伤害

(1) 加强安全保卫措施:建立医院安全保卫应急体系,明确报告责任和处理程序,提高医院对安全事件的快速反应能力;实行安全保卫责任制,充分发挥门口警卫、医院保安维护医院治安的职能作用;安装视频监视系统。在急诊科护士站、门诊大厅等部位设置监视器,监视重点区域人员和车辆的流动情况,便于对治安异常情况的处理。

(2) 推动感动服务:引进现代企业管理概念,实行标杆管理,把患者满意作为医疗服务的总目标。同时,积极推行感动服务,在满足患者的现实医疗需求基础上,提供个性化和额外的服务。从患者的需求出发,不断提高服务质量,努力改进服务态度,让患者对医院最大限度地得到满足,从源头上避免因医院服务纠纷产生的暴力事件。

(3) 积极化解纠纷:医患纠纷是医院暴力的主要危险因素之一。实行医疗纠纷责任制管理,与科室绩效质量考评挂钩。要求科室强化服务概念,主动化解医患矛盾。当出现纠纷时,医院站在维护医务人员和患者双方权益的立场上,努力调解医疗纠纷,避免矛盾激化酿成严重后果。

(4) 加强媒体沟通:医患纠纷发生时作为医院需要积极与媒体沟通,让媒体能够了解医患纠纷发生时医务人员的行为与理念,以避免媒体只能了解患者一方的消息,出现一边倒的声音。充分的媒体沟通能有效化解公众的积怨,还原医患纠纷的本来面目。这是唤醒公众支持与理解的有效办法与手段,只有公众的理解与觉悟,才能从根本上减少针对医务人员的暴力事件。

本章从患者安全、医疗设施安全以及医务人员安全的角度分析和阐述了医疗服务体系、医疗机构以及医疗服务过程中可能存在的安全与风险问题,以及当下主流的患者安全管理理论和措施。患者安全问题普遍存在,医疗设施安全问题只是其中目前普遍重视不足的一个方面,在各种形式和环节中潜在的医疗安全与风险问题还有很多,用药安全、医院感染问题等等也都是常见的医疗安全和风险问题。因此,本章旨在提醒从业人员重新审视医疗服务过程和医疗服务体系中普遍存在的潜在风险和安全问题,采取更加冷静、客观和审慎的态度认识、理解和处理安全问题和风险事件,保证患者得到安全的、有质量的医疗服务;同时,也提醒医务人员注意职业危害暴露,加强安全防范,避免社会暴力伤害。

(冯　文)

第31章 突发公共卫生事件的预防与控制

突发公共卫生事件（public health emergencies）可对一个国家和地区的社会、经济、政治、公众健康构成重大威胁和损害。突发公共卫生事件已成为各国政府广泛关注的一个重要问题。因此，加强对突发公共卫生事件的认识、防范、控制和应急处理具有重要意义。

第一节 突发公共卫生事件的概念与分类分级

一、突发公共卫生事件的概念

各国对突发公共卫生事件的定义有所不同，但涉及的内容和性质基本相同。突发公共卫生事件的基本含义是严重损害公众健康的事件。《突发公共卫生事件应急条例》（2003年5月，我国国务院颁发）中，突发公共卫生事件是指突然发生，造成或者可能造成社会公众健康严重损害的重大传染病疫情、群体性不明原因疾病、重大食物和职业中毒以及其他严重影响公众健康的事件。

二、突发公共卫生事件的分类

根据事件的成因和性质，突发公共卫生事件可分为四类：重大传染病、群体性不明原因疾病流行、重大食物中毒和职业中毒、其他严重影响公众健康事件如严重自然灾害、事故灾害、社会安全事件等危害公众健康和生命安全的事件。

（一）重大传染病疫情

某种传染病暴发或流行，在局部地区短期内突然发生多例同种传染病患者或死亡病例，其发病率显著超过该病常年水平。

1. 法定传染病疫情发生或暴发，发生甲类传染病鼠疫、霍乱或乙类传染病中的肺炭疽、传染性非典型肺炎、人感染高致病性禽流感；其他乙类、丙类传染病暴发。
2. 非法定管理传染病在较大范围内暴发，如水痘、口蹄疫等。
3. 罕见或已消灭的传染病、新传染病的发生或流行，如天花、疯牛病等。

（二）群体性不明原因疾病

在相对集中的区域内，同时或者短时间相继出现具有共同临床表现患者，且病例不断增加，范围不断扩大，又暂时不能明确诊断的疾病。

（三）重大食物和职业中毒

1. 重大食物中毒 摄入或误食了被生物性、化学性有毒有害物质污染食品后造成的人数众多或者伤亡较重的非传染性急性或亚急性中毒事件。中毒人数过100人；或出现10例以上死亡病例；或食物中毒发生在地区性或全国性重要活动期间，一次中毒人数5人及5人以上。

2. 重大职业中毒 短期内吸收较大剂量毒物引起的急性、亚急性职业中毒事件，中毒人数10人以上，或出现死亡病例。

（四）其他严重影响公众健康事件

具有突发公共卫生事件的特征，针对不特定社会群体，造成或可能造成社会公众健康严重损害，但又不能归到前面三类的事件。

1. 预防接种群体性反应和群体性药物反应　在实施疾病预防措施时出现免疫接种人群或预防性服药人群的异常反应。

2. 重大环境污染事件　水、空气、土壤由于各种原因受到生物性、化学性等污染而严重危害或影响公众健康的事件。

3. 放射污染和辐照事故　放射性物质或其他放射源造成或可能造成公众健康严重影响或严重损害的突发事件。

4. 生物、化学、核辐射恐怖袭击事件。

5. 自然灾害救治和灾后防病　水灾、旱灾、地震等自然力引起设施破坏、经济严重损失、人员伤亡、健康状况及社会卫生服务条件恶化超过了发生地区的承受能力的状况。

6. 动物间传染病暴发流行　对人有潜在威胁的传染病媒介生物、动物宿主发生异常或宿主动物传染病流行，如动物间鼠疫流行、动物炭疽病等。

三、突发公共卫生事件分级

突发公共卫生事件种类繁多，其性质、影响范围、社会危害各不相同，采取的控制措施和管理的主体不尽相同，对各类突发公共卫生事件进行分级，有利于确定突发公共卫生事件管理的主体。目前我国遵循的分级原则是危害第一原则，区域第二原则，行政区划第三原则。

（一）突发公共卫生事件分级原则

1. 危害第一　事件大小、病死率高低、传播力强弱、对人民生命健康以及社会和经济影响及人们的认识程度是划分突发公共卫生事件大小的最重要标准和主要依据。鼠疫因其病死率高，传播力强，危害严重，定级高。

2. 区域第二　以事件发生区域为重要依据。发生地点、空间不同，波及范围不同，影响力也不一样。如发生在大城市，传播快、易引起社会恐慌、社会经济影响大，需提高级别。

3. 行政区划第三　我国现行国家、省、地、县四级行政管理体制。按照突发事件应急处理统一领导分级负责的原则，每一行政级别在突发公共卫生事件应急反应中都有自己相应的职责。

（二）突发公共卫生事件分级标准及预警标示

根据事件性质、危害程度、影响范围、紧急程度和发展态势，突发公共卫生事件分为特别重大（Ⅰ级）、重大（Ⅱ级）、较大（Ⅲ级）和一般（Ⅳ级）四级，预警等级依次为一级、二级、三级和四级预警，分别用红色、橙色、黄色和蓝色进行预警标示。预警级别的划分标准由国务院或者国务院确定的部门制定。

1. 特别重大突发公共卫生事件（Ⅰ级）

（1）肺鼠疫、肺炭疽在大、中城市发生并有扩散趋势，或肺鼠疫、肺炭疽疫情波及2个以上的省份，并有进一步扩散趋势。

（2）发生传染性非典型肺炎、人感染高致病性禽流感病例，并有扩散趋势。

（3）涉及多个省份的群体性不明原因疾病，并有扩散趋势。

（4）发生新传染病或我国尚未发现的传染病发生或传入，并有扩散趋势，或发现我国已消灭的传染病重新流行。

（5）发生烈性病菌株、毒株、致病因子等丢失事件。

（6）周边以及与我国通航的国家和地区发生特大传染病疫情，并出现输入性病例，严重危及我国公共卫生安全的事件。

(7) 国务院卫生行政部门认定的其他特别重大突发公共卫生事件。

2. 重大突发公共卫生事件（Ⅱ级） 指在较大范围发生，出现疫情扩散，尚未达到规定的特大突发事件标准的事件。

(1) 在一个县（市）行政区域内，一个平均潜伏期内（6天）发生5例以上肺鼠疫、肺炭疽病例，或者相关联的疫情波及2个以上的县（市）。

(2) 发生传染性非典型肺炎、人感染高致病性禽流感疑似病例。

(3) 腺鼠疫发生流行，在一个市（地）行政区域内，一个平均潜伏期内多点连续发病20例以上，或流行范围波及2个以上市（地）。

(4) 霍乱在一个市（地）行政区域内流行，1周内发病30例以上，或波及2个以上市（地），有扩散趋势。

(5) 乙类、丙类传染病波及2个以上县（市），1周内发病水平超过前5年同期平均发病水平2倍以上。

(6) 我国尚未发现的传染病发生或传入，尚未造成扩散。

(7) 发生群体性不明原因疾病，扩散到县（市）以外的地区。

(8) 发生重大医源性感染事件。

(9) 预防接种或群体预防性服药出现人员死亡。

(10) 一次食物中毒人数超过100人并有死亡病例，或有10例以上死亡病例。

(11) 一次发生急性职业中毒50人以上，或死亡5人以上。

(12) 境内外隐匿运输、邮寄烈性生物病原体、生物毒素造成我境内人员感染或死亡的。

(13) 省级以上人民政府卫生行政部门认定的其他重大突发公共卫生事件。

3. 较大突发公共卫生事件（Ⅲ级）

(1) 发生肺鼠疫、肺炭疽病例，一个平均潜伏期内病例数未超过5例，流行范围在一个县（市）行政区域以内。

(2) 腺鼠疫发生流行，在一个县（市）行政区域内，一个平均潜伏期内连续发病10例以上，或波及2个以上县（市）。

(3) 霍乱在一个县（市）行政区域内发生，1周内发病10~29例，或波及2个以上县（市），或市（地）级以上城市的市区首次发生。

(4) 一周内在一个县（市）行政区域内，乙、丙类传染病发病水平超过前5年同期平均发病水平1倍以上。

(5) 在一个县（市）行政区域内发现群体性不明原因疾病。

(6) 一次食物中毒人数超过100人，或出现死亡病例。

(7) 预防接种或群体预防性服药出现群体心因性反应或不良反应。

(8) 一次发生急性职业中毒10~49人，或死亡4人以下。

(9) 市（地）级以上人民政府卫生行政部门认定的其他较大突发公共卫生事件。

4. 一般突发公共卫生事件（Ⅳ级） 是指在省、自治区、直辖市行政区域内在局部地区发生（以县为单位），但未出现向外区域扩散的事件

(1) 腺鼠疫在一个县（市）行政区域内发生，一个平均潜伏期内病例数未超过10例。

(2) 霍乱在一个县（市）行政区域内发生，1周内发病9例以下。

(3) 一次食物中毒人数30~99人，未出现死亡病例。

(4) 一次发生急性职业中毒9人以下，未出现死亡病例。

(5) 县级以上人民政府卫生行政部门认定的其他一般突发公共卫生事件。

第二节 突发公共卫生事件的特征与危害

突发公共卫生事件是一种以严重损害公众健康为标志的突发事件，具有突发性、公共性、不确定性、多样性、时效性、危害严重性等特征。突发公共卫生事件的基本特征决定了其危害性。

一、突发公共卫生事件的特征

（一）具有突发性，规模大、影响面广

突发公共卫生事件是突如其来、不易预测的事件。突发公共卫生事件涉及范围之广，影响范围之大，都是不可估量的。如：2003年SARS疫情波及内地24个省（自治区、直辖市）266个县（区），还波及4大洲32个国家和地区，全球报告SARS病例8439例，死亡812人。

（二）危害具有公众性，损失严重

突发公共卫生事件危及的对象是不特定人群，具有公共危险性，造成的社会危害严重，轻者造成中毒、患病、对健康的长期影响，重者可致死亡，导致公众不安和恐慌，甚至影响社会稳定和国家安全。

（三）成因复杂，具有多样性

影响突发公共卫生事件的因素有致病微生物、动物疫情、地震、水灾等自然因素和食物中毒、职业中毒、环境污染、事故灾难等社会因素。突发公共卫生事件诱因的复杂性、多元化增加了预防和控制的难度。

（四）需综合处置，时效性强

突发事件发生突然，演变过程难以预测，救治机会稍纵即逝。应急响应、信息发布、宣传报道、人员急救都有很强时效性。从现场抢救、疫情控制、运转救治，到原因调查、善后处理需迅速反应，密切配合，共同努力，及时处置。

二、突发公共卫生事件的危害

（一）造成人员致病和伤亡

突发公共卫生事件严重威胁人群健康和生命。1986年美国在印度博帕尔的化工厂事故造成2万多人死亡。每年均有突发性公共卫生事件引起的致病、致残和死亡。

（二）造成心理伤害

突发公共卫生事件发生突然，危害严重，常超出人们的心理承受能力，导致产生一些不受规范约束的、自发的、难以预测的群体行为。许多人出现焦虑、恐慌、抑郁等心理危机和心理疾病。有时可能出现一定程度的混乱局面，如1986年英国疯牛病导致公众对牛肉的恐慌，2005年松花江水污染引起的抢购水风波。

（三）造成严重经济损失，影响社会稳定

突发性公共卫生事件是社会突发事件，涉及衣食住行和社会生活各个方面，引起公众高度关注，易引发社会担忧甚至恐慌。例如，1999年，二噁英事件使比利时等国损失超过10亿欧元；2003年SARS疫情致经济损失2100亿元。

（四）造成国家或地区形象受损及政治影响

由于突发公共卫生事件对生命健康、经济发展、国家安全构成严重威胁，当某国某地区发生突发事件后，其他国家有单方面施加贸易或旅行限制的可能性。2005年松花江重大水污染

事件发生后，中国向俄罗斯道歉，并提供援助以帮助其应对污染，政治影响深远。

第三节 突发公共卫生事件预防控制原则与策略

一、突发公共卫生事件预防控制原则

根据我国《突发公共卫生事件应急条例》（国务院第376号令）和《国家突发公共卫生事件应急预案》，突发公共卫生事件的预防和控制应坚持预防为主、常备不懈的方针，遵循统一领导、分级负责、依法规范、措施果断、依靠科学、加强合作、信息公开、人员避险的原则。

（一）预防为主，常备不懈

全面提高全社会的防范意识，落实各项防范措施，做好人员、技术、物资和设备的应急储备。制定预案，开展疫苗免疫，推广全民健康教育和健康促进活动。对可能引发突发公共卫生事件的情况及时分析、预警，早发现、早报告、早处理。

（二）统一领导，分级负责

我国对突发公共卫生事件实行分级管理。各级人民政府负责统一领导和指挥，有关部门按照预案规定，在各自的职责范围内做好有关工作。

（三）依法规范，措施果断

地方各级人民政府和卫生行政部门按照相关法律、法规和规章的规定，完善突发公共卫生事件防控体系，建立健全工作制度，快速反应，及时有效开展工作。

（四）依靠科学，加强合作

尊重和依靠科学，开展科学研究和培训，提供科学技术保障。各有关部门和单位通力合作、资源共享。动员、组织公众参与突发公共卫生事件的预防和控制。

（五）信息公开、人员避险

及时发布相关信息，表明政府及相关部门作为，增强政府公信力和防治方案的说服力。评估事件危险性，告知群众实情，动员群众回避风险，减少生命财产损失。

二、突发公共卫生事件预防控制策略

突发公共卫生事件来势凶猛，反应强烈，社会危害大，只有做到居安思危，落实和完善应急机制，提高应对能力，做好各项应急准备工作，才能有备无患。

（一）加强法制建设，完善应急预案，做到有法可依、有法必依

通过立法明确各级政府各级部门的责任，按照国务院的部署，建立以宪法为依据，以紧急状态法为基础，以应急专门法律和行政法规为主体的一整套法律制度。切实加大执法力度，做到有法必依、执法必严、违法必究。不断完善和落实突发事件属地管理和分级负责相关措施。制定和完善突发公共卫生事件应急预案，指导各级各部门应对突发公共卫生事件。努力使突发公共卫生事件的应急处置逐步走向规范化、制度化和法制化轨道。

（二）强化政府职能，发挥政府主导作用，提高政府应对处置能力

政府在应对突发公共卫生事件中具有主导作用。各级政府负责辖区内突发公共卫生事件防控救治的组织、协调和指挥工作。组建本级应急指挥机构，制定本级应急预案，决定启动和终止预案。请示、报告突发公共卫生事件的进展和应急处理情况。决定本级政府处置的重大事项。

启动社会和专业防治网络，动用国家或社会资源。动员、调集有关单位、社会团体认真履职，根据需要征用辖区内的房屋、交通工具和相关设施，保障经费、药品和物资的储备，组织

开展防控和救治工作。正面引导信息传播，树立危机传播意识，重视公众接受心理，完善信息反馈、调节机制，营造良好舆论氛围。

强化政府职能，发挥政府在应对突发事件中的主导作用，加强危机管理、提升公共服务水平，维护国际公共卫生安全，是构建和谐社会和保证可持续发展的一项长期的重要任务。

（三）加强突发公共卫生事件预防控制体系建设

突发公共卫生事件预防控制体系建设应立足于当前和预防，着眼于长远和控制。强化监测预警、提高快速反应、防控措施前移、工作重心下移。建立和完善情报预警系统、指挥决策系统、专家咨询和科研系统、应急救援系统、资源保障系统建设。做到信息畅通、反应快捷、指挥有力、责任明确。

（四）加强部门协作，树立大卫生观

突发公共卫生事件的预防和控制是一项系统工程。政府、社会、团体和民众广泛参与、共同努力，各部门协作配合，资源共享，信息互通。建立跨部门合作的危机管理机制，依法确立有关部门的职责，建立指挥协同关系，指导各部门应急准备和应急反应能力建设。

第四节 突发公共卫生事件应急预案

为有效预防、及时控制和消除突发公共卫生事件及其危害，依据《中华人民共和国传染病防治法》《中华人民共和国职业病防治法》《中华人民共和国国境卫生检疫法》《突发公共卫生事件应急条例》《国家突发公共事件总体应急预案》等制定了《国家突发公共卫生事件应急预案》指导和规范各类突发公共卫生事件的应急处理工作。

（一）应急组织体系

应急指挥机构。根据突发公共卫生事件应急处理工作的实际需要，原国家卫生计生委提出成立全国突发公共卫生事件应急指挥部。各级人民政府根据本级人民政府卫生行政部门的建议和实际需要，决定是否成立国家和地方应急指挥部。指挥部成员单位根据突发公共卫生事件的性质和应急处理的需要确定。省级突发公共卫生事件应急指挥部由省级人民政府有关部门组成，实行属地管理的原则。

日常管理机构。国务院卫生行政部门设立卫生应急办公室（突发公共卫生事件应急指挥中心），负责全国突发公共卫生事件应急处理的日常管理工作。省、自治区、直辖市人民政府卫生行政部门及军队、武警系统、各市（地）级、县级卫生行政部门指定机构负责本行政区域内突发公共卫生事件应急日常管理工作。

突发公共卫生事件专家咨询委员会。由国务院卫生行政部门和省级卫生行政部门负责组建。市（地）级和县级卫生行政部门可组建突发公共卫生事件应急处理专家咨询委员会。

应急处理专业技术机构。包括医疗机构、疾病预防控制机构、卫生监督机构、出入境检验检疫机构是突发公共卫生事件应急处理的专业技术机构。

（二）突发公共卫生事件的监测、预警与报告

国家建立统一的突发公共卫生事件监测、预警与报告网络体系。由各级医疗、疾病预防控制、卫生监督和出入境检疫机构负责开展突发公共卫生事件的日常监测工作。各级人民政府卫生行政部门根据医疗机构、疾病预防控制机构、卫生监督机构提供的监测信息，及时做出预警。县级以上各级人民政府卫生行政部门指定的突发公共卫生事件监测机构、各级各类医疗卫生机构、卫生行政部门、县级以上地方人民政府和检验检疫机构、环境保护监测机构、教育机构等有关单位为突发公共卫生事件的责任报告单位。各级各类医疗卫生机构的医疗卫生人员、个体开业医生为突发公共卫生事件的责任报告人。

(三) 突发公共卫生事件的应急反应和终止

突发公共卫生事件事发地人民政府及其有关部门按照分级响应的原则,作出相应级别应急反应。各级人民政府组织协调有关部门参与突发公共卫生事件的处理。卫生行政部门、医疗机构、疾病预防控制机构、卫生监督机构、出入境检验检疫机构分别承担相应职责。未发生突发公共卫生事件的地区应加强与事件发生地区的联系,及时获取相关信息,做好应急准备有关工作。

我国突发公共卫生事件实行分级反应。特别重大突发公共卫生事件的应急处理由国务院或国务院卫生行政部门和有关部门组织实施,特别重大级别以下的突发公共卫生事件的应急处理由地方各级人民政府组织实施。超出本级应急处置能力时,地方各级人民政府要及时报请上级人民政府和有关部门提供指导和支持。

突发公共卫生事件应急反应的终止需符合以下条件:突发公共卫生事件隐患或相关危险因素消除,或末例传染病病例发生后经过最长潜伏期无新的病例出现。

(四) 突发公共卫生事件的善后处理

突发公共卫生事件结束后,各级卫生行政部门应在本级人民政府的领导下,组织有关人员对突发公共卫生事件的处理情况进行评估。评估内容主要包括事件概况、现场调查处理概况、患者救治情况、所采取措施的效果评价、应急处理过程中存在的问题和取得的经验及改进建议。评估报告上报本级人民政府和上一级人民政府卫生行政部门。

(五) 突发公共卫生事件应急处置的保障

突发公共卫生事件应急处理应坚持预防为主,平战结合,国务院有关部门、地方各级人民政府和卫生行政部门应加强突发公共卫生事件的组织建设,组织开展突发公共卫生事件的监测和预警工作,加强突发公共卫生事件应急处理队伍建设和技术研究,建立健全国家统一的突发公共卫生事件预防控制体系。如:建立

(1) 技术保障体系;
(2) 物资、经费保障体系;
(3) 通信与交通保障体系;
(4) 法律保障体系;
(5) 加强社会公众的宣传教育。

第五节 群体不明原因疾病的应急处理

一、群体不明原因疾病的定义

群体性不明原因疾病是指一定时间内(通常是指 2 周内),在某个相对集中的区域(如同一个医疗机构、自然村、社区、学校等集体单位)内同时或者相继出现 3 例及以上相同临床表现,经县级及以上医院组织专家会诊,不能诊断或解释病因,有重症病例或死亡病例发生的疾病。

群体性不明原因疾病具有临床表现相似性、发病人群聚集性、流行病学关联性、健康损害严重性的特点。这类疾病可能是传染病、中毒或其他未知因素引起的疾病。

二、群体性不明原因疾病的应急处理

各级人民政府根据本级人民政府卫生行政部门的建议和工作需要,决定是否成立地方应急指挥部。迅速组织群体性不明原因疾病专家组,由传染病学、临床医学、流行病学、食品卫

生、职业卫生、免疫规划、卫生管理、健康教育、医学检验等相关领域高级职称的专家组成。根据需要在专家组中可分设专业组,如传染病防控组、中毒处置组、核与放射处置组、医疗救治组和预测预警组等。处置要点如下:①现场调查与病因分析,临床救治原则;②现场控制措施;③样本采集和实验室检测;④防护措施;⑤事后评估。

第六节 急性化学中毒的应急处理

(一) 急性化学中毒的概念与特点

急性化学事故是指一种或多种化学物释放的意外事件,短时间内损害人体健康或污染环境,使机体引起中毒病变,化学损伤、残疾或死亡。一般分为两类:一般性化学中毒事故和灾害性化学事故。

在短时间内吸入或吸收较大量的化学毒物,迅速造成人体发病的称为急性化学中毒。急性化学中毒的特点有:发生突然,防救困难;病变特异,演变迅速,受害广泛;污染环境,不易洗消;影响巨大,危害久远。

(二) 急性化学中毒的临床表现与诊断

毒物在吸收、代谢、排泄过程中可给人体组织、器官造成直接或继发性损害。其损害的临床表现主要体现在神经系统损害、呼吸系统损害、循环系统损害、消化系统损害、血液系统损害及泌尿系统损害。

急性化学中毒诊断的关键是掌握吸收毒物(病因)及吸收毒物后引起损害(疾病)的根据,综合分析其因果关系,做好鉴别诊断,以得出正确的结论。诊断的分析方法:①病因诊断即根据中毒的特异性症状和体征进行诊断。②定位诊断即根据中毒的临床表现,推导毒物作用的靶器官或病变部位进行诊断。③鉴别诊断。根据国家职业病诊断标准按中毒程度分为观察对象(刺激反应)、轻度中毒、中度中毒、重度中毒。

(三) 急性化学中毒的急救原则

现场急救是抢救成功的关键,可降低伤亡率,减少并发症、后遗症。

1. 现场处理要点 尽快脱离事故现场,疏散受害人员;立即采取控制,阻断毒源;初步判断病因,为正确施治提供依据;分类管理,通知医疗机构做好接诊准备;通报上级有关部门,成立抢救指挥部。

2. 现场医学救援要点 做好生命体征的维持;尽早给予解毒、排毒及对症处理;保护重要脏器功能;镇静、合理氧疗;给予糖皮质激素等非特异性拮抗剂;对症支持疗法。

3. 为避免救治工作紊乱,可按以下程序进行急救:移离现场→保持呼吸道通畅→清除污染衣服→冲洗→共性处理→个性处理。①脱离中毒环境;②彻底清除和清洗污染衣物及眼、皮肤、毛发等;②口服毒物应迅速催吐、洗胃、灌肠或导泄;③吸入中毒者要保持呼吸道通畅;④心搏呼吸骤停时,应立即实施心肺复苏术;⑤做好诊断及鉴别诊断,防止误诊、误治;⑥尽早使用解毒剂、排毒剂。救护者注意做好自身防护。

第七节 电离辐射损伤的应急处理

一、电离辐射损伤概述

(一) 电离辐射及其作用方式

电离辐射是指一切能引起物质电离的辐射总称。包括α射线、β射线、γ射线、X射线和中子射线等。电离辐射通常以四种方式作用于人体。包括：①外照射；②内照射，指超常量放射性核素进入体内的辐射照射；③放射性核素体表沾染于人体表面（皮肤或黏膜）；④复合照射。

（二）电离辐射事故和电离辐射损伤

1. 电离辐射事故（radiological accident）指电离辐射源失控引起的异常事件，直接或间接产生对生命、健康或财产的危害。

2. 电离辐射损伤也称放射病，分为急性放射病和慢性放射性病。①急性放射病指短时间内一次或多次受到大量照射所引起的病变，多见于事故性照射和核爆炸。有局部性皮肤损伤和全身性病变，全身性病变有骨髓型、胃肠型和脑型。②慢性放射病指较长时间受到超限制剂量照射所引起的全身性损伤，多发于防护条件差的外照射工作场所，或不重视核素操作的人员。早期以自主神经系统功能紊乱为主，可伴有皮肤损伤、消化系统障碍和性功能减退。妇女可有月经紊乱、经血量减少或闭经。外周血检查可见白细胞总数先增加后减少，骨髓相晚期增生低下。

二、电离辐射损伤的应急处理

（一）电离辐射事故受照人员的医学处理原则

1. 一般原则　①尽快消除有害因素的来源，同时将事故受照人员撤离现场，检查人员受危害的程度。积极采取救护措施，同时向上级部门报告。②根据事故的性质、受照的不同剂量、不同病程，迅速采取相应对策和治疗措施，对估计受照剂量较大者应选用抗放射药物。③对疑有体表污染的人员进行体表污染的监测，并迅速进行去污处理，防止污染扩散。④对事故受照人员建立档案，除进行及时诊治外，必要时随访观察。

2. 外照射事故照射人员　①早期剂量估算可根据受照人员的初期症状和外周血淋巴细胞绝对数，并参照物理剂量的估算结果，迅速作出病情的初步估计。②受照剂量小于 0.1 Gy 者可作一般医学检查；受照剂量大于 0.25 Gy 者应予以对症治疗；对受照剂量大于 0.5 Gy 者应住院观察，并给予及时治疗；受照剂量大于 1 Gy 者，必须住院严密观察和治疗。③外照射急性放射患者，应采取综合性治疗。④对伴有急性放射皮肤损伤的患者，应酌情处理。

3. 内照射事故照射人员　①放射性核素可经由呼吸道、消化道、皮肤伤口甚至完好的皮肤进入体内造成内照射损伤。②内照射的判定可依据污染史、生物样品的测定分析和临床表现等综合判定。③放射性核素进入人体内的医学处理：a）尽早清除初始进入部位的放射性核素。包括洗消体表污染和防止污染物的扩散。疑有吸入时，应清拭鼻腔、含漱、祛痰，必要时使用局部血管收缩剂。有摄入时，可催吐、洗胃、使用缓泻剂和阻吸收药物。b）根据放射性核素的种类和进入量，尽早选用相应药物进行促排治疗。有放射性碘进入体内时，力争在 6 h 内服用稳定性碘；有氚进入体内时应大量饮水或补液。④对超过 2 个摄入量限值的内照射人员进行医学观察及相应治疗；超过 20 个摄入量限值者属于严重内照射，应进行长期、严密的医学观察和积极治疗，注意远期效应。

4. 内外混合照射事故人员的医学处理可参照内照射和外照射事故处理。

（二）电离辐射污染的控制

1. 首先控制污染，保护好事故现场，阻断一切扩散污染的可能途径。

2. 隔离污染区，禁止无关人员和车辆随意出入现场。由隔离区进入清洁区，要通过缓冲区，确保清洁区不受放射性污染。

3. 进入污染区必须穿戴个人防护用具，由缓冲区进入污染区。对从污染区出来的人员进行个人监测，由污染区携出的物品、设备，在缓冲区进行检查和处理。

4. 对放射性污染的任何表面及时采取综合去污措施，尽可能清洗到本底水平。

5. 个人去污用肥皂、温水和软毛刷擦洗，洗刷和消毒按顺序进行，先轻后重，防止交叉污染。

6. 受过严重放射性污染的车辆或设备，其表面虽然经除污达到了许可水平，但当检修、拆卸时，仍要谨慎，防止结构内部污染的扩散，要进行监测和控制。

（三）电离辐射事故的应急对策

1. 隐蔽　人员隐蔽于室内，可使来自放射性烟云的外照射剂量减少到1/2甚至1/10。关闭门窗和通风系统也可减少吸入室外的放射性核素污染的空气。

2. 个人防护方法　空气中有放射性核素污染的情况下，可用简易法进行呼吸道防护，例如用手帕、毛巾、纸等捂住口鼻。体表防护可用日常服装等。

3. 服用稳定性碘　碘化钾或碘酸钾可以减少放射性碘同位素进入甲状腺，给药越早，预期防护效果越好，24 h后给药已基本无效。

4. 撤离　是最有效的防护对策，可使人们避免或减少受到来自各种途径的照射。

5. 搬迁　可避免人们遭受已沉降的放射性核素的持续照射。

6. 控制食物和水，使用贮存的粮食和饲料。

7. 控制出入　减少放射性核素由污染区向外扩散，并避免进入污染区而受照射。

8. 人员除污染　对已受到或可疑受到污染的人员除污染。

9. 地区除污染　对受放射性物质污染的地区消除污染。道路和建筑物表面可用水冲或真空抽吸法。设备可用水和适当的清洗剂清洗，耕种的农田和牧场可去掉表层土移往贮存点埋藏，也可深耕而使受污染的表层移向深层。

10. 医学处理　只有发生的事故严重，早期对策无效，对工作人员和公众造成危害时，才需进行医学处理。

为了及时有效地应对事故，避免或减少因事故造成的人员伤亡和财产损失，促进核能和平利用和射线应用技术的可持续发展，充分的应急准备是必不可少的。

第八节　突发公共卫生事件的暴发调查

突发公共卫生事件现场复杂多样，易对人民群众的健康安全构成严重威胁，因此采取有效的手段进行控制是关键。要处理好某一突发公共卫生事件，需要对事件的起因、发生区域等进行调查，同时做好防控准备。

暴发调查是针对现实生活中疾病暴发所开展的一项综合性调查，需应用各种流行病学方法，如描述性流行病学研究（建立病因假设）、分析流行病学研究（验证病因假设）、实验流行病学研究（验证病因假设和评价干预措施效果）等。通过疾病暴发调查，可查明疾病暴发的原因，制定并实施控制措施，控制疾病蔓延；也可针对疾病防控工作中存在的问题，制定防止类似事件重演的预防措施。

一、步骤及方法

（一）准备工作

实施疾病暴发调查前，需精心准备和组织以下工作。

1. 选择调查人员　一般包括现场调查负责人、流行病学、实验室、临床医学、消毒杀虫等方面的专业人员。

2. 统一领导指令　为了保证疾病暴发调查工作的有序开展，需成立领导小组，对调查组统一管理，统一指令。

3. 确定和划分疾病暴发区域　调查开始之前确定调查范围并将其划分为多个区域，同时确定重点调查区域,每个区域安排一个调查组。

4. 技术支持 携带疾病相关的应急预案,应急处置技术方案、监测方案与相关调查表等。

5. 物质准备与后勤保障 疫情确定之后必须在最短时间内筹备各种必需物资,同时保证供应的持续性、稳定性。

6. 实验室支持 及时通知实验室做好相应的标本采集以及检测准备。

(二) 核实诊断

暴发调查中核实诊断要从患者的临床表现、实验室检查结果、流行病学信息等三方面综合考虑,特别要注意暴发疾病的流行病学资料,以及当地该病以往的流行史等,是否与初步诊断相符。对疾病暴发的调查,首先要对医疗部门做出的暴发疾病初步诊断予以核实。

(三) 确定疾病暴发存在

在对病例核实诊断的同时,了解疫情概况并对疫情发生情况初步判断。根据疾病的发生概况,判断是否发生了暴发。由于疾病暴发的报告途径来自多方面,需要对其仔细调查,防止将疫情夸大或缩小,保证疾病暴发信息的真实性和准确性。同时。还要判断疫情的严重程度,以决定控制该疫情所要投入的人力和物力。

(四) 病例定义

制定病例定义是确定病例统一的标准。病理学定义一般可分为:疑似病例、临床诊断病例(可能病例)与实验室确诊病例。暴发调查中的病例定义一般包括流行病学信息、临床信息与实验室检查信息。

(五) 病例发现与核实

多数暴发或流行均有一些容易识别的高危人群,有时需要应用多种途径发现可疑病例。发现病例后要开展病例的个案调查,调查暴发的起因,了解病例是如何被传染的。

(六) 疾病三间分布描述

在暴发调查中,通过描述疾病的三间分布发现高危人群以及疾病预防控制的侧重点。

1. 人群分布 根据人群的不同特征分组,比较不同年龄、性别、职业等人群的罹患率,分析导致暴发的因素。

2. 时间分布 以发病时间为横坐标、发病例数为纵坐标,绘制流行曲线(epidemic curves)。由于导致暴发的因素、传播方式及易感人群不同,流行曲线形状各异。可根据暴发因素的来源分为同源性和非同源性暴发。

(1) 同源性暴发:某易感人群暴露于某一共同的致病因素而引起暴发。分为同源一次暴露引起的暴发和同源多次暴露引起的暴发。

(2) 非同源性暴发:某易感人群经多种途径暴露于某一致病因素而引起的暴发。导致发病者的因素并非同一来源,可能是多种传播途径,也可能是间接接触。

3. 地区分布 按病例发生地点(家庭、宿舍、街区等)分组计算疾病的发病率,并按病例的发生地区绘制标点地图,同时标明各病例的发病日期,病例分布是否与水源、公路、铁路线有关。对病例的地区分布进行聚集性分析。

(七) 建立假设及验证假设

1. 初步分析,提出假设 提出病因假设后要尽可能依据它来采取相应的疾病控制措施。

2. 进一步调查,验证假设 应用病例对照研究、队列研究、实验研究等流行病学研究方法,进一步调查、验证假设。在验证暴露(流行)因素的假设中,重点调查以下几方面。

(1) 调查患者发病时间,推算暴露日期:一般而言,一次暴露的暴发,从发病高峰往前推一个该病的平均潜伏期即可能为此次暴发的暴露日期。

(2) 病例调查:调查、确定暴发病例,描述其三间分布,寻找影响暴发疾病分布的因素,判断在初步调查阶段中提出的病因假设是否准确。

（3）群体调查：根据初步调查中提出的可能流行因素，对发病人群与未发病人群可疑流行因素进行调查，寻找病因。对传染病需要查明传染源、传播途径等。为使现场调查更加完善，需要用多种方法调查高危人群，以期发现更多的病例。

（八）实施控制措施

为了控制暴发蔓延，并防止疾病的发生与再流行，进入调查现场后，对暴发疾病的地区或单位应采取紧急的疾病预防控制措施。

通过对暴发疫情的进一步调查及资料的处理分析，验证假设，识别暴发的原因，并根据调查的结果，进一步采取或完善预防暴发再次发生的措施。

（九）总结报告

调查结束后应尽快完成调查总结。调查总结要实事求是、全面和准确。

二、暴发调查注意事项

1. 迅速到达现场，边调查边防制 接到疾病暴发疫情报告，应迅速到达现场，边调查边采取防制措施。

2. 要做好预防控制疾病的宣传教育工作，取得当地领导、群众的支持、配合。

3. 暴发调查中需要根据各种资料，对假设进行检验和修正。

4. 病因不明的疾病不一定通过一次调查就能做出结论，可能仅提供一些病因线索；对病因清楚的疾病通过调查，也不一定能找到暴发的真正原因，但通过调查应针对疾病防控工作中存在的问题提出相应解决措施。

第九节　国外应对突发公共卫生事件的经验

各国在应对突发公共卫生事件过程中，积累了丰富的经验，各国对突发公共卫生事件的应对机制主要包括：

1. 在政府行政决策部门层面，依据法律授权，颁布总统行政命令，界定传染病性质，并对卫生部门进行授权。

2. 在具体防范传染病条例执行方面，形成了卫生与公众服务部门牵头，多部门分工协作的机制，参与部门主要包括海关、国务院、交通部、农业部、食品与药物管理局、环保局等。

3. 在预防和控制传染病的信息方面，主要由国家疾病预防控制中心（CDC）提供具体管理与技术措施和信息，利用紧急行动中心机制，展开传染病的起因、传播方式和控制措施的调查；利用紧急响应计划，在保证及时得到国内外信息的基础上，制定和更新有关传染病的处理工作和防范指南；利用部门间紧急协调计划，加强传染病信息交流和对策研究，并堵截传染病各种可能的传播途径，同时通过卫生与公众服务部门逐层向上汇报；利用"与州和地方政府伙伴关系网"，通知各级政府及其卫生部门加强防范和信息反馈；利用"卫生信息通知机制"，发布公共防范传染病信息；启动"实验室网络"，动员一切力量开展有关传染病检测和病因的科研；成立有关传染病传播途径的特别调查组，针对可能的主要传染途径和场所，分析传染病可能传播的方式，制定遏制传染病大规模传播的有针对性的防范措施；为突发事件涉及部门提供可靠、不断更新的信息支持；制定和更新从传染病诊断、调查、实验室科研和防范各环节的一整套工作和卫生防范指南，一方面使医务人员、调查人员和科研人员有章可循，另一方面防止二次污染。

（张朝晖　唐焕文）

中英文专业词汇索引

A

安慰剂对照（placebo control） 192

B

百分条图（percent bar chart） 10
报告偏倚（reporting bias） 234
暴发（outbreak） 148
暴发调查（outbreak survey） 154
暴露怀疑偏倚（exposure suspicion bias） 233
暴露评价（exposure assessment） 259
爆震聋（explosive deafness） 300
被动监测（passive surveillance） 343
比值比（odds ratio，OR） 177
必需脂肪酸（essential fatty acid，EFA） 310
变量（variable） 4
变异（variation） 5
变异系数（coefficient of variation，CV） 20
标准对照（standard control） 192
表观遗传（epigenetics） 218
"冰山"现象（iceberg phenomenon，iceberg concept） 356
病程长短偏倚（length bias） 215，231
病例报告（case report） 149
病例-队列研究（case-cohort study） 173
病例对照研究（case-control study） 172
病例系列分析（case series analysis） 149
病死率（fatality rate） 147
病因链（chain of causation） 220
病原体（pathogen） 355
病原携带者（carrier） 357
不合格（ineligibility） 194
不依从（noncompliance） 194

C

Cox比例风险回归模型（proportional hazards regression model） 82
参数（parameter） 6
参数检验（parametric test） 56
测量偏倚（measurement bias） 232
差异错分（differential misclassification） 232
长链多不饱和脂肪酸（polyunsaturated fatty acid，PUFA） 310
长期趋势（secular trend，secular change） 144
常规报告（regular report） 342
巢式病例对照研究（nested case-control study） 173
尘螨（dust mite） 267
成组匹配（category matching） 173
抽样（sampling） 6
抽样调查（sampling survey） 151
抽样误差（sampling error） 6，25
臭氧层破坏（ozone depletion） 264
出生队列分析法（birth cohort analysis） 144
传播途径（route of transmission） 357
传染病（infectious diseases） 355
传染过程（infectious process） 356
传染力（infectivity） 356
传染期（communicable period） 357
传染源（source of infection） 357
垂直传播（vertical transmission） 359
次生环境（secondary environment） 252
粗死亡率（crude death rate） 147

D

大流行（pandemic） 148
大气圈（atmospheric sphere） 261
大气污染（atmospheric pollution） 262
大气棕色云团（atmospheric brown clouds，ABC） 264
代表性（representativeness） 343
单纯随机抽样（simple random sampling） 151
单独作用（single action） 256
单盲（single blind） 193
单项筛检（single screening） 213
蛋白质（protein） 308
蛋白质功效比值（protein efficiency ratio，PER） 309
蛋白质净利用率（net protein utilization，NPU） 309
蛋白质消化率（digestibility of protein） 308

第二级预防（secondary prevention） 276
第三级预防（tertiary prevention） 276
第一级预防（primary prevention） 275
电离辐射（ionizing radiation） 302
调查者偏倚（interviewer bias） 233
定量变量（quantitative variable） 4
定期健康检查（period health examination） 350
定性变量（qualitative variable） 4
毒力（virulence） 356
短期波动（rapid fluctuation） 143
多级抽样（multistage sampling） 152
多项分类变量（mutiple categorical variable） 5
多项筛检（multiple screening） 213
多元线性回归（multiple regression） 74

E

二项分类变量（binary variable） 5
二氧化碳（CO_2） 264

F

发表偏倚（publication bias） 231
"法定职业病"（statutory occupational diseases） 275
非参数统计（nonparametric statistics） 56
非电离辐射（nonionizing radiation） 302
分层抽样（stratified sampling） 152
分层分析（stratified analysis） 236
分层随机（stratified randomization） 192
分类变量（categorical variable） 4
分析资料（analysis of data） 4
符合率（agreement ratio，AR） 205
符合研究方案分析（per-protocol analysis） 194

G

概率（probability） 6
干预试验（interventional trial） 188
感染率（infection rate） 147
感染谱（spectrum of infection） 356
个例调查（case investigation） 149
个体匹配（individual matching） 173
公共卫生监测（public health surveillance） 339
公害（public nuisance） 254
公害病（public nuisance disease） 254
观察偏倚（observation bias） 232
光化学烟雾（photochemical smog） 263
过度诊断偏倚（over diagnosis bias） 215

H

横断面分析法（cross sectional analysis） 144
横断面研究（cross-sectional study） 150
红外辐射（infrared radiation） 303
宏量营养素可接受范围（acceptable macronutrient distribution ranges，AMDR） 306
环境（environment） 252
环境内分泌干扰物效应（environmental endocrine disruptor effects） 257
环境污染（environment pollution） 254
挥发性有机物（volatile organic compounds，VOCs） 265
恢复期（convalescent period） 357
回顾性研究（retrospective study） 172
回归系数（regression coefficient） 68
回忆偏倚（recall bias） 233
绘制半对数线图（semi-logarithmic line graph） 11
绘制线图（line chart） 11
混淆（confounding） 234

J

机会性筛检（opportunistic screening） 213，347
及时性（timeliness） 343
极差（range，R） 19
急性危害（acute injury effect） 256
疾病的分布（distribution of disease） 142
疾病的筛检（disease screening） 347
疾病监测（surveillance of disease） 339
几何均数（geometric mean，G） 17
计量资料（quantitative data） 4
季节性（seasonal variation，seasonality） 143
剂量-反应关系（dose-response relationship） 185
剂量-效应关系（dose-effect relationship） 255
甲醛（formaldehyde） 266
甲烷（CH_4） 264
假阳性率（false positive rate，FPR） 204
假阴性率（false negative rate，FNR） 204
间接接触传播（indirect contact transmission） 358
检测偏倚（detection bias） 234
检出症候偏倚（detection signal bias） 230
简便性（simplicity） 343
简单表（simple table） 7
简单随机（simple randomization） 192
健康危险度评价（health risk assessment） 258
交叉对照（crossover control） 192
接触传播（contact transmission） 358
拮抗作用（antagonistic effect） 256
截距（intercept） 68
经节肢动物传播（arthropod/vector-borne transmission） 358

经空气传播（air-borne transmission） 358
经食物传播（food-borne transmission） 358
经水传播（water-borne transmission） 358
经土壤传播（soil-borne transmission） 358
聚类分析（cluster analysis） 83
"军团菌病"（Legionnaires' disease） 266

K

Kappa 值 206
开放试验（open trial） 193
凯氏定氮法（kjeldahl method） 308
抗原性（antigenicity） 356
可比性（comparability） 176
可接受性（acceptability） 343
可靠性（reliability） 206
可耐受最高摄入量（tolerable upper intake level，UL） 306
可信区间（confidence interval，CI） 181
空气离子化（air ionization） 262
矿物质（minerals） 312

L

logit 变换（logit transformation） 79
冷链（cold chain） 364
离散型变量（discrete variable） 4
罹患率（attack rate） 146
历史对照（historical control） 192
连续型变量（continuous variable） 4
临床试验（clinical trial） 189
临床症状期（clinical stage） 357
灵活性（flexibility） 343
灵敏度（sensitvity，Se） 204
领先时间偏倚（lead time bias） 214，231
流行（epidemic） 148
流行病学监测（epidemiological surveillance） 339
流行病学实验（epidemiological experiment） 188
流行曲线（epidemic curve） 155
氯氟烃（CFCs） 264

M

慢性非传染性疾病（noncommunicable diseases，NCDs） 367
慢性危害（chronic injury effect） 256
盲法（blind method） 192
煤烟型烟雾（coal smog） 263
免疫毒性作用（immunotoxicity） 257
免疫原性（immunogenicity） 356
描述性研究（descriptive study） 142

敏感性（sensitivity） 343
名义变量（nominative variable） 4

N

纳入标准（inclusion criteria） 190
能量（energy） 312
能量需要量（estimated energy requirement，EER） 305
年度全面体查（annual complete physical examination，ACPE） 349

P

排除标准（exclusion criteria） 190
排除偏倚（exclusive bias） 231
判别分析（discriminate analysis） 83
匹配（matching） 173
匹配变量（matching variable） 173
匹配过度（over-matching） 176
偏回归系数（partial regression coefficient） 74
偏倚（bias） 228
平衡膳食（balanced diet） 322
平衡膳食模式（balanced dietary pattern） 323
平均需要量（estimated average requirement，EAR） 305
普查（census） 151

Q

气溶胶（aerosol） 261
潜伏期（incubation period） 357
轻离子（light ions） 262
区组随机（block randomization） 192
全国疾病监测点系统（disease surveillance points system，DSPs） 340
群体免疫力（herd immunity） 359

R

人工被动免疫（artificial passive immunization） 363
人工自动免疫（artificial active immunization） 363
人群易感性（herd susceptibility） 359
人为污染（anthropogenic pollution） 262
人畜共患疾病（zoonosis） 357
任意分布检验（distribution-free test） 56
入院率偏倚（admission rate bias） 228

S

三盲（triple blind） 193
散点图（scatter diagram） 12
散发（sporadic） 148

筛检试验（screening test） 201
膳食调查（dietary survey） 320
膳食营养素参考摄入量（dietary reference intakes, DRIs） 305
哨点监测（sentinel surveillance） 343
设计（design） 3
社会环境（social environment） 252
社会心理因素（social-psychic factor） 253
社区干预试验（community intervention trial） 189
社区干预项目（community intervention program, CIP） 189
社区试验（community trial） 189
射频辐射（radiofrequency radiation） 302
生产性粉尘（productive dust） 292
生存率（survival rate） 148
生态学研究（ecological study） 149
生物价（biological value, BV） 308
生殖毒性和发育毒性（reproductive toxicity and developmental toxicity） 257
失访（loss to follow-up） 194
失访偏倚（lost to follow up bias） 230
实验流行病学（experimental epidemiology） 188
食物（food） 305
食物中毒（food poisoning） 325
世界卫生组织（World Health Organization, WHO） 141
适宜摄入量（adequate intake, AI） 306
收益（yield） 207
数值变量（numerical variable） 4
双盲（double blind） 193
水平传播（horizontal transmission） 359
死亡率（mortality rate） 147
四分位数间距（quartile range, Q） 19
四日市哮喘（Yokkaichi asthma） 263
似然比（likelihood ratio, LR） 205
搜集资料（collection of data） 3
宿主（host） 356
酸雨（acid precipitation） 264
算术均数（arithmetic mean） 16
随机化（randomization） 236
随机区组设计（randomized block design） 37
随机误差（random error） 226
随时消毒（current disinfection） 363

T

太阳辐射（solar radiation） 261
糖类（carbohydrate） 311
特定建议值（specific proposed levels, SPL） 306

特异度（specificity, Sp） 204
天然污染（natural pollution） 262
同质（homogeneity） 5
统计地图（statistical map） 13
统计量（statistic） 6
统计描述（descriptive statistics） 4
统计推断（inferential statistics） 4
统计学（statistics） 2
突发公共卫生事件（public health emergencies） 412
推荐摄入量（recommended nutrient intake, RNI） 305

W

危害鉴定（hazard identification） 258
危险度管理（risk management） 259
危险度特征分析（risk characterization analysis） 259
微量元素（trace-elements, microelements） 312
卫生工作方针（guideline for health care） 377
卫生事业管理（health care management） 376
卫生系统（health systems） 378
温室气体（greenhouse gas） 264
温室效应（greenhouse effect） 264
无差异错分（nondifferential misclassification） 232
无限总体（infinite population） 5
无应答偏倚（non respondent bias） 230

X

矽肺（silicosis） 294
系统抽样（systematic sampling） 152
系统误差（systematic error） 226
细颗粒物（$PM_{2.5}$） 264
现场试验（field trial） 189
现患病例-新发病例偏倚（prevalence-incidence bias） 229
现况调查（prevalence survey） 149
限制（restriction） 236
相对危险度（relative risk, RR） 177
相关性研究（correlational study） 149
相互对照（mutual control） 192
相加作用（additive effect） 256
消毒（disinfection） 362
协同作用（synergistic effect） 256
信息偏倚（information bias） 232
选择偏倚（selection bias） 228
选择性筛检（selective screening） 213, 347

Y

阳性对照（positive control） 192

阳性似然比（positive likelihood ratio，+LR） 205
阳性预测值（positive predictive value，PPV） 206
氧化亚氮（N_2O） 264
样本（sample） 5
一致率（consistency rate） 205
医疗保健体系（medical care system） 384
医学统计学（medical statistics） 2
医源性传播（iatrogenic transmission） 359
移民流行病学（migrant epidemiology） 145
易感性偏倚（susceptibility bias） 231
疫源地（epidemic focus） 359
疫源地消毒（disinfection of epidemic focus） 363
意向性分析（intention-to-treat analysis） 194
因变量（dependent variable） 68
因子分析（factor analysis） 83
阴性对照（negative control） 192
阴性似然比（negative likelihood ratio，-LR） 205
阴性预测值（negative predictive value，NPV） 207
引起1例某种不良事件所需要的人数（number needed harm，NNH） 196
应变量（responsible variable） 68
营养（nutrition） 305
营养调查（nutritional survey） 320
营养素（nutrient） 305
永久性听阈位移（permanent threshold shift，PTS） 300
有限总体（finite population） 5
预测值（predictive value） 206
预防非传染性慢性病的建议摄入量（proposed intakes for preventing non-communicable chronic diseases，PI-NCD） 306
预防接种（vaccination） 363
预防性消毒（preventive disinfection） 362
原生环境（primary environment） 252
圆图（pie chart） 10
源人群（source population） 175
约登指数（Youden's index） 205

Z

噪声聋（noise induced deafness） 300
增强作用（potentiation） 256
诊断怀疑偏倚（diagnostic suspicion bias） 233
诊断试验（diagnostic test） 201
真实性（validity） 204
真阳性率（true positive rate，TPR） 204
真阴性率（true negative rate，TNR） 204
振动（vibration） 301
振动性白指（vibration-induced white finger，VWF） 302
整理资料（sorting data） 3
整群抽样（cluster sampling） 152
整群筛检（mass screening） 213
正态分布（normal distribution） 21
症状监测（syndromic surveillance） 343
脂类（lipids） 310
直方图（histogram） 12
直接接触传播（direct contact transmission） 358
直线回归（linear regression） 68
职业病（occupational disease） 258，273，274
职业卫生与职业医学（occupational health and occupational medicine） 273
职业性尘肺病（occupational pneumoconiosis） 292
职业性损害（occupational impacts） 274
职业性有害因素（occupational harmful factors） 273
植物化学物（phytochemicals） 308
志愿者偏倚（volunteer bias） 215，231
致癌作用（carcinogenesis） 257
致病力（pathogenicity） 356
致突变作用（mutagenesis） 257
中位数（median，M） 18
终末消毒（terminal disinfection） 363
重复性（repeatability） 206
重离子（heavy ions） 262
周期性（cyclic variation，periodicity） 144
主成分分析（principal component analysis） 83
主动监测（active surveillance） 343
主动筛检（active screening） 213
主动性筛检（active screening） 347
自变量（independent variable） 68
自然环境（natural environment） 252
自身对照（self control） 192
总体（population） 5
组合表（combinative table） 8

主要参考文献

1. 李晓松. 卫生统计学. 8版. 北京：人民卫生出版社，2017.
2. 颜虹，徐勇勇. 医学统计学. 3版. 北京：人民卫生出版社，2015.
3. 孙振球，徐勇勇. 医学统计学. 4版. 北京：人民卫生出版社，2014.
4. 王建华，袁聚祥，高晓华. 预防医学. 3版. 北京：北京大学医学出版社，2013.
5. 方积乾. 卫生统计学. 6版. 北京：人民卫生出版社，2007.
6. 孙振球. 医学统计学. 2版. 北京：人民卫生出版社，2005.
7. 王正伦. 预防医学. 2版. 北京：北京大学医学出版社，2008.
8. 金丕焕. 医用统计方法. 2版. 上海：复旦大学出版社，2003.
9. 余松林. 医学统计学. 北京：人民卫生出版社，2002.
10. 宇传华. Excel与数据分析. 3版. 北京：电子工业出版社，2013.
11. 方积乾. 生物医学研究的统计方法. 北京：高等教育出版社，2007.
12. 王建华. 流行病学. 7版. 北京：人民卫生出版社，2009.
13. 詹思延. 流行病学. 7版. 北京：人民卫生出版社，2012.
14. 栾荣生. 流行病学原理和方法. 2版. 成都：四川科学技术出版社，2014
15. 王建华. 实用医学科研方法. 北京：人民卫生出版社，2003.
16. Ross C. Brownson. Diana B. Petitti Applied epidemiology theory to practice. 2nd edition. New York：Oxford University press，2006.
17. 谭红专. 现代流行病学. 2版. 北京：人民卫生出版社，2008.
18. 傅华. 预防医学. 6版. 北京：人民卫生出版社，2013.
19. 陈清. 流行病学. 北京：北京大学医学出版社，2013.
20. 沈洪兵，齐秀英. 流行病学. 8版. 北京：人民卫生出版社，2013.
21. 王建华，流行病学. 第1卷（第3版），北京：人民卫生出版社，2015.
22. 詹思延. 流行病学. 8版. 北京：人民卫生出版社，2017.
23. 左月燃，邵昌美. 预防医学. 北京：人民卫生出版社，2004.
24. 李立明. 流行病学. 5版. 北京：人民卫生出版社，2004.
25. 叶葶葶. 预防医学. 3版. 北京：人民卫生出版社，2000.
26. 方积乾. 卫生统计学. 7版. 北京：人民卫生出版社，2012.
27. 刘民. 医学科研方法学. 2版. 北京：人民卫生出版社，2014.
28. Rothman KJ, Greenland s, Lash TL. Modern Epidemiology. 3rd ed. Philadephia：Lippincott William & Wilkins，2008.
29. Lilienfeld AM，et al. Foundations of Epidemiology. 2nd ed. New York：Oxford University Press，1980.
30. 胡良平. 现代统计学与SAS应用. 北京：军事医学科学出版社，2000.
31. 中国营养学会编著. 中国居民膳食营养素参考摄入量速查手册. 2013版. 北京：中国标准出版社，2014.

32. 中国营养学会. 中国居民膳食营养素参考摄入量. 2013 版. 北京：科学出版社，2014.
33. 中国营养学会. 中国居民膳食指南（2016）. 北京：人民卫生出版社，2017.
34. 李勇. 营养与食品卫生学. 北京：北京大学医学出版社，2005.
35. 贾弘禔. 生物化学. 3 版. 北京：北京大学医学出版社，2005.
36. 陈炳卿. 营养与食品卫生学. 3 版. 北京：人民卫生出版社，1994.
37. 王培玉. 健康管理学. 北京：北京大学医学部出版社，2012.
38. 傅华. 临床预防医学. 2 版. 上海：复旦大学出版社，2014.
39. 许海玲，李旭. 中国近 60 年传染病疾病谱变化情况综述 [J]. 安徽医学，2012，33（6）：770-772.
40. 穆光宗，张团. 我国人口老龄化的发展趋势及其战略应对 [J]. 华中师范大学学报（人文社会科学版），2011，50（5）：29-36.
41. 秦秋兰. 我国伤害死亡流行及疾病负担研究进展 [J]. 应用预防医学，2016（1）：84-87.
42. 李玉荣. 改革开放以来我国医疗卫生体制改革的回顾与反思 [J]. 中国行政管理，2010（12）：41-45.
43. 姜立刚，王伟. 我国医疗卫生体制改革尚存主要问题与建议 [J]. 中国卫生经济，2013（12）：72-73.
44. 肖月，赵琨，薛明，等. "健康中国 2030" 综合目标及指标体系研究 [J]. 卫生经济研究，2017（4）：3-7.
45. 朱莉，约翰逊. 患者安全案例研究. 2017. 北京：光明日报出版社.
46. 王晓波，马金昌译. 孰能无错——创建更加安全的的医疗卫生保健系统. 2005. 北京：中国医药科技出版社.
47. 王晓波，马金昌译. 跨越医疗治好了的裂痕—21 世纪新的医疗保健系统. 2005. 北京：中国医药科技出版社.